# 国際頭痛分類
## 第3版

訳 日本頭痛学会・国際頭痛分類委員会

THE INTERNATIONAL CLASSIFICATION OF HEADACHE DISORDERS,
3RD EDITION

HEADACHE CLASSIFICATION COMMITTEE OF THE INTERNATIONAL HEADACHE SOCIETY (IHS)

医学書院

Originally published in *Cephalalgia*
Headache Classification Committee of the International Headache Society(IHS)
*The International Classification of Headache Disorders, 3rd edition*
ⒸInternational Headache Society 2018
Reprints and permissions：sagepub.co.uk/journalsPermissions.nav
Cephalalgia, Vol. 38, Issue 1
cep.sagepub.com
♦SAGE

Third Japanese Edition Published by Igaku-Shoin Ltd., Tokyo, 2018

## 国際頭痛分類

| 発　行 | 2007年 4 月15日 | 日本語版第 1 版（原書第 2 版）第 1 刷 |
| --- | --- | --- |
| | 2010年12月15日 | 日本語版第 1 版（原書第 2 版）第 3 刷 |
| | 2014年10月 1 日 | 日本語版第 2 版（原書第 3 版 beta 版）第 1 刷 |
| | 2015年 1 月 1 日 | 日本語版第 2 版（原書第 3 版 beta 版）第 2 刷 |
| | 2018年11月 1 日 | 日本語版第 3 版（原書第 3 版）第 1 刷 |
| | 2021年 8 月15日 | 日本語版第 3 版（原書第 3 版）第 3 刷 |

著　者　　国際頭痛学会・頭痛分類委員会
訳　者　　日本頭痛学会・国際頭痛分類委員会
発行者　　株式会社　医学書院
　　　　　代表取締役　金原　俊
　　　　　〒113-8719　東京都文京区本郷 1-28-23
　　　　　電話　03-3817-5600（社内案内）
印刷・製本　三報社印刷

本書の複製権・翻訳権・上映権・譲渡権・貸与権・公衆送信権（送信可能化権を含む）は株式会社医学書院が保有します。

ISBN978-4-260-03686-3

本書を無断で複製する行為（複写，スキャン，デジタルデータ化など）は，「私的使用のための複製」など著作権法上の限られた例外を除き禁じられています．大学，病院，診療所，企業などにおいて，業務上使用する目的（診療，研究活動を含む）で上記の行為を行うことは，その使用範囲が内部的であっても，私的使用には該当せず，違法です．また私的使用に該当する場合であっても，代行業者等の第三者に依頼して上記の行為を行うことは違法となります．

JCOPY　〈出版者著作権管理機構　委託出版物〉
本書の無断複製は著作権法上での例外を除き禁じられています．複製される場合は，そのつど事前に，出版者著作権管理機構（電話 03-5244-5088，FAX 03-5244-5089，info@jcopy.or.jp）の許諾を得てください．

# 日本頭痛学会・国際頭痛分類委員会 委員一覧

**委員長**

竹島 多賀夫　寿会富永病院副院長/脳神経内科部長/頭痛センター長

**副委員長**

清水 利彦　慶應義塾大学神経内科 専任講師

**実務委員**

浅野 賀雄　埼玉精神神経センター脳神経内科部長/埼玉国際頭痛センター副センター長

荒木 信夫　埼玉医科大学神経内科 教授

粟木 悦子　鳥取県済生会境港総合病院神経内科特任部長

安藤 直樹　城西こどもクリニック院長

五十嵐 久佳　富士通クリニック内科（頭痛外来）/北里大学医学部 客員教授

尾崎 彰彦　大阪府済生会中津病院脳神経内科部長

菊井 祥二　寿会富永病院脳神経内科副部長/頭痛センター

北川 泰久　泰仁会北川医院理事長

工藤 雅子　岩手医科大学神経内科・老年科 講師

古和 久典　松江医療センター診療部長

西郷 和真　近畿大学総合理工学研究科ゲノム情報神経学/附属病院神経内科 准教授

柴田 興一　東京女子医科大学東医療センター内科 准教授

柴田 護　慶應義塾大学神経内科 専任講師

鈴木 倫保　山口大学大学院脳神経外科 教授

住谷 昌彦　東京大学医学部附属病院緩和ケア診療部/麻酔科・痛みセンター 准教授

髙橋 祐二　国立精神・神経医療研究センター神経内科医長

永田 栄一郎　東海大学医学部内科学系神経内科 教授

端詰 勝敬　東邦大学医療センター大森病院心療内科 教授

橋本 洋一郎　熊本市民病院首席診療部長/神経内科部長

平田 幸一　獨協医科大学脳神経内科 主任教授/獨協医科大学病院院長

松森 保彦　仙台頭痛脳神経クリニック院長

矢部 一郎　北海道大学大学院神経内科 准教授

渡邉 由佳　獨協医科大学日光医療センター脳神経内科科長

**協力委員**

岩田 誠　東京女子医科大学名誉教授

喜多村 孝幸　日本医科大学武蔵小杉病院脳神経外科 教授

辻 省次　東京大学名誉教授

寺山 靖夫　岩手医科大学神経内科・老年科 教授

中島 健二　松江医療センター院長

森松 光紀　徳山医師会病院院長

和嶋 浩一　慶應義塾大学歯科口腔外科 専任講師

**顧問**

坂井 文彦　埼玉国際頭痛センター長

鈴木 則宏　健育会湘南慶育病院院長

間中 信也　温知会間中病院院長

# 国際頭痛学会・頭痛分類委員会
## 委員一覧

### 初版作成委員会委員

**Jes Olesen, Denmark**(委員長)
André Bes, France(故)
Robert Kunkel, USA
James W Lance, Australia
Giuseppe Nappi, Italy
Volker Pfaffenrath, Germany
Frank Clifford Rose, UK(故)
Bruce S Schoenberg, USA(故)
Dieter Soyka, Germany(故)
Peer Tfelt-Hansen, Denmark(書記)
K Michael A Welch, USA
Marica Wilkinson, UK(故)

### 第2版作成委員会委員

**Jes Olesen, Denmark**(委員長)
Marie-Germaine Bousser, France
Hans-Christoph Diener, Germany
David Dodick, USA
Michael First, USA
Peter J Goadsby, UK
Hartmut Göbel, Germany
Miguel JA Lainez, Spain
James W Lance, Australia
Richard B Lipton, USA
Giuseppe Nappi, Italy
Fumihiko Sakai, Japan
Jean Schoenen, Belgium
Stephen D Silberstein, USA
Timothy J Steiner, UK(書記)

### 第3版作成委員会委員

**Jes Olesen, Denmark**(委員長)
Lars Bendtsen, Denmark
David Dodick, USA
Anne Ducros, France
Stefan Evers, Germany
Michael First, USA
Peter J Goadsby, USA/UK
Andrew Hershey, USA
Zaza Katsarava, Germany
Morris Levin, USA
Julio Pascual, Spain
Michael B Russell, Norway
Todd Schwedt, USA
Timothy J Steiner, UK(書記)
Cristina Tassorelli, Italy
Gisela M Terwindt, The Netherlands
Maurice Vincent, Brazil
Shuu-Jiun Wang, Taiwan

# 国際頭痛分類 第3版の ワーキンググループ

### 片頭痛のワーキンググループ

**J Olesen, Denmark**(委員長)(jes.olesen@regionh.dk)

H Bolay, Turkey；A Charles, USA；S Evers, Germany；M First, USA；A Hershey, USA；M Lantéri-Minet, France；R Lipton, USA；EA MacGregor, UK；HW Schytz, Denmark；T Takeshima, Japan.

### 緊張型頭痛のワーキンググループ

**L Bendtsen, Denmark**(委員長)(lars.bendtsen@regionh.dk)

S Ashina, USA；MT Goicochea, Argentina；K Hirata, Japan；K Holroyd, USA；C Lampl, Austria；RB Lipton, USA；DD Mitsikostas, Greece；J Schoenen, Belgium.

### 三叉神経・自律神経性頭痛のワーキンググループ

**P Goadsby, USA**(委員長)(peter.goadsby@kcl.ac.uk)

C Boes, USA；C Bordini, Brazil；E Cittadini, UK；A Cohen, UK；M Leone, Italy；A May, Germany；L Newman, USA；J-W Park, South Korea；T Rozen, USA；E Waldenlind, Sweden.

### その他の一次性頭痛性疾患のワーキンググループ

**S-J Wang, Taiwan**(委員長)(sjwang@vghtpe.gov.tw)

A Ducros, France；S Evers, Germany；J-L Fuh, Taiwan；A Ozge, Turkey；JA Pareja, Spain；J Pascual, Spain；M Peres, Brazil；W Young, USA；S-Y Yu, China.

### 頭頸部外傷・傷害による頭痛のワーキンググループ

**T Schwedt, USA**(委員長)(Schwedt.Todd@mayo.edu)

I Abu-Arafeh, UK；J Gladstone, Canada；R Jensen, Denmark；JMA Lainez, Spain；D Obelieniene, Lithuania；P Sandor, Switzerland；AI Scher, USA.

### 頭頸部血管障害による頭痛のワーキンググループ

**A Ducros, France**(委員長)(a-ducros@chu-montpellier.fr)

M Arnold, Switzerland；M Dichgans, Germany；J Ferro, Portugal；E Houdart, France；E Leroux, Canada；Y-S Li, China；A Singhal, USA；G Tietjen, USA.

# 国際頭痛分類 第3版のワーキンググループ

### 非血管性頭蓋内疾患による頭痛のワーキンググループ
**DW Dodick, USA**(委員長)(Dodick.David@mayo.edu)

S Evers, Germany；D Friedman, USA；E Leroux, Canada；B Mokri, USA；J Pascual, Spain；M Peres, Brazil；A Purdy, Canada；K Ravishankar, India；W Schievink, USA；R Stark, Australia；J Vander-Pluym, USA.

### 物質またはその離脱による頭痛のワーキンググループ
**MB Russell, Norway**(委員長)(m.b.russell@medisin.uio.no)

L Bendtsen, Denmark；J-L Fuh, Taiwan；Z Katsarava, Germany；AV Krymchantowski, Brazil；M Leone, Italy；K Ravishankar, India；H Tugrul Atasoy, Turkey；NJ Wiendels, The Netherlands.

### 感染症による頭痛のワーキンググループ
**C Tassorelli, Italy**(委員長)(cristina.tassorelli@mondino.it)

JR Berger, USA；E Marchioni, Italy；V Osipova, Russia；K Ravishankar, India；F Sakai, Japan；L Savi, Italy.

### ホメオスターシス障害による頭痛のワーキンググループ
**J Pascual, Spain**(委員長)(juliopascualgomez@gmail.com)

M Bigal, Brazil；C Bordini, Brazil；J González Menacho, Spain；F Mainardi, Italy；A Ozge, Turkey；J Pereira-Monteiro, Portugal；M Serrano-Dueñas, Ecuador.

### 頭蓋骨，頸，眼，耳，鼻，副鼻腔，歯，口あるいはその他の顔面・頸部の構成組織の障害による頭痛あるいは顔面痛のワーキンググループ
**M Levin, USA**(委員長)(Morris.Levin@ucsf.edu)

R Cady, USA；C Fernandez de las Penas, Spain；D Friedman, USA；V Guidetti, Italy；J Lance, Australia；P Svensson, Denmark.

### 精神疾患による頭痛のワーキンググループ
**M Vincent, Brazil**(委員長)(maurice.vincent@me.com)

JI Escobar, USA；M First, USA；AE Lake III, USA；E Loder, USA；F Radat, France.

### 脳神経の有痛性病変およびその他の顔面痛のワーキンググループ
**Z Katsarava, Germany** および **T Nurmikko, UK**(共同委員長)(zaza.katsarava@uni-due.de)

R Benoliel, Israel；Giorgio Cruccu, Italy；C Sommer, Germany；R-D Treede, Germany.

### 付録の疾患と診断基準のワーキンググループ
**GM Terwindt, The Netherlands**(委員長)(G. M. Terwindt@lumc.nl)

# 国際頭痛分類 第3版(ICHD-3) 日本語版に寄せて

## Foreword ICHD-3

It is a great pleasure for me to welcome this Japanese translation of the International Classification of Headache Disorders, third edition. We owe credit to our Japanese colleagues for their continued dedication to the improvement of the diagnosis and therefore also treatment of headache disorders. This field is often somewhat disregarded, but migraine alone is number six among diseases causing disability. In terms of cost to society headache disorders are number three after dementia and stroke among neurological disorders.

In the past there was not enough emphasis on a precise headache diagnosis, but this was improved after the advent of the first edition of this classification in 1988. Today we know that the treatment of headache disorders is very different from one diagnosis to the next. Furthermore, the amount of laboratory investigation also depends a lot on the clinical diagnosis. It is therefore my hope that this Japanese translation of ICHD-3 will gain widespread use in Japan. Courses in headache diagnosis for neurologists and general practitioners would be very useful and could perhaps be organized by the Japanese Headache Society.

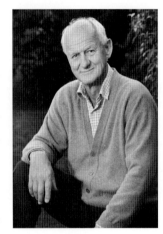

　国際頭痛分類 第3版(ICHD-3)の日本語訳が一般公開されることは大きな喜びです。われわれの日本の仲間が頭痛性疾患の診断と治療の改善に絶え間ない努力を続けていることを称賛しなければなりません。この領域はしばしば軽視されますが，片頭痛はすべての疾患のうち，単独で第6番目に支障をきたしうるものです。社会全体の医療費のコストとしては，頭痛性疾患はすべての神経疾患のうち，認知症と脳卒中に続く第3番目の疾患です。

　過去には正確な頭痛診断の重要性が十分強調されていませんでしたが，1988年に国際頭痛分類の初版が発刊されてから，改善されてきています。今日，われわれは頭痛性疾患の治療が，その診断により大きく異なることを知っています。さらにまた，検査データに関する研究をどれだけ施行できるかも頭痛の臨床診断に左右されているのです。したがって，ICHD-3日本語版が日本で広く普及し使用されることが私の望みです。おそらく，今後，日本頭痛学会によって企画される頭痛診断に関する教育コースは，神経内科医(頭痛専門医)や一般開業医にとって非常に有用であると思われます。

# 国際頭痛分類 第3版(ICHD-3)
# 日本語版 作成にあたって

## 翻訳の経緯

　国際頭痛分類第2版(ICHD-2)が2004年に刊行され，世界各国で各言語に翻訳され広く使用されてきた。わが国でも，間中信也理事(当時)を委員長として翻訳作業が進められ，2004年に日本語版が公開され，わが国の頭痛医療が大きく進展した。

　その後，WHOのICD-11の策定に呼応して国際頭痛分類第3版の作成に向けて，Olesen委員長の下，国際頭痛学会(IHS)の頭痛分類委員会が活動を開始した。日本からは竹島が片頭痛の，平田幸一理事が緊張型頭痛の，坂井文彦代表理事(当時)が感染症による頭痛の，それぞれworking-groupに参加して改訂作業が進められた。2013年に国際頭痛分類第3版beta版(ICHD-3β)が公開された。これを受けて日本頭痛学会は翻訳のための常設委員会として，国際頭痛分類委員会を2013年に設置した。ICHD-3βはICHD-2に加筆修正する形で作成されており日本語版ICHD-3βはICHD-2日本語版を基にして，変更部分を追加翻訳することを原則とした。各章1～3名の委員で分担して日本語版を作成し2014年に刊行した。2018年1月には『Cephalalgia』誌に国際頭痛分類第3版(ICHD-3)が掲載されたので，同委員会で日本語版を改訂し出版することを決定し，ただちに作業を開始した。

　まず，ICHD-3βからICHD-3への主要な変更点を各章の担当者が精査し，主要ポイントをまとめ委員会として討議し，「国際頭痛分類第3版公開のご案内」として変更点について日本頭痛学会web siteに掲載した(http://www.jhsnet.org/information/20180409_info.html)。

　委員会専用のメーリングリストを利用し，訳語，用語の選択や翻訳のしかたなど随時意見交換しながら，翻訳作業を分担して進めた。分担についてはICHD-3β翻訳の際の担当をそのまま引き継ぐこととした(表)。2018年6月3日(日)および6月24日(日)に休日を返上して，担当委員とコアメンバーを中心に終日委員会を開催しbrush-up作業を行った。さらに，メーリングリストを利用してbrush-up作業を進め，同年10月1日にパブリックコメントを求めるために日本頭痛学会web site上に掲載し，これに並行して出版のための校正作業を進めた。校正作業は，各章の担当委員が担当部分の校正を行い，全体の校正と調整は竹島(委員長)，清水(副委員長)と，五十嵐久佳委員，柴田護委員，永田栄一郎委員がコアメンバーとして実施した。医学書院の編集者の協力も得て，校正作業を繰り返し行いICHD-3の翻訳作業を完了した。

## 国際頭痛分類と診断基準の意義

　国際頭痛分類と診断基準の意義，重要性は繰り返し論じられており，周知のことではあるが，ここで再度ポイントを述べても，強調しすぎということはないであろう。

　1988年の初版では片頭痛の診断基準が初めて示されたことにより，それまで研究者や施設，国によってさまざまであった「片頭痛」の疾患概念が統一，標準化され，同じ土俵で片頭痛の病態や治療法が論じられるようになった。その結果，臨床試験は従前よりさらに科学的な方法で効率

# 国際頭痛分類 第3版（ICHD-3）日本語版 作成にあたって

**表　実務委員の翻訳分担**

序文，分類等：松森保彦，竹島多賀夫，清水利彦
第1部：一次性頭痛
　1．片頭痛：竹島多賀夫，五十嵐久佳，粟木悦子
　2．緊張型頭痛：平田幸一，渡邉由佳
　3．三叉神経・自律神経性頭痛（TACs）：清水利彦，柴田 護
　4．その他の一次性頭痛疾患：柴田興一，工藤雅子
第2部：二次性頭痛
緒言：古和久典
　5．頭頸部外傷・傷害による頭痛：鈴木倫保，松森保彦
　6．頭頸部血管障害による頭痛：橋本洋一郎，菊井祥二
　7．非血管性頭蓋内疾患による頭痛：北川泰久，松森保彦
　8．物質またはその離脱による頭痛：五十嵐久佳，渡邉由佳，菊井祥二
　9．感染症による頭痛：浅野賀雄
　10．ホメオスターシス障害による頭痛：荒木信夫，永田栄一郎
　11．頭蓋骨，頸，眼，耳，鼻，副鼻腔，歯，口あるいはその他の顔面・頸部の構成組織の障害による頭痛または顔面痛：西郷和真，安藤直樹
　12．精神疾患による頭痛：端詰勝敬
第3部：有痛性脳神経ニューロパチー，他の顔面痛およびその他の頭痛
　13．脳神経の有痛性病変およびその他の顔面痛：住谷昌彦，髙橋祐二
　14．その他の頭痛性疾患：住谷昌彦，髙橋祐二
付録：矢部一郎，尾崎彰彦
用語の定義：古和久典

的に進められるようになった。日本語版作成にあたり疑義が生じた場合は国際頭痛分類委員会に照会し進めたが，そのやりとりのなかで「We are all "speaking the same language"」という表現があり，同じ定義・用語の理解に基づいて診療や研究を行う重要性が強調されていたことが印象的であったのでここに記しておきたい。また，神経科学的，神経生物学的，分子遺伝学的な頭痛研究の推進にも寄与し，片頭痛をはじめとする頭痛性疾患の病態理解が進んだ。

　2004年のICHD-2では，慢性片頭痛（Chronic migraine）が追加され，初版で原因物質の慢性摂取または曝露による頭痛（Headache induced by chronic substance use or exposure）として記載されていた頭痛が，薬物乱用頭痛（Medication-overuse headache）として概念が整理された。これは，反復性の片頭痛の標準的な治療が確立し，片頭痛治療の課題が片頭痛の慢性化問題に向かっていた当時の頭痛研究の状況に呼応するものである。その後，慢性片頭痛，薬物乱用頭痛の多くの研究が論文として発表され，その成果から，2006年に慢性片頭痛，薬物乱用頭痛の付録診断基準が公開され，ICHD-3βの診断基準につながっている。ICHD-2のもう1つの大きな変更点は三叉神経・自律神経性頭痛の概念が導入されたことである。群発頭痛および群発頭痛類縁の一次性頭痛の疾患概念の整理がなされている。また，精神疾患による頭痛の章が設けられたことも大きな変更点であった。

　2018年に公開されたICHD-3はICHD-3β公開後の知見や研究報告に基づいて診断基準の見直しや調整がなされているが，全体的にはそれほど大きな変更はなされていない。

　頭痛研究のための頭痛診断のみならず，日常診療における頭痛診断も，国際頭痛分類の診断基準を用いてなされなければならない。しかし，これは，頭痛研究や日常診療を拘束するものではない。未解決の課題に向かうために国際頭痛分類の診断基準とは異なる，新たな頭痛性疾患やサブタイプ，サブフォームを提唱することは自由である。ただし，スタートラインとして，国際頭痛分類の概念，すなわち，現在のスタンダードを正しく理解したうえで，研究を進展させるべき

であるということである．その証左として，国際頭痛分類は初版から，多くの研究成果を受けて改訂されているし，また，エビデンスが不十分であるが，有望な概念は付録診断基準として掲載されているのである．

## 国際頭痛分類第2版，第3版 beta 版から第3版への主要な変更点

### ●片頭痛

前兆のない片頭痛の診断基準は初版以来，同じ基準が踏襲されている．診断基準に片頭痛の持続時間は4～72時間と記載されており，ICHD-2 では注釈で小児の場合は短い例もあり1～72時間としてもよいかもしれないと記載されていた．ICHD-3β/3 では，小児あるいは思春期の患者では2～72時間としてもよいかもしれないとの記載に変更されている．前兆のある片頭痛の診断基準も大きな変更はない．1.2.6「脳底型片頭痛（Basilar-type migraine）」（ICHD-2）とされていたものが，1.2.2「脳幹性前兆を伴う片頭痛（Migraine with brainstem aura）」に変更された．また，1.2.4「網膜片頭痛（Retinal migraine）」が，前兆を伴う片頭痛のサブタイプに組み入れられた．

ICHD-3β から ICHD-3 への変更点として，1.2「前兆のある片頭痛（Migraine with aura）」診断基準において，項目 C が4項目から6項目に増加したこと，ICHD-3β の付録 A1.2「前兆のある片頭痛（Migraine with aura）」診断基準が本則として掲載された点が挙げられる．

1.3「慢性片頭痛（Chronic migraine）」が片頭痛の合併症のサブフォームから，片頭痛のサブタイプに掲載され，前兆のない片頭痛，前兆のある片頭痛と同レベルの頭痛カテゴリーとして扱われている．通常，反復性の片頭痛の発作頻度が増加し，慢性片頭痛に進展するので片頭痛の合併症と位置づけられていたが，緊張型頭痛や，群発頭痛における反復性，慢性の概念と統一するという観点から修正がなされている．

1.3「小児周期性症候群（片頭痛に移行することが多いもの）（Childhood periodic syndromes that are commonly precursors of migraine）」（ICHD-2）は 1.6「片頭痛に関連する周期性症候群（Episodic syndromes that may be associated with migraine）」に変更された．1.6.1.1「周期性嘔吐症候群（Cyclical vomiting syndrome）」などは小児に多いが成人例もあることから「小児」が削除されている．1.6.3「良性発作性斜頸（Benign paroxysmal torticollis）」はここに掲載されている（ICHD-2 では付録に掲載されていた）．

片頭痛とめまいの関連が注目されていた．頭痛性疾患の疾患単位としての意義についていくつかの議論を経て，付録に A1.6.6「前庭性片頭痛（Vestibular migraine）」が掲載された．今後の症例の蓄積と検討が期待されている．

### ●緊張型頭痛

緊張型頭痛には大きな変更はない．

### ●三叉神経・自律神経性頭痛（TACs）

ICHD-2 では，第3章は「群発頭痛およびその他の三叉神経・自律神経性頭痛」と記載されていた．ICHD-3β/3 では，TACs の概念の普及を受けて，第3章の頭痛グループ名から群発頭痛が消え，「三叉神経・自律神経性頭痛（TACs）」となっている．

3.3「短時間持続性片側神経痛様頭痛発作（Short-lasting unilateral neuralgiform headache attacks）」が掲載され，このサブフォームに SUNCT と SUNA が記載された．ICHD-2 では SUNCT は第3章に，SUNA は付録に掲載されていた．ICHD-3β/3 ではこれらが統合されて掲載されている．

3.4「持続性片側頭痛」が，「その他の一次性頭痛」から，「三叉神経・自律神経性頭痛（TACs）」に移された．ICHD-3β から ICHD-3 への変更では，3.1「群発頭痛」，3.2「発作性片側頭痛」，3.3「短時間持続性片側神経痛様頭痛発作」，3.4「持続性片側頭痛」に関する診断基準 C 項目に

ICHD-3βで追加された,「前額部および顔面の紅潮」と「耳閉感」が,ICHD-3では削除されていること,3.1.2「慢性群発頭痛」の診断基準B項目において,寛解期の期間が「1ヵ月未満」から「3ヵ月未満」に変更されたことなどが挙げられる。

### ◉その他の一次性頭痛疾患

ICHD-3β/3では4.5「寒冷刺激による頭痛(Cold-stimulus headache)」,4.6「頭蓋外からの圧力による頭痛(External-pressure headache)」が第13章から第4章に移され,4.8「貨幣状頭痛(Nummular headache)」が付録診断基準から本章に組み込まれている。4.10「新規発症持続性連日性頭痛(New daily persistent headache:NDPH)」の診断基準から頭痛の性状が削除され,片頭痛様の頭痛であっても新規に発症すれば含めるように変更された。

### ◉二次性頭痛

二次性頭痛の一般診断基準は,原因となる疾患の改善や消失による頭痛の改善の要件を削除したことが大きな特徴である。薬物乱用頭痛を例にとれば,ICHD-2では原因薬剤の中止による頭痛の軽減が診断要件であったが,ICHD-3β/3では原因薬剤を中止する前でもその因果関係を示す証拠があれば診断ができるように変更された。

ICHD-3βからICHD-3への変更点の詳細については,前述の通り日本頭痛学会のweb siteに「国際頭痛分類第3版公開のご案内」とともに掲載されている。

## 翻訳の基本方針と用語変更

翻訳の基本方針は第2版の翻訳の方針を引き継いでいる。診断基準は直訳し,多少日本語として不自然でも原文に忠実であることを重視した。診断基準を研究目的で使用する際には,必ず原文も確認して解釈していただきたい。解説,コメント部分は読者の読みやすさ,理解しやすさを重視し,多少の意訳を許容した。全体を通して用語はなるべく統一するようにしたが,原文にある不統一は原則そのまま残して翻訳した。ただし,明らかなミスプリントや脱落は,原本の該当章の責任者にメール等で連絡をとり,確認の上,修正して翻訳した。同じ英単語でも文脈により訳語が異なる場合があり,また異なる英単語が同じ日本語訳になることもある。

## 訳についてのコメント(翻訳ノート)

### ◉ICHD-Ⅱ/ICHD-2,ICHD-Ⅲ/ICHD-3

第3版ではローマ数字ではなく算用数字の3を使用することを原則とした。これに合わせて,ICHD-Ⅱも原則算用数字を用いてICHD-2の表記を優先する。

### ◉headache disorder

「頭痛性疾患」の訳語を採択した。"primary headache"はICHD-2を踏襲し「一次性頭痛」とした。"primary headache disorder"は,「一次性頭痛性疾患」とすると冗長であるため"性"をひとつ省略して「一次性頭痛疾患」とした。

### ◉evidence

「証拠」「確証」「根拠」「エビデンス」などの訳語が該当するが,原則として「証拠」と翻訳し,文脈により他の訳語が適切な場合は例外的に他の訳語を採用した。

### ◉頭痛病名,コードの呼称

ICHD-3β/3の原文において,巻頭目次,各章の目次,本文中の項目見出しとしての頭痛病名に細部で不一致が残っている。原則として,本文中の項目見出しに使用された頭痛名称を正式名称として扱い翻訳した。

国際頭痛分類では頭痛病名を階層構造でコード化している。ICHD-3βまでは1桁のコードは

グループおよびタイプを示し，2桁はサブタイプ，3桁以上のコードはサブフォームとして扱われていたが，章により必ずしも統一されていなかった．ICHD-3では2桁をタイプ，3桁をサブタイプ，4桁以上をサブフォームとして扱うことが明記された．

### ●classical

通常，"classic"は「典型的」，"classical"は「古典的」と訳され異なる意味とされることもあるが，ICHD-3では"classical"が「典型的」の意味で用いられており「典型的」を採択した．IHSの担当委員に，「古典的」というニュアンスがないことを確認している．

### ●premonitory symptoms, prodrome（予兆/前駆症状），postdromal symptom, postdrome（後発症状）

片頭痛の「前兆（aura）」は一過性の局在脳機能障害で，閃輝暗点や感覚障害などをさす．一方，片頭痛発作の前に起こる気分の変調や食欲の変化など漠然とした症状は"premonitory symptoms"と表現される．"prodrome"はあいまいな用語で，"aura"を含めて用いられることもあり，避けるべき用語とされてきた．"premonitory symptoms, prodrome"の訳語として「予兆」「前駆症状」などが用いられており，文献によりさまざまである．第2版日本語版では"premonitory symptoms"に「前駆症状」，"prodrome"には「予兆」の訳語をあてたが，第3版beta版，第3版では両方の訳語を併記した．厳密な意味での"premonitory symptoms"を指す場合には日本語では「予兆」を使用するよう提唱をしてきた．ICHD-3では国際頭痛分類委員会の方針の変更があり，頭痛発作に前の症状に"prodrome"があてられている．さらに，頭痛期の後のさまざまな症状が，"postdromal symptom（postdrome）"として記載されている．使用する用語と推奨の変更の理由について，国際頭痛分類委員会に照会したところ，Olesen委員長ならびに担当委員から回答を得た．ICHD-3で使用する"prodrome"はこれまでの"premonitory symptoms"と同義である．片頭痛の病態として頭痛が起こる前から神経系における変化が始まっておりこの際の症状が"prodrome"であり，頭痛期の後に一連の神経系の異常が続くがこれを"postdrome"とした．この流れをよりよく理解し対称性に配慮して，この変更が決定されたとのことであった．また，日本語版の作成にあたって，"prodrome"と"postdrome"は片頭痛発作の一連の現象の一部であり，頭痛発作とは別に起こる現象ではないことを強調してほしいとの示唆を受けた．これらを勘案し，"postdrome"には後発症状の訳語をあてた．頭痛発作前の症状については，訳語は，予兆（prodrome）と前兆（aura）を使用することとした．

### ●1.2.2「脳幹性前兆を伴う片頭痛」の注❹

1.2.2「脳幹性前兆を伴う片頭痛」の注❹は原文では"Diplopia does not embrace (or exclude) blurred vision"と記載されている．診断基準の翻訳の原則に沿って直訳すると「複視は霧視を含まない」とすべきかもしれないが，意味が曖昧になりすぎるので「霧視のみでは複視としない」と意訳的な翻訳を採択した．

### ●複数の頭痛診断名の記載順のルール

2.4「緊張型頭痛の疑い（Probable tension-type headache）」のコメントに「このような症例では，コード番号順にする規則に従い，…」と記載されている（25頁）．一方，「この分類の使い方」の4番（前付31頁）には「その患者にとって重要な順に記載すべきである」と記載されている．片頭痛の疑いと緊張型頭痛の疑いの両診断が必要な場合で，重要性が同程度であればコード番号順に記載すると理解できる．

### ●インドメタシンの用量

3.2「発作性片側頭痛（Proxysmal hemicrania）」，3.4「持続性片側頭痛（Hemicrania continua）」の診断基準の注には「成人では経口インドメタシンは最低用量150 mg/日を初期投与として使用し，

必要があれば225 mg/日を上限に増量する」と記述されている。わが国では，インドメタシン経口薬の使用量は最高量75 mg/日まで，直腸投与（坐薬）は最高量100 mg/日までとされている。わが国ではこれ以上の用量の安全性が確認されていないので，ICHD-3の診断基準の記載にある用量の使用は一般には推奨できない。日常臨床では75 mg/日までの投与で反応性を判断してよいと考えられるが，75 mg/日のインドメタシンが無効の場合は臨床的特徴や抗てんかん薬との相乗効果なども勘案し総合的に判断する必要がある。

### ●3.3「短時間持続性片側神経痛様頭痛発作」の鋸歯状パターン(saw-tooth pattern)

短時間持続性片側神経痛様発作の発現パターンの1つとしてICHD-3βにおいて"saw-tooth pattern"という言葉が記載されている。その原著(Cohen AS, et al. Brain 2006；129：2746-2760)では，「刺痛が何回か繰り返し自覚され，刺痛と刺痛の間においても比較的重度の痛みが維持され，ベースラインにまで戻らない持続時間の長い発作」と述べられている。今回"saw-tooth pattern"に相当する日本語として「鋸歯状パターン」を採用することとした。発作発現パターンとしては単発性の刺痛・多発性の刺痛・鋸歯状パターンの3つがあり，それぞれの時間経過を以下に示した。

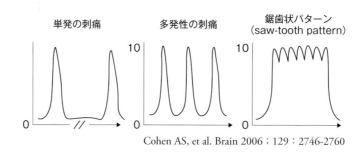

Cohen AS, et al. Brain 2006；129：2746-2760

### ●寛解期

ICHD-3β/3の解説と診断基準の原文ではTACsの寛解期を"pain-free period" "remission period"あるいは"pain-free remission period"と表現している。IHSの担当委員と連絡をとり，この3つの用語に本質的な違いがないことを確認した。日本語訳ではこれら3者の訳を「寛解期」に統一した。

### ●4.2「一次性運動時頭痛(Primary exercise headache)」

ICHD-2の「一次性労作性頭痛(Primary exertional headache)」に該当する。"exertional"から"exercise"の変更を反映し「労作」から「運動」とした。「一次性運動性頭痛」とするか，「一次性運動時頭痛」とするかにつき議論がなされたが，「運動時頭痛」を採択した。

### ●4.10「新規発症持続性連日性頭痛(New daily persistent headache)」の表記

"New daily persistent headache"の日本語頭痛病名は第2版から「新規発症持続性連日性頭痛」が採択されている。頭痛病名の"daily"「連日性」と"persistent"「持続性」の語順が英文と日本語で入れ替わっている。これは慢性連日性頭痛など「連日性頭痛」の表現が定着しており「持続性頭痛」では理解しづらいとの観点から変更されたものである。現在，この表記が定着しており第3版でも踏襲することとした。

### ●trauma, injury

第5章では外傷に関連した用語として，"trauma" "traumatic injury" "injury"の用語が使用されている。"injury"は，手術創など外傷以外の原因による傷も含むため，原則として，"trauma"および"traumatic injury"には「外傷」を，"injury"には「傷害」の訳を用いた。ただし，文脈から明らか

に外傷による傷害を指す"injury"には「外傷」の訳語をあてた。

● vasculopathy と angiopathy の訳語

第6章では血管障害による頭痛が記載されている。原文では"vasculopathy"と"angiopathy"の両方が使用されているが，ほぼ同義語であり，それぞれに別の訳語をあてることは避けてどちらも「血管症」とした。また「一過性局所神経エピソード（transient focal neurologic episodes：TFNE）」の略称「TFNE」は英語原文にないがすでに標準的な略語として使用されているので日本語版では略号を追記した。

● 6.2.2「非外傷性くも膜下出血（SAH）による急性頭痛」の診断について

ICHD-3β13には「CTで診断できない場合，腰椎穿刺が必須である」「MRIはSAHの診断的初期検査の適応ではない」と記載されている。わが国ではMRIの普及率が高く，緊急MRI検査が可能な施設が少なくない。$T_1$強調画像，$T_2$強調画像のみでは頭蓋内出血の診断は困難であるが，FLAIR撮影を用いれば初期診断として利用することも可能であり，適切な画像診断がなされていれば，髄液検査は考慮をしても必須とは言えないと考えられている。SAHによる頭痛の診断に際しては，『慢性頭痛の診療ガイドライン2013』（医学書院）のCQ I -3「くも膜下出血はどのように診断するか」（9頁）も参照いただきたい。

● 6.8 Headache and/or migraine-like aura attributed to chronic intracranial vasculopathy および
  10.1 Headache attributed to hypoxia and/or hypercapnia の訳語

6.8 Headache and/or migraine-like aura attributed to chronic intracranial vasculopathy は6.8「慢性頭蓋内血管症による頭痛あるいは片頭痛様前兆」とし，10.1 Headache attributed to hypoxia and/or hypercapnia は10.1「低酸素血症あるいは高炭酸ガス血症による頭痛」とした。「A and/or B」の翻訳は「AまたはB（あるいはその両方）」とすることが原則であるが，この原則に沿って「慢性頭蓋内血管症による頭痛または片頭痛様前兆（あるいはその両方）」，「低酸素血症または高炭酸ガス血症（あるいはその両方）による頭痛」とすると病名として冗長となることから「あるいは」と簡略化した。

● intracranial neoplasia の訳語

第7章における"intracranial neoplasia"の訳語を「頭蓋内新生物」と直訳するか「脳腫瘍」とするかについて委員会内で議論がなされた。第3版beta版では7.4 Headache attributed to intracranial neoplasia を「頭蓋内新生物による頭痛」と訳し 7.4.1 Headache attributed to intracranial neoplasm を「脳腫瘍による頭痛」としていたが，"neoplasia"と"neoplasm"は同義であると判断し，第3版ではともに「脳腫瘍による頭痛」を訳語として採択した。

● 8.2 Medication-overuse headache（MOH）の訳語

8.2 Medication-overuse headache（MOH）の訳語として第3版beta版では8.2「薬剤の使用過多による頭痛（薬物乱用頭痛，MOH）」を採択した。この変更の経緯や議論は日本頭痛学会のweb siteに掲載している（URL：http://www.jhsnet.org/information/MOH_japanese_20140317.pdf）。第3版では各章の初出時のみ8.2「薬剤の使用過多による頭痛（薬物乱用頭痛，MOH）」と表記し，それ以降は簡略化して8.2「薬剤の使用過多による頭痛（MOH）」とすることとした。

● MOH の服薬日数

8.2.6「単独では乱用に該当しない複数医薬品による薬物乱用頭痛」の服薬日数が15日から10日に短縮されたが，翻訳委員会で15日の誤植ではないかとの疑義が出された。このため，IHSの担当委員に照会したが，10日で正しいとの回答を得た。変更した理由については回答が得られていない。

### ●11.8「茎突舌骨靱帯炎による頭痛あるいは顔面痛」の診断基準

診断基準 B の原文は，「Radiological evidence of calcified or elongated stylohyoid ligament」（石灰化あるいは過長な茎突舌骨靱帯の画像所見がある）と記載されている。国内の専門家から第 3 版 beta 版日本語版に対するコメントとして，「Radiological evidence of calcified stylohyoid ligament or elongated styloid process」（石灰化した茎突舌骨靱帯あるいは過長な茎状突起の画像所見がある）が適切ではないかとのコメントが寄せられていた。ICHD-3 において記載の変更はなされておらず，当委員会としての結論も得ていないため，翻訳は原文に沿ったものとしたが，重要な指摘と判断し本項に付記する。

### ●nuchal ridge について

"nuchal"は「項」と訳されるのが通例である。ICHD-3 で使用されている "nuchal ridge" が指す部位が，日本語で使用する「項」が指す部位の ridge（分水嶺/隆起）と解離しているのではないかとの疑義が委員会で議論された。国際頭痛分類委員会担当委員，Olesen 委員長に照会したところ，"nuchal"は左右の耳介後方の外耳孔レベルを結ぶラインから下の首の後面を指すとの回答であった。日本語の項は首の後面の正中部付近を指す用語として使用されることが多いが，これよりは広い範囲を指していると理解される。"nuchal ridge" は髪の生え際の部分を示すいわゆる襟足に該当する（下図）が，用語としては「項部上縁」と訳すこととした。

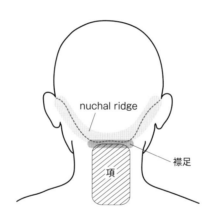

## おわりに

ICHD-3 は世界の頭痛に関する知識の結晶である。日本語版を公開することにより，頭痛医療や頭痛研究に携わる医師，医療関係者，研究者，さらには患者，市民が最新の国際頭痛分類にアクセスすることが可能となり，わが国の頭痛医療と頭痛研究の質的向上，裾野の広がりが加速されることを期待するものである。

翻訳に際し，献身的な努力を惜しまずに作業をしていただいた委員，関係者の方々，そして，お名前を紹介することができないが，さまざまな立場から翻訳作業にご協力いただいた皆様に心より感謝を申し上げる。

2018 年 10 月

日本頭痛学会・国際頭痛分類委員会
委員長　竹島多賀夫
副委員長　清水　利彦

# 新国際頭痛分類（ICHD-Ⅱ）日本語版 翻訳にあたって

## 翻訳の経緯

　2003年9月にローマで開催された第11回国際頭痛学会（International Headache Society：IHS）でJes Olesen教授を委員長とする国際頭痛分類委員会より国際頭痛分類第2版が発表され，Cephalalgia 2004にその全文が公表された[1]。この新しい国際頭痛分類の正式名称はInternational Classification of Headache Disorders；2nd Edition（ICHD-Ⅱ），邦訳名は「国際頭痛分類第2版」である。その全文は国際頭痛学会IHSのサイト[2]から閲覧可能である。このICHD-Ⅱは1988年に発表された初版[3]から15年ぶりに改訂されたものである。初版は世界初の頭痛分類・診断基準であり，各頭痛タイプに詳細な診断基準が提示されたことが画期的であった。初版は，約15年間，頭痛の疫学的研究や臨床研究に広く使用され，特に1980年代に開発され片頭痛治療薬・トリプタン系薬剤の開発に大きく貢献した。一方，トリプタン系薬剤の開発に触発されて頭痛研究は飛躍的に進歩した。それら頭痛に関する新しいエビデンスや知見，初版に対する批判や意見を取り入れ，改訂されたのがこのICHD-Ⅱである。

　日本頭痛学会では第31回日本頭痛学会（山口大学・森松光紀会長）の際に委員会を発足させ，全文翻訳を行い学会誌として出版する方針が決議された。その実行のために日本頭痛学会・国際頭痛分類普及委員会（表1）が設立され，翻訳の作業が開始された。ICHD-Ⅱの翻訳は，厚生労働科学研究・こころの健康科学「慢性頭痛診療ガイドライン作成に関する研究」（主任研究員・坂井文彦）と連携して行われたことを付言しておく。

　翻訳作業は，まずICHD-Ⅱの全文を電子化し機械翻訳を行った。これをもとに手直しした草案を各委員に検討していただいた。訳を統一するために翻訳要綱（翻訳方針は表2に示す）を作成した。用語は医学会用語辞典第2版（南山堂），神経学会用語集（文光堂），脳神経外科用語集（南江堂），医学大辞典（医学書院）などを参照した。各委員が校閲した翻訳案は作業用web site（非公開）に掲載し，各委員の双方向意見交流を行った。その際メーリングリストを活用した。これらの意見を取りまとめて委員長と副委員長が準最終案を作成した。この案を頭痛学会会員のご意見を聴取すべく2004年3月13日から1ヵ月間あまり頭痛学会のサイトに公開した。これらのプロセスを経たうえで翻訳最終案が完成した。

## 国際頭痛分類第2版（ICHD-Ⅱ）の体系と特徴

　ICHD-Ⅱの序文には「初版との連続性を維持することに心がけたこと，プライマリー医師は最初のレベル，すなわち片頭痛が診断ができれば十分であること，特に1.1「前兆のない片頭痛」（数字は新頭痛分類のコード番号；以下同様），1.2「前兆のある片頭痛」，2.「緊張型頭痛」の主要なサブタイプ，3.「群発頭痛」とその他の少数の頭痛の診断基準を知っていればよいこと，それ以外は折に触れて調べればよいこと」と述べられている。

　ICHD-Ⅱは初版を踏襲しているものの，各所に増補と改訂がなされている。なかには初版の

# 新国際頭痛分類(ICHD-Ⅱ)日本語版 翻訳にあたって

**表1 翻訳関係者一覧**

**顧問(アドバイザー)**
- 福内 靖男 (足利赤十字病院院長)
- 中島 健二 (鳥取大学医学部附属脳幹性疾患研究施設脳神経内科部門教授)
- 岩田 誠 (東京女子医科大学医学部長・附属病院脳神経センター長)

**総括**
- 坂井 文彦 (北里大学医学部内科学Ⅲ教授)

**委員長**
- 間中 信也 (温知会間中病院院長)

**副委員長**
- 竹島多賀夫 (鳥取大学医学部附属脳幹性疾患研究施設脳神経内科部門講師)

**実務委員(分担)**
- 柴田 興一 (東京女子医科大学附属第二病院内科講師) 序文担当
- 竹島多賀夫 (鳥取大学医学部附属脳幹性疾患研究施設脳神経内科部門講師) 片頭痛担当
- 平田 幸一 (獨協医科大学神経内科教授) 緊張型頭痛担当
- 山根 清美 (太田熱海病院脳神経センター神経内科副院長) 群発頭痛担当
- 森松 光紀 (山口大学医学部脳神経病態学講座(神経内科学)教授,現徳山医師会病院[名誉院長]) その他の一次性頭痛担当
- 間中 信也 (温知会間中病院院長) 第2部,その他の頭痛担当
- 喜多村孝幸 (日本医科大学脳神経外科助教授) 頭頸部外傷担当
- 上津原甲一 (鹿児島市立病院副院長) 血管障害担当
- 北川 泰久 (東海大学医学部第5内科教授) 頭蓋内疾患担当
- 五十嵐久佳 (富士通㈱南多摩工場健康管理部,北里大学内科学Ⅲ) 物質・離脱頭痛担当
- 坂井 文彦 (北里大学医学部内科学Ⅲ教授) 感染担当
- 荒木 信夫 (埼玉医科大学神経内科教授) ホメオスターシス担当
- 清水 俊彦 (東京女子医科大学脳神経外科講師) 頭頸部疾患担当
- 端詰 勝敬 (東邦大学心療内科助手) 精神科疾患担当
- 宮崎 東洋 (順天堂大学医学部麻酔科学・ペインクリニック講座教授) 神経痛顔面痛担当
- 鈴木 則宏 (慶應義塾大学医学部神経内科教授) 付録担当
- 寺本 純 (寺本神経内科クリニック院長) 用語担当

**協力委員**
片山 泰朗, 作田 学, 島津 邦男, 瀬川 昌也, 高橋 和郎, 高柳 哲也, 辻 省次, 寺尾 章, 和嶋 浩一

厚生労働科学研究・こころの健康科学「慢性頭痛診療ガイドライン作成に関する研究」班員各位,ならびにここにお名前を載せられなかった方からも有形無形のご助力とご助言をいただいていることを記して感謝の意を呈する。

　1.2.6「突発性前兆を伴う片頭痛」などICHD-Ⅱから削除された項目や,その一方で13.17「眼筋麻痺性片頭痛」などのように1.「片頭痛」から13.「頭部神経痛および中枢性顔面痛」に移された項目もある。初版とICHD-Ⅱの頭痛分類の対照は,日本頭痛学会のサイト(http://www.jhsnet.org/),ないし日本頭痛学会誌[4]を参照されたい。

　ICHD-Ⅱ分類は第1部：一次性頭痛(Primary headache),第2部：二次性頭痛(Secondary headache),第3部：頭部神経痛・顔面痛・その他の3部構成になっており,序論と付録が付随している。付録には議論の多い頭痛疾患が取り上げられ,片頭痛については代替診断基準も提示されている。ICHD-Ⅱでは頭痛を14のグループに分ける。初版は13分類であったが,12.「精神疾患による頭痛」が加わったために14分類となった。一次性頭痛は,片頭痛,緊張型頭痛,群発頭痛,その他の一次性頭痛の4群に分けられる。器質的疾患に起因する二次性頭痛は頭頸部外傷による頭痛など8項目に大別されている。

　頭痛はグループ⇒タイプ⇒サブタイプ⇒サブフォームと階層的な分類体系(hierarchical classification)で分類されている。これにより各頭痛は1〜4桁のコードによって表される。例えば第1

**表2 翻訳の基本的指針**

1. 訳文は原文の語義に忠実でなければならない。
    1.1 診断基準は「直訳的」に訳す。
    1.2 解説は「意訳的」に訳す。
2. 翻訳は科学的かつ医学的に正確でなければならない。
3. 翻訳は全体として統一性・整合性がなければならない。
4. 用語は過去の用語と継続性がなければならない。
    4.1 国際頭痛分類初版の用語を軽々には変えない。
    4.2 しかし不適切な用語、あるいは改変した方がよい用語は、その限りではない。
5. 日本語病名として自然でなければならない。
    5.1 保険病名としても使用可能な、違和感のないものが望ましい。
    5.2 安易なカタカナ使用は避ける（例：エピソーディック片頭痛のような訳はしない）。
6. 用語は平易を旨とする。
    6.1 用語は可能な限り、簡潔を旨とする。
    6.2 一般の方にもある程度、理解・把握可能な用語が望ましい。
7. 用語は、原則的には医学会用語集などに決められた用語に従う。
    7.1 複数の用語集が相矛盾する場合は、より専門的な科の用語を重視する。
8. 病名は漢字を用いて名詞化する。用語の中にできるだけ助詞や動詞を入れない。
    例：稀発反復性緊張型頭痛
    8.1 しかし病名としてはまだ未熟な場合、症候的な病名の場合は助詞や動詞を入れてもよい（将来的には簡略化される可能性はある）。
    例：「前兆のある片頭痛」を前兆片頭痛、「前兆のない片頭痛」を非前兆片頭痛とする案もあったが、現段階では「前兆のある片頭痛」、「前兆のない片頭痛」と訳する。Typical aura with non-migraine headache は「典型的前兆に非片頭痛様の頭痛を伴うもの」と訳す。「非片頭痛様頭痛随伴性典型的前兆」などとはしない。Migraine-triggered seizure は「片頭痛誘発性痙攣」でなく「片頭痛により誘発される痙攣」と訳す。

グループ片頭痛群の頭痛タイプは1.「片頭痛」のみであり、1.1「前兆のない片頭痛」と、1.2「前兆のある片頭痛」がサブタイプである。1.2「前兆のある片頭痛」は、1.2.1「典型的前兆に片頭痛を伴うもの」などのサブフォームに細分化されている。

ICHD-Ⅱは世界保健機関（WHO）の国際疾病分類（ICD）と同じ様式にまとめられているのも特徴である。また国際疾病分類第10版・神経疾患群（ICD-10NA）に対応するよう作成されている。

## 国際頭痛分類第2版（ICHD-Ⅱ）の記述方針

全編、同一の記述方針によって記載されている。まず各頭痛グループの筆頭に、そのグループに属する頭痛分類、他疾患にコード化すべき頭痛、全般的コメント、緒言が掲載されている。その後に頭痛のサブタイプとサブフォームが挙げられ、最後に文献リストが付属している。

1.1「前兆のない片頭痛」を例にとると、「以前に使用された用語」として普通型片頭痛（common migraine）、単純片側頭痛（hemicrania simplex）が示されている。「他疾患にコード化する」については該当項目がない。この頭痛の「解説」としては「頭痛発作を繰り返す疾患で、発作は4～72時間持続する。片側性、拍動性の頭痛で、中等度～重度の強さであり、日常的な動作により頭痛が増悪することが特徴的であり、随伴症状として悪心や光過敏・音過敏を伴う」と簡潔にその特徴が述べられている。

診断基準は、すべて満たされるべきアルファベット項目（A、B、C…）と付随する数字項目（1. 2. 3. …）からなっている。満たすべき数字項目の数は基準に明示されている。診断基準の後に

# 新国際頭痛分類（ICHD-Ⅱ）日本語版 翻訳にあたって

「注」が付され，発作回数が5回未満の例は，1.6.1「前兆のない片頭痛の疑い」にコード化すべきである，などと補足されている。最後にコメントが付されている。1.1「前兆のない片頭痛」については「片頭痛の病態は中枢神経系に由来する」などと注釈されている。

## 初版と国際頭痛分類第2版（ICHD-Ⅱ）の相違する点

　異なった国でもトリプタンによる片頭痛の改善率が同率であったことや，その他の多くの理由から初版の片頭痛の診断基準の正当性が支持されたとして，片頭痛の診断基準はほとんど変更されていない。視覚性前兆からなる典型的な前兆を拡延性抑制（cortical spreading depression）によるものとして捉え，片麻痺性片頭痛は別の病態を想定している。新たに1.5.1「慢性片頭痛」を追加した。月15回以上の高頻度の片頭痛が該当するが，薬剤乱用によるものはこれに含めない。

　緊張型頭痛は初版と大きな変化はないが，反復性緊張型頭痛のうち平均月1日未満のものを稀発（infrequent），それ以上のものを頻発（frequent）として区分した。

　群発頭痛群については，類縁疾患を含め新しい疾患概念のアプローチが試みられ，三叉神経・自律神経性頭痛（trigeminal-autonomic cephalalgia：TAC）という概念が導入された。また反復性発作性片側頭痛やSUNCTがサブタイプとして加えられた。

　そのほかの一次性頭痛として4.6「一次性雷鳴頭痛」，4.7「持続性片側頭痛」，4.8「新規発症持続性連日性頭痛（NDPH）」が採用され，外的圧迫による頭痛，寒冷刺激による頭痛は13.「頭部神経痛および中枢性顔面痛」に移された。

　二次性頭痛については，頭蓋内の感染と頭蓋外のものが別グループであったものを9.「感染症による頭痛」に統一されたこと，「代謝性または全身性疾患に伴う頭痛」が10.「ホメオスターシスの障害による頭痛」と改称されたこと，12.「精神疾患による頭痛」という新しい章が追加されたことが大きな相違点である。また初版では「疾患に伴う」（associated with）というやや正確に欠けていた表現であったが，ICHD-Ⅱでは「疾患による」（attributed to）と明確に表現されるようになった。

## 国際頭痛分類第2版（ICHD-Ⅱ）の注意点

　これまで流布している「混合型頭痛」（多くは片頭痛プラス緊張型頭痛）の頭痛病名は採用されていない。頭痛のタイプは別々に診断しコード化されるべきであるとされる。例えば重症の慢性頭痛患者は，1.1「前兆のない片頭痛」，2.2「頻発反復性緊張型頭痛」，8.2「薬物乱用頭痛」の3つの診断がつくこともある。その際には重要な順に記載する。患者がある時期に1つの診断を受け，その後に他の頭痛診断を受けることもある。一次性頭痛プラス二次性頭痛のこともありうる。2つ以上の頭痛タイプが存在するときには，頭痛日記の記録が勧められる。頭痛日記は診断と治療の向上に役立つ。

　臨床的に重要な慢性連日性頭痛（Chronic Daily Headache：CDH）なる頭痛病名は，ICHD-Ⅱにも採用されていない。発作頻度のきわめて高い片頭痛は，1.5.1「慢性片頭痛」か，8.2「薬物乱用頭痛（MOH）」プラス「片頭痛」のいずれかである。もし鎮痛薬やトリプタンなどの薬物乱用がある場合には，初診時には①片頭痛，②慢性片頭痛疑い，③薬物乱用頭痛疑いの3つの診断がつけられる。その後2ヵ月間薬物を中止しても，なおかつ片頭痛が慢性的に起こる場合に，1.5.1「慢性片頭痛」と診断される。（慢性片頭痛については2006年に付録診断基準A1.5.1が追加された。）慢性連日性頭痛のうち，2.3「慢性緊張型頭痛」は初版から採用されている。新たに4.7「持続性片側頭痛」，4.8「新規発症持続性連日性頭痛（NDPH）」が採用されたので，慢性連日性頭痛の頭痛タイプはすべてICHD-Ⅱでもコード化が可能となった。

## 訳についてのコメント

### ●Primary headache と Secondary headache の訳
これまで Primary headache は機能性頭痛，Secondary headache は症候性頭痛と訳されてきた。本来，一次性頭痛は症候（症状）によって診断される（symptom-based）頭痛疾患であり，病因（aetiological）によって分類される二次性頭痛を症候性頭痛と訳すと混乱が生ずるので，一次性頭痛，二次性頭痛の訳を採用することとした。

### ●episodic
episodic は旧版は「反復発作性」と訳されていたが，ICHD-Ⅱでは「反復性」と訳すことにした。episodic はこれまで挿間性，挿話性，反復発作性，発作性，周期性などと訳されてきた。つまり定訳がない。episode の語源はギリシャ語で「間に入るもの」の意味であり，「時々現れる症状」と解釈される。ICHD-Ⅱの用語の定義にも episodic とは「一定もしくはさまざまな持続時間の頭痛（痛み）発作が規則的あるいは不規則的なパターンで再発し消失すること」と解説されている。しかし緊張型頭痛は発作性の頭痛のイメージにはなじまず，「反復発作性」緊張型頭痛の訳は違和感が残る。episodic を反復発作性と訳すと不都合が生ずる最大の根拠は episodic paroxysmal hemicrania が「反復発作性発作性片側頭痛」となってしまうことである。これらの考察を踏まえて，ICHD-Ⅱでは episodic の訳として反復発作性の発作性を取り「反復性」と訳すことにした。

### ●and/or の訳について
and/or の訳として「および/または」の訳し方は日本語として定着していない。語義を忠実に表現するために，特に診断基準のところでは「AまたはB（あるいはその両方）」（例：nausea and/or vomiting⇒悪心または嘔吐（あるいはその両方）」）と訳すこととした。ただし本文中に括弧が入っている文章にこのような訳し方をすると混乱を生ずる。その場合は便法として「および・または」を採用した。例：「During part（but less than half）of the time-course of cluster headache, attacks may be less severe and/or of shorter or longer duration. ⇒ 群発頭痛の経過中（ただし経過の1/2未満）に，発作の重症度が軽減するか，および・または持続時間が短縮または延長することがある。」

解説やコメント中に用いられる and/or については，臨機応変に「・」で表現することもある。例：「physical and/or neurological examinations ⇒ 身体所見・神経所見」。

A，B and/or C のように複数の項目が含まれる and/or は「A，BまたはCのいずれか1つ以上」と訳した。

### ●大小関係の記述について
以下のように訳した。

　　≧，more than or equal to は「以上」，「から」，「以後」
　　＞，more than，beyond は「を超える」，「超」
　　≦，less than or equal to，within は「以下」，「以内」，「以前」，「まで」
　　＜，less than は「未満」

### ●1. 片頭痛の項について
Migraine without aura と Migraine with aura は，初版では「前兆を伴わない片頭痛」，「前兆を伴う片頭痛」と訳されていたが，これを簡素化して「前兆のない片頭痛」，「前兆のある片頭痛」と訳した。

fortification spectrum，scintillation，teichopsia，zig zag line はいずれも前兆のある片頭痛の視覚前兆を表す言葉である。それぞれに閃輝暗点（ギザギザの要塞像），閃輝，星型閃光，ジグザグ形（稲妻線条）と訳すことにした。fortification spectrum は特にジグザグ模様を強調する時に使われ

る。fortificationはヨーロッパの要塞の上辺の砲台部分の切れ込み模様と誤解されやすいが，五稜郭を上から俯瞰したときに見られる星型の城郭形を指す。scintillationは陽性の視覚性前兆でキラキラを強調する場合に用いられる。teichosとはギリシャ語で城壁のことを指す。

### ●2. 緊張型頭痛の項について

頭蓋周囲の圧痛検査として「頭蓋周囲の圧痛は，前頭筋，側頭筋，咬筋，翼突筋，胸鎖乳突筋，板状筋および僧帽筋上を第2指と第3指を小さく回転させて動かし，強く圧迫を加える触診により容易にその程度がわかる」と書かれている。しかし，内側翼突筋は触診可能であるが，外側翼突筋は触診できない。内側翼突筋は咬筋とともに下顎枝をサンドウィッチのように挟んでいる。触診は口腔内から咽頭の側壁を押して筋腹を調べるか，下顎角から内面に指を滑り込ませて停止部を触診する。頭痛診療でルーチンに口内触診をするのは無理がある。外側翼突筋の診査は顎関節症の診療において非常に重要とされる。直接に触診はできないので下顎を前方に出させた状態で徒手的に後方に動かして筋を伸展させることにより疼痛が出るかどうかを検査する。

### ●3. 群発頭痛の項について

Cluster-tic syndromeを「群発性-チック(三叉神経痛)症候群」と訳した。チックという言葉は三叉神経痛という意味があるが，不随意運動のチックというイメージもあるので「群発性-チック(三叉神経痛)症候群」と訳した。CPH-tic syndromeも，これに準じて訳した。

インドメタシンはINN(International Nonproprietary Names：国際一般的名称)での収載名はindometacinであるが，USP(The Pharmacopoeia of the United States of America：アメリカ薬局方)とBP(British Pharmacopoeia：イギリス薬局方)での収載名はindomethacinである。日本薬局方はindometacinである。ICHD-Ⅱでも両方のつづり方が混在しているが，国際一般的名称に統一した。

本邦ではインドメタシン経口薬の使用は最高量75 mgまで，直腸投与(坐剤)は最高量100 mgまでとされている。したがってインドメタシン有効頭痛の鑑別の場合，本邦では経口75 mgまで，または直腸投与100 mgまで使用して効果なければ無効と判断してよいと考えられる。本邦ではインドメタシンの注射薬については，静注用として新生児・小児に使用される1 mgの用量しかなく，群発頭痛の治療に使用できる製剤はない。

### ●7. 非血管性頭蓋内疾患による頭痛の項について

皮質網様体てんかん(Corticoreticular epilepsy)とは，Penfieldのcentrencephalic epilepsyをGloorが発展させて，大脳皮質の病巣が脳幹網様体を介してんかんが全般化するという概念であるが，あまり一般的ではない。むしろ全般化はtelencephalic theory(皮質のてんかん病巣が脳梁を介して全般化するという説)の方が主流である。

### ●11. 頭頸部疾患の項について

Temporomandibular joint(TMJ)disorderは「関節性顎関節症」と訳すことにした。これは緊張型頭痛に咀嚼筋障害が含まれるので，筋性顎関節症を含まないことをはっきりさせるためである。

### ●13. 神経痛・顔面痛の項について

Sluderはペインクリニックではスラダーもしくはスラッダー，神経内科ではスルーダーと記述されることが普通であるが，スラダーを採用した。同じくTolosa-Huntはトローザハントというのが普通であるが，辞典などではトロサ・ハントが多いのでこれを採用した。

## おわりに

ICHD-Ⅱは，世界中の頭痛専門家の英知が結集され，約2年間の議論を経て完成した160ページの大作である。しかし将来的には頭痛の遺伝子がさらに解明され，頭痛分類が全面的に改訂さ

れる可能性を秘めている。その意味ではICHD-IIは2004年の時点での頭痛学の到達点を示すマイルストーンに過ぎないともいえる。しかし現時点ではICHD-II分類は頭痛診療のバイブルといえる存在であり，今後この分類の普及と，研究・治療面での活用が切に望まれる。このICHD-IIの邦訳により日本の頭痛診療レベルが一段と向上し，頭痛に悩む患者が1人でも救済されることを切望するものである。終わりにこの翻訳にかかわった方々のご苦労と熱意に心から感謝の意を捧げたい。

2004年6月15日

日本頭痛学会・国際頭痛分類普及委員会
委員長　間中　信也
副委員長　竹島多賀夫

● 付記

2004年5月に，8.「物質またはその離脱による頭痛（Headache attributed to a substance or its withdrawal）」の部分が改訂された。8.2.6 Medication-overuse headache due to combination of acute medications と 8.4.3 Rebound headache after discontinuation of acute headache medication overuse が挿入され，それに伴いいくつかの頭痛コードが変更された。日本語版はこの改訂を織り込んだ内容となっている。

● 3.1「稀発反復性緊張型頭痛」の定義についての疑念

診断基準A．平均して1ヵ月に1日未満（年間12日未満）の頻度で発現する頭痛が10回以上あり，かつB～Dを満たす，とB．頭痛は30分～7日間持続する，は矛盾するのではないかという意見があった。しかしある月に7日間緊張型頭痛があっても1年間では12日未満，平均すると1ヵ月に1日未満であれば稀発反復性緊張型頭痛の診断でよいと解釈される。したがって原文のままで問題ないと結論された。

● 補注（2006年10月6日）

国際頭痛分類第2版（ICHD-II）の8.2「薬物乱用頭痛」については，2005年に改訂版が発表され[5]，さらに2006年にはその訂正が掲載された[6]。2004年発行の日本語版についてはその内容の大略は織り込み済みである。しかし多少の変更点が認められるので，巻末に日本頭痛学会誌[7]に掲載された解説を紹介する。

2006年には慢性片頭痛と薬物乱用頭痛の付録診断基準が発表された[8]。これについても日本頭痛学会誌に解説が掲載されている[9]。その内容も巻末に提示する。

【文献】

1) Headache Classification Subcommittee of the International Headache Society：The International Classification of Headache Disorders；2nd Edition. Cephalalgia 2004；24(suppl 1)：1-160.
2) http://216.25.100.131/ihscommon/guidelines/pdfs/ihc_II_main_no_print.pdf
3) Headache Classification Committee of the International Headache Society. Classification and diagnostic criteria for headache disorders, cranial neuralgias and facial pain. Cephalalgia 1988；8(suppl 7)：1-96.
4) 日本頭痛学会（新国際分類普及委員会）・厚生労働科学研究（慢性頭痛の診療ガイドラインに関する研究班）共訳：国際頭痛分類第2版（ICHD-II）．日本頭痛学会誌 2004；31：13-188.
5) Silberstein S, Olesen J, Bousser MG, et al：The International Classification of Headache Disorders；2nd Edition（ICHD-II）—revision of criteria for 8.2 Medication-overuse headache. Cephalalgia 2005；25(6)：460-465.
6) ERRATUM. Cephalalgia 2006；26(3)：360-360.
7) 五十嵐久佳，間中信也：国際頭痛分類第2版第1回改訂版（ICHD-II R1）における「8.2 薬物乱用頭痛」診断基

# 新国際頭痛分類（ICHD-Ⅱ）日本語版 翻訳にあたって

準の改正点―日本語版国際頭痛分類第2版との相違点．日本頭痛学会誌 2006；33：26-29．
8）Olesen J, Bousser MG, Diener HC, et al：New appendix criteria open for a broader concept of chronic migraine. Cephalalgia 2006；26：742-746．
9）竹島多賀夫，間中信也，五十嵐久佳，平田幸一，坂井文彦，日本頭痛学会・新国際頭痛分類普及委員会：慢性片頭痛と薬物乱用頭痛の付録診断基準の追加について．日本頭痛学会誌 2007；34：192-193．

# 原書第3版の序文

　国際頭痛学会の分類委員会を代表して，ここに国際頭痛分類第3版(ICHD-3)を発表することを誇りに思う。

　これは2013年のICHD-3 beta版の後を継ぐものである。beta版の狙いは，ICHD-3の最終版を公表する前にさらなる実地試験を推進することであり，そして，それは上手く行った。とりわけ，前兆のある片頭痛，群発頭痛，特発性頭蓋内圧亢進症，三叉神経痛などについて，優れた実地試験研究が発表された。例えば，A1.2「前兆のある片頭痛」の付録基準は，この疾患を一過性脳虚血発作と区別するうえで，ICHD-3 beta版本文の1.2「前兆のある片頭痛」の基準より優れていることが立証されている。3.1「群発頭痛」の診断基準C1の新規関連症状であった顔面の紅潮と耳閉感は，実地試験により鑑別点ではないことが明らかとなった。したがって，これらの症状はICHD-3の付録のみに収録されており，さらなる研究が求められる。これらが疾患分類の根拠に基づくプロセスの好例である。今やこのプロセスは，将来的に国際頭痛分類に加えられるあらゆる変更を下から支えているものである。

　beta版が有用である理由は，世界保健機関(WHO)からの国際疾病分類改訂第11版(ICD-11)の出版に合わせ，そのコードを含んでICHD-3に収録できることと考えられていた。2016年にはICD-11が完成すると見込んでいたが，残念ながら予期しない長期の遅延があり，最終コードは依然として利用不可能である。そのため，最終コード抜きでICHD-3を公表しなければならない。

　現在ICHD-Ⅰと呼ばれる国際頭痛分類初版の発表から，ちょうど30年後に『Cephalalgia』誌2018年第1号でICHD-3が出版された。初版は主に専門家の見解に基づくものであったが，それでも大部分が有効であることが証明された。2004年に発表されたICHD-2には，新たな根拠と専門家による見解の見直しに基づく多数の変更が盛り込まれた。新たな科学的根拠が，ICHD-3 beta版に加えられた変更では比較的大きな役割を果たしたが，ICHD-3におけるさらなる変更もすべてこういった根拠に基づいている。このように，現在および今後の頭痛分類は，完全に研究に基づいている。

　2010年に始まった長い道のりはICHD-3の発表によって終了したが，現行の委員会にはまだこれからの数年間になすべきことが多くある。ICHD-3 beta版は多くの言語に翻訳されたが，各言語でICHD-3を公表する前に，これら翻訳を更新する必要がある。ICHD-3がすべての主要言語と多くの少数言語でも利用可能となるよう，多くの追加翻訳が発表されることを期待したい。Hartmut Göbel教授主導のもと作成されていたICHD-3 beta版の電子版も，ICHD-3に更新される予定である。Morris Levin教授とJes Olesen教授が共同で症例集の作成を計画している。最終的に，ICD-11のコードが利用可能となり次第，Timothy Steiner教授とJes Olesen教授がICHD-3とWHOのICD-11の橋渡しを行う予定である。

　それでは，頭痛分類の将来はどのようになるのだろうか。分類は原則として保守的でなければならない。分類に大幅な変更を加えた場合，その分類の変更された部分で引用していたすべての

先行研究を見直さなければならない。例えば，診断基準に大幅な変更が加えられた場合，新規の診断で分類される患者と以前の診断で分類される患者が異なってくるため，以前の診断基準に基づいて実施された薬物試験は再度実施し直さなければならない。将来的な変更が完全に根拠に基づいたものとなるよう，ICHD-3 で行われた活発な実地試験と科学的分析が今後も継続することが期待される。慣例に従えば，ICHD-4 の発表は 10～15 年後となるが，その間には多くの実地試験研究が行われるだろう。ICHD-2 の変更された診断基準として 1.3「慢性片頭痛」が『Cephalalgia』誌に発表されたが，これらの変更は分類委員会によって承認され，数年後に ICHD-3 beta 版が登場するまで国際頭痛分類には統合されなかったものの，直ちに使用を開始するように求められた。将来の頭痛分類委員会も同様に，『Cephalalgia』誌で発表された優れた実地試験研究によって新規または改訂診断基準が立証された場合には，それらの採択を ICHD-4 の発表前に承認および支持できるようにすべきである。

　ICHD-1 は，頭痛分類を神経疾患のなかで最悪の分類から最良の分類へと導いた。この勢いは 30 年間維持され，そして最近，ジュネーブにおける ICD-11 神経部門の委員会作業のなかで頭痛分類の優位性が明らかとなった。神経分野において，すべての疾患を明白な診断基準でこのように体系的に分類したものはほかにない。この慣例が今後も維持され，頭痛が神経疾患の分類において引き続き先導し続けることを切に願っている。

Jes Olesen
国際頭痛学会
頭痛分類委員会
委員長

### 謝辞

　国際頭痛学会の頭痛分類委員会の作業は，国際頭痛学会のみによる経済的な援助を受けて行われている。『国際頭痛分類第 3 版』には商業的スポンサーは存在しない。Timothy Steiner の協力に感謝する。第一に分類委員会の名誉幹事としての尽力に対して，次いで本稿の原稿整理および準備における彼の仕事に対して。

# 原書第 1 版の序文(1988)

　この頭痛分類を作成するにあたり多くの苦労があったことが思い出される．作業は，約 3 年間続き，委員会の委員だけでなく，12 の委員会の多くの委員が関与した．委員会や委員会での仕事は公表されており，会で討議された内容に興味がある方は入手することができる．1987 年 3 月に，頭痛分類に関して，2 日間の会合を開いた．1987 年にフィレンツェで開催された第 3 回国際頭痛学会の最後に会合が公開され，頭痛分類の発表と討論がなされた．1988 年 2 月 20 日と 21 日に，米国のサンディエゴで，最終的な公開の会合が委員会と聴衆との共同の作業で開催された．

　あらゆる努力を傾けたにもかかわらず，いくつかの誤りは避けられなかった．この分類が使われるようになると，今まで気がつかなかったことが判明してくるであろうし，このような点に関しては次の版で訂正しなければならないであろう．多くの部分で，論文となったエビデンスがないままに，委員会の専門家の経験に基づいて分類が作成されたことを指摘しておく必要がある．しかし，このたび実践的(operational)な診断基準が発表されたことによって，数年後には疾患や疫学に関連する研究がいっそう増加していくことであろう．

　われわれは，この分類が頭痛の研究に携わるすべての学者にまず活用されて，さらによりよいものとなっていくことを願う．どうか意見や批判を委員会の議長に送っていただきたい．第 2 版は 1993 年に公表する予定である．次の頭痛分類は新しいエビデンスをもとに改訂されることになるであろう．

　国際頭痛学会は，頭痛の分類と診断基準の発刊が非常に重要なものになると考えている．今後さらなる評価や修正が必要になるであろうが，科学的な研究においては，すぐにもこの分類を使われることを推奨する．薬物臨床試験だけでなく，生化学的研究や生理学的研究の際にも適したものとなるであろう．

James W Lance
会長
国際頭痛学会(IHS)


Jes Olesen
委員長
頭痛分類委員会

# この分類の使い方
## How to use this classification

　この膨大な文書は，暗記することを意図していない。分類委員会の委員達でさえ分類のすべてを記憶することは不可能である。必要に応じてその都度，調べるように作成されたものである。こうすることで，1.1「前兆のない片頭痛」，1.2「前兆のある片頭痛」，2.「緊張型頭痛」の主要なタイプ，3.1「群発頭痛」とその他の少数の頭痛に関する診断基準がどのようなものかを知ることができる。これ以外の頭痛に関しては，折に触れて調べればよい。臨床の場では，明白な片頭痛や緊張型頭痛の症例についてはこの分類は必要ないが，診断がはっきりしない症例に遭遇したときは有用である。研究においてこの分類は欠くことができないものであり，薬物臨床試験であれ，病態生理や生化学的研究であれ，頭痛患者を研究対象とする際は，この診断基準を満たしていなければならない。

1. この分類は階層的に構成されており，診断をする際に1～5桁レベルまで，どの程度詳しく診断をしたいかを決定する必要がある。最初に，患者がおおよそどのグループにあてはまるかを決める。例えば，1.「片頭痛」か2.「緊張型頭痛」か，3.「三叉神経・自律神経性頭痛（TACs）」なのか。次に詳細な診断をするための情報を得る。どの程度の詳細な診断が必要なのかは目的によって決まる。一般診療では，1桁，2桁レベルの診断が通常用いられるが，専門医の診療や頭痛センターでは，4桁，5桁レベルまで診断することがふさわしい。
2. 大抵の場合，患者は今現在，あるいは1年以内にあった頭痛の表現型により診断される。遺伝やその他の分野によっては，生涯を通じての頭痛が対象になる。
3. 患者が有するすべての頭痛のタイプ，サブタイプ，サブフォームを別々に診断しコード化しなければならない。例えば，頭痛センターの1人の重症患者に，1.1「前兆のない片頭痛」，1.2「前兆のある片頭痛」，8.2「薬剤の使用過多による頭痛（薬物乱用頭痛，MOH）」という3つの診断とコードが付けられる可能性が出てくる。
4. 患者に1つ以上の診断名があるときは，その患者にとって重要な順に記載するべきである。
5. ある患者の頭痛のタイプが，異なる2つの診断基準を満たす際は，利用できるあらゆる情報を用いてどちらが正しいか，あるいはどちらがより可能性が高い診断かを決定しなければならない。その際の情報としては，長期にわたる頭痛の病歴（どのように，いつ頭痛が始まったのか），家族歴，薬の効果，月経との関係，年齢，性別などが含まれる。1.「片頭痛」，2.「緊張型頭痛」，3.「三叉神経・自律神経性頭痛（TACs）」，あるいはそのタイプまたはサブタイプのいずれかの診断基準を満たしていれば，それぞれの疑い診断のカテゴリー（それぞれのグループの最後に記載されている）の基準を満たしていても，常にそれに優先される。言い換えれば，1.5「片頭痛の疑い」と2.1「稀発反復性緊張型頭痛」の両方の基準を満たす患者は，後者にコード化する必要がある。しかしながら，ある頭痛発作のときには1つの診断基準に一致していても，その他の発作のときには，別の基準に合致することも常に考慮する必要がある。このような症例では，2つの診断が存在し両者の診断を与えてコード化する必要が

## この分類の使い方

ある。

6. 特定の頭痛診断を受けるには，多くの場合，患者はその頭痛の必要最低限の発作回数（あるいは日数）を経験しなければならない。この回数や日数は，頭痛のタイプ，サブタイプ，サブフォームの診断基準ごとに規定されている。さらに，頭痛はA, B, Cなどの文字の見出しが付いた基準内に記載されたいくつかの必要条件を満たさなければならない。ある見出しは単形質的，すなわち見出しの下に必要条件が1つしかない場合もある。ほかの見出しは多形質的，例えばリストされた4項目の特徴のうち，いずれか2項目を必要とするものもある。

7. ある頭痛に対しては，完全な診断基準が1桁と2桁のレベルのみに示されている。次に3桁，4桁，場合によっては5桁レベルの診断基準は，基準Aとして，レベル1または2（あるいはその両方）の基準を満たし，基準B以降ではさらに特定の基準が満たされることが条件となる。

8. 一次性頭痛の発作頻度は，1〜2年に1回のものから連日性のものまで広くさまざまである。発作の重症度もさまざまである。ICHD-3では，一般的に頻度や重症度をコード化に反映していないが，頻度や重症度についてはフリーテキストで記載しておくことが推奨される。

9. 「一次性頭痛か，二次性頭痛か，またはその両方か」。新規の頭痛が初発し，頭痛の原因となることが知られている他疾患と時期的に一致する場合や，その疾患による因果関係の他の基準を満たす場合には，その新規の頭痛は原因疾患に応じて二次性頭痛としてコード化する。その頭痛が，一次性頭痛（片頭痛，緊張型頭痛，群発頭痛あるいはその他の三叉神経・自律神経性頭痛）の特徴を有する場合もこれに該当する。以前から存在する一次性頭痛が，このような原因疾患と時期的に一致して慢性化する場合には，一次性および二次性頭痛の両方として診断する。以前から存在する一次性頭痛がこのような原因疾患と時間的に一致して有意に悪化する場合（通常，頻度や重症度が2倍かそれ以上になることを意味する），その疾患が頭痛の原因となる確証があれば，一次性および二次性頭痛の両方の診断をつけるべきである。

10. ほぼすべての頭痛に関する最終の診断基準は，「ほかに最適なICHD-3の診断がない」である。ほかに考えられる診断を検討すること（鑑別診断）は，臨床診断の過程で常に行うものである。ある頭痛が特定の頭痛の診断基準を満たす場合，この最終の診断基準は，ほかにその頭痛をうまく説明する診断が本当にないのかを常に思い起こさせるものである。特にこれは，頭痛が一次性か二次性かの評価にあてはまる。また，別の原因疾患についてもあてはまり，例えば，急性虚血性脳卒中と時期的に一致して発症した頭痛が，脳卒中そのものの結果ではなく，脳卒中を引き起こした原因（動脈解離など）による結果である可能性もある。

11. 1つの明確な診断基準を満たしている頭痛発作をもつ多くの患者はまた，類似しているものの，その診断基準を完全には満たしていない発作ももっている。これは治療や正確に症状を想起できないこと，またはその他の因子によることがある。患者に未治療時や治療が無効時の典型的な発作がどのようなものであったかを質問し，正しい診断を確立するのに十分な発作があったかどうかを確認する。それから発作頻度を記述する際には，非典型的な発作も含める必要がある。

12. 患者に複数の頭痛タイプまたはサブタイプが存在すると考えられるときは，それぞれの頭痛のエピソードごとに重要な特徴を記録する頭痛診断のためのダイアリーをつけることを患者に強く勧める。そのような頭痛ダイアリーは，診断の正確性を向上させるとともに治療薬摂取量のより正確な判断を可能とする。ダイアリーは2つ以上の異なった頭痛タイプ，またはサブタイプの内訳を判定するのに役立つ。最終的にダイアリーは，異なる頭痛の，例えば前兆のない片頭痛と反復性緊張型頭痛の識別方法を患者に教えてくれる。

## この分類の使い方

13. 二次性頭痛の各章には，最もよく知られ確立された原因が列挙され，その結果生じた頭痛の診断基準が与えられている。しかしながら，多くの章では，例えば9.「感染症による頭痛」のように可能性のある感染の原因は無数に存在する。リストが長大になるのを避けるために，最も重要なものについてだけ言及されている。例えば，まれな原因は，9.2.3「その他の全身性感染症による頭痛」と診断される。同じような扱い方は，二次性頭痛のその他の章においても使用されている。

14. 二次性頭痛の診断基準として，頭痛の診断前に基礎にある原因疾患が寛解または大幅に改善する必要はもはや存在しない。ICHD-3の診断基準は，発症時または基礎疾患が確認されたのち，すぐに適用することができる。診断基準Aは頭痛の存在，診断基準Bは原因疾患の存在，診断基準Cは因果関係の証拠である。急性疾患では，頭痛の発症と原因と考えられる疾患の発症が時期的に一致していれば因果関係を確立するのにしばしば十分であるが，一方でさほど急性ではない疾患では，通常さらなる因果関係の証拠が必要である。すべての症例で，最終の診断基準，「ほかに最適なICHD-3の診断がない」をあてはめる必要がある。

15. 少数の二次性頭痛では，5.2「頭部外傷による持続性頭痛」がよい例であるが，この場合，持続性頭痛のタイプもしくはサブタイプが起こることが認められ，それは，最初に他疾患によって引き起こされた頭痛が，その疾患の解消後も改善しない場合である。このような場合には，診断は急性のタイプ（例えば5.1「頭部外傷による急性頭痛」）から持続性のタイプ（5.2「頭部外傷による持続性頭痛」）に，特定の時間間隔をあけて（この例では3ヵ月）変更する。因果関係の証拠は，急性のタイプの診断基準を以前満たしていたこと，そして同じ頭痛が持続することによる。このような診断のほとんどが，それらの存在の証拠が不十分なために付録（Appendix）に記載されている。これらは通常は適用されないが，より優れた因果関係の基準の研究を刺激するためにそこに含めた。

16. 付録は研究のためのものである。これは，のちに本分類に含めるため（または場合によっては除外するため），臨床の研究者が稀少な疾患を研究するのに役立つ。付録の診断および診断基準のほとんどが，新規のものか，または本分類の診断基準の代替となるものである。一部は古い疾患で妥当性がまだ十分に確認されていないものであり，これらは証拠が得られなければ，次版のICHDから削除されることが予測される。

# 国際頭痛分類
## International Classification of Headache Disorders

| ICHD-3 code | Diagnosis | 診断 |
|---|---|---|
| Part One | The Primary Headaches | 第1部：一次性頭痛 |
| **1.** | **Migraine** | **片頭痛** |
| 1.1 | Migraine without aura | 前兆のない片頭痛 |
| 1.2 | Migraine with aura | 前兆のある片頭痛 |
| 1.2.1 | Migraine with typical aura | 典型的前兆を伴う片頭痛 |
| 1.2.1.1 | Typical aura with headache | 典型的前兆に頭痛を伴うもの |
| 1.2.1.2 | Typical aura without headache | 典型的前兆のみで頭痛を伴わないもの |
| 1.2.2 | Migraine with brainstem aura | 脳幹性前兆を伴う片頭痛 |
| 1.2.3 | Hemiplegic migraine | 片麻痺性片頭痛 |
| 1.2.3.1 | Familial hemiplegic migraine (FHM) | 家族性片麻痺性片頭痛 (FHM) |
| 1.2.3.1.1 | Familial hemiplegic migraine type 1 (FHM1) | 家族性片麻痺性片頭痛1型 (FHM1) |
| 1.2.3.1.2 | Familial hemiplegic migraine type 2 (FHM2) | 家族性片麻痺性片頭痛2型 (FHM2) |
| 1.2.3.1.3 | Familial hemiplegic migraine type 3 (FHM3) | 家族性片麻痺性片頭痛3型 (FHM3) |
| 1.2.3.1.4 | Familial hemiplegic migraine, other loci | 家族性片麻痺性片頭痛，他の遺伝子座位 |
| 1.2.3.2 | Sporadic hemiplegic migraine (SHM) | 孤発性片麻痺性片頭痛 |
| 1.2.4 | Retinal migraine | 網膜片頭痛 |
| 1.3 | Chronic migraine | 慢性片頭痛 |
| 1.4 | Complications of migraine | 片頭痛の合併症 |
| 1.4.1 | Status migrainosus | 片頭痛発作重積 |
| 1.4.2 | Persistent aura without infarction | 遷延性前兆で脳梗塞を伴わないもの |
| 1.4.3 | Migrainous infarction | 片頭痛性脳梗塞 |
| 1.4.4 | Migraine aura-triggered seizure | 片頭痛前兆により誘発される痙攣発作 |
| 1.5 | Probable migraine | 片頭痛の疑い |
| 1.5.1 | Probable migraine without aura | 前兆のない片頭痛の疑い |
| 1.5.2 | Probable migraine with aura | 前兆のある片頭痛の疑い |
| 1.6 | Episodic syndromes that may be associated with migraine | 片頭痛に関連する周期性症候群 |
| 1.6.1 | Recurrent gastrointestinal disturbance | 再発性消化管障害 |
| 1.6.1.1 | Cyclical vomiting syndrome | 周期性嘔吐症候群 |
| 1.6.1.2 | Abdominal migraine | 腹部片頭痛 |
| 1.6.2 | Benign paroxysmal vertigo | 良性発作性めまい |
| 1.6.3 | Benign paroxysmal torticollis | 良性発作性斜頸 |
| **2.** | **Tension-type headache (TTH)** | **緊張型頭痛** |
| 2.1 | Infrequent episodic tension-type headache | 稀発反復性緊張型頭痛 |
| 2.1.1 | Infrequent episodic tension-type headache associated with pericranial tenderness | 頭蓋周囲の圧痛を伴う稀発反復性緊張型頭痛 |
| 2.1.2 | Infrequent episodic tension-type headache not associated with pericranial tenderness | 頭蓋周囲の圧痛を伴わない稀発反復性緊張型頭痛 |
| 2.2 | Frequent episodic tension-type headache | 頻発反復性緊張型頭痛 |
| 2.2.1 | Frequent episodic tension-type headache associated with pericranial tenderness | 頭蓋周囲の圧痛を伴う頻発反復性緊張型頭痛 |
| 2.2.2 | Frequent episodic tension-type headache not associated with pericranial tenderness | 頭蓋周囲の圧痛を伴わない頻発反復性緊張型頭痛 |

| ICHD-3 code | Diagnosis | 診断 |
|---|---|---|
| 2.3 | Chronic tension-type headache | 慢性緊張型頭痛 |
| 2.3.1 | Chronic tension-type headache associated with pericranial tenderness | 頭蓋周囲の圧痛を伴う慢性緊張型頭痛 |
| 2.3.2 | Chronic tension-type headache not associated with pericranial tenderness | 頭蓋周囲の圧痛を伴わない慢性緊張型頭痛 |
| 2.4 | Probable tension-type headache | 緊張型頭痛の疑い |
| 2.4.1 | Probable infrequent episodic tension-type headache | 稀発反復性緊張型頭痛の疑い |
| 2.4.2 | Probable frequent episodic tension-type headache | 頻発反復性緊張型頭痛の疑い |
| 2.4.3 | Probable chronic tension-type headache | 慢性緊張型頭痛の疑い |
| 3. | **Trigeminal autonomic cephalalgias (TACs)** | 三叉神経・自律神経性頭痛(TACs) |
| 3.1 | Cluster headache | 群発頭痛 |
| 3.1.1 | Episodic cluster headache | 反復性群発頭痛 |
| 3.1.2 | Chronic cluster headache | 慢性群発頭痛 |
| 3.2 | Paroxysmal hemicrania | 発作性片側頭痛 |
| 3.2.1 | Episodic paroxysmal hemicrania | 反復性発作性片側頭痛 |
| 3.2.2 | Chronic paroxysmal hemicrania | 慢性発作性片側頭痛 |
| 3.3 | Short-lasting unilateral neuralgiform headache attacks | 短時間持続性片側神経痛様頭痛発作 |
| 3.3.1 | Short-lasting unilateral neuralgiform headache attacks with conjunctival injection and tearing (SUNCT) | 結膜充血および流涙を伴う短時間持続性片側神経痛様頭痛発作(SUNCT) |
| 3.3.1.1 | Episodic SUNCT | 反復性 SUNCT |
| 3.3.1.2 | Chronic SUNCT | 慢性 SUNCT |
| 3.3.2 | Short-lasting unilateral neuralgiform headache attacks with cranial autonomic symptoms (SUNA) | 頭部自律神経症状を伴う短時間持続性片側神経痛様頭痛発作(SUNA) |
| 3.3.2.1 | Episodic SUNA | 反復性 SUNA |
| 3.3.2.2 | Chronic SUNA | 慢性 SUNA |
| 3.4 | Hemicrania continua | 持続性片側頭痛 |
| 3.4.1 | Hemicrania continua, remitting subtype | 持続性片側頭痛,寛解型 |
| 3.4.2 | Hemicrania continua, unremitting subtype | 持続性片側頭痛,非寛解型 |
| 3.5 | Probable trigeminal autonomic cephalalgia | 三叉神経・自律神経性頭痛の疑い |
| 3.5.1 | Probable cluster headache | 群発頭痛の疑い |
| 3.5.2 | Probable paroxysmal hemicrania | 発作性片側頭痛の疑い |
| 3.5.3 | Probable short-lasting unilateral neuralgiform headache attacks | 短時間持続性片側神経痛様頭痛発作の疑い |
| 3.5.4 | Probable hemicrania continua | 持続性片側頭痛の疑い |
| 4. | **Other primary headache disorders** | その他の一次性頭痛疾患 |
| 4.1 | Primary cough headache | 一次性咳嗽性頭痛 |
| 4.1.1 | Probable primary cough headache | 一次性咳嗽性頭痛の疑い |
| 4.2 | Primary exercise headache | 一次性運動時頭痛 |
| 4.2.1 | Probable primary exercise headache | 一次性運動時頭痛の疑い |
| 4.3 | Primary headache associated with sexual activity | 性行為に伴う一次性頭痛 |
| 4.3.1 | Probable primary headache associated with sexual activity | 性行為に伴う一次性頭痛の疑い |
| 4.4 | Primary thunderclap headache | 一次性雷鳴頭痛 |
| 4.5 | Cold-stimulus headache | 寒冷刺激による頭痛 |
| 4.5.1 | Headache attributed to external application of a cold stimulus | 外的寒冷刺激による頭痛 |
| 4.5.2 | Headache attributed to ingestion or inhalation of a cold stimulus | 冷たいものの摂取または冷気吸息による頭痛 |
| 4.5.3 | Probable cold-stimulus headache | 寒冷刺激による頭痛の疑い |
| 4.5.3.1 | Headache probably attributed to external application of a cold stimulus | 外的寒冷刺激による頭痛の疑い |
| 4.5.3.2 | Headache probably attributed to ingestion or inhalation of a cold stimulus | 冷たいものの摂取または冷気吸息による頭痛の疑い |

## 国際頭痛分類

| ICHD-3 code | Diagnosis | 診断 |
|---|---|---|
| 4.6 | External-pressure headache | 頭蓋外からの圧力による頭痛 |
| 4.6.1 | External-compression headache | 頭蓋外からの圧迫による頭痛 |
| 4.6.2 | External-traction headache | 頭蓋外からの牽引による頭痛 |
| 4.6.3 | Probable external-pressure headache | 頭蓋外からの圧力による頭痛の疑い |
| 4.6.3.1 | Probable external-compression headache | 頭蓋外からの圧迫による頭痛の疑い |
| 4.6.3.2 | Probable external-traction headache | 頭蓋外からの牽引による頭痛の疑い |
| 4.7 | Primary stabbing headache | 一次性穿刺様頭痛 |
| 4.7.1 | Probable primary stabbing headache | 一次性穿刺様頭痛の疑い |
| 4.8 | Nummular headache | 貨幣状頭痛 |
| 4.8.1 | Probable nummular headache | 貨幣状頭痛の疑い |
| 4.9 | Hypnic headache | 睡眠時頭痛 |
| 4.9.1 | Probable hypnic headache | 睡眠時頭痛の疑い |
| 4.10 | New daily persistent headache (NDPH) | 新規発症持続性連日性頭痛 (NDPH) |
| 4.10.1 | Probable new daily persistent headache | 新規発症持続性連日性頭痛の疑い |
| **Part Two** | **The Secondary Headaches** | 第2部：二次性頭痛 |
| **5.** | **Headache attributed to trauma or injury to the head and/or neck** | 頭頸部外傷・傷害による頭痛 |
| 5.1 | Acute headache attributed to traumatic injury to the head | 頭部外傷による急性頭痛 |
| 5.1.1 | Acute headache attributed to moderate or severe traumatic injury to the head | 中等症または重症頭部外傷による急性頭痛 |
| 5.1.2 | Acute headache attributed to mild traumatic injury to the head | 軽症頭部外傷による急性頭痛 |
| 5.2 | Persistent headache attributed to traumatic injury to the head | 頭部外傷による持続性頭痛 |
| 5.2.1 | Persistent headache attributed to moderate or severe traumatic injury to the head | 中等症または重症頭部外傷による持続性頭痛 |
| 5.2.2 | Persistent headache attributed to mild traumatic injury to the head | 軽症頭部外傷による持続性頭痛 |
| 5.3 | Acute headache attributed to whiplash | むち打ちによる急性頭痛 |
| 5.4 | Persistent headache attributed to whiplash | むち打ちによる持続性頭痛 |
| 5.5 | Acute headache attributed to craniotomy | 開頭術による急性頭痛 |
| 5.6 | Persistent headache attributed to craniotomy | 開頭術による持続性頭痛 |
| **6.** | **Headache attributed to cranial and/or cervical vascular disorder** | 頭頸部血管障害による頭痛 |
| 6.1 | Headache attributed to cerebral ischaemic event | 脳虚血イベントによる頭痛 |
| 6.1.1 | Headache attributed to ischaemic stroke (cerebral infarction) | 虚血性脳卒中 (脳梗塞) による頭痛 |
| 6.1.1.1 | Acute headache attributed to ischaemic stroke (cerebral infarction) | 虚血性脳卒中 (脳梗塞) による急性頭痛 |
| 6.1.1.2 | Persistent headache attributed to past ischaemic stroke (cerebral infarction) | 虚血性脳卒中 (脳梗塞) の既往による持続性頭痛 |
| 6.1.2 | Headache attributed to transient ischaemic attack (TIA) | 一過性脳虚血発作 (TIA) による頭痛 |
| 6.2 | Headache attributed to non-traumatic intracranial haemorrhage | 非外傷性頭蓋内出血による頭痛 |
| 6.2.1 | Acute headache attributed to non-traumatic intracerebral haemorrhage | 非外傷性脳内出血による急性頭痛 |
| 6.2.2 | Acute headache attributed to non-traumatic subarachnoid haemorrhage (SAH) | 非外傷性くも膜下出血 (SAH) による急性頭痛 |
| 6.2.3 | Acute headache attributed to non-traumatic acute subdural haemorrhage (ASDH) | 非外傷性急性硬膜下出血 (ASDH) による急性頭痛 |
| 6.2.4 | Persistent headache attributed to past non-traumatic intracranial haemorrhage | 非外傷性頭蓋内出血の既往による持続性頭痛 |

| ICHD-3 code | Diagnosis | 診断 |
|---|---|---|
| 6.2.4.1 | Persistent headache attributed to past non-traumatic intracerebral haemorrhage | 非外傷性脳内出血の既往による持続性頭痛 |
| 6.2.4.2 | Persistent headache attributed to past non-traumatic subarachnoid haemorrhage | 非外傷性くも膜下出血の既往による持続性頭痛 |
| 6.2.4.3 | Persistent headache attributed to past non-traumatic acute subdural haemorrhage | 非外傷性急性硬膜下出血の既往による持続性頭痛 |
| 6.3 | Headache attributed to unruptured vascular malformation | 未破裂血管奇形による頭痛 |
| 6.3.1 | Headache attributed to unruptured saccular aneurysm | 未破裂嚢状動脈瘤による頭痛 |
| 6.3.2 | Headache attributed to arteriovenous malformation (AVM) | 動静脈奇形(AVM)による頭痛 |
| 6.3.3 | Headache attributed to dural arteriovenous fistula (DAVF) | 硬膜動静脈瘻(DAVF)による頭痛 |
| 6.3.4 | Headache attributed to cavernous angioma | 海綿状血管腫による頭痛 |
| 6.3.5 | Headache attributed to encephalotrigeminal or leptomeningeal angiomatosis (Sturge Weber syndrome) | 脳三叉神経症または軟膜血管腫症(スタージ・ウェーバー症候群)による頭痛 |
| 6.4 | Headache attributed to arteritis | 動脈炎による頭痛 |
| 6.4.1 | Headache attributed to giant cell arteritis (GCA) | 巨細胞性動脈炎(GCA)による頭痛 |
| 6.4.2 | Headache attributed to primary angiitis of the central nervous system (PACNS) | 中枢神経系原発性血管炎(PACNS)による頭痛 |
| 6.4.3 | Headache attributed to secondary angiitis of the central nervous system (SACNS) | 中枢神経系続発性血管炎(SACNS)による頭痛 |
| 6.5 | Headache attributed to cervical carotid or vertebral artery disorder | 頸部頸動脈または椎骨動脈の障害による頭痛 |
| 6.5.1 | Headache or facial or neck pain attributed to cervical carotid or vertebral artery dissection | 頸部頸動脈または椎骨動脈の解離による頭痛，顔面痛または頸部痛 |
| 6.5.1.1 | Acute headache or facial or neck pain attributed to cervical carotid or vertebral artery dissection | 頸部頸動脈または椎骨動脈の解離による急性頭痛，顔面痛または頸部痛 |
| 6.5.1.2 | Persistent headache or facial or neck pain attributed to past cervical carotid or vertebral artery dissection | 頸部頸動脈または椎骨動脈の解離の既往による持続性頭痛，顔面痛または頸部痛 |
| 6.5.2 | Post-endarterectomy headache | 動脈内膜切除術後頭痛 |
| 6.5.3 | Headache attributed to carotid or vertebral angioplasty or stenting | 頸動脈または椎骨動脈の血管形成術またはステント留置術による頭痛 |
| 6.6 | Headache attributed to cranial venous disorder | 頭蓋静脈障害による頭痛 |
| 6.6.1 | Headache attributed to cerebral venous thrombosis (CVT) | 脳静脈血栓症(CVT)による頭痛 |
| 6.6.2 | Headache attributed to cranial venous sinus stenting | 頭蓋静脈洞ステント留置術による頭痛 |
| 6.7 | Headache attributed to other acute intracranial arterial disorder | その他の急性頭蓋内動脈障害による頭痛 |
| 6.7.1 | Headache attributed to an intracranial endarterial procedure | 頭蓋内動脈内手技による頭痛 |
| 6.7.2 | Angiography headache | 血管造影性頭痛 |
| 6.7.3 | Headache attributed to reversible cerebral vasoconstriction syndrome (RCVS) | 可逆性脳血管攣縮症候群(RCVS)による頭痛 |
| 6.7.3.1 | Acute headache attributed to reversible cerebral vasoconstriction syndrome (RCVS) | 可逆性脳血管攣縮症候群(RCVS)による急性頭痛 |
| 6.7.3.2 | Acute headache probably attributed to reversible cerebral vasoconstriction syndrome (RCVS) | 可逆性脳血管攣縮症候群(RCVS)による急性頭痛の疑い |
| 6.7.3.3 | Persistent headache attributed to past reversible cerebral vasoconstriction syndrome (RCVS) | 可逆性脳血管攣縮症候群(RCVS)の既往による持続性頭痛 |
| 6.7.4 | Headache attributed to intracranial arterial dissection | 頭蓋内動脈解離による頭痛 |
| 6.8 | Headache and/or migraine-like aura attributed to chronic intracranial vasculopathy | 慢性頭蓋内血管症による頭痛あるいは片頭痛様前兆 |
| 6.8.1 | Headache attributed to Cerebral Autosomal Dominant Arteriopathy with Subcortical Infarcts and Leukoencephalopathy (CADASIL) | 皮質下梗塞および白質脳症を伴った常染色体優性脳動脈症(CADASIL)による頭痛 |
| 6.8.2 | Headache attributed to mitochondrial encephalopathy, lactic acidosis and stroke-like episodes (MELAS) | ミトコンドリア脳症・乳酸アシドーシス・脳卒中様発作症候群(MELAS)による頭痛 |

## 国際頭痛分類

| ICHD-3 code | Diagnosis | 診断 |
|---|---|---|
| 6.8.3 | Headache attributed to Moyamoya angiopathy (MMA) | もやもや血管症（MMA）による頭痛 |
| 6.8.4 | Migraine-like aura attributed to cerebral amyloid angiopathy (CAA) | 脳アミロイド血管症（CAA）による片頭痛様前兆 |
| 6.8.5 | Headache attributed to syndrome of retinal vasculopathy with cerebral leukoencephalopathy and systemic manifestations (RVCLSM) | 脳白質脳症および全身症状を伴った網膜血管症（RVCLSM）症候群による頭痛 |
| 6.8.6 | Headache attributed to other chronic intracranial vasculopathy | その他の慢性頭蓋内血管症による頭痛 |
| 6.9 | Headache attributed to pituitary apoplexy | 下垂体卒中による頭痛 |
| **7.** | **Headache attributed to non-vascular intracranial disorder** | **非血管性頭蓋内疾患による頭痛** |
| 7.1 | Headache attributed to increased cerebrospinal fluid (CSF) pressure | 頭蓋内圧亢進性頭痛 |
| 7.1.1 | Headache attributed to idiopathic intracranial hypertension (IIH) | 特発性頭蓋内圧亢進（IIH）による頭痛 |
| 7.1.2 | Headache attributed to intracranial hypertension secondary to metabolic, toxic or hormonal causes | 代謝・中毒・内分泌に起因する頭蓋内圧亢進による頭痛 |
| 7.1.3 | Headache attributed to intracranial hypertension secondary to chromosomal disorder | 染色体障害に起因する頭蓋内圧亢進による頭痛 |
| 7.1.4 | Headache attributed to intracranial hypertension secondary to hydrocephalus | 水頭症に起因する頭蓋内圧亢進による頭痛 |
| 7.2 | Headache attributed to low cerebrospinal fluid (CSF) pressure | 低髄液圧による頭痛 |
| 7.2.1 | Post-dural puncture headache | 硬膜穿刺後頭痛 |
| 7.2.2 | Cerebrospinal fluid (CSF) fistula headache | 脳脊髄液瘻性頭痛 |
| 7.2.3 | Headache attributed to spontaneous intracranial hypotension | 特発性低頭蓋内圧性頭痛 |
| 7.3 | Headache attributed to non-infectious inflammatory intracranial disease | 非感染性炎症性頭蓋内疾患による頭痛 |
| 7.3.1 | Headache attributed to neurosarcoidosis | 神経サルコイドーシスによる頭痛 |
| 7.3.2 | Headache attributed to aseptic (non-infectious) meningitis | 無菌性（非感染性）髄膜炎による頭痛 |
| 7.3.3 | Headache attributed to other non-infectious inflammatory intracranial disease | その他の非感染性炎症性頭蓋内疾患による頭痛 |
| 7.3.4 | Headache attributed to lymphocytic hypophysitis | リンパ球性下垂体炎による頭痛 |
| 7.3.5 | Syndrome of transient headache and neurological deficits with cerebrospinal fluid lymphocytosis (HaNDL) | 脳脊髄液リンパ球増加を伴う一過性頭痛および神経学的欠損症候群（HaNDL） |
| 7.4 | Headache attributed to intracranial neoplasia | 脳腫瘍による頭痛 |
| 7.4.1 | Headache attributed to intracranial neoplasm | 脳腫瘍による頭痛 |
| 7.4.1.1 | Headache attributed to colloid cyst of the third ventricle | 第三脳室コロイド嚢胞による頭痛 |
| 7.4.2 | Headache attributed to carcinomatous meningitis | 癌性髄膜炎による頭痛 |
| 7.4.3 | Headache attributed to hypothalamic or pituitary hyper- or hyposecretion | 視床下部あるいは下垂体の分泌過多または分泌不全による頭痛 |
| 7.5 | Headache attributed to intrathecal injection | 髄注による頭痛 |
| 7.6 | Headache attributed to epileptic seizure | てんかん発作による頭痛 |
| 7.6.1 | Ictal epileptic headache | てんかん発作時頭痛 |
| 7.6.2 | Post-ictal headache | てんかん発作後頭痛 |
| 7.7 | Headache attributed to Chiari malformation type I (CM I) | キアリ奇形Ⅰ型（CM I）による頭痛 |
| 7.8 | Headache attributed to other non-vascular intracranial disorder | その他の非血管性頭蓋内疾患による頭痛 |
| **8.** | **Headache attributed to a substance or its withdrawal** | **物質またはその離脱による頭痛** |
| 8.1 | Headache attributed to use of or exposure to a substance | 物質の使用または曝露による頭痛 |

| ICHD-3 code | Diagnosis | 診断 |
|---|---|---|
| 8.1.1 | Nitric oxide (NO) donor-induced headache | 一酸化窒素（NO）供与体誘発頭痛 |
| 8.1.1.1 | Immediate NO donor-induced headache | 即時型一酸化窒素供与体誘発頭痛 |
| 8.1.1.2 | Delayed NO donor-induced headache | 遅延型一酸化窒素供与体誘発頭痛 |
| 8.1.2 | Phosphodiesterase (PDE) inhibitor-induced headache | ホスホジエステラーゼ（PDE）阻害薬誘発頭痛 |
| 8.1.3 | Carbon monoxide (CO)-induced headache | 一酸化炭素（CO）誘発頭痛 |
| 8.1.4 | Alcohol-induced headache | アルコール誘発頭痛 |
| 8.1.4.1 | Immediate alcohol-induced headache | 即時型アルコール誘発頭痛 |
| 8.1.4.2 | Delayed alcohol-induced headache | 遅延型アルコール誘発頭痛 |
| 8.1.5 | Cocaine-induced headache | コカイン誘発頭痛 |
| 8.1.6 | Histamine-induced headache | ヒスタミン誘発頭痛 |
| 8.1.6.1 | Immediate histamine-induced headache | 即時型ヒスタミン誘発頭痛 |
| 8.1.6.2 | Delayed histamine-induced headache | 遅延型ヒスタミン誘発頭痛 |
| 8.1.7 | Calcitonin gene-related peptide (CGRP)-induced headache | カルシトニン遺伝子関連ペプチド（CGRP）誘発頭痛 |
| 8.1.7.1 | Immediate CGRP-induced headache | 即時型 CGRP 誘発頭痛 |
| 8.1.7.2 | Delayed CGRP-induced headache | 遅延型 CGRP 誘発頭痛 |
| 8.1.8 | Headache attributed to exogenous acute pressor agent | 外因性急性昇圧物質による頭痛 |
| 8.1.9 | Headache attributed to occasional use of non-headache medication | 頭痛治療薬以外の薬剤の一時的使用による頭痛 |
| 8.1.10 | Headache attributed to long-term use of non-headache medication | 頭痛治療薬以外の薬剤の長期使用による頭痛 |
| 8.1.11 | Headache attributed to use of or exposure to other substance | その他の物質の使用または曝露による頭痛 |
| 8.2 | Medication-overuse headache (MOH) | 薬剤の使用過多による頭痛（薬物乱用頭痛, MOH） |
| 8.2.1 | Ergotamine-overuse headache | エルゴタミン乱用頭痛 |
| 8.2.2 | Triptan-overuse headache | トリプタン乱用頭痛 |
| 8.2.3 | Non-opioid analgesic-overuse headache | 非オピオイド系鎮痛薬乱用頭痛 |
| 8.2.3.1 | Paracetamol (acetaminophen)-overuse headache | パラセタモール（アセトアミノフェン）乱用頭痛 |
| 8.2.3.2 | Non-steroidal anti-inflammatory drug (NSAID)-overuse headache | 非ステロイド性抗炎症薬（NSAID）乱用頭痛 |
| 8.2.3.2.1 | Acetylsalicylic acid-overuse headache | アセチルサリチル酸乱用頭痛 |
| 8.2.3.3 | Other non-opioid analgesic-overuse headache | その他の非オピオイド系鎮痛薬乱用頭痛 |
| 8.2.4 | Opioid-overuse headache | オピオイド乱用頭痛 |
| 8.2.5 | Combination-analgesic-overuse headache | 複合鎮痛薬乱用頭痛 |
| 8.2.6 | Medication-overuse headache attributed to multiple drug classes not individually overused | 単独では乱用に該当しない複数医薬品による薬物乱用頭痛 |
| 8.2.7 | Medication-overuse headache attributed to unspecified or unverified overuse of multiple drug classes | 特定不能または乱用内容未確認の複数医薬品による薬物乱用頭痛 |
| 8.2.8 | Medication-overuse headache attributed to other medication | その他の治療薬による薬物乱用頭痛 |
| 8.3 | Headache attributed to substance withdrawal | 物質離脱による頭痛 |
| 8.3.1 | Caffeine-withdrawal headache | カフェイン離脱頭痛 |
| 8.3.2 | Opioid-withdrawal headache | オピオイド離脱頭痛 |
| 8.3.3 | Oestrogen-withdrawal headache | エストロゲン離脱頭痛 |
| 8.3.4 | Headache attributed to withdrawal from chronic use of other substance | その他の物質の慢性使用からの離脱による頭痛 |
| **9.** | **Headache attributed to infection** | **感染症による頭痛** |
| 9.1 | Headache attributed to intracranial infection | 頭蓋内感染症による頭痛 |
| 9.1.1 | Headache attributed to bacterial meningitis or meningoencephalitis | 細菌性髄膜炎または髄膜脳炎による頭痛 |
| 9.1.1.1 | Acute headache attributed to bacterial meningitis or meningoencephalitis | 細菌性髄膜炎または髄膜脳炎による急性頭痛 |
| 9.1.1.2 | Chronic headache attributed to bacterial meningitis or meningoencephalitis | 細菌性髄膜炎または髄膜脳炎による慢性頭痛 |

## 国際頭痛分類

| ICHD-3 code | Diagnosis | 診断 |
|---|---|---|
| 9.1.1.3 | Persistent headache attributed to past bacterial meningitis or meningoencephalitis | 細菌性髄膜炎または髄膜脳炎後の持続性頭痛 |
| 9.1.2 | Headache attributed to viral meningitis or encephalitis | ウイルス性髄膜炎または脳炎による頭痛 |
| 9.1.2.1 | Headache attributed to viral meningitis | ウイルス性髄膜炎による頭痛 |
| 9.1.2.2 | Headache attributed to viral encephalitis | ウイルス性脳炎による頭痛 |
| 9.1.3 | Headache attributed to intracranial fungal or other parasitic infection | 頭蓋内真菌または他の寄生虫感染による頭痛 |
| 9.1.3.1 | Acute headache attributed to intracranial fungal or other parasitic infection | 頭蓋内真菌または他の寄生虫感染による急性頭痛 |
| 9.1.3.2 | Chronic headache attributed to intracranial fungal or other parasitic infection | 頭蓋内真菌または他の寄生虫感染による慢性頭痛 |
| 9.1.4 | Headache attributed to localized brain infection | 限局性脳感染による頭痛 |
| 9.2 | Headache attributed to systemic infection | 全身性感染症による頭痛 |
| 9.2.1 | Headache attributed to systemic bacterial infection | 全身性細菌感染による頭痛 |
| 9.2.1.1 | Acute headache attributed to systemic bacterial infection | 全身性細菌感染による急性頭痛 |
| 9.2.1.2 | Chronic headache attributed to systemic bacterial infection | 全身性細菌感染による慢性頭痛 |
| 9.2.2 | Headache attributed to systemic viral infection | 全身性ウイルス感染による頭痛 |
| 9.2.2.1 | Acute headache attributed to systemic viral infection | 全身性ウイルス感染による急性頭痛 |
| 9.2.2.2 | Chronic headache attributed to systemic viral infection | 全身性ウイルス感染による慢性頭痛 |
| 9.2.3 | Headache attributed to other systemic infection | その他の全身性感染症による頭痛 |
| 9.2.3.1 | Acute headache attributed to other systemic infection | その他の全身性感染症による急性頭痛 |
| 9.2.3.2 | Chronic headache attributed to other systemic infection | その他の全身性感染症による慢性頭痛 |
| **10.** | **Headache attributed to disorder of homoeostasis** | **ホメオスターシス障害による頭痛** |
| 10.1 | Headache attributed to hypoxia and/or hypercapnia | 低酸素血症あるいは高炭酸ガス血症による頭痛 |
| 10.1.1 | High-altitude headache | 高山性頭痛 |
| 10.1.2 | Headache attributed to aeroplane travel | 飛行機頭痛 |
| 10.1.3 | Diving headache | 潜水時頭痛 |
| 10.1.4 | Sleep apnoea headache | 睡眠時無呼吸性頭痛 |
| 10.2 | Dialysis headache | 透析頭痛 |
| 10.3 | Headache attributed to arterial hypertension | 高血圧性頭痛 |
| 10.3.1 | Headache attributed to phaeochromocytoma | 褐色細胞腫による頭痛 |
| 10.3.2 | Headache attributed to hypertensive crisis without hypertensive encephalopathy | 高血圧脳症のない高血圧性クリーゼによる頭痛 |
| 10.3.3 | Headache attributed to hypertensive encephalopathy | 高血圧性脳症による頭痛 |
| 10.3.4 | Headache attributed to pre-eclampsia or eclampsia | 子癇前症または子癇による頭痛 |
| 10.3.5 | Headache attributed to autonomic dysreflexia | 自律神経反射障害による頭痛 |
| 10.4 | Headache attributed to hypothyroidism | 甲状腺機能低下症による頭痛 |
| 10.5 | Headache attributed to fasting | 絶食による頭痛 |
| 10.6 | Cardiac cephalalgia | 心臓性頭痛 |
| 10.7 | Headache attributed to other disorder of homoeostasis | その他のホメオスターシス障害による頭痛 |
| **11.** | **Headache or facial pain attributed to disorder of the cranium, neck, eyes, ears, nose, sinuses, teeth, mouth or other facial or cervical structure** | **頭蓋骨，頸，眼，耳，鼻，副鼻腔，歯，口あるいはその他の顔面・頭部の構成組織の障害による頭痛または顔面痛** |
| 11.1 | Headache attributed to disorder of cranial bone | 頭蓋骨疾患による頭痛 |
| 11.2 | Headache attributed to disorder of the neck | 頸部疾患による頭痛 |
| 11.2.1 | Cervicogenic headache | 頸原性頭痛 |
| 11.2.2 | Headache attributed to retropharyngeal tendonitis | 後咽頭腱炎による頭痛 |
| 11.2.3 | Headache attributed to craniocervical dystonia | 頭頸部ジストニアによる頭痛 |
| 11.3 | Headache attributed to disorder of the eyes | 眼疾患による頭痛 |
| 11.3.1 | Headache attributed to acute angle-closure glaucoma | 急性閉塞隅角緑内障による頭痛 |
| 11.3.2 | Headache attributed to refractive error | 屈折異常による頭痛 |

| ICHD-3 code | Diagnosis | 診断 |
|---|---|---|
| 11.3.3 | Headache attributed to ocular inflammatory disorder | 眼球炎症性疾患による頭痛 |
| 11.3.4 | Trochlear headache | 眼窩滑車部頭痛 |
| 11.4 | Headache attributed to disorder of the ears | 耳疾患による頭痛 |
| 11.5 | Headache attributed to disorder of the nose or paranasal sinuses | 鼻・副鼻腔疾患による頭痛 |
| 11.5.1 | Headache attributed to acute rhinosinusitis | 急性鼻副鼻腔炎による頭痛 |
| 11.5.2 | Headache attributed to chronic or recurring rhinosinusitis | 慢性・再発性鼻副鼻腔炎による頭痛 |
| 11.6 | Headache attributed to disorder of the teeth | 歯の障害による頭痛 |
| 11.7 | Headache attributed to temporomandibular disorder (TMD) | 顎関節症（TMD）に起因する頭痛 |
| 11.8 | Head or facial pain attributed to inflammation of the stylohyoid ligament | 茎突舌骨靱帯炎による頭痛または顔面痛 |
| 11.9 | Headache or facial pain attributed to other disorder of cranium, neck, eyes, ears, nose, sinuses, teeth, mouth or other facial or cervical structure | その他の頭蓋骨，頸，眼，耳，鼻，副鼻腔，歯，口あるいはその他の顔面・頸部の構成組織の障害による頭痛または顔面痛 |
| **12.** | **Headache attributed to psychiatric disorder** | **精神疾患による頭痛** |
| 12.1 | Headache attributed to somatization disorder | 身体化障害による頭痛 |
| 12.2 | Headache attributed to psychotic disorder | 精神病性障害による頭痛 |

| Part Three | Painful cranial neuropathies, other facial pain and other headaches | 第3部：有痛性脳神経ニューロパチー，他の顔面痛およびその他の頭痛 |
|---|---|---|
| **13.** | **Painful lesions of the cranial nerves and other facial pain** | **脳神経の有痛性病変およびその他の顔面痛** |
| 13.1 | Pain attributed to a lesion or disease of the trigeminal nerve | 三叉神経の病変または疾患による疼痛 |
| 13.1.1 | Trigeminal neuralgia | 三叉神経痛 |
| 13.1.1.1 | Classical trigeminal neuralgia | 典型的三叉神経痛 |
| 13.1.1.1.1 | Classical trigeminal neuralgia, purely paroxysmal | 典型的三叉神経痛，純粋発作性 |
| 13.1.1.1.2 | Classical trigeminal neuralgia with concomitant continuous pain | 持続痛を伴う典型的三叉神経痛 |
| 13.1.1.2 | Secondary trigeminal neuralgia | 二次性三叉神経痛 |
| 13.1.1.2.1 | Trigeminal neuralgia attributed to multiple sclerosis | 多発性硬化症による三叉神経痛 |
| 13.1.1.2.2 | Trigeminal neuralgia attributed to space-occupying lesion | 占拠性病変による三叉神経痛 |
| 13.1.1.2.3 | Trigeminal neuralgia attributed to other cause | その他の原因による三叉神経痛 |
| 13.1.1.3 | Idiopathic trigeminal neuralgia | 特発性三叉神経痛 |
| 13.1.1.3.1 | Idiopathic trigeminal neuralgia, purely paroxysmal | 特発性三叉神経痛，純粋発作性 |
| 13.1.1.3.2 | Idiopathic trigeminal neuralgia with concomitant continuous pain | 持続痛を伴う特発性三叉神経痛 |
| 13.1.2 | Painful trigeminal neuropathy | 有痛性三叉神経ニューロパチー |
| 13.1.2.1 | Painful trigeminal neuropathy attributed to herpes zoster | 帯状疱疹による有痛性三叉神経ニューロパチー |
| 13.1.2.2 | Trigeminal post-herpetic neuralgia | 帯状疱疹後三叉神経痛 |
| 13.1.2.3 | Painful post-traumatic trigeminal neuropathy | 外傷後有痛性三叉神経ニューロパチー |
| 13.1.2.4 | Painful trigeminal neuropathy attributed to other disorder | その他の疾患による有痛性三叉神経ニューロパチー |
| 13.1.2.5 | Idiopathic painful trigeminal neuropathy | 特発性有痛性三叉神経ニューロパチー |
| 13.2 | Pain attributed to a lesion or disease of the glossopharyngeal nerve | 舌咽神経の病変または疾患による疼痛 |
| 13.2.1 | Glossopharyngeal neuralgia | 舌咽神経痛 |
| 13.2.1.1 | Classical glossopharyngeal neuralgia | 典型的舌咽神経痛 |
| 13.2.1.2 | Secondary glossopharyngeal neuralgia | 二次性舌咽神経痛 |
| 13.2.1.3 | Idiopathic glossopharyngeal neuralgia | 特発性舌咽神経痛 |
| 13.2.2 | Painful glossopharyngeal neuropathy | 有痛性舌咽神経ニューロパチー |

## 国際頭痛分類

| ICHD-3 code | Diagnosis | 診断 |
|---|---|---|
| 13.2.2.1 | Painful glossopharyngeal neuropathy attributed to a known cause | 既知の原因による有痛性舌咽神経ニューロパチー |
| 13.2.2.2 | Idiopathic glossopharyngeal trigeminal neuropathy | 特発性有痛性舌咽神経ニューロパチー |
| 13.3 | Pain attributed to a lesion or disease of nervus intermedius | 中間神経の病変または疾患による疼痛 |
| 13.3.1 | Nervus intermedius neuralgia | 中間神経痛 |
| 13.3.1.1 | Classical nervus intermedius neuralgia | 典型的中間神経痛 |
| 13.3.1.2 | Secondary nervus intermedius neuralgia | 二次性中間神経痛 |
| 13.3.1.3 | Idiopathic nervus intermedius neuralgia | 特発性中間神経痛 |
| 13.3.2 | Painful nervus intermedius neuropathy | 有痛性中間神経ニューロパチー |
| 13.3.2.1 | Painful nervus intermedius neuropathy attributed to herpes zoster | 帯状疱疹による有痛性中間神経ニューロパチー |
| 13.3.2.2 | Post-herpetic neuralgia of nervus intermedius | 帯状疱疹後中間神経痛 |
| 13.3.2.3 | Painful nervus intermedius neuropathy attributed to other disorder | その他の疾患による有痛性中間神経ニューロパチー |
| 13.3.2.4 | Idiopathic painful nervus intermedius neuropathy | 特発性有痛性中間神経ニューロパチー |
| 13.4 | Occipital neuralgia | 後頭神経痛 |
| 13.5 | Neck-tongue syndrome | 頸部-舌症候群 |
| 13.6 | Painful optic neuritis | 有痛性視神経炎 |
| 13.7 | Headache attributed to ischaemic ocular motor nerve palsy | 虚血性眼球運動神経麻痺による頭痛 |
| 13.8 | Tolosa-Hunt syndrome | トロサ・ハント症候群 |
| 13.9 | Paratrigeminal oculosympathetic (Raeder's) syndrome | 傍三叉神経性眼交感神経症候群（レーダー症候群） |
| 13.10 | Recurrent painful ophthalmoplegic neuropathy | 再発性有痛性眼筋麻痺性ニューロパチー |
| 13.11 | Burning mouth syndrome (BMS) | 口腔内灼熱症候群 (BMS) |
| 13.12 | Persistent idiopathic facial pain (PIFP) | 持続性特発性顔面痛 (PIFP) |
| 13.13 | Central neuropathic pain | 中枢性神経障害性疼痛 |
| 13.13.1 | Central neuropathic pain attributed to multiple sclerosis (MS) | 多発性硬化症 (MS) による中枢性神経障害性疼痛 |
| 13.13.2 | Central post-stroke pain (CPSP) | 中枢性脳卒中後疼痛 (CPSP) |
| **14.** | **Other headache disorders** | **その他の頭痛性疾患** |
| 14.1 | Headache not elsewhere classified | 分類不能の頭痛 |
| 14.2 | Headache unspecified | 詳細不明の頭痛 |

# Appendix（付録）

## A1. Migraine　片頭痛

### A1.1　Migraine without aura　前兆のない片頭痛
- A1.1.1　Pure menstrual migraine without aura　前兆のない純粋月経時片頭痛
- A1.1.2　Menstrually related migraine without aura　前兆のない月経関連片頭痛
- A1.1.3　Non-menstrual migraine without aura　前兆のない非月経時片頭痛

### A1.2　Migraine with aura　前兆のある片頭痛
- A1.2.0.1　Pure menstrual migraine with aura　前兆のある純粋月経時片頭痛
- A1.2.0.2　Menstrually related migraine with aura　前兆のある月経関連片頭痛

| | |
|---|---|
| A1.2.0.3 | Non-menstrual migraine with aura 前兆のある非月経時片頭痛 |
| A1.3 | Chronic migraine（alternative criteria） 慢性片頭痛（代替診断基準） |
| A1.3.1 | Chronic migraine with pain-free periods 無痛期のある慢性片頭痛 |
| A1.3.2 | Chronic migraine with continuous pain 持続性疼痛を伴う慢性片頭痛 |
| A1.4 | Complications of migraine 片頭痛の合併症 |
| A1.4.5 | Migraine aura status 片頭痛前兆重積 |
| A1.4.6 | Visual snow 降雪視 |
| A1.6 | Episodic syndromes that may be associated with migraine 片頭痛に関連する周期性症候群 |
| A1.6.4 | Infantile colic 乳児疝痛 |
| A1.6.5 | Alternating hemiplegia of childhood 小児交互性片麻痺 |
| A1.6.6 | Vestibular migraine 前庭性片頭痛 |

**A2．Tension-type headache（alternative criteria） 緊張型頭痛（代替診断基準）**

| | |
|---|---|
| A2.1 | Infrequent episodic tension-type headache（alternative criteria） 稀発反復性緊張型頭痛（代替診断基準） |
| A2.2 | Frequent episodic tension-type headache（alternative criteria） 頻発反復性緊張型頭痛（代替診断基準） |
| A2.3 | Chronic tension-type headache（alternative criteria） 慢性緊張型頭痛（代替診断基準） |

**A3．Trigeminal-autonomic cephalalgias（TACs） 三叉神経・自律神経性頭痛（TACs）**

| | |
|---|---|
| A3.1 | Cluster headache（alternative criteria） 群発頭痛（代替診断基準） |
| A3.2 | Paroxysmal hemicrania（alternative criteria） 発作性片側頭痛（代替診断基準） |
| A3.3 | Short-lasting unilateral neuralgiform headache attacks（alternative criteria） 短時間持続性片側神経痛様頭痛発作（代替診断基準） |
| A3.4 | Hemicrania continua（alternative criteria） 持続性片側頭痛（代替診断基準） |
| A3.6 | Undifferentiated trigeminal autonomic cephalalgia 鑑別不能の三叉神経・自律神経性頭痛 |

**A4．Other primary headache disorders その他の一次性頭痛疾患**

| | |
|---|---|
| A4.11 | Epicrania fugax 一過性表在頭痛 |

**A5．Headache attributed to trauma or injury to the head and/or neck 頭頸部外傷・傷害による頭痛**

| | |
|---|---|
| A5.1 | Acute headache attributed to traumatic injury to the head 頭部外傷による急性頭痛 |
| A5.1.1.1 | Delayed-onset acute headache attributed to moderate or severe traumatic injury to the head 中等症または重症頭部外傷による遅発性急性頭痛 |
| A5.1.2.1 | Delayed-onset acute headache attributed to mild traumatic injury to the head 軽症頭部外傷による遅発性急性頭痛 |
| A5.2 | Persistent headache attributed to traumatic injury to the head 頭部外傷による持続性頭痛 |
| A5.2.1.1 | Delayed-onset persistent headache attributed to moderate or severe traumatic injury to the head 中等症または重症頭部外傷による遅発性持続性頭痛 |
| A5.2.2.1 | Delayed-onset persistent headache attributed to mild traumatic injury to the head 軽症頭部外傷による遅発性持続性頭痛 |
| A5.7 | Headache attributed to radiosurgery of the brain 脳の放射線手術による頭痛 |
| A5.8 | Acute headache attributed to other trauma or injury to the head and/or neck その他の頭頸部外傷による急性頭痛 |
| A5.9 | Persistent headache attributed to other trauma or injury to the head and/or neck その他の頭頸部外傷による持続性頭痛 |

**A6．Headache attributed to cranial and/or cervical vascular disorder 頭頸部血管障害による頭痛**

| | |
|---|---|
| A6.10 | Persistent headache attributed to past cranial and/or cervical vascular disorder 頭頸部血管障害の既往による持続性頭痛 |

**A7．Headache attributed to non-vascular intracranial disorder 非血管性頭蓋内疾患による頭痛**

| | |
|---|---|
| A7.6 | Headache attributed to epileptic seizure てんかん発作による頭痛 |

**国際頭痛分類**

    A7.6.3    Post-electroconvulsive therapy（ECT）headache    電気痙攣療法（ECT）後頭痛
  A7.9    Persistent headache attributed to past non-vascular intracranial disorder
        非血管性頭蓋内疾患の既往による持続性頭痛

## A8.  Headache attributed to a substance or its withdrawal    物質またはその離脱による頭痛

  A8.4    Persistent headache attributed to past use of or exposure to a substance
        物質の過去の使用または曝露による持続性頭痛

## A9.  Headache attributed to infection    感染症による頭痛

  A9.1    Headache attributed to intracranial infection    頭蓋内感染症による頭痛
    A9.1.3.3    Persistent headache attributed to past intracranial fungal or other parasitic infection
          頭蓋内真菌または他の寄生虫感染の既往による持続性頭痛
  A9.3    Headache attributed to human immunodeficiency virus（HIV）infection
        ヒト免疫不全ウイルス（HIV）による頭痛

## A10.  Headache attributed to disorder of homoeostasis    ホメオスターシス障害による頭痛

  A10.7    Head and/or neck pain attributed to orthostatic（postural）hypotension
        起立性（体位性）低血圧による頭頸部痛
  A10.8    Headache attributed to other disorder of homeostasis    その他のホメオスターシス障害による頭痛
    A10.8.1    Headache attributed to travel in space    宇宙飛行による頭痛
    A10.8.2    Headache attributed to other metabolic or systemic disorder
          その他の代謝性または全身性疾患による頭痛
  A10.9    Persistent headache attributed to past disorder of homoeostasis
        ホメオスターシス障害の既往による持続性頭痛

## A11.  Headache or facial pain attributed to disorder of the cranium, neck, eyes, ears, nose, sinuses, teeth, mouth or other facial or cervical structure    頭蓋骨，頸，眼，耳，鼻，副鼻腔，歯，口あるいはその他の顔面・頸部の構成組織の障害による頭痛または顔面痛

  A11.2    Headache attributed to disorder of the neck    頸部疾患による頭痛
    A11.2.4    Headache attributed to upper cervical radiculopathy    上位頸髄神経根症による頭痛
    A11.2.5    Headache attributed to cervical myofascial pain    頸部筋筋膜痛による頭痛
  A11.3    Headache attributed to disorder of the eyes    眼疾患による頭痛
    A11.3.5    Headache attributed to heterophoria or heterotropia    眼球斜位あるいは斜視による頭痛
  A11.5    Headache attributed to disorder of the nose or paranasal sinuses    鼻・副鼻腔疾患による頭痛
    A11.5.3    Headache attributed to disorder of the nasal mucosa, turbinates or septum
          鼻粘膜，鼻甲介，鼻中隔の障害による頭痛

## A12.  Headache attributed to psychiatric disorder    精神疾患による頭痛

  A12.3    Headache attributed to depressive disorder    うつ病による頭痛
  A12.4    Headache attributed to separation anxiety disorder    分離不安症/分離不安障害による頭痛
  A12.5    Headache attributed to panic disorder    パニック症/パニック障害による頭痛
  A12.6    Headache attributed to specific phobia    限局性恐怖症による頭痛
  A12.7    Headache attributed to social anxiety disorder（social phobia）
        社交不安症/社交不安障害（社交恐怖）による頭痛
  A12.8    Headache attributed to generalized anxiety disorder    全般不安症/全般性不安障害による頭痛
  A12.9    Headache attributed to post-traumatic stress disorder（PTSD）    心的外傷後ストレス障害（PTSD）による頭痛

# 目次 contents

日本頭痛学会・国際頭痛分類委員会委員一覧 ......... 3
国際頭痛学会・頭痛分類委員会委員一覧 ......... 5
国際頭痛分類 第3版のワーキンググループ ......... 7
国際頭痛分類 第3版(ICHD-3)日本語版に寄せて ......... 9
国際頭痛分類 第3版(ICHD-3)日本語版 作成にあたって ......... 11
新国際頭痛分類(ICHD-Ⅱ)日本語版 翻訳にあたって ......... 19
原書第3版の序文 ......... 27
原書第1版の序文 ......... 29
この分類の使い方 ......... 31
国際頭痛分類 ......... 34

## 第1部 一次性頭痛
  1. 片頭痛 ......... 2
  2. 緊張型頭痛 ......... 21
  3. 三叉神経・自律神経性頭痛(TACs) ......... 28
  4. その他の一次性頭痛疾患 ......... 36

## 第2部 二次性頭痛
  二次性頭痛の緒言 ......... 52
  5. 頭頸部外傷・傷害による頭痛 ......... 54
  6. 頭頸部血管障害による頭痛 ......... 63
  7. 非血管性頭蓋内疾患による頭痛 ......... 92
  8. 物質またはその離脱による頭痛 ......... 109
  9. 感染症による頭痛 ......... 126
  10. ホメオスターシス障害による頭痛 ......... 136
  11. 頭蓋骨，頸，眼，耳，鼻，副鼻腔，歯，口あるいはその他の顔面・頸部の構成組織の障害による頭痛または顔面痛 ......... 148
  12. 精神疾患による頭痛 ......... 160

## 第3部 有痛性脳神経ニューロパチー，他の顔面痛およびその他の頭痛
  13. 脳神経の有痛性病変およびその他の顔面痛 ......... 166
  14. その他の頭痛性疾患 ......... 188

付録 ......... 189
用語の定義 ......... 213
索引 ......... 217

# Part one

## 第1部

## 一次性頭痛
The primary headaches

1. 片頭痛
   (Migraine)

2. 緊張型頭痛
   (Tension-type headache：TTH)

3. 三叉神経・自律神経性頭痛（TACs）
   (Trigeminal autonomic cephalalgias：TACs)

4. その他の一次性頭痛疾患
   (Other primary headache disorders)

第1部 一次性頭痛

# 1. 片頭痛
## Migraine

- 1.1 前兆のない片頭痛(Migraine without aura)
- 1.2 前兆のある片頭痛(Migraine with aura)
  - 1.2.1 典型的前兆を伴う片頭痛
    (Migraine with typical aura)
    - 1.2.1.1 典型的前兆に頭痛を伴うもの
      (Typical aura with headache)
    - 1.2.1.2 典型的前兆のみで頭痛を伴わないもの
      (Typical aura without headache)
  - 1.2.2 脳幹性前兆を伴う片頭痛
    (Migraine with brainstem aura)
  - 1.2.3 片麻痺性片頭痛(Hemiplegic migraine)
    - 1.2.3.1 家族性片麻痺性片頭痛
      (Familial hemiplegic migraine:FHM)
      - 1.2.3.1.1 家族性片麻痺性片頭痛1型(FHM1)
      - 1.2.3.1.2 家族性片麻痺性片頭痛2型(FHM2)
      - 1.2.3.1.3 家族性片麻痺性片頭痛3型(FHM3)
      - 1.2.3.1.4 家族性片麻痺性片頭痛,他の遺伝子座位
        (Familial hemiplegic migraine, other loci)
    - 1.2.3.2 孤発性片麻痺性片頭痛
      (Sporadic hemiplegic migraine:SHM)
  - 1.2.4 網膜片頭痛(Retinal migraine)
- 1.3 慢性片頭痛(Chronic migraine)
- 1.4 片頭痛の合併症(Complications of migraine)
  - 1.4.1 片頭痛発作重積(Status migrainosus)
  - 1.4.2 遷延性前兆で脳梗塞を伴わないもの
    (Persistent aura without infarction)
  - 1.4.3 片頭痛性脳梗塞(Migrainous infarction)
  - 1.4.4 片頭痛前兆により誘発される痙攣発作
    (Migraine aura-triggered seizure)
- 1.5 片頭痛の疑い(Probable migraine)
  - 1.5.1 前兆のない片頭痛の疑い
    (Probable migraine without aura)
  - 1.5.2 前兆のある片頭痛の疑い
    (Probable migraine with aura)
- 1.6 片頭痛に関連する周期性症候群(Episodic syndromes that may be associated with migraine)
  - 1.6.1 再発性消化管障害
    (Recurrent gastrointestinal disturbance)
    - 1.6.1.1 周期性嘔吐症候群
      (Cyclical vomiting syndrome)
    - 1.6.1.2 腹部片頭痛(Abdominal migraine)
  - 1.6.2 良性発作性めまい(Benign paroxysmal vertigo)
  - 1.6.3 良性発作性斜頸(Benign paroxysmal torticollis)

## ● 他疾患にコード化する

その他の疾患から二次的に起こった片頭痛様頭痛(症候性片頭痛)は,その疾患に応じて二次性頭痛としてコード化する。

## 全般的なコメント

### ● 一次性頭痛か,二次性頭痛か,あるいはその両方か？

片頭痛様頭痛には状況に応じて3つの規則が適用される。

1. 片頭痛の特徴をもった新規の頭痛が初発し,頭痛の原因となることが知られている他疾患と時期的に一致する場合,あるいはその疾患による二次性頭痛の診断基準を満たす場合には,その原因疾患による二次性頭痛としてコード化する。
2. 頭痛の原因となることが知られている他疾患と時期的に一致して,以前から存在する片頭痛が**慢性化**した場合,もともとある片頭痛およびその疾患に応じた二次性頭痛の両方として診断する。8.2「薬剤の使用過多による頭痛(薬物乱用頭痛,MOH)」はこのような場合の特に重要な例である。治療薬の過剰使用が存在する場合は,反復性あるいは慢性片頭痛の診断と8.2「薬剤の使用過多による頭痛(MOH)」の両方として診断する。
3. 頭痛の原因となることが知られている他疾患と時期的に一致して,以前から存在する片頭痛が**有意に悪化**した場合(通常,頻度や重症度が2倍かそれ以上になることを意味する),その疾患が頭痛の原因となる確証があれば,もともとある片頭痛およびその疾患に応じた二次性頭痛の両方として診断する。

# 緒言

片頭痛は，日常生活に支障をきたす一次性頭痛の1つで頻度が高い。多くの疫学的研究によれば，片頭痛は有病率が高く，社会経済および個人への影響が強い疾患であることが示されている。Global Burden of Disease Survey 2010（GBD2010）では，片頭痛は世界的にみると有病率の高い疾患としては第3番目に位置づけられている。またGBD2015では，片頭痛は世界的にみて，50歳未満の男女共において日常生活に支障をきたす原因の第3番目として位置づけられている。

片頭痛は，2つの主要なタイプに分類できる。1.1「前兆のない片頭痛」は，特異的な頭痛の症状と随伴症状により特徴づけられる臨床的症候群である。1.2「前兆のある片頭痛」は，主として頭痛に先行，ないし随伴する一過性の局在神経症状によって特徴づけられる症候群である。患者によっては頭痛発作前に数時間から数日の予兆期（prodromal phase）や頭痛回復後に引き続いて後発症状が出現する時期（postdromal phase）がある。予兆期の症状（prodromal symptoms）や後発症状（postdromal symptoms）には，活動性の亢進，活動性の低下，抑うつ気分，特定の食物への過剰な欲求，反復性のあくび，倦怠感，頸のこり，または痛み（あるいはその両方）などがある。

ある患者が2つ以上の片頭痛タイプ，サブタイプあるいはサブフォームの診断基準を満たしている場合には，そのすべてを診断しコード化する必要がある。例えば，前兆のある片頭痛発作が頻発するのみならず，前兆のない片頭痛発作が起こることもある患者では，1.2「前兆のある片頭痛」および1.1「前兆のない片頭痛」としてコード化する。しかしながら，1.3「慢性片頭痛」の診断基準ではすべての片頭痛タイプ，サブタイプ，サブフォームが含まれるので，反復性片頭痛のサブタイプを追加コードする必要はない。

## 1.1 前兆のない片頭痛

### ● 以前に使用された用語
普通型片頭痛（common migraine），単純片側頭痛（hemicrania simplex）

### ● 解説
頭痛発作を繰り返す疾患で，発作は4～72時間持続する。片側性，拍動性の頭痛で，中等度～重度の強さであり，日常的な動作により頭痛が増悪することが特徴的であり，随伴症状として悪心や光過敏・音過敏（あるいはその両方）を伴う。

### ● 診断基準
A．B～Dを満たす発作が5回以上ある（注❶）
B．頭痛発作の持続時間は4～72時間（未治療もしくは治療が無効の場合）（注❷，❸）
C．頭痛は以下の4つの特徴の少なくとも2項目を満たす
　①片側性
　②拍動性
　③中等度～重度の頭痛
　④日常的な動作（歩行や階段昇降など）により頭痛が増悪する，あるいは頭痛のために日常的な動作を避ける
D．頭痛発作中に少なくとも以下の1項目を満たす
　①悪心または嘔吐（あるいはその両方）
　②光過敏および音過敏
E．ほかに最適なICHD-3の診断がない

### ● 注
❶ 1回あるいは数回の片頭痛発作を症候性の片頭痛様頭痛発作と鑑別することは時に困難であると考えられる。また，1回あるいは数回の頭痛発作では特徴を把握することが難しい場合もある。したがって，発作を5回以上経験していることを診断の要件とした。発作回数が5回未満の例は，それ以外の1.1「前兆のない片頭痛」の診断基準を満たしていても，1.5.1「前兆のない片頭痛の疑い」にコード化すべきである。

❷ 片頭痛発作中に入眠してしまい，目覚めたときには頭痛を認めない患者では，発作の持続時間

を目覚めた時刻までとみなす。
❸ 小児および思春期(18歳未満)では，片頭痛発作の持続時間は，2〜72時間としてよいかもしれない(小児においては未治療時の発作持続時間が2時間未満でありうることのエビデンスは未だ立証されていない)。

● コメント

小児および思春期(18歳未満)の片頭痛は成人の場合に比べて両側性であることが多い。片側性の頭痛は思春期の終わりか成人期の初めに現れるのが通例である。片頭痛の痛みは通常，前頭側頭部に発生する。小児における後頭部痛はまれであり，診断上慎重を要する。それ以外は典型的症状を示す患者の一部で，文献上「顔面片頭痛」と呼ばれる顔面の疼痛部位を認めることがあるが，これらの患者が独立した片頭痛患者のサブグループを形成するというエビデンスはない。

予兆期の症状(prodromal symptoms)は，前兆のない片頭痛発作の他の症状の数時間〜1,2日前から生じることがある。予兆には，疲労感，集中困難，頸部のこり，光または音(あるいはその両方)に対する過敏性，悪心，霧視，あくび，顔面蒼白などの症状のさまざまな組み合わせが含まれる。後発症状(postdromal symptoms)として，倦怠感，疲労感，集中困難，頸部のこりが一般的であり，最長48時間まで続くが，これらは十分には検討されていない。

片頭痛発作は頭部自律神経症状あるいは皮膚アロディニア症状を伴うことがある。

年少児の光過敏および音過敏は，行動から推測できるものと考えられる。

少数の女性(10%未満)では大部分の月経周期と関連して片頭痛発作を認めることがある。そういった頭痛発作のほとんどは前兆がない片頭痛である。

月経期間中の片頭痛発作は月経期間外に比べ，より遷延し，より重度の悪心が随伴する傾向がある。ICHD-3ではA1.1.1「前兆のない純粋月経時片頭痛」，A1.1.2「前兆のない月経関連片頭痛」およびA1.1.3「前兆のない非月経時片頭痛」の診断基準を提案する。ただし，これらを独立した疾患単位とみなすべきかどうか不明確であるため，付録(Appendix)に記載する。A.1.2.0.1「前兆のある純粋月経時片頭痛」，A.1.2.0.2「前兆のある月経関連片頭痛」およびA1.2.0.3「前兆のある非月経時片頭痛」の診断基準も提案された。これらの一般的でないサブフォームが独立した疾患単位であるかどうか，より特徴づけることを推進するためである。

発作頻度のきわめて高い片頭痛を本診断基準では1.3「慢性片頭痛」と分類している。治療薬の過剰使用が関連する場合は，1.3「慢性片頭痛」と8.2「薬剤の使用過多による頭痛(MOH)」の両方の診断が適用される。1.1「前兆のない片頭痛」は，対症療法薬の頻回使用により重症化する傾向が最も強い。

1.1「前兆のない片頭痛」の発作では皮質拡延性抑制(cortical spreading depression：CSD)を示唆する局所脳血流画像上の変化はみられないが，脳幹の血流変化や，痛みの結果，二次的に大脳皮質血流変化が生ずる可能性がある。これは，1.2「前兆のある片頭痛」で脳血流減少(oligaemia)が波紋状に拡がる病態と対照的である。1.1「前兆のない片頭痛」ではCSDは起こらないと多くの文献により示唆されているが，最近のいくつかの研究では異論が唱えられている。さらに，グリア細胞波動あるいは他の皮質現象が，1.1「前兆のない片頭痛」に関与する可能性も示唆されてきている。メッセンジャー分子である一酸化窒素(NO)，セロトニン(5-hydroxytryptamine：5-HT)およびカルシトニン遺伝子関連ペプチド(calcitonin gene-related peptide：CGRP)が関与している。片頭痛はこれまで主として血管性の疾患と考えられていたが，この10〜20年で，疼痛経路の感作(sensitization)の重要性と，発作が中枢神経系に由来する可能性がますます注目されるようになった。同時に，片頭痛の痛みの神経回路，三叉神経血管系，そして末梢および三叉神経脊髄路核尾側亜核，中脳中心灰白質，視床における神経伝達の諸側面が認識されるようになった。$5HT_{1B/D}$受容体作動薬であるトリプタンや$5-HT_{1F}$受容体作動薬あるいはCGRP受容体拮抗薬などの受容体特異性の非常に高い急性期治療薬は，片頭痛発作の急性期治療において有効性が証明されている。

その高い受容体特異性のため，これらの薬剤の作用機序の研究が片頭痛のメカニズム理解への新たな洞察をもたらした．1.1「前兆のない片頭痛」を神経生物学的な疾患と捉えうることが明らかとなり，臨床および基礎神経科学により片頭痛のメカニズムに関する理解が進歩を遂げ続けている．

## 1.2 前兆のある片頭痛

### ● 以前に使用された用語

典型的または古典的片頭痛（classic or classical migraine），眼性片頭痛，片側錯感覚性片頭痛，片麻痺性片頭痛，失語性片頭痛（ophthalmic, hemiparaesthetic, hemiplegic or aphasic migraine），片頭痛随伴症（migraine accompagnée），複雑片頭痛（complicated migraine）

### ● 解説

数分間持続する，片側性完全可逆性の視覚症状，感覚症状またはその他の中枢神経症状からなる再発性発作であり，これらの症状は通常徐々に進展し，また通常それに引き続いて頭痛が生じ，片頭痛症状に関連すると考えられている．

### ● 診断基準

A．BおよびCを満たす発作が2回以上ある
B．以下の完全可逆性前兆症状が1つ以上ある
　①視覚症状
　②感覚症状
　③言語症状
　④運動症状
　⑤脳幹症状
　⑥網膜症状
C．以下の6つの特徴の少なくとも3項目を満たす
　①少なくとも1つの前兆症状は5分以上かけて徐々に進展する
　②2つ以上の前兆が引き続き生じる
　③それぞれの前兆症状は5〜60分持続する（注❶）
　④少なくとも1つの前兆症状は片側性である（注❷）
　⑤少なくとも1つの前兆症状は陽性症状である（注❸）
　⑥前兆に伴って，あるいは前兆出現後60分以内に頭痛が発現する
D．ほかに最適なICHD-3の診断がない

### ● 注

❶ 例えば，1回の前兆の間に3つの症状が出現する場合には，前兆の許容最長持続時間は3×60分間である．運動症状は最長72時間持続する場合もある．

❷ 失語は常に片側性症状とみなされるが，構音障害は片側性の場合もそうでない場合もありうる．

❸ 閃輝暗点（fortification spectrum）やチクチク感は前兆の陽性症状である．

### ● コメント

前兆のある片頭痛を有する患者の多くでは，前兆のない片頭痛発作もみられる．この場合は1.2「前兆のある片頭痛」および1.1「前兆のない片頭痛」の両方にコード化すべきである．

実地試験により，ICHD-3β本体の1.2「前兆のある片頭痛」の診断基準と付録のA1.2「前兆のある片頭痛」の診断基準が比較されてきた．後者のほうが前兆のある片頭痛と一過性脳虚血発作の鑑別においてより優れていた．これらは今やICHD-3において採択されたため，この病型の付録診断基準はもはや存在しない．

前兆とは通常1.2「前兆のある片頭痛」の頭痛発作前に出現する神経症状の複合体であるが，頭痛期が始まった後に始まることも，頭痛期に入った後も持続することもありうる．

視覚性前兆は最も一般的なタイプの前兆であり，少なくとも何回かの発作において，1.2「前兆のある片頭痛」患者の90％以上に認められる．視覚性前兆は閃輝暗点として現れる場合が多い．すなわち，固視点付近にジグザグ形が現れ，右または左方向に徐々に拡大し，角張った閃光で縁取られた側部凸形を呈し，その結果，絶対暗点あるいは種々の程度の相対暗点を残す．また，陽性現象を伴わない暗点が生じる場合もある．陽性現象を伴わない暗点はしばしば急性発症型として認められるが，詳細な観察によると徐々に拡大するのが通例である．小児および思春期では，非典型的な

# 第1部　一次性頭痛

両側性視覚症状が前兆として起こることがある。高い特異性と感度をもった視覚性前兆の評価スケールが開発され，妥当性が検証されている。

次いで頻度が高いのは感覚障害で，チクチク感として現れ，発生部位から一側の身体および顔面または舌（あるいはその両方）の領域にさまざまな広がりをもって波及する。最初から感覚鈍麻が生じる場合があり，感覚鈍麻が唯一の症状の場合もある。

さらに頻度は低いが，言語障害が現れる。失語性のものが通例であるが，しばしば分類困難である。

系統的研究によれば，視覚性前兆を有する多くの患者は，時に上下肢の症状や言語症状（あるいはその両方）を経験している。また逆に，上下肢の症状や言語症状（あるいはその両方）を有する患者では，ほぼ常に少なくとも何回かの発作においては視覚性前兆症状も経験している。視覚性前兆のある片頭痛，片側性錯感覚性前兆のある片頭痛，言語性前兆のある片頭痛の各々の区別はおそらく人為的に過ぎるものであるため，本分類では認めない。これらはすべて1.2.1「典型的前兆を伴う片頭痛」にコード化する。

前兆が複数出現する場合には，これらは連続して出現することが多く，視覚症状で始まり，続いて感覚症状，その後失語症状を生じるが，この順序が逆転したり入れ替わったりする例も記載されている。大抵の前兆症状の妥当な持続時間は1時間であるが，運動症状はしばしばより長時間持続する。

脳幹由来の前兆症状を有する患者は1.2.2「脳幹性前兆を伴う片頭痛」にコード化するが，これらの患者はほぼ常に典型的な前兆症状も併せてもっている。前兆に運動麻痺（脱力）が含まれる場合には，1.2.3「片麻痺性片頭痛」あるいはそのサブフォームのいずれかにコード化すべきである。1.2.3「片麻痺性片頭痛」は，典型的な前兆症状をもつ片頭痛患者との遺伝的あるいは病態生理学的な相違から，独立したサブタイプとして分類された。1.2.3「片麻痺性片頭痛」の患者では，しばしば脳幹症状も合併する。

患者はしばしば自分の前兆症状を説明するのが困難と感じており，このような患者には前兆の時間的経過と症状を前向き観察し記載するよう指示を与えるべきである。そうすれば，臨床像はより鮮明になる。患者がよく間違えて訴えるのは，前兆症状が左右のいずれか，発症が急か徐々か，視覚障害が単眼性か同名性か，前兆の持続時間，感覚鈍麻か脱力かといった点である。初診の後に前兆が記録された頭痛ダイアリーを用いて確認すると診断が明確になる。

片頭痛前兆は1.1「前兆のない片頭痛」の基準を満たさない頭痛を伴うこともあるが，このような頭痛も，前兆との関連からやはり片頭痛とみなされる。また，片頭痛前兆のみで頭痛を伴わない場合もある。

前兆症状の発現前または発現時には，大脳皮質において局所脳血流量減少が認められており，これは，臨床的に責任領域と一致するが，脳血流量減少はさらに広い領域を含んでいる場合が多い。脳血流量減少は後頭部から始まり，前方へ波及するのが通例であるが，通常は脳虚血に陥る閾値を下回らない。これらの領域では，1～数時間後より徐々に血流過多へ移行してゆく。おそらくはLeãoのCSDが発症機序であると考えられている。

以前の分類で定義されていた**前兆遷延性片頭痛**および**突発性前兆を伴う片頭痛**という症候群は廃止した。前兆が1時間以上続くこともまれではないが，ほとんどの場合，患者は診断基準Cに挙げられた特徴のうち，少なくとも2つ以上の異なった特徴を有している。たとえ患者の頭痛発作のほとんどが診断基準Cを満たさなくても，他の頭痛発作が1.2.「前兆のある片頭痛」のいずれかのサブタイプまたはサブフォームの診断基準を満たすことが通常であるため，この診断とすべきである。その他の少数の症例では，1.5.2「前兆のある片頭痛の疑い」にコードし，非定型的な特徴（遷延性前兆または突発性前兆）を括弧内に明記すべきである。まれに二次性疾患（頸動脈解離，動静脈奇形，てんかん発作など）により類似の症状が起りうるが，通常は注意深い病歴聴取だけで明確な診断を行うことができる。

予兆期の症状（prodromal symptoms）は，前兆のない片頭痛発作の他の症状の数時間～1, 2日前か

ら生じることがある。予兆期の症状には，疲労感，集中困難，頸部のこり，光または音(あるいはその両方)に対する過敏性，悪心，霧視，あくび，顔面蒼白などの症状のさまざまな組み合わせが含まれる。'premonitory phase' または 'premonitory symptoms' に代わる 'prodrome'（予兆）という用語は前兆を含まない。後発症状(postdromal symptoms)として，倦怠感，疲労感，集中困難，頸部のこりが一般的であり，最長48時間まで続くが，これらは十分には検討されていない。

### 1.2.1 典型的前兆を伴う片頭痛

● 解説

前兆を伴う片頭痛であり，その前兆は視覚症状，感覚症状，言語症状からなる。運動麻痺（脱力）は含まれない。徐々に進展し，1時間以上持続することはない。前兆には陽性症状および陰性症状が混在し，完全に可逆性である。

● 診断基準

A．1.2「前兆のある片頭痛」の診断基準と下記のBを満たす発作がある
B．前兆として下記の2項目の両方を認める
　①完全可逆性の視覚症状，感覚症状，言語症状
　②運動麻痺（脱力），脳幹症状，網膜症状は含まれない

#### 1.2.1.1 典型的前兆に頭痛を伴うもの

● 解説

典型的な前兆を伴う片頭痛である。前兆に伴って，あるいは前兆発現後60分以内に頭痛が出現するが，その頭痛は片頭痛の特徴を有する場合もそうでない場合もある。

● 診断基準

A．1.2.1「典型的前兆を伴う片頭痛」の診断基準と下記のBを満たす頭痛発作がある
B．頭痛（片頭痛の特徴を有する場合とそうでない場合がある）が前兆に伴って，または前兆発現後60分以内に出現する

#### 1.2.1.2 典型的前兆のみで頭痛を伴わないもの

● 解説

典型的前兆を伴う片頭痛であるが，この前兆に伴って，または前兆出現後にいかなる種類の頭痛も生じない。

● 診断基準

A．1.2.1「典型的前兆を伴う片頭痛」の診断基準と下記のBを満たす発作がある
B．前兆に伴って，あるいは前兆発現後60分以内に頭痛は生じない

● コメント

典型的前兆に引き続いて常に片頭痛性頭痛が起こる患者もあるが，多くの患者では，前兆に引き続いて明瞭でない頭痛発作が起こったり，頭痛が起こらない発作も経験したりしている。1.2.1.2「典型的前兆のみで頭痛を伴わないもの」しか経験しない患者もいる。

1.1「前兆のない片頭痛」の基準を満たす頭痛が存在しない場合には，前兆の正確な診断が必要で，重篤な疾患（一過性脳虚血発作など）の徴候との鑑別がいっそう困難であり，しばしば精査が必要となる。前兆が40歳以降に初発し，陰性症状（半盲など）のみの場合，あるいは前兆が長時間にわたり遷延する場合や，きわめて短時間である場合には，その他の原因（特に，一過性脳虚血発作）の除外が必要である。

### 1.2.2 脳幹性前兆を伴う片頭痛

● 以前に使用された用語

脳底動脈片頭痛(basilar artery migraine)，脳底片頭痛(basilar migraine)，脳底型片頭痛(basilar-type migraine)

● 解説

片頭痛の前兆症状の責任病巣が明らかに脳幹と考えられるもの。運動麻痺（脱力）が前兆である場合は含まない。

● 診断基準

A．1.2「前兆のある片頭痛」の診断基準と下記のBを満たす頭痛発作がある
B．前兆として下記の2項目の両方を認める

① 下記の完全可逆性脳幹症状のうち少なくとも2項目を満たす
  a．構音障害（注❶）
  b．回転性めまい（注❷）
  c．耳鳴り
  d．難聴（注❸）
  e．複視（注❹）
  f．感覚障害に起因しない運動失調
  g．意識レベルの低下（GCS≦13）（注❺）
② 運動麻痺（脱力）（注❻）あるいは網膜症状は伴わない

● 注
❶ 構音障害は明確に失語と区別されるべきである。
❷ 回転性めまい（vertigo）には動揺性めまい（dizziness）は含まれず，明確に区別されるべきである。
❸ 耳閉感はこの診断基準を満たさない。
❹ 霧視のみでは複視としない。
❺ 入院時は Glasgow Coma Scale（GCS）が評価されている場合もある。あるいは，患者が明確に神経脱落症状について述べた場合にも GCS の推定が可能である。
❻ 運動症状を有する場合は 1.2.3「片麻痺性片頭痛」にコード化する。

● コメント
元来は，脳底動脈片頭痛（basilar artery migraine），脳底片頭痛（basilar migraine）という用語が使われていたが，脳底動脈関与の可能性は低いため，「脳幹性前兆を伴う片頭痛」という用語のほうが選択された。

ほとんどの頭痛発作中に脳幹症状に加えて典型的な前兆症状が認められる。脳幹性前兆を伴う頭痛発作を有する患者の多くが，典型的前兆を伴う頭痛発作も訴えており，これらの患者は 1.2.1「典型的前兆を伴う片頭痛」と 1.2.2「脳幹性前兆を伴う片頭痛」の両方にコード化すべきである。

診断基準 B①に列記した症状の多くは，不安や過換気により生じる場合があり，誤った解釈がなされやすい。

## 1.2.3 片麻痺性（注❶）片頭痛

● 解説
運動麻痺（脱力）を含む前兆のある片頭痛。

● 診断基準
A．1.2「前兆のある片頭痛」の診断基準と下記の B を満たす発作がある
B．前兆として下記の 2 項目の両方を認める
  ① 完全可逆性運動麻痺（脱力）（注❷）
  ② 完全可逆性視覚症状，感覚症状，言語症状のいずれか 1 つ以上

● 注
❶ 麻痺（plegic）という用語は多くの国の言語で完全麻痺を意味するが，ほとんどの発作は脱力（不全麻痺）を特徴とする。
❷ 運動麻痺（脱力）の持続は通常 72 時間未満であるが，一部の患者では脱力は何週間も続くことがある。

● コメント
脱力と感覚消失の厳密な区別は時に困難である。

### 1.2.3.1 家族性片麻痺性片頭痛（FHM）

● 解説
運動麻痺（脱力）を含む前兆のある片頭痛で，第 1 度近親者または第 2 度近親者の少なくとも 1 人が運動麻痺（脱力）を含む片頭痛前兆を有する。

● 診断基準
A．1.2.3「片麻痺性片頭痛」の診断基準を満たす発作がある
B．第 1 度近親者または第 2 度近親者の少なくとも 1 人が 1.2.3「片麻痺性片頭痛」の診断基準を満たす発作を有する

● コメント
新たな遺伝的研究成果により，以前よりも正確に 1.2.3.1「家族性片麻痺性片頭痛（FHM）」を定義することが可能になった。特定の遺伝子サブフォームが同定された。FHM1 では 19 番染色体上の（Ca チャンネルをコードしている）*CACNA1A* 遺伝子の変異が，FHM2 では 1 番染色体上の（Na⁺/K⁺-ATPase をコードしている）*ATP1A2* 遺伝子の変異が，FHM3 では 2 番染色体上の（Na チャ

# 1. 片頭痛

ネルをコードしている）SCN1A遺伝子の変異が明らかになった。いまだ同定されていない他の遺伝子座位も存在する可能性がある。遺伝子検査が実施され，遺伝子サブフォームが明らかになった場合は，第5桁目として規定する。

1.2.3.1「家族性片麻痺性片頭痛（FHM）」は，典型的前兆症状に加えて，脳幹症状を示すことがきわめて多く，発作時にはほぼ毎回頭痛が出現することが知られている。まれに，FHMの発作中に意識障害（ときに昏睡を含む），錯乱，発熱，脳脊髄液細胞増多などが起こることがある。

1.2.3.1「家族性片麻痺性片頭痛（FHM）」はてんかんと誤診され，（無効な）治療をされていることがある。FHMの発作は，（軽度の）頭部外傷によって誘発されうる。FHM家系の約50％において，慢性進行性の小脳性運動失調が片頭痛発作とは別に発生する。

### 1.2.3.1.1 家族性片麻痺性片頭痛1型（FHM1）

● 診断基準
A．1.2.3.1「家族性片麻痺性片頭痛（FHM）」の診断基準を満たす発作がある
B．*CACNA1A*遺伝子の変異が証明されている

### 1.2.3.1.2 家族性片麻痺性片頭痛2型（FHM2）

● 診断基準
A．1.2.3.1「家族性片麻痺性片頭痛（FHM）」の診断基準を満たす発作がある
B．*ATP1A2*遺伝子の変異が証明されている

### 1.2.3.1.3 家族性片麻痺性片頭痛3型（FHM3）

● 診断基準
A．1.2.3.1「家族性片麻痺性片頭痛（FHM）」の診断基準を満たす発作がある
B．*SCN1A*遺伝子の変異が証明されている

### 1.2.3.1.4 家族性片麻痺性片頭痛，他の遺伝子座位

● 診断基準
A．1.2.3.1「家族性片麻痺性片頭痛（FHM）」の診断基準を満たす発作がある
B．遺伝子検査上，*CACNA1A*遺伝子，*ATP1A2*遺伝子，*SCN1A*遺伝子のいずれの変異も証明されない

### 1.2.3.2 孤発性片麻痺性片頭痛

● 解説
運動麻痺（脱力）を含む前兆のある片頭痛で，第1度近親者または第2度近親者に運動麻痺（脱力）を含む片頭痛の前兆を有する者がいない。

● 診断基準
A．1.2.3「片麻痺性片頭痛」の診断基準を満たす発作がある
B．第1度もしくは第2度近親者に1.2.3「片麻痺性片頭痛」の診断基準を満たす患者がいない

● コメント
疫学調査の結果，孤発例と家族性症例の有病率は，ほぼ同じであることが明らかになっている。

1.2.3.2「孤発性片麻痺性片頭痛」の発作は，1.2.3.1「家族性片麻痺性片頭痛（FHM）」と同一の臨床的特徴を有する。明らかな孤発例の一部にFHM遺伝子変異が存在することが知られており，このような患者の第1度近親者または第2度近親者が片麻痺性片頭痛を発症した場合は，1.2.3.1「家族性片麻痺性片頭痛（FHM）」の診断基準を完全に満たすことになり，診断の変更が求められる。

孤発例では，その他の原因を除外するため，通常，神経画像検査やその他の検査が求められる。また，7.3.5「脳脊髄液リンパ球増加を伴う一過性頭痛および神経学的欠損症候群（HaNDL）」を否定するため腰椎穿刺が必要な場合もある。

### 1.2.4 網膜片頭痛

● 解説
単眼の視覚障害（閃輝，暗点，視覚消失など）の発作が片頭痛に伴って繰り返し起こる。

● 診断基準
A．1.2「前兆のある片頭痛」の診断基準と下記Bを満たす発作がある
B．前兆は下記の両方の特徴を持つ
①完全可逆性で，単眼性の陽性または陰性視覚症状（あるいはその両方）（例えば閃輝，暗点，視覚消失）であり，発作中に下記のいずれかまたは両方により確認される

第1部　一次性頭痛

　　a．臨床視野検査
　　b．（適切な指示のもとに）患者が図示する単眼視野障害
　②少なくとも下記の2項目を満たす
　　a．5分以上かけて徐々に進展する
　　b．症状の持続は5〜60分
　　c．前兆に伴って、あるいは前兆発現後60分以内に頭痛が出現する
C．ほかに最適なICHD-3の診断がない、また、その他の一過性黒内障の原因が除外されている

● コメント

　片眼の視覚障害を訴える患者の一部は、実際には半盲である。頭痛を伴わない症例も報告されているが、片頭痛が原因疾患であるかどうかは確認しえない。
　1.2.4「網膜片頭痛」は一過性単眼性失明の原因としてはきわめてまれである。片頭痛に関連した永続的な単眼性失明の症例も報告されている。その他の一過性単眼視覚消失の原因を除外するには、適切な検査が必要である。

## 1.3　慢性片頭痛

● 解説

　頭痛が月に15日以上の頻度で3ヵ月を超えて起こり、少なくとも月に8日の頭痛は片頭痛の特徴をもつ。

● 診断基準

A．片頭痛様または緊張型頭痛様（注❶）の頭痛が月に15日以上の頻度で3ヵ月を超えて起こり、BとCを満たす
B．1.1「前兆のない片頭痛」の診断基準B〜Dを満たすか、1.2「前兆のある片頭痛」の診断基準BおよびCを満たす発作が、併せて5回以上あった患者に起こる
C．3ヵ月を超えて月に8日以上で、下記のいずれかを満たす（注❷）
　①1.1「前兆のない片頭痛」の診断基準CとDを満たす
　②1.2「前兆のある片頭痛」の診断基準Bとcを満たす
　③発症時には片頭痛であったと患者が考えており、トリプタンあるいは麦角誘導体で改善する
D．ほかに最適なICHD-3の診断がない（注❸〜❺）

● 注

❶ 頭痛が頻発する、あるいは持続する患者においては個々の頭痛発作を鑑別することが困難であるため、反復性片頭痛から1.3「慢性片頭痛」を独立させた。実際、頭痛の性状は日によって変わるだけでなく、同じ日の中でさえも変化することがありうる。そのような患者では、頭痛の自然経過を観察するために休薬を続けることは非常に困難である。このような状況においては、前兆のある発作も前兆のない発作も、緊張型頭痛様の頭痛も同様に数える（ただし、二次性頭痛は含まない）。

❷ 頻回再発性頭痛の特徴を明らかにするためには、少なくとも1ヵ月間、痛みおよび関連症状について記録した頭痛ダイアリーを毎日つけることが通常求められる。

❸ 1.3「慢性片頭痛」の診断基準には緊張型頭痛様の頭痛が含まれているため、その診断において2.「緊張型頭痛」およびそのタイプは除外される。

❹ 4.10「新規発症持続性連日性頭痛（NDPH）」は1.3「慢性片頭痛」を示唆する特徴をもつこともありうる。慢性片頭痛は1.1「前兆のない片頭痛」または1.2「前兆のある片頭痛」（あるいはその両方）から時間経過とともに進展する。したがって、これらの診断基準A〜Cを満たす頭痛発作が、明らかに連日性であり初発から24時間未満で非寛解性となる場合には4.10「新規発症持続性連日性頭痛（NDPH）」にコード化する。患者が発症の仕方を覚えていない、あるいは不明確である場合には、1.3「慢性片頭痛」にコードする。

❺ 慢性片頭痛を示唆する症状の最も一般的な原因は、8.2「薬剤の使用過多による頭痛（MOH）」において定義されている、治療薬の過剰使用である。1.3「慢性片頭痛」とみなされる患者の

約半数は，薬物離脱後に反復性片頭痛に戻る。これらの患者は，ある意味では 1.3「慢性片頭痛」と誤診されていることになる。同様に，治療薬過剰使用とみなされる患者の多くは薬物離脱後にも症状が改善しない。（薬物の過剰使用によって引き起こされる慢性化は常に可逆性であると仮定すると）この場合，8.2「薬剤の使用過多による頭痛（MOH）」の診断はある意味で不適切であるかもしれない。これらの理由から，またすべてに関連した診断名をつけるという規則に従って，1.3「慢性片頭痛」と 8.2「薬剤の使用過多による頭痛（MOH）」の診断基準を満たす患者は，両方の診断名を与えられるべきである。薬物離脱後，片頭痛は反復性のタイプに戻る，もしくは慢性のまま持続し，それぞれに従って再診断される。後者の場合は，8.2「薬剤の使用過多による頭痛（MOH）」は取り消される可能性がある。

## 1.4 片頭痛の合併症

● コメント

片頭痛タイプ，サブタイプまたはサブフォームと合併症の双方について，別個にコード化する。

### 1.4.1 片頭痛発作重積

● 解説

日常生活に支障をきたす片頭痛発作が 72 時間を超えて持続する。

● 診断基準

A．B および C を満たす頭痛発作がある
B．1.1「前兆のない片頭痛」または 1.2「前兆のある片頭痛」（あるいはその両方）をもつ患者に起こり，現在の発作は持続時間と重症度を除けば従来の頭痛発作と同様である
C．以下の特徴の両方を満たす
　①72 時間を超えて続く（**注❶**）
　②日常生活に支障をきたす程度の痛み，または関連症状（あるいはその両方）（**注❷**）
D．ほかに最適な ICHD-3 の診断がない

● 注

❶ 治療薬または睡眠による最長 12 時間までの寛解は許容される。
❷ 診断基準 C2 を満たさないより軽症例は，1.5.1「前兆のない片頭痛の疑い」としてコード化する。

● コメント

1.4.1「片頭痛発作重積」の特徴をもつ頭痛は，しばしば治療薬の過剰使用に起因すると考えられる。このような状況における頭痛が 8.2「薬剤の使用過多による頭痛（MOH）」の診断基準を満たす場合には，この診断および関連した片頭痛のタイプあるいはサブタイプにコード化し，1.4.1「片頭痛発作重積」とはコード化しない。治療薬の過剰使用期間が 3 ヵ月より短い場合は，適切な片頭痛のタイプあるいは（場合によっては複数の）サブタイプにのみコード化する。

### 1.4.2 遷延性前兆で脳梗塞を伴わないもの

● 解説

前兆症状が 1 週間以上持続するが，神経画像検査では脳梗塞を認めない。

● 診断基準

A．B を満たす前兆がある
B．1.2「前兆のある片頭痛」をもつ患者で，従来の発作と異なり，1 つもしくは複数の前兆症状が 1 週間以上続く
C．神経画像検査上，脳梗塞を認めない
D．ほかに最適な ICHD-3 の診断がない

● コメント

遷延性前兆はまれであるが，十分な記載がなされている。遷延性前兆は両側性であることが多く，数ヵ月から数年にわたり持続する場合がある。診断基準 B における 1 週間という最短持続期間は専門家の意見に基づいており，正式に検討されるべきである。

診断のための精密検査によって 1.4.2「遷延性前兆で脳梗塞を伴わないもの」と 1.4.3「片頭痛性脳梗塞」は鑑別診断されなくてはならない。またその他の原因による脳梗塞の結果として起こる症候

性前兆も除外される必要がある。1週間未満持続する発作があり，1.2.1「典型的前兆を伴う片頭痛」の診断基準を満たさない場合は，1.5.2「前兆のある片頭痛の疑い」にコード化する。

### 1.4.3 片頭痛性脳梗塞

○解説

1つ以上の片頭痛前兆があり，前兆のある片頭痛の典型的な頭痛発作中に発症した虚血性脳病変が責任領域に神経画像検査によって証明される。

○診断基準

A．BおよびCを満たす片頭痛発作がある
B．1.2「前兆のある片頭痛」をもつ患者に起こり，1つもしくは複数の前兆症状が60分を超えて続く(注❶)ことを除けば，今までの頭痛発作と同様である
C．神経画像検査により責任領域に虚血性梗塞病変が描出される
D．ほかに最適なICHD-3の診断がない

○注

❶脳梗塞に起因する追加的な症状も起こりうる。

○コメント

片頭痛患者における脳梗塞は，1.「片頭痛」と併存するその他の原因による脳梗塞，1.2「前兆のある片頭痛」に類似した症状を呈するその他の原因による脳梗塞，あるいは1.2「前兆のある片頭痛」の典型的発作の経過中に発生する脳梗塞に分類することができる。このうち最後の，「前兆のある典型的片頭痛の経過中に発生する脳梗塞」のみが，1.4.3「片頭痛性脳梗塞」の基準を満たす。

1.4.3「片頭痛性脳梗塞」はほとんどの場合，若い女性において後方循環領域に発症する。

1.2「前兆のある片頭痛」患者においては，虚血性脳卒中のリスクが2倍に増加することが，いくつかの一般集団を扱った研究で証明されている。しかしながら，これらの脳梗塞は片頭痛性脳梗塞ではないことに注意すべきである。片頭痛患者において虚血性脳卒中リスクが増加するメカニズムについては未だ明らかになっていない。同様に，リスクの増加と前兆の頻度との関連やリスクの増加をきたすような前兆症状の性状との関連も知られていない。多くの研究において，1.1「前兆のない片頭痛」と虚血性脳卒中との関連はないことが示されている。

### 1.4.4 片頭痛前兆により誘発される痙攣発作

○解説

前兆のある片頭痛の発作により誘発される痙攣発作である。

○診断基準

A．1種類のてんかん発作診断基準を満たす痙攣発作で，下記のBを満たす
B．1.2「前兆のある片頭痛」患者において，前兆のある片頭痛の発作中か，発作後1時間以内に起こる
C．ほかに最適なICHD-3の診断がない

○コメント

頭痛とてんかんは典型的な発作性脳疾患である。てんかん発作後には片頭痛様の頭痛が高頻度にみられるが，片頭痛発作中または片頭痛発作後に痙攣発作が起こることもある。このような現象は，時にmigralepsyとも呼ばれ，まれな事象であるが，もともとは1.2「前兆のある片頭痛」患者において記載されている。1.1「前兆のない片頭痛」との関連についてのエビデンスは依然として不足している。

## 1.5 片頭痛の疑い

○以前に使用された用語

片頭痛様疾患(migrainous disorder)

○他疾患にコード化する

その他の疾患に続発する片頭痛様頭痛(symptomatic migraine)は，該当疾患に応じてコード化する。

○解説

上記にコード化した片頭痛のサブタイプの診断に必要な基準項目のうち，1項目を欠いた片頭痛様発作で，その他の頭痛の診断基準を満たさないもの。

### 診断基準

A. 1.1「前兆のない片頭痛」の診断基準A〜Dのうち1項目だけ満たさないか、1.2「前兆のある片頭痛」の診断基準A〜Cのうち1項目だけ満たさない
B. ICHD-3の他のいずれの頭痛の診断基準も満たさない
C. ほかに最適なICHD-3の診断がない

### コメント

頭痛の診断を行う際には、2.「緊張型頭痛」と1.5「片頭痛の疑い」の両方の診断基準を満たす発作は、「確定診断は常に、疑い診断に優先される」という規則に則って、前者（緊張型頭痛）にコード化する。しかしながら、既に片頭痛の診断をもつ患者において（例えば、薬剤治験の効果判定として）、彼らが経験する発作の回数を数えるというような場合、1.5「片頭痛の疑い」の診断基準を満たす発作は片頭痛として数えるべきである。なぜならば、軽度の片頭痛発作あるいは早期に治療された発作では片頭痛発作診断に必要とされる特徴のすべてが出揃わないこともしばしばあるが、それでも、片頭痛の特異的治療が効果を示すからである。

## 1.5.1 前兆のない片頭痛の疑い

### 診断基準

A. 1.1「前兆のない片頭痛」の診断基準A〜Dのうち1つだけ満たさない
B. ICHD-3の他のいずれの頭痛の診断基準も満たさない
C. ほかに最適なICHD-3の診断がない

## 1.5.2 前兆のある片頭痛の疑い

### 診断基準

A. 1.2「前兆のある片頭痛」またはそのいずれのサブタイプにおいても診断基準A〜Cのうち1つだけ満たさない
B. ICHD-3の他のいずれの頭痛の診断基準も満たさない
C. ほかに最適なICHD-3の診断がない

# 1.6 片頭痛に関連する周期性症候群

### 以前に使用された用語

小児周期性症候群（childhood periodic syndromes）、小児期周期性症候群（periodic syndromes of childhood）

### コメント

この疾患群は1.1「前兆のない片頭痛」または1.2「前兆のある片頭痛」を併せもつ患者、あるいはこれらの片頭痛を発症する可能性の高い患者に起こる。かつては小児期に起こるとされていたが、成人に起こる場合もある。

これらの患者では、乗り物酔いや夢遊、寝言、夜驚症、歯ぎしりなどの周期性睡眠障害の症状を合併する場合もある。

## 1.6.1 再発性消化管障害

### 以前に使用された用語

慢性腹痛（chronic abdominal pain）、機能性腹痛（functional abdominal pain）、機能性消化不良（functional dyspepsia）、過敏性腸症候群（irritable bowel syndrome）、機能性腹痛症候群（functional abdominal pain syndrome）

### 解説

腹痛、不快感・悪心または嘔吐のいずれか1つ以上の症状を繰り返す発作である。たまに起こる場合も、慢性的に起こる場合も、予測可能な一定間隔で起こる場合もあり、片頭痛と関連している可能性がある。

### 診断基準

A. 腹痛、不快感・悪心および嘔吐のいずれか1つ以上の症状を示す明らかな発作が5回以上ある
B. 消化管検査や評価は正常である
C. その他の疾患によらない

### 1.6.1.1 周期性嘔吐症候群

### 解説

激しい悪心と嘔吐を繰り返す発作で、通常、

# 第1部　一次性頭痛

個々の患者では症状が安定化しており，発作のタイミングは予想できる．発作時に顔面蒼白と嗜眠傾向を伴うことがある．発作間欠期には，症状は完全に消失する．

### ●診断基準

A．強い悪心と嘔吐を示す発作が5回以上あり，BおよびCを満たす
B．個々の患者では症状が定性化しており，予測可能な周期で繰り返す
C．以下のすべてを満たす
　①悪心，嘔吐が1時間に4回以上起こる
　②発作は1時間～10日間続く
　③各々の発作は1週間以上の間隔をおいて起こる
D．発作間欠期には完全に無症状
E．その他の疾患によらない(注❶)

### ●注

❶特に，病歴および身体所見は胃腸疾患の徴候を示さない．

### ●コメント

1.6.1.1「周期性嘔吐症候群」は，小児期に起こる反復性疾患であり，典型的には自然寛解(self-limiting)する．発作間欠期は全く正常である．周期性が特徴であり，周期は予測可能である．

この疾患は，ICHD-2において最初に小児周期性症候群に含まれた．本症候群の臨床像は，片頭痛に関連して認められる臨床像に類似する．また，過去数年間にわたる多数の研究から，1.6.1.1「周期性嘔吐症候群」は片頭痛に関連した疾患であることが示唆されている．

## 1.6.1.2　腹部片頭痛

### ●解説

主として小児に認められ，中等度～重度の腹部正中の痛みを繰り返す原因不明の疾患である．腹痛は血管運動症状，悪心および嘔吐を伴い，2～72時間持続し，発作間欠期には正常である．これらの発作中に頭痛は起こらない．

### ●診断基準

A．腹痛発作が5回以上あり，B～Dを満たす
B．痛みは以下の3つの特徴の少なくとも2項目を満たす
　①正中部，臍周囲もしくは局在性に乏しい
　②鈍痛もしくは漠然とした腹痛(just sore)
　③中等度～重度の痛み
C．発作中，以下の4つの随伴症状・徴候のうち少なくとも2項目を満たす
　①食欲不振
　②悪心
　③嘔吐
　④顔面蒼白
D．発作は，未治療もしくは治療が無効の場合，2～72時間持続する
E．発作間欠期には完全に無症状
F．その他の疾患によらない(注❶)

### ●注

❶特に，病歴および身体所見が胃腸疾患または腎疾患の徴候を示さない，またはそれらの疾患を適切な検査により否定できる．

### ●コメント

1.6.1.2「腹部片頭痛」の痛みは正常な日常生活を妨げるほど重度の痛みである．

年少児では頭痛の存在はしばしば見落とされる．頭痛の有無については注意深く病歴を取る必要があり，発作中の頭痛が確認されれば，1.1「前兆のない片頭痛」と考えるべきである．

小児は食欲不振と悪心の区別ができないこともある．顔面蒼白には眼の下の隈を伴うことが多い．少数の患者では顔面紅潮が主たる血管運動現象として出現する．

腹部片頭痛を有する小児の大多数は，後年になって片頭痛を発症する．

## 1.6.2　良性発作性めまい

### ●解説

繰り返し起こる短時間の回転性めまい発作が特徴の疾患で，発作は前触れなしに起こり自然に軽減する．それ以外には，健康上問題がない小児に起こる．

### ●診断基準

A．BおよびCを満たす発作が5回以上ある
B．前触れなく生じ，発現時の症状が最強で，意識消失を伴うことなく数分～数時間で自然寛

解する回転性めまい発作（注❶）
C．下記の5つの随伴症状・徴候のうち少なくとも1項目を満たす
　①眼振
　②運動失調
　③嘔吐
　④顔面蒼白
　⑤恐怖
D．発作間欠期には神経所見および聴力・平衡機能は正常
E．その他の疾患によらない（注❷）

● 注
❶ 回転性めまいをもつ年少児が，ぐるぐる回る症状を説明することは難しいかもしれない。発作的な落ち着きのなさが親によって観察される場合，これが年少児の回転性めまい発作を説明しうることがある。
❷ 特に，後頭蓋窩腫瘍，痙攣発作および前庭障害は除外されていること。

● コメント
1.6.2「良性発作性めまい」とA1.6.6「前庭性片頭痛」（付録参照）との関連については，さらなる検討が必要である。

## 1.6.3 良性発作性斜頸

● 解説
反復発作性に頭部が片側に傾き，若干回旋している場合もある。症状は自然寛解する。この疾患は幼児および乳児にみられ，生後1年以内に発症する。

● 診断基準
A．年少児にみられる反復発作（注❶）で，BおよびCを満たす
B．頭部が左右どちらかに傾いており，若干の回旋を伴う場合と伴わない場合がある。数分〜数日間で自然寛解する
C．下記の随伴症状・徴候のうち少なくとも1項目を満たす
　①顔面蒼白
　②易刺激性
　③倦怠感

　④嘔吐
　⑤運動失調（注❷）
D．発作時以外の神経所見は正常
E．その他の疾患によらない（注❸）

● 注
❶ 発作は毎月再発する傾向がある。
❷ 運動失調は，患者年齢グループ中，年長の小児のほうが多くみられる。
❸ 鑑別診断には，胃食道逆流，特発性捻転ジストニー，および複雑部分発作などが含まれるが，後頭蓋窩および頭頸接合部の先天性または後天性病変が斜頸をきたしうるため，同部位には特に注意を払う必要がある。

● コメント
小児の頭部は発作中に中立位に復することもある。抵抗性がみられることもあるが，最終的には回復可能である。

これらの知見は，患者ダイアリー，系統的問診，長期データ収集によってさらに妥当性を確認する必要がある。

1.6.3「良性発作性斜頸」は，1.6.2「良性発作性めまい」または1.2「前兆のある片頭痛」（特に1.2.2「脳幹性前兆を伴う片頭痛」）に移行することもあるが，さらなる症状を示すことなく終息することもある。

## 文 献

1　頭痛全般（**Migraine in general**）

Arruda MA, Guidetti V, Galli F, et al. Primary headaches in childhood – a population-based study. *Cephalalgia* 2010；30：1056-1064.

Diener HC and Silberstein SD. Medication overuse headache. In：Olesen J, Goadsby PJ, Ramadan NM, et al.(eds) *The headaches, 3rd edition*. Philadelphia：Lippincott Williams & Wilkins, 2006, pp.971-979.

GBD 2015 Disease and Injury Incidence and Prevalence Collaborators. Global, regional, and national incidence, prevalence, and years lived with disability for 310 diseases and injuries, 1990-2015：a systematic analysis for the Global Burden of Disease Study 2015. *Lancet* 2016；388：1545-1602.

Gelfand AA, Fullerton HJ and Goadsby PJ. Child neurology：migraine with aura in children. *Neurology* 2010；75(5)：e16-e19.

Goadsby PJ. Migraine pathophysiology. *Headache* 2005；45(Suppl 1)：S14-S24.

Goadsby PJ. Recent advances in the diagnosis and manage-

ment of migraine. *BMJ* 2006；332：25-29.
Katsarava Z, Manack A, Yoon MS, et al. Chronic migraine：classification and comparisons. *Cephalalgia* 2011；31：520-529.
Lipton RB, Bigal ME, Steiner TJ, et al. Classification of primary headaches. *Neurology* 2004；63：427-435.
Martelletti P, Haimanot RT, Lainez MJ, et al. The Global Campaign(GC)to Reduce the Burden of Headache Worldwide. The International Team for Specialist Education(ITSE). *J Headache Pain* 2005；6：261-263.
Silberstein SD. Migraine. *Lancet* 2004；363：381-391.
Vetvik KG, Macgregor EA, Lundqvist C, et al. Prevalence of menstrual migraine：a population-based study. *Cephalalgia* 2014；34：280-288.
Vetvik KG, Benth JŠ, MacGregor EA, et al. Menstrual versus non-menstrual attacks of migraine without aura in women with and without menstrual migraine. *Cephalalgia* 2015；35：1261-1268.
Vos T, Flaxman AD, Naghavi M, et al. Years lived with disability(YLD)for 1160 sequelae of 289 diseases and injuries 1990-2010：a systematic analysis for the global burden of disease study 2010. *Lancet* 2012；380：2163-2196.

## 1.2　前兆のある片頭痛(**Migraine with aura**)

Cao Y, Welch KM, Aurora S, et al. Functional MRI-BOLD of visually triggered headache in patients with migraine. *Arch Neurol* 1999；56：548-554.
Charles A and Brennan K. Cortical spreading depression - new insights and persistent questions. *Cephalalgia* 2009；29：1115-1124.
Cologno D, Torelli P and Manzoni GC. Migraine with aura：a review of 81 patients at 10-20 years' follow-up. *Cephalalgia* 1998；18：690-696.
Cutrer FM, Sorensen AG, Weisskoff RM, et al. Perfusion-weighted imaging defects during spontaneous migrainous aura. *Ann Neurol* 1998；43：25-31.
Eriksen MK, Thomsen LL, Andersen I, et al. Clinical characteristics of 362 patients with familial migraine with aura. *Cephalalgia* 2004；24：564-575.
Eriksen MK, Thomsen LL and Olesen J. The Visual Aura Rating Scale(VARS)for migraine aura diagnosis. *Cephalalgia* 2005；25：801-810.
Giffin NJ, Lipton RB, Silberstein SD, et al. The migraine postdrome：an electronic diary study. *Neurology* 2016；87：309-313.
Hadjikhani N, Sanchez del Rio M, Wu O, et al. Mechanisms of migraine aura revealed by functional MRI in human visual cortex. *PNAS* 2001；98：4687-4692.
Hansen JM, Lipton R, Dodick D, et al. Migraine headache is present in the aura phase - a prospective study. *Neurology* 2012；79：2044-2049.
Jensen K, Tfelt-Hansen P, Lauritzen M, et al. Classic migraine. A prospective recording of symptoms. *Acta Neurol Scand* 1986；73：359-362.
Kallela M, Wessman M, Farkkila M, et al. Clinical characteristics of migraine in a population-based twin sample：similarities and differences between migraine with and without aura. *Cephalalgia* 1999；19：151-158.
Kelman L. The premonitory symptoms(prodrome)：a tertiary care study of 893 migraineurs. *Headache* 2004；44：865-872.
Lauritzen M. Pathophysiology of the migraine aura. The spreading depression theory. *Brain* 1994；117(Pt 1)：199-210.
Leao AAP. Spreading depression of activity in the cerebral cortex. *J Neurophysiol* 1944；7：359-390.
Lebedeva ER, Gurary NM, Gilev DV, et al. Prospective testing of ICHD-3 beta diagnostic criteria for migraine with aura and migraine with typical aura in patients with transient ischemic attacks. *Cephalalgia*. Epub ahead of print 1 January 2017. DOI：10.1177/0333102417702121.
Li D, Christensen AF and Olesen J. Field-testing of the ICHD-3 beta/proposed ICD-11 diagnostic criteria for migraine with aura. *Cephalalgia* 2015；35：748-756.
Olesen J, Friberg L, Olsen TS, et al. Timing and topography of cerebral blood flow, aura, and headache during migraine attacks. *Ann Neurol* 1990；28：791-798.
Queiroz LP, Friedman DI, Rapoport AM, et al. Characteristics of migraine visual aura in Southern Brazil and Northern USA. *Cephalalgia* 2011；31：1652-1658.
Rasmussen BK and Olesen J. Migraine with aura and migraine without aura：an epidemiological study. *Cephalalgia* 1992；12：221-228(discussion 186).
Salhofer-Polanyi S, Frantal S, Brannath W, et al. Prospective analysis of factors related to migraine aura - The PAMINA Study. *Headache* 2012；52：1236-1245.
Schoonman GG, Evers DJ, Terwindt GM, et al. The prevalence of premonitory symptoms in migraine：a questionnaire study in 461 patients. *Cephalalgia* 2006；26：1209-1213.
Ulrich V, Gervil M, Kyvik KO, et al. Evidence of a genetic factor in migraine with aura：A population-based Danish twin study. *Ann Neurol* 1999；45：242-246.

### 1.2.1　典型的前兆を伴う片頭痛(**Migraine with typical aura**)

Eriksen MK, Thomsen LL and Olesen J. Implications of clinical subtypes of migraine with aura. *Headache* 2006；46：286-297.
Hansen JM, Goadsby PJ and Charles AC. Variability of clinical features in attacks of migraine with aura. *Cephalalgia* 2016；36：216-224.
Matharu MJ and Goadsby PJ. Post-traumatic chronic paroxysmal hemicrania(CPH)with aura. *Neurology* 2001；56：273-275.
Morrison DP. Abnormal perceptual experiences in migraine. *Cephalalgia* 1990；10：273-277.
Silberstein SD, Niknam R, Rozen TD, et al. Cluster headache with aura. *Neurology* 2000；54：219-221.
Viana M, Linde M, Sances G, et al. Migraine aura symp-

toms: duration, succession and temporal relationship to headache. *Cephalalgia* 2016；36：413-421.

Wijman CA, Wolf PA, Kase CS, et al. Migrainous visual accompaniments are not rare in late life: the Framingham Study. *Stroke* 1998；29：1539-1543.

### 1.2.2　脳幹性前兆を伴う片頭痛（Migraine with brainstem aura）

Ambrosini A, D'Onofrio M, Grieco GS, et al. Familial basilar migraine associated with a new mutation in the *ATP1A2* gene. *Neurology* 2005；65：1826-1828.

Bickerstaff ER. Basilar artery migraine. *Lancet* 1961；i：15-17.

Caplan LR. Migraine and vertebrobasilar ischemia. *Neurology* 1991；41：55-61.

Eriksen MK, Thomsen LL and Olesen J. Implications of clinical subtypes of migraine with aura. *Headache* 2006；46：286-297.

Kirchmann M, Thomsen LL and Olesen J. Basilar-type migraine：clinical, epidemiologic, and genetic features. *Neurology* 2006；66：880-886.

Lempert T, Neuhauser H and Daroff RB. Vertigo as a symptom of migraine. *Ann NY Acad Sci* 2009；1164：242-251.

Li D, Christensen AF and Olesen J. Field-testing of the ICHD-3 beta/proposed ICD-11 diagnostic criteria for migraine with aura. *Cephalalgia* 2015；35：748-756.

Sturzenegger MH and Meienberg O. Basilar artery migraine：a follow-up study of 82 cases. *Headache* 1985；25：408-415.

Swanson JW and Vick NA. Basilar artery migraine 12 patients, with an attack recorded electroencephalographically. *Neurology* 1978；28：782-786.

Thomsen LL, Eriksen MK, Roemer SF, et al. A population-based study of familial hemiplegic migraine suggests revised diagnostic criteria. *Brain* 2002；125：1379-1391.

Thomsen LL, Ostergaard E, Olesen J, et al. Evidence for a separate type of migraine with aura：sporadic hemiplegic migraine. *Neurology* 2003；60：595-601.

### 1.2.3　片麻痺性片頭痛（Hemiplegic migraine）

Ambrosini A, D'Onofrio M, Grieco GS, et al. Familial basilar migraine associated with a new mutation in the *ATP1A2* gene. *Neurology* 2005；65：1826-1828.

De Fusco M, Marconi R, Silvestri L, et al. Haploinsufficiency of *ATP1A2* encoding the $Na^+/K^+$ pump $a2$ subunit associated with familial hemiplegic migraine type 2. *Nat Genet* 2003；33：192-196.

De Vries B, Frants RR, Ferrari M, et al. Molecular genetics of migraine. *Hum Genet* 2009；126：115-132.

Dichgans M, Freilinger T, Eckstein G, et al. Mutation in the neuronal voltage-gated sodium channel *SCN1A* in familial hemiplegic migraine. *Lancet* 2005；366：371-377.

Dreier JP, Jurkat-Rott K, Petzold GC, et al. Opening of the blood-brain barrier preceding cortical edema in a severe attack of FHM typeⅡ. *Neurology* 2005；64：2145-2147.

Eriksen MK, Thomsen LL and Olesen J. Implications of clinical subtypes of migraine with aura. *Headache* 2006；46：286-297.

Hansen JM, Schytz HW, Larsen VA, et al. Hemiplegic migraine aura begins with cerebral hypoperfusion：imaging in the acute phase. *Headache* 2011；51：1289-1296.

Hansen JM, Thomsen LL, Olesen J, et al. Coexisting typical migraine in familial hemiplegic migraine. *Neurology* 2010；74：594-600.

Iizuka T, Takahashi Y, Sato M, et al. Neurovascular changes in prolonged migraine aura in FHM with a novel *ATP1A2* gene mutation. *J Neurol Neurosurg Psychiatry* 2012；83：205-212.

Jurkat-Rott K, Freilinger T, Dreier JP, et al. Variability of familial hemiplegic migraine with novel A1A2 $Na^+/K^+$-ATPase variants. *Neurology* 2004；62：1857-1861.

Kirchmann M, Thomsen LL and Olesen J. Basilar-type migraine：clinical, epidemiologic, and genetic features. *Neurology* 2006；66：880-886.

Leo L, Gherardini L, Barone V, et al. Increased susceptibility to cortical spreading depression in the mouse model of familial hemiplegic migraine type 2. *PloS Genet* 2011；7：e1002129.

Thomsen LL, Eriksen MK, Roemer SF, et al. A population-based study of familial hemiplegic migraine suggests revised diagnostic criteria. *Brain* 2002；125：1379-1391.

Thomsen LL, Kirchmann M, Bjornsson A, et al. The genetic spectrum of a population-based sample of familial hemiplegic migraine. *Brain* 2007；130：346-356.

Thomsen LL, Ostergaard E, Olesen J, et al. Evidence for a separate type of migraine with aura：sporadic hemiplegic migraine. *Neurology* 2003；60：595-601.

Vanmolkot KRJ, Kors EE, Turk U, et al. Two *de novo* mutations in the Na,K-ATPase gene *ATP1A2* associated with pure familial hemiplegic migraine. *Eur J Hum Genet* 2006；14：555-560.

### 1.2.4　網膜片頭痛（Retinal migraine）

Carroll D. Retinal migraine. *Headache* 1970；10：9-13.

Chronicle EP and Mulleners WM. Visual system dysfunction in migraine：a review of clinical and psychophysical findings. *Cephalalgia* 1996；16：525-535.

Grosberg BM, Solomon S, Friedman DI, et al. Retinal migraine reappraised. *Cephalalgia* 2006；26：1275-1286.

Hedges TR. Isolated ophthalmic migraine in the differential diagnosis of cerebro-ocular ischemia. *Stroke* 1976；7：379-381.

Hill DL, Daroff RB, Ducros A, et al. Most cases labeled as"retinal migraine"are not migraine. *J Neuroophthalmol* 2007；27：3-8.

Martin TJ and Corbett JJ. Disorders of the eye. In：Silberstein SD, Lipton RB and Dalessio DJ (eds) *Wolff's headache and other head pain*. New York：Oxford University Press, 2001, pp.459-474.

Troost T and Zagami AS. Ophthalmoplegic migraine and retinal migraine. In：Olesen J, Tfelt-Hansen P and Welch KMA (eds) *The headaches, 2nd edition*. Philadelphia：Lippincott Williams & Wilkins, 2000, pp.511-516.

### 1.3　慢性片頭痛（Chronic migraine）

Aurora SK. Is chronic migraine one end of a spectrum of migraine or a separate entity? *Cephalalgia* 2009；29：597-605.

Bigal ME and Lipton RB. Concepts and mechanisms of migraine chronification. *Headache* 2008；48：7-15.

Bigal M, Rapoport A, Sheftell F, et al. The International Classification of Headache Disorders revised criteria for chronic migraine - field testing in a headache specialty clinic. *Cephalalgia* 2007；27：230-234.

Bigal ME, Serrano D, Reed M, et al. Chronic migraine in the population：burden, diagnosis, and satisfaction with treatment. *Neurology* 2008；71：559-566.

Bigal ME, Sheftell FD, Rapoport AM, et al. Chronic daily headache in a tertiary care population：correlation between the International Headache Society diagnostic criteria and proposed revisions of criteria for chronic daily headache. *Cephalalgia* 2002；22：432-438.

Bloudek LM, Stokes M, Buse DC, et al. Cost of healthcare for patients with migraine in five European countries：results from the International Burden of Migraine Study (IBMS). *J Headache Pain* 2012；13：361-378.

Buse DC, Manack AN, Fanning KM, et al. Chronic migraine prevalence, disability, and sociodemographic factors. Results from the American Migraine Prevalence and Prevention Study. *Headache* 2012；52：1456-1470.

Buse D, Manack A, Serrano D, et al. Headache impact of chronic and episodic migraine：results from the American Migraine Prevalence and Prevention study. *Headache* 2012；52：3-17.

Diamond S. A view of chronic daily headache. *Headache Q* 2000；11：177.

Diener HC, Dodick DW, Goadsby PJ, et al. Chronic migraine - classification, characteristics and treatment. *Nat Rev Neurol* 2012；8：162-171.

Goadsby PJ and Hargreaves R. Refractory migraine and chronic migraine：pathophysiological mechanisms. *Headache* 2008；48：799-804.

Katsarava Z, Manack A, Yoon MS, et al. Chronic migraine：classification and comparisons. *Cephalalgia* 2011；31：520-529.

Manzoni GC, Bonavita V, Bussone G, et al.；ANIRCEF (Associazione Neurologica Italiana Ricerca Cefalee). Chronic migraine classification：current knowledge and future perspectives. *J Headache Pain* 2001；12：585-592.

Mathew NT, Stubits E and Nigam MP. Transformed or evolutive migraine. *Headache* 1987；27：102-106.

Natoli JL, Manack A, Dean B, et al. Global prevalence of chronic migraine：a systematic review. *Cephalalgia* 2010；30：599-609.

Scher AI, Stewart WF, Liberman J, et al. Prevalence of frequent headache in a population sample. *Headache* 1998；38：497-506.

Scher AI, Stewart WF, Ricci JA, et al. Factors associated with the onset and remission of chronic daily headache in a population-based study. *Pain* 2003；106：81-89.

Silberstein SD, Lipton RB and Sliwinski M. Classification of daily and near-daily headaches：field trial of revised IHS criteria. *Neurology* 1996；47：871-875.

Silberstein SD, Lipton RB, Solomon S, et al. Classification of daily and near-daily headaches：proposed revisions to the IHS criteria. *Headache* 1994；34：1-7.

Stewart WF, Scher AI and Lipton RB. Stressful life events and risk of chronic daily headache：results from the frequent headache epidemiology study. *Cephalalgia* 2001；21：279. Abstract no：OR32.

Yalın OÖ, Uluduz D, Özge A, et al. Phenotypic features of chronic migraine. *J Headache Pain* 2016；17：26.

Zeeberg P, Olesen J and Jensen R. Probable medication-overuse headache：the effect of a 2-month drug-free period. *Neurology* 2006；66：1894-1898.

Zeeberg P, Olesen J and Jensen R. Medication overuse headache and chronic migraine in a specialized headache centre：field-testing proposed new appendix criteria. *Cephalalgia* 2009；29：214-220.

### 1.4.1　片頭痛発作重積（Status migrainosus）

Akhtar ND, Murray MA and Rothner AD. Status migrainosus in children and adolescents. *Semin Pediatr Neurol* 2001；8：27-33.

Beltramone M and Donnet A. Status migrainosus and migraine aura status in a French tertiary-care center：An 11-year retrospective analysis. *Cephalalgia* 2014；34：633-637.

Couch JR and Diamond S. Status migrainosus. Causative and therapeutic aspects. *Headache* 1983；23：94-101.

Cure J and Rothrock J. Prolonged status migrainosus complicated by cerebellar infarction. *Headache* 2007；47：1091-1092.

Gentile S, Rainero I, Daniele D, et al. Reversible MRI abnormalities in a patient with recurrent status migrainosus. *Cephalalgia* 2009；29：687-690.

Lanfranconi S, Corti S, Bersano A, et al. Aphasic and visual aura with increased vasogenic leakage：an atypical migrainosus status. *J Neurol Sci* 2009；285：227-229.

Perucca P, Terzaghi M and Manni R. Status epilepticus migrainosus：clinical, electrophysiologic, and imaging characteristics. *Neurology* 2010；75：373-374.

Raskin NH. Treatment of status migrainosus：the American experience. *Headache* 1990；30 (Suppl 2)：550-553.

## 1.4.2 遷延性前兆で脳梗塞を伴わないもの（Persistent aura without infarction）

Ambrosini A, de Noordhout AM and Schoenen J. Neuromuscular transmission in migraine patients with prolonged aura. *Acta Neurol Belg* 2001；101：166-170.

Bento MS and Esperanca P. Migraine with prolonged aura. *Headache* 2000；40：52-53.

Chen WT, Fuh JL, Lu SR, et al. Persistent migrainous visual phenomena might be responsive to lamotrigine. *Headache* 2001；41：823-825.

Chen WT, Lin YY, Fuh JL, et al. Sustained visual cortex hyperexcitability in migraine with persistent visual aura. *Brain* 2011；134(Pt 8)：2387-2395.

Evans RW and Lay CL. A persistent migraine aura. *Headache* 2000；40：696-698.

Haan J, Sluis P, Sluis IH, et al. Acetazolamide treatment for migraine aura status. *Neurology* 2000；55：1588-1589.

Haas DC. Prolonged migraine aura status. *Ann Neurol* 1982；11：197-199.

Lebedeva ER, Gurary NM, Gilev DV, et al. Prospective testing of ICHD-3 beta diagnostic criteria for migraine with aura and migraine with typical aura in patients with transient ischemic attacks. *Cephalalgia*. Epub ahead of print 1 January 2017. DOI：10.1177/0333102417702121.

Liu GT, Schatz NJ, Galetta SK, et al. Persistent positive visual phenomena in migraine. *Neurology* 1995；45：664-668.

Luda E, Bo E, Sicuro L, et al. Sustained visual aura：a totally new variation of migraine. *Headache* 1991；31：582-583.

Relja G, Granato A, Ukmar M, et al. Persistent aura without infarction：decription of the first case studied with both brain SPECT and perfusion MRI. *Cephalalgia* 2005；25：56-59.

Rothrock JF. Successful treatment of persistent migraine aura with divalproex sodium. *Neurology* 1997；48：261-262.

San-Juan OD and Zermeño PF. Migraine with persistent aura in a Mexican patient：case report and review of the literature. *Cephalalgia* 2007；27：456-460.

Smith M, Cros D and Sheen V. Hyperperfusion with vasogenic leakage by fMRI in migraine with prolonged aura. *Neurology* 2002；58：1308-1310.

Wang YF, Fuh JL, Chen WT, et al. The visual aura rating scale as an outcome predictor for persistent visual aura without infarction. *Cephalalgia* 2008；28：1298-1304.

## 1.4.3 片頭痛性脳梗塞（Migrainous infarction）

Bono G, Minonzio G, Mauri M, et al. Complications of migraine：migrainous infarction. *Clin Exp Hypertens* 2006；28：233-242.

Bousser MG, Conard J, Kittner S, et al. Recommendations on the risk of ischemic stroke associated with use of combined oral contraceptives and hormone replacement therapy in women with migraine. The International Headache Society Task Force on Combined Oral Contraceptives & Hormone Replacement Therapy. *Cephalalgia* 2000；20：155-156.

Chang CL, Donaghy M and Poulter N. Migraine and stroke in young women：case-control study. The World Health Organization Collaborative Study of Cardiovascular Disease and Steroid Hormone Contraception. *BMJ* 1999；318：13-18.

Connor CCR. Complicated migraine. A study of permanent neurological and visual defects. *Lancet* 1962；ii：1072-1075.

Laurell K, Artto V, Bendtsen L, et al. Migrainous infarction：a Nordic multicenter study. *Eur J Neurol* 2011；18：1220-1226.

MacGregor EA and Guillebaud J. Combined oral contraceptives, migraine and ischemic stroke. Clinical and Scientific Committee of the Faculty of Family Planning and Reproductive Health Care and the Family Planning Association. *Br J Fam Plann* 1998；24：55-60.

Olesen J, Friberg L, Olsen TS, et al. Ischaemia-induced (symptomatic) migraine attacks may be more frequent than migraine induced ischemic insults. *Brain* 1993；116：187-202.

Rothrock JF, Walicke P, Swenson MR, et al. Migrainous stroke. *Arch Neurol* 1988；45：63-67.

Schulz UG, Blamire AM, Davies P, et al. Normal cortical energy metabolism in migrainous stroke：A $^{31}$P-MR spectroscopy study. *Stroke* 2009；40：3740-3744.

Tietjen GE. The relationship of migraine and stroke. *Neuroepidemiology* 2000；19：13-19.

Tzourio C, Kittner SJ, Bousser MG, et al. Migraine and stroke in young women. *Cephalalgia* 2000；20：190-199.

Vollbracht S, Robbins MS and Kister I. Classification challenge in migrainous infarction. *Headache* 2014；54：170-171.

Wolf ME, Szabo K, Griebe M, et al. Clinical and MRI characteristics of acute migrainous infarction. *Neurology* 2011；76：1911-1917.

## 1.4.4 片頭痛前兆により誘発される痙攣発作（Migraine aura-triggered seizure）

Belcastro V, Striano P, Kasteleijn-Nolst Trenité DG, et al. Migralepsy, hemicrania epileptica, post-ictal headache and "ictal epileptic headache"：a proposal for terminology and classification revision. *J Headache Pain* 2011；12：289-294.

Davies PT and Panayiotopoulos CP. Migraine triggered seizures and epilepsy triggered headache and migraine attacks：a need for re-assessment. *J Headache Pain* 2011；12：287-288.

Friedenberg S and Dodick DW. Migraine-associated seizure：a case of reversible MRI abnormalities and persistent nondominant hemisphere syndrome. *Headache* 2000；40：487-490.

Maggioni F, Mampreso E, Ruffatti S, et al. Migralepsy：is

the current definition too narrow? *Headache* 2008；48：1129-1132.
Marks DA and Ehrenberg BL. Migraine-related seizures in adults with epilepsy, with EEG correlation. *Neurology* 1993；43：2476-2483.
Merlino G, Valente MR, D'Anna S, et al. Seizures with prolonged EEG abnormalities during an attack of migraine without aura. *Headache* 2007；47：919-922.
Parisi P and Kasteleijn-Nolst Trenitè DGA."Migralepsy"：a call for revision of the definition. *Epilepsia* 2010；51：932-933.
Rogawski MA. Common pathophysiologic mechanisms in migraine and epilepsy. *Arch Neurol* 2008；65：709-714.
Sances G, Guaschino E, Perucca P, et al. Migralepsy：a call for revision of the definition. *Epilepsia* 2009；50：2487-2496.
Ter Berg HW. Migraine-associated seizure：a case of reversible MRI abnormalities and persistent non-dominant hemisphere syndrome. *Headache* 2001；41：326-328.
Velioglu SK and Ozmenoglu M. Migraine-related seizures in an epileptic population. *Cephalalgia* 1999；19：797-801.
Verrotti A, Coppola G, Di Fonzo A, et al. Should"migralepsy"be considered an obsolete concept? A multicenter retrospective clinical/EEG study and review of the literature. *Epilepsy Behav* 2011；21：52-59.

## 1.5　片頭痛の疑い(**Probable migraine**)
Granella F, Alessandro RD, Manzoni GC, et al. International Headache Society classification：inter-observer reliability in the diagnosis of primary headaches. *Cephalalgia* 1994；14：16-20.
Rains JC, Penzien DB, Lipchik GL, et al. Diagnosis of migraine：empirical analysis of a large clinical sample of atypical migraine(IHS 1.7)patients and proposed revision of the IHS criteria. *Cephalalgia* 2001, 21：584-595.
Rasmussen BK, Jensen R and Olesen J. A population-based analysis of the diagnostic criteria of the International Headache Society. *Cephalalgia* 1991；11：129-134.
Russell MB and Olesen J. Migrainous disorder and its relation to migraine without aura and migraine with aura. A genetic epidemiological study. *Cephalalgia* 1996；16：431-435.

## 1.6.1　再発性消化管障害(**Recurrent gastrointestinal disturbance**)
Abu-Arafeh I and Russel G. Prevalence and clinical features of abdominal migraine compared with those of migraine headache. *Arch Dis Child* 1995；72：413-417.
Al-Twaijri WA and Shevell MI. Pediatric migraine equivalents：occurrence and clinical features in practice. *Pediatr Neurol* 2002；26：365-368.
Dignan F, Abu-Arafeh I and Russell G. The prognosis of childhood abdominal migraine. *Arch Dis Child* 2001；84：415-418.
Drossman DA and Dumitrascu DL. Rome Ⅲ：new standard for functional gastrointestinal disorders. *J Gastrointestin Liver Dis* 2006；15：237-241.
Farquhar HA. Abdominal migraine in children. *BMJ* 1956；i：1082-1085.
Fleisher DR. Cyclic vomiting syndrome and migraine. *J Pediatr* 1999；134：533-535.
Haan J, Kors EE and Ferrari MD. Familial cyclic vomiting syndrome. *Cephalalgia* 2002；22：552-554.
Li BU. Cyclic vomiting syndrome：age-old syndrome and new insights. *Semin Pediatr Neurol* 2001；8：13-21.
Li BUK, Lefevre F, Chelimsky GG, et al. North American Society for Pediatric Gastroenterology, Hepatology, and Nutrition consensus statement on the diagnosis and management of cyclic vomiting syndrome. *J Pediatr Gastroenterol Nutr* 2008；47：379-393.
Rashed H, Abell TL, Familoni BO, et al. Autonomic function in cyclic vomiting syndrome and classic migraine. *Dig Dis Sci* 1999；44(Suppl 8)：74S-78S.
Russell G, Abu-Arafeh I and Symon DN. Abdominal migraine：evidence for existence and treatment options. *Paediatr Drugs* 2002；4：1-8.
Thiessen PN. Recurrent abdominal pain. *Pediatr Rev* 2002；23：39-46.
Welch KM. Scientific basis of migraine：speculation on the relationship to cyclic vomiting. *Dig Dis Sci* 1999；44(Suppl 8)：26S-30S.

## 1.6.2　良性発作性めまい(**Benign paroxysmal vertigo**)
Drigo P, Carli G and Laverda AM. Benign paroxysmal vertigo of childhood. *Brain Dev* 2001；23：38-41.
Dunn DW and Snyder CH. Benign paroxysmal vertigo of childhood. *Am J Dis Child* 1976；130：1099-1100.
Fenichel GM. Migraine as a cause of benign paroxysmal vertigo of childhood. *J Pediatr* 1967；71：114-115.

## 1.6.3　良性発作性斜頸(**Benign paroxysmal torticollis**)
Drigo P, Carli G and Laverda AM. Benign paroxysmal torticollis of infancy. *Brain Dev* 2000；22：169-172.
Giffin NJ, Benton S and Goadsby PJ. Benign paroxysmal torticollis of infancy：four new cases and linkage to CACNA1A mutation. *Dev Med Child Neurol* 2002；44：490-493.
Rosman NP, Douglass LM, Sharif UM, et al. The neurology of benign paroxysmal torticollis of infancy：report of 10 new cases and review of the literature. *J Child Neurol* 2009；24：155-160.

第1部 一次性頭痛

# 2. 緊張型頭痛
Tension-type headache：TTH

2.1 稀発反復性緊張型頭痛
 （Infrequent episodic tension-type headache）
　2.1.1 頭蓋周囲の圧痛を伴う
 稀発反復性緊張型頭痛
 （Infrequent episodic tension-type headache associated with pericranial tenderness）
　2.1.2 頭蓋周囲の圧痛を伴わない
 稀発反復性緊張型頭痛
 （Infrequent episodic tension-type headache not associated with pericranial tenderness）
2.2 頻発反復性緊張型頭痛
 （Frequent episodic tension-type headache）
　2.2.1 頭蓋周囲の圧痛を伴う
 頻発反復性緊張型頭痛
 （Frequent episodic tension-type headache associated with pericranial tenderness）
　2.2.2 頭蓋周囲の圧痛を伴わない
 頻発反復性緊張型頭痛
 （Frequent episodic tension-type headache not associated with pericranial tenderness）
2.3 慢性緊張型頭痛（Chronic tension-type headache）
　2.3.1 頭蓋周囲の圧痛を伴う慢性緊張型頭痛
 （Chronic tension-type headache associated with pericranial tenderness）
　2.3.2 頭蓋周囲の圧痛を伴わない慢性緊張型頭痛（Chronic tension-type headache not associated with pericranial tenderness）
2.4 緊張型頭痛の疑い（Probable tension-type headache）
　2.4.1 稀発反復性緊張型頭痛の疑い（Probable infrequent episodic tension-type headache）
　2.4.2 頻発反復性緊張型頭痛の疑い（Probable frequent episodic tension-type headache）
　2.4.3 慢性緊張型頭痛の疑い（Probable chronic tension-type headache）

## ● 以前に使用された用語

　緊張性頭痛（tension headache），筋収縮性頭痛（muscle contraction headache），精神筋原性頭痛（psychomyogenic headache），ストレス頭痛（stress headache），通常頭痛（ordinary headache），本態性頭痛（essential headache），特発性頭痛（idiopathic headache）および心因性頭痛（psychogenic headache）

## ● 他疾患にコード化する

　他疾患による緊張型様頭痛は当該疾患にコード化する。

# 全般的なコメント

## ● 一次性頭痛か，二次性頭痛か，あるいはその両方か？

　緊張型頭痛様頭痛には状況に応じて3つの規則が適用される。
1．緊張型頭痛の特徴をもった新規の頭痛が初発し，頭痛の原因となることが知られている他疾患と時期的に一致する場合，あるいはその疾患による二次性頭痛の診断基準を満たす場合には，その原因疾患による二次性頭痛としてコード化する。
2．頭痛の原因となることが知られている他疾患と時期的に一致して，以前から存在する緊張型頭痛が慢性化した場合，もともとある緊張型頭痛およびその疾患に応じた二次性頭痛の両方として診断する。
3．頭痛の原因となることが知られている他疾患と時期的に一致して，以前から存在する緊張型頭痛が有意に悪化した場合（通常，頻度や重症度が2倍かそれ以上になることを意味する），その疾患が頭痛の原因となる確証があれば，もともとある緊張型頭痛およびその疾患に応じた二次性頭痛の両方として診断する。

　治療薬の過剰使用が存在する慢性緊張型頭痛の場合は，時期的な因果関係を確立するのはしばしば困難である。したがって，2.3「慢性緊張型頭痛」と8.2「薬剤の使用過多による頭痛（薬物乱用頭痛，MOH）」の診断の両方が与えられるべきである。

# 第1部 一次性頭痛

## 緒言

2.「緊張型頭痛」はきわめて一般的であり，さまざまな調査で一般集団における生涯有病率は30〜78％の範囲とされており，社会経済に高度な影響を及ぼしている。

この型の頭痛は，以前は主として心因性のものとみなされていたが，ICHD-1の公表以後，少なくとも2.「緊張型頭痛」のより重症サブタイプに関しては，神経生物学的基盤を強く示唆する多数の研究が発表されてきた。

ICHD-1で採り入れた**反復性**と**慢性**のサブタイプに分類した2.「緊張型頭痛」はきわめて有用であることがわかった。ICHD-2では，反復型を，頭痛の頻度が月あたり1回未満の**稀発型**と**頻発型**にさらに細分類した。2.2「頻発反復性緊張型頭痛」は，時として高価な薬剤の使用を伴う治療が必要となるほどの支障をきたすことがある。対照的に，2.1「稀発反復性緊張型頭痛」は，大多数の人々で起こるが，個人に及ぼす影響はごくわずかなものであるため，ほとんどの場合，医療関係者から注目されない。2.2「頻発反復性緊張型頭痛」から2.1「稀発反復性緊張型頭痛」をあえて区別して分類することで，医学的管理を必要としない人々を分け，大多数の人々が意味のある頭痛疾患をもつとカテゴリー化されるのを避ける。2.3「慢性緊張型頭痛」は，生活の質（QOL）を大きく低下させ，高度の障害を引き起こす深刻な疾患である。

2.「緊張型頭痛」の正確なメカニズムは不明である。2.1「稀発反復性緊張型頭痛」と2.2「頻発反復性緊張型頭痛」については末梢性の疼痛メカニズムが主要な役割を果たしている可能性があるのに対し，2.3「慢性緊張型頭痛」においては中枢性の疼痛メカニズムがより重要な役割を果たしている可能性が最も高い。2.「緊張型頭痛」の患者において，触診による頭蓋周囲の圧痛の増強は最も重要な異常所見である。圧痛は，典型的には非発作時にもみられ，頭痛の強さと頻度とともに増強し，実際の頭痛の発現中にさらに悪化する。増強した圧痛は，病態生理学的な背景として最も重要といえる。ICHD-2では，頭部筋群の異常を伴うか伴わないかで区別した。そしてこの下位分類はこの領域のさらなる研究の発展を刺激するためにICHD-3でも堅持された。

頭蓋周囲の圧痛は，触診で簡単に検出，記録できる。前頭筋，側頭筋，咬筋，翼突筋，胸鎖乳突筋，板状筋および僧帽筋上を第2指と第3指を小さく回転させて動かし，強く圧迫を加える触診により容易にその程度がわかる（補助的に圧痛計を使用するのが望ましい）。各筋肉での0〜3の局所圧痛スコアを合計して，各個人における総圧痛スコアを算出すればよい。触診は治療戦略に関する有用な手引きとなり，患者への説明をさらに価値あるものにし，信頼性の高いものにする。

診断困難な一次性頭痛でよく経験するのは，2.「緊張型頭痛」と軽度の1.1「前兆のない片頭痛」との鑑別である。これは，頻発頭痛の患者で両方の頭痛をしばしば経験しているからである。頭痛の表現型が緊張型頭痛に類似している片頭痛患者を除外することを期待し，2.「緊張型頭痛」に対する診断基準の厳格化が提案された。この基準は，ICHD-2の付録（Appendix）のA2.「緊張型頭痛（代替診断基準）」に提案された。しかしながら，そのように特異度が高くなると，同時に診断基準の感度は低下し，大部分の患者は2.4「緊張型頭痛の疑い」または1.5「片頭痛の疑い」だけに分類される結果となった。そのような変更が有益な効果を示すという証拠が見当たらなかったが，これらの厳密な診断基準は，研究の目的のためだけに付録に残してある。分類委員会はそれぞれの診断基準に従い診断された患者を，臨床的特徴だけではなく，病態生理学的メカニズムと治療に対する反応についても関連づけて比較するよう奨励する。

## 2.1 稀発反復性緊張型頭痛

### ●解説

頻度がまれであり，一般に両側性で，性状は圧迫感または締めつけ感，強さは軽度〜中等度で，数十分〜数日間持続する頭痛。痛みは日常的な動作により増悪せず，悪心は伴わないが，光過敏または音過敏を呈することがある。

### ● 診断基準

A. 平均して1ヵ月に1日未満（年間12日未満）の頻度で発現する頭痛が10回以上あり，かつB〜Dを満たす
B. 30分〜7日間持続する
C. 以下の4つの特徴のうち少なくとも2項目を満たす
   ① 両側性
   ② 性状は圧迫感または締めつけ感（非拍動性）
   ③ 強さは軽度〜中等度
   ④ 歩行や階段の昇降のような日常的な動作により増悪しない
D. 以下の両方を満たす
   ① 悪心や嘔吐はない
   ② 光過敏や音過敏はあってもどちらか一方のみ
E. ほかに最適な ICHD-3 の診断がない（注❶）

### ● 注

❶ 頭痛が 1.5「片頭痛の疑い」と 2.1「稀発反復性緊張型頭痛」の両方の診断基準を満たすときは，「確定診断は常に疑い診断に優先される」という規則に則って 2.1「稀発反復性緊張型頭痛」（または診断基準を満たすサブタイプ）にコード化する。

## 2.1.1 頭蓋周囲の圧痛を伴う稀発反復性緊張型頭痛

### ● 診断基準

A. 2.1「稀発反復性緊張型頭痛」の診断基準を満たす頭痛
B. 触診により頭蓋周囲の圧痛が増強する

## 2.1.2 頭蓋周囲の圧痛を伴わない稀発反復性緊張型頭痛

### ● 診断基準

A. 2.1「稀発反復性緊張型頭痛」の診断基準を満たす頭痛
B. 触診により頭蓋周囲の圧痛が増強しない

## 2.2 頻発反復性緊張型頭痛

### ● 解説

頭痛の頻度が高く，一般に両側性で，性状は圧迫感または締めつけ感，強さは軽度〜中等度で，数十分〜数日間持続する頭痛。痛みは日常的な動作により増悪せず，悪心は伴わないが，光過敏または音過敏を呈することがある。

### ● 診断基準

A. 3ヵ月を超えて，平均して1ヵ月に1〜14日（年間12日以上180日未満）の頻度で発現する頭痛が10回以上あり，かつB〜Dを満たす
B. 30分〜7日間持続する
C. 以下の4つの特徴のうち少なくとも2項目を満たす
   ① 両側性
   ② 性状は圧迫感または締めつけ感（非拍動性）
   ③ 強さは軽度〜中等度
   ④ 歩行や階段の昇降のような日常的な動作により増悪しない
D. 以下の両方を満たす
   ① 悪心や嘔吐はない
   ② 光過敏や音過敏はあってもどちらか一方のみ
E. ほかに最適な ICHD-3 の診断がない（注❶）

### ● 注

❶ 頭痛が 1.5「片頭痛の疑い」と 2.2「頻発反復性緊張型頭痛」の両方の診断基準を満たすときは，「確定診断は常に疑い診断に優先される」という規則に従い 2.2「頻発反復性緊張型頭痛」（または診断基準を満たすサブタイプ）にコード化する。

### ● コメント

2.2「頻発反復性緊張型頭痛」は 1.1「前兆のない片頭痛」に併発することが多い。片頭痛患者が緊張型頭痛を併発しているかどうかは，頭痛ダイアリーを診断的に用いて特定することが望ましい。片頭痛の治療は緊張型頭痛の治療とかなり異

なっているため，正しい治療を選択し，薬剤の使用過多や，その結果として起こる8.2「薬剤の使用過多による頭痛（MOH）」の発症を防止するためにも，片頭痛と緊張型頭痛が正しく区別できるように患者を教育することが重要である。

### 2.2.1 頭蓋周囲の圧痛を伴う頻発反復性緊張型頭痛

○ 診断基準

A．2.2「頻発反復性緊張型頭痛」の診断基準を満たす頭痛
B．触診により頭蓋周囲の圧痛が増強する

### 2.2.2 頭蓋周囲の圧痛を伴わない頻発反復性緊張型頭痛

○ 診断基準

A．2.2「頻発反復性緊張型頭痛」の診断基準を満たす頭痛
B．触診により頭蓋周囲の圧痛が増強しない

## 2.3 慢性緊張型頭痛

○ 他疾患にコード化する

4.10「新規発症持続性連日性頭痛（NDPH）」

○ 解説

頻発反復性緊張型頭痛から進展した疾患で，連日または非常に頻繁に発現し，一般に両側性で，性状は圧迫感または締めつけ感であり，強さは軽度～中等度で，数時間～数日間，または絶え間なく持続する頭痛。痛みは日常的な動作により増悪しないが，軽度の悪心，光過敏または音過敏を呈することがある。

○ 診断基準

A．3ヵ月を超えて，平均して1ヵ月に15日以上（年間180日以上）の頻度で発現する頭痛で，B～Dを満たす
B．数時間～数日間，または絶え間なく持続する
C．以下の4つの特徴のうち少なくとも2項目を満たす

① 両側性
② 性状は圧迫感または締めつけ感（非拍動性）
③ 強さは軽度～中等度
④ 歩行や階段の昇降のような日常的な動作により増悪しない

D．以下の両方を満たす
① 光過敏，音過敏，軽度の悪心はあってもいずれか1つのみ
② 中程度・重度の悪心や嘔吐はどちらもない

E．ほかに最適なICHD-3の診断がない（注❶～❸）

○ 注

❶ 2.3「慢性緊張型頭痛」と1.3「慢性片頭痛」のいずれも，1ヵ月に15日以上頭痛がみられる必要がある。2.3「慢性緊張型頭痛」は2.2「頻発反復性緊張型頭痛」の診断基準B～Dを満たす頭痛が15日以上ある。1.3の「慢性片頭痛」は1.1「前兆のない片頭痛」の診断基準B～Dを満たす頭痛が8日以上ある。したがって，1人の患者が両方の診断基準を満たすことが可能となる。例えば1ヵ月に片頭痛の基準を満たす頭痛が8日，緊張型頭痛の基準を満たす頭痛が17日の合わせて25日頭痛のあるような症例である。このような症例では，1.3「慢性片頭痛」の診断だけを与えるべきである。

❷ 2.3「慢性緊張型頭痛」は2.2「頻発反復性緊張型頭痛」から時間経過に伴い進展する。それに対し，最初の頭痛発現から24時間未満で，連日かつ絶え間ない継続的な頭痛となり，A～Eを満たすことが明らかになる場合には，4.10「新規発症持続性連日性頭痛（NDPH）」としてコード化する。頭痛がどのように起こったか思い出せない，あるいは不明確な場合は，2.3「慢性緊張型頭痛」としてコード化する。

❸ 診断がつけにくい多くの例で，治療薬の乱用がみられる。8.2「薬剤の使用過多による頭痛（MOH）」のサブタイプのいずれかの基準Bを満たす場合，かつ2.3「慢性緊張型頭痛」も基準を満たす場合は，2.3「慢性緊張型頭痛」に加えて8.2「薬剤の使用過多による頭痛（MOH）」にコード化する。使用過多の薬剤を

中止後に，その診断は再評価されるべきである。緊張型頭痛か他の反復性の頭痛のサブタイプに戻り，もはや2.3「慢性緊張型頭痛」の基準を満たさないことがまれでない。薬剤離脱後にもかかわらず症状が慢性的なままである場合は8.2「薬剤の使用過多による頭痛（MOH）」の診断は取り消される。

### 2.3.1 頭蓋周囲の圧痛を伴う慢性緊張型頭痛

○診断基準
A．2.3「慢性緊張型頭痛」の診断基準を満たす頭痛
B．触診により頭蓋周囲の圧痛が増強する

### 2.3.2 頭蓋周囲の圧痛を伴わない慢性緊張型頭痛

○診断基準
A．2.3「慢性緊張型頭痛」の診断基準を満たす頭痛
B．触診により頭蓋周囲の圧痛が増強しない

## 2.4 緊張型頭痛の疑い

○解説
　上記にコード化した緊張型頭痛のサブタイプの診断に必要な基準項目のうち，1項目を欠いた緊張型頭痛様頭痛，かつ他の頭痛の診断基準を満たさない。

○コメント
　下記の基準を満たす患者は1.5.1「前兆のない片頭痛の疑い」基準も満たす可能性がある。このような症例では，コード番号順にする規則に従い，2.「緊張型頭痛」とタイプ，サブタイプの前に，1.「片頭痛」とタイプ，サブタイプを置く。

### 2.4.1 稀発反復性緊張型頭痛の疑い

○診断基準
A．2.1「稀発反復性緊張型頭痛」の診断基準A～Dのうち1つだけ満たさない1回以上の頭痛
B．ICHD-3の他のいずれの頭痛性疾患の診断基準も満たさない
C．ほかに最適なICHD-3の診断がない

### 2.4.2 頻発反復性緊張型頭痛の疑い

○診断基準
A．2.2「頻発反復性緊張型頭痛」の診断基準A～Dのうち1つだけ満たさない頭痛
B．ICHD-3の他のいずれの頭痛性疾患の診断基準も満たさない
C．ほかに最適なICHD-3の診断がない

### 2.4.3 慢性緊張型頭痛の疑い

○診断基準
A．2.3「慢性緊張型頭痛」の診断基準A～Dのうち1つだけ満たさない頭痛
B．ICHD-3の他のいずれの頭痛性疾患の診断基準も満たさない
C．ほかに最適なICHD-3の診断がない

### 文献

Ashina M. Nitric oxide synthase inhibitors for the treatment of chronic tension-type headache. *Expert Opin Pharmacother* 2002；3：395-399.

Ashina M. Neurobiology of chronic tension-type headache. *Cephalalgia* 2004；24：161-172.

Ashina M, Bendtsen L, Jensen R, et al. Muscle hardness in patients with chronic tension-type headache：Relation to actual headache state. *Pain* 1999；79：201-205.

Ashina M, Bendtsen L, Jensen R, et al. Possible mechanisms of glyceryl-trinitrate-induced immediate headache in patients with chronic tension-type headache. *Cephalalgia* 2000；20：919-924.

Ashina M, Lassen LH, Bendtsen L, et al. Effect of inhibition of nitric oxide synthase on chronic tension-type headache：A randomised crossover trial. *Lancet* 1999；353：287-289.

Ashina M, Stallknecht B, Bendtsen L, et al. In vivo evidence of altered skeletal muscle blood flow in chronic tension-type headache. *Brain* 2002；125：320-326.

Ashina M, Stallknecht B, Bendtsen L, et al. Tender points are not sites of ongoing inflammation - In vivo evidence in patients with chronic tension-type headache. *Cephalalgia* 2003；23：109-116.

Ashina S, Babenko L, Jensen R, et al. Increased muscular and cutaneous pain sensitivity in cephalic region in patients with chronic tension-type headache. *Eur J Neurol* 2005；12：543-549.

Ashina S, Bendtsen L, Ashina M, et al. Generalized hyperalgesia in patients with chronic tension-type headache. *Cephalalgia* 2006；26：940-948.

Ashina S, Bendtsen L and Jensen R. Analgesic effect of amitriptyline in chronic tension-type headache is not directly related to serotonin reuptake inhibition. *Pain* 2004；108：108-114.

Bendtsen L. Central sensitization in tension-type headache - Possible pathophysiological mechanisms. *Cephalalgia* 2000；20：486-508.

Bendtsen L and Jensen R. Amitriptyline reduces myofascial tenderness in patients with chronic tension-type headache. *Cephalalgia* 2000；20：603-610.

Bendtsen L and Jensen R. Mirtazapine is effective in the prophylactic treatment of chronic tension-type headache. *Neurology* 2004；62：1706-1711.

Bendtsen L and Jensen R. Tension-type headache：The most common, but also the most neglected, headache disorder. *Curr Opin Neurol* 2006；19：305-309.

Bendtsen L, Bigal ME, Cerbo R, et al. Guidelines for controlled trials of drugs in tension-type headache：Second edition. *Cephalalgia* 2010；30：1-16.

Bendtsen L, Evers S, Linde M, et al. EFNS guideline on the treatment of tension-type headache - Report of an EFNS task force. *Eur J Neurol* 2010；17：1318-1325.

Bendtsen L, Jensen R, Jensen NK, et al. Pressure-controlled palpation：A new technique which increases the reliability of manual palpation. *Cephalalgia* 1995；15：205-210.

Bendtsen L, Jensen R and Olesen J. A non-selective(amitriptyline), but not a selective(citalopram), serotonin reuptake inhibitor is effective in the prophylactic treatment of chronic tension-type headache. *J Neurol Neurosurg Psychiatry* 1996；61：285-290.

Bendtsen L, Jensen R and Olesen J. Decreased pain detection and tolerance thresholds in chronic tension-type headache. *Arch Neurol* 1996；53：373-376.

Bendtsen L, Jensen R and Olesen J. Qualitatively altered nociception in chronic myofascial pain. *Pain* 1996；65：259-264.

Buchgreitz L, Egsgaard LL, Jensen R, et al. Abnormal pain processing in chronic tension-type headache：A high-density EEG brain mapping study. *Brain* 2008；131：3232-3238.

Buchgreitz L, Lyngberg AC, Bendtsen L, et al. Frequency of headache is related to sensitization：A population study. *Pain* 2006；123：19-27.

Buchgreitz L, Lyngberg AC, Bendtsen L, et al. Increased pain sensitivity is not a risk factor but a consequence of frequent headache：A population-based follow-up study. *Pain* 2008；137：623-630.

Cathcart S, Petkov J and Pritchard D. Effects of induced stress on experimental pain sensitivity in chronic tension-type headache sufferers. *Eur J Neurol* 2008；15：552-558.

Cathcart S, Petkov J, Winefield AH, et al. Central mechanisms of stress-induced headache. *Cephalalgia* 2010；30：285-295.

Cathcart S, Winefield AH, Lushington K, et al. Noxious inhibition of temporal summation is impaired in chronic tension-type headache. *Headache* 2010；50：403-412.

Christensen M, Bendtsen L, Ashina M, et al. Experimental induction of muscle tenderness and headache in tension-type headache patients. *Cephalalgia* 2005；25：1061-1067.

Clark GT, Sakai S, Merrill R, et al. Cross-correlation between stress, pain, physical activity, and temporalis muscle EMG in tension-type headache. *Cephalalgia* 1995；15：511-518.

Fernández-de-Las-Peñas C and Schoenen J. Chronic tension-type headache：What is new? *Curr Opin Neurol* 2009；22：254-261.

Fernández-de-Las-Peñas C, Alonso-Blanco C, Cuadrado ML, et al. Myofascial trigger points and their relationship to headache clinical parameters in chronic tension-type headache. *Headache* 2006；46：1264-1272.

Fernández-de-Las-Peñas C, Alonso-Blanco C, Cuadrado ML, et al. Myofascial trigger points in the suboccipital muscles in episodic tension-type headache. *Man Ther* 2006；11：225-230.

Fernández-de-Las-Peñas C, Cuadrado ML, Arendt-Nielsen L, et al. Increased pericranial tenderness, decreased pressure pain threshold, and headache clinical parameters in chronic tension-type headache patients. *Clin J Pain* 2007；23：346-352.

Fernández-de-Las-Peñas C, Cuadrado ML, Arendt-Nielsen L, et al. Myofascial trigger points and sensitization：An updated pain model for tension-type headache. *Cephalalgia* 2007；27：383-393.

Fernández-de-Las-Peñas C, Cuadrado ML and Pareja JA. Myofascial trigger points, neck mobility, and forward head posture in episodic tension-type headache. Headache 2007；47：662-672.

Fumal A and Schoenen J. Tension-type headache：Current research and clinical management. *Lancet Neurol* 2008；7：70-83.

Heckman BD and Holroyd KA. Tension-type headache and psychiatric comorbidity. *Curr Pain Headache Rep* 2006；10：439-447.

Holroyd KA, O'Donnell FJ, Stensland M, et al. Management of chronic tension-type headache with tricyclic antidepressant medication, stress management therapy, and their combination：A randomized controlled trial. *JAMA* 2001；285：2208-2215.

Holroyd KA, Stensland M, Lipchik GL, et al. Psychosocial correlates and impact of chronic tension-type headaches. *Headache* 2000；40：3-16.

Hubbard DR and Berkoff GM. Myofascial trigger points show spontaneous needle EMG activity. *Spine* 1993；18：1803-1807.

Janke EA, Holroyd KA and Romanek K. Depression increases onset of tension-type headache following laboratory stress. *Pain* 2004；111：230-238.

Jensen R. Mechanisms of spontaneous tension-type headaches：An analysis of tenderness, pain thresholds and EMG. *Pain* 1996；64：251-256.

Jensen R. Pathophysiological mechanisms of tension-type headache：A review of epidemiological and experimental studies. *Cephalalgia* 1999；19：602-621.

Jensen R and Stovner LJ. Epidemiology and comorbidity of headache. *Lancet Neurol* 2008；7：354-361.

Jensen R, Bendtsen L and Olesen J. Muscular factors are of importance in tension-type headache. *Headache* 1998；38：10-17.

Jensen R, Rasmussen BK, Pedersen B, et al. Cephalic muscle tenderness and pressure pain threshold in a general population. *Pain* 1992；48：197-203.

Jensen R, Rasmussen BK, Pedersen B, et al. Muscle tenderness and pressure pain thresholds in headache. A population study. *Pain* 1993；52：193-199.

Jensen R, Zeeberg P, Dehlendorff C, et al. Predictors of outcome of the treatment programme in a multidisciplinary headache centre. *Cephalalgia* 2010；30：1214-1224.

Langemark M and Olesen J. Pericranial tenderness in tension headache. A blind, controlled study. *Cephalalgia* 1987；7：249-255.

Langemark M, Bach FW, Jensen TS, et al. Decreased nociceptive flexion reflex threshold in chronic tension-type headache. *Arch Neurol* 1993；50：1061-1064.

Langemark M, Jensen K, Jensen TS, et al. Pressure pain thresholds and thermal nociceptive thresholds in chronic tension-type headache. *Pain* 1989；38：203-210.

Leistad R, Sand T, Westgaard R, et al. Stress-induced pain and muscle activity in patients with migraine and tension-type headache. *Cephalalgia* 2006；26：64-73.

Lindelof K, Ellrich J, Jensen R, et al. Central pain processing in chronic tension-type headache. *Clin Neurophysiol* 2009；120：1364-1370.

Lindelof K, Jung K, Ellrich J, et al. Low-frequency electrical stimulation induces long-term depression in patients with chronic tension-type headache. *Cephalalgia* 2010；30：860-867.

Lyngberg AC, Rasmussen BK, Jorgensen T, et al. Has the prevalence of migraine and tension-type headache changed over a 12-year period? A Danish population survey. *Eur J Epidemiol* 2005；20：243-249.

Mathew NT. Tension-type headache. *Curr Neurol Neurosci Rep* 2006；6：100-105.

Mork H, Ashina M, Bendtsen L, et al. Induction of prolonged tenderness in patients with tension-type headache by means of a new experimental model of myofascial pain. *Eur J Neurol* 2003；10：249-256.

Mork H, Ashina M, Bendtsen L, et al. Possible mechanisms of pain perception in patients with episodic tension-type headache. A new experimental model of myofascial pain. *Cephalalgia* 2004；24：466-475.

Nestoriuc Y, Rief W and Martin A. Meta-analysis of biofeedback for tension-type headache：Efficacy, specificity, and treatment moderators. *J Consult Clin Psychol* 2008；76：379-396.

Olesen J. Clinical and pathophysiological observations in migraine and tension-type headache explained by integration of vascular, supraspinal and myofascial inputs. *Pain* 1991；46：125-132.

Pielsticker A, Haag G, Zaudig M, et al. Impairment of pain inhibition in chronic tension-type headache. *Pain* 2005；118(1-2)：215-223.

Rasmussen BK, Jensen R, Schroll M, et al. Epidemiology of headache in a general population – A prevalence study. *J Clin Epidemiol* 1991；44：1147-1157.

Sandrini G, Rossi P, Milanov I, et al. Abnormal modulatory influence of diffuse noxious inhibitory controls in migraine and chronic tension-type headache patients. *Cephalalgia* 2006；26：782-789.

Schmidt-Hansen PT, Svensson P, Bendtsen L, et al. Increased muscle pain sensitivity in patients with tension-type headache. *Pain* 2007；129：113-121.

Schmidt-Wilcke T, Leinisch E, Straube A, et al. Gray matter decrease in patients with chronic tension type headache. *Neurology* 2005；65：1483-1486.

Schoenen J, Bottin D, Hardy F, et al. Cephalic and extracephalic pressure pain thresholds in chronic tension-type headache. *Pain* 1991；47：145-149.

Schoenen J, Gerard P, De Pasqua V, et al. Multiple clinical and paraclinical analyses of chronic tension-type headache associated or unassociated with disorder of pericranial muscles. *Cephalalgia* 1991；11：135-139.

Schwartz BS, Stewart WF, Simon D, et al. Epidemiology of tension-type headache. *JAMA* 1998；4：381-383.

第1部　一次性頭痛

# 3. 三叉神経・自律神経性頭痛(TACs)
## Trigeminal autonomic cephalalgias：TACs

3.1　群発頭痛(Cluster headache)
　3.1.1　反復性群発頭痛(Episodic cluster headache)
　3.1.2　慢性群発頭痛(Chronic cluster headache)
3.2　発作性片側頭痛(Paroxysmal hemicrania)
　3.2.1　反復性発作性片側頭痛
　　　　(Episodic paroxysmal hemicrania)
　3.2.2　慢性発作性片側頭痛
　　　　(Chronic paroxysmal hemicrania)
3.3　短時間持続性片側神経痛様頭痛発作(Short-lasting unilateral neuralgiform headache attacks)
　3.3.1　結膜充血および流涙を伴う短時間持続性片側神経痛様頭痛発作(SUNCT)
　　　　(Short-lasting unilateral neuralgiform headache attacks with conjunctival injection and tearing：SUNCT)
　　3.3.1.1　反復性SUNCT(Episodic SUNCT)
　　3.3.1.2　慢性SUNCT(Chronic SUNCT)
　3.3.2　頭部自律神経症状を伴う短時間持続性片側神経痛様頭痛発作(SUNA)
　　　　(Short-lasting unilateral neuralgiform headache attacks with cranial autonomic symptoms：SUNA)
　　3.3.2.1　反復性SUNA(Episodic SUNA)
　　3.3.2.2　慢性SUNA(Chronic SUNA)
3.4　持続性片側頭痛(Hemicrania continua)
　3.4.1　持続性片側頭痛，寛解型
　　　　(Hemicrania continua, remitting subtype)
　3.4.2　持続性片側頭痛，非寛解型
　　　　(Hemicrania continua, unremitting subtype)
3.5　三叉神経・自律神経性頭痛の疑い
　　　(Probable trigeminal autonomic cephalalgia)
　3.5.1　群発頭痛の疑い(Probable cluster headache)
　3.5.2　発作性片側頭痛の疑い
　　　　(Probable paroxysmal hemicrania)
　3.5.3　短時間持続性片側神経痛様頭痛発作の疑い(Probable short-lasting unilateral neuralgiform headache attacks)
　3.5.4　持続性片側頭痛の疑い
　　　　(Probable hemicrania continua)

## 全般的なコメント

● 一次性頭痛か，二次性頭痛か，またはその両方か？

　三叉神経・自律神経性頭痛(TACs)の特徴をもった頭痛は，状況に応じて，3つの規則が適用される。

1. あるTACの特徴をもった新規の頭痛が初発し，頭痛の原因となることが知られている他疾患と時期的に一致する場合，あるいはその疾患による二次性頭痛の診断基準を満たす場合には，その原因疾患による二次性頭痛としてコード化する。
2. 頭痛の原因となることが知られている他疾患と時期的に一致して，以前から存在するTACが慢性化した場合，もともとあるTACおよびその疾患に応じた二次性頭痛の両方として診断する。
3. 頭痛の原因となることが知られている他疾患と時期的に一致して，以前から存在するTACが有意に悪化した場合(通常，頻度や重症度が2倍かそれ以上になることを意味する)，その疾患が頭痛の原因となる確証があれば，もともとあるTACおよびその疾患に応じた二次性頭痛の両方として診断する。

## 緒言

　TACsに分類される頭痛は通常一側性で，しばしば頭痛と同側で一側性の顕著な頭部副交感神経系の自律神経症状を呈するという共通の臨床的特徴が見られる。実験的および臨床的な機能画像所見から，これらの症候群では正常なヒトの三叉神経-副交感神経反射が活性化され，頭部交感神経系機能異常の臨床徴候は二次的現象であることが示唆されている。
　典型的な片頭痛の前兆はまれではあるがTACsに関連して起こりうる。

## 3.1 群発頭痛

● 以前に使用された用語

毛様体神経痛（ciliary neuralgia），頭部肢端紅痛症（erythromelalgia of the head），ビング顔面紅痛症（erythroprosopalgia of Bing），血管運動麻痺性片側頭痛（hemicrania angioparalytica），慢性神経痛様片側頭痛（hemicrania neuralgiformis chronica），ヒスタミン性頭痛（histaminic cephalalgia），ホートン頭痛（Horton's headache），ハリス・ホートン病（Harris-Horton's disease），（ハリスの）片頭痛様神経痛（migrainous neuralgia [of Harris]），（ガードナーの）錐体神経痛（petrosal neuralgia [of Gardner]），スラダー神経痛（Sluder's neuralgia），翼口蓋神経痛（sphenopalatine neuralgia），ヴィディアン神経痛（Vidian neuralgia）

● 他疾患にコード化する

症候性群発頭痛，別の疾患による二次性頭痛は，原因疾患による二次性頭痛にコード化する。

● 解説

厳密に一側性の重度の頭痛発作が眼窩部，眼窩上部，側頭部のいずれか1つ以上の部位に発現し，15〜180分間持続する。発作頻度は1回/2日〜8回/日である。疼痛は頭痛と同側の結膜充血，流涙，鼻閉，鼻漏，前額部および顔面の発汗，縮瞳，眼瞼下垂および・または眼瞼浮腫および・または落ち着きのなさや興奮した様子を伴う。

● 診断基準

A．B〜Dを満たす発作が5回以上ある
B．（未治療の場合に）重度〜きわめて重度の一側の痛みが眼窩部，眼窩上部または側頭部のいずれか1つ以上の部位に15〜180分間持続する（注❶）
C．以下の1項目以上を認める
　①頭痛と同側に少なくとも以下の症状あるいは徴候の1項目を伴う
　　a）結膜充血または流涙（あるいはその両方）
　　b）鼻閉または鼻漏（あるいはその両方）
　　c）眼瞼浮腫
　　d）前額部および顔面の発汗
　　e）縮瞳または眼瞼下垂（あるいはその両方）
　②落ち着きのない，あるいは興奮した様子
D．発作の頻度は1回/2日〜8回/日である（注❷）
E．ほかに最適なICHD-3の診断がない

● 注

❶ 3.1「群発頭痛」の活動時期発作時期の半分未満においては，発作の重症度が軽減または持続時間（短縮または延長）の変化（あるいはその両方）がみられることがある。

❷ 3.1「群発頭痛」の活動時期の半分未満において，発作頻度はこれより低くてもよい。

● コメント

発作は通常，群発して発現する（いわゆる群発期）。群発期は数週〜数ヵ月間続く。群発期と群発期をはさむ寛解期は通常，数ヵ月〜数年間続く。患者の約10〜15％は，寛解期がない3.1.2「慢性群発頭痛」の症状を呈する。十分な追跡調査が実施された大規模症例研究では，患者の1/4が単一の群発期のみであった。このような患者でも診断基準を満たしている場合には，3.1「群発頭痛」としてコード化すべきである。

3.1.1「反復性群発頭痛」における群発期および3.1.2「慢性群発頭痛」におけるすべての時期において，発作は定期的に起こるほか，アルコール，ヒスタミンまたはニトログリセリンにより誘発される場合がある。

3.1「群発頭痛」の痛みは眼窩部，眼窩上部，側頭部，または，これらの部位が組み合わされた部位で最大になるが，その他の領域にも波及する場合がある。最悪の発作の間は，痛みの強さはきわめて重度となる。多くの患者は横になることができず，歩き回るのが特徴である。単一の群発期中は，痛みは，通常同側に繰り返される。

発症年齢は通常20〜40歳である。理由は不明であるが，男性における有病率は女性の3倍である。

急性発作には後部視床下部灰白質の活性化が関与している。3.1「群発頭痛」の約5％は常染色体優性を示す。

3.1「群発頭痛」および13.1.1「三叉神経痛」をともに有する患者も報告されている〔時に**群発(頭痛)-チック[三叉神経痛]症候群**(cluster-tic syndrome)と呼ばれる〕。このような患者には両方の診断を下すべきである。このような症例における重要な点は，頭痛を消失させるためには，両方を治療しなければならないことである。

### 3.1.1 反復性群発頭痛

● 解説

群発頭痛発作が7日〜1年間続く群発期があり，群発期と群発期の間には3ヵ月以上の寛解期がある。

● 診断基準

A．3.1「群発頭痛」の診断基準を満たす発作があり，発作期(群発期)が認められる
B．(未治療の場合に)7日〜1年間続く群発期が，3ヵ月以上の寛解期をはさんで2回以上ある

● コメント

群発期は通常2週〜3ヵ月間続く。

### 3.1.2 慢性群発頭痛

● 解説

群発頭痛発作が1年以上発現し，寛解期がないか，または寛解期があっても3ヵ月未満である。

● 診断基準

A．3.1「群発頭痛」の診断基準を満たす発作があり，Bを満たす
B．1年間以上発作が起こっており，寛解期がないか，または寛解期があっても3ヵ月未満である

● コメント

3.1.2「慢性群発頭痛」は，新規に現れる場合(以前は「一次性慢性群発頭痛」と呼称)もあれば，3.1.1「反復性群発頭痛」から進展する場合(以前は「二次性慢性群発頭痛」と呼称)もある。3.1.2「慢性群発頭痛」から3.1.1「反復性群発頭痛」に移行する患者もいる。

## 3.2 発作性片側頭痛

● 解説

厳密に一側性の重度の疼痛発作が眼窩部，眼窩上部，側頭部のいずれか1つ以上の部位に発現し，2〜30分間持続する。発作頻度は1日に数回以上である。発作は通常，頭痛と同側の結膜充血，流涙，鼻閉，鼻漏，前額部および顔面の発汗，および・または眼瞼浮腫を伴う。インドメタシンが絶対的な効果を示す。

● 診断基準

A．B〜Eを満たす発作が20回以上ある
B．重度の一側性の痛みが，眼窩部，眼窩上部または側頭部のいずれか1つ以上の部位に2〜30分間持続する
C．以下のいずれか，もしくは両方
　①頭痛と同側に少なくとも以下の症状あるいは徴候の1項目を伴う
　　a）結膜充血または流涙(あるいはその両方)
　　b）鼻閉または鼻漏(あるいはその両方)
　　c）眼瞼浮腫
　　d）前額部および顔面の発汗
　　e）縮瞳または眼瞼下垂(あるいはその両方)
　②落ち着きのない，あるいは興奮した様子
D．発作の頻度は，5回/日を超える(**注❶**)
E．発作は治療量のインドメタシンに絶対的な効果を示す(**注❷**)
F．ほかに最適なICHD-3の診断がない

● 注

❶ 3.2「発作性片側頭痛」の活動時期の半分未満においては，発作頻度はこれより低くてもよい。
❷ 成人では経口インドメタシンは最低用量150 mg/日を初期投与として使用し，必要があれば225 mg/日を上限に増量する。経静脈投与の用量は100〜200 mgである。維持用量はこれより低用量がしばしば用いられる(日本語版 作成にあたって，前付15頁参照のこと)。

## 3. 三叉神経・自律神経性頭痛(TACs)

● コメント

群発頭痛と異なり,男性優位はみられない。通常は成人期に発症するが,小児例も報告されている。

### 3.2.1 反復性発作性片側頭痛

● 解説

発作性片側頭痛発作が7日〜1年間発現し,この発作期と発作期の間には3ヵ月以上の寛解期がある。

● 診断基準

A. 3.2「発作性片側頭痛」の診断基準を満たす発作があり,発作期が認められる
B. 未治療の場合に7日〜1年間続く発作期が,3ヵ月以上の寛解期をはさんで2回以上ある

### 3.2.2 慢性発作性片側頭痛(CPH)

● 解説

発作性片側頭痛発作が1年間を超えて発現し,寛解期がないか,または寛解期があっても3ヵ月未満である。

● 診断基準

A. 3.2「発作性片側頭痛」の診断基準を満たす発作があり,Bを満たす
B. 1年間以上発作が起こっており,寛解期がないか,または寛解期があっても3ヵ月未満である

● コメント

3.2.2「慢性発作性片側頭痛(CPH)」および13.1.1「三叉神経痛」の両方の診断基準を満たす患者〔時に慢性発作性片側頭痛-チック[三叉神経痛]症候群(CPH-tic syndrome)と呼ばれる〕は,両方の診断を下すべきである。この場合両者に対する治療が必要になるため,両疾患の併存を認識しておくことは重要である。両者の合併の病態生理学的意義はまだ明らかになっていない。

### 3.3 短時間持続性片側神経痛様頭痛発作

● 解説

厳密に一側性の中等度〜重度の頭痛発作が数秒〜数分間持続する。発作頻度は1日に1回以上あり,通常顕著な同側眼の流涙および充血が合併する。

● 診断基準

A. B〜Dを満たす発作が20回以上ある
B. 中等度〜重度の一側性の頭痛が,眼窩部,眼窩上部,側頭部またはその他の三叉神経支配領域に,単発性あるいは多発性の刺痛,鋸歯状パターン(saw-tooth pattern)として1〜600秒間持続する(日本語版 作成にあたって,前付16頁参照のこと)
C. 頭痛と同側に少なくとも以下の5つの頭部自律神経症状あるいは徴候の1項目を伴う
① 結膜充血または流涙(あるいはその両方)
② 鼻閉または鼻漏(あるいはその両方)
③ 眼瞼浮腫
④ 前額部および顔面の発汗
⑤ 縮瞳または眼瞼下垂(あるいはその両方)
D. 発作の頻度が1日に1回以上である(注❶)
E. ほかに最適なICHD-3の診断がない

● 注

❶ 3.3「短時間持続性片側神経痛様頭痛発作」の活動時期の半分未満においては,発作頻度はこれより低くてもよい。

● コメント

持続時間の長い発作は多発性の刺痛または鋸歯状パターン(saw-tooth pattern)として特徴づけられる。

3.3「短時間持続性片側神経痛様頭痛発作」については,3.3.1「結膜充血および流涙を伴う短時間持続性片側神経痛様頭痛発作(SUNCT)」および3.3.2「頭部自律神経症状を伴う短時間持続性片側神経痛様頭痛発作(SUNA)」の2つのサブタイプが認められている。3.3.1「結膜充血および流涙を伴う短時間持続性片側神経痛様頭痛発作(SUNCT)」は3.3.2「頭部自律神経症状を伴う短

時間持続性片側神経痛様頭痛発作(SUNA)」のサブフォームである可能性があるが，この点に関してはさらなる研究が必要である．現時点では，それぞれは以下に述べるように異なったサブタイプとして分類される．

3.3.1「結膜充血および流涙を伴う短時間持続性片側神経痛様頭痛発作(SUNCT)」と3.3.2「頭部自律神経症状を伴う短時間持続性片側神経痛様頭痛発作(SUNA)」は通常，(皮膚刺激に対する)不応期なしに誘発される．これは，各々の発作後に不応期を通常伴う13.1.1「三叉神経痛」と対照的である．

### 3.3.1 結膜充血および流涙を伴う短時間持続性片側神経痛様頭痛発作(SUNCT)

●診断基準

A．3.3「短時間持続性片側神経痛様頭痛発作」の診断基準を満たす発作があり，Bを満たす
B．痛みと同側に，以下の両方を認める
　①結膜充血
　②流涙

●コメント

文献上，3.3.1「結膜充血および流涙を伴う短時間持続性片側神経痛様頭痛発作(SUNCT)」類似の頭痛を呈する疾患としては後頭蓋窩病変が最も多いことが示されている．

3.3.1「結膜充血および流涙を伴う短時間持続性片側神経痛様頭痛発作(SUNCT)」および13.1.1「三叉神経痛」の重複が認められる患者が報告されている．鑑別は臨床的には困難である．このような患者には両方の診断を下すべきである．

3.3.1「結膜充血および流涙を伴う短時間持続性片側神経痛様頭痛発作(SUNCT)」および3.1「群発頭痛」の両方を有する患者が報告されている．これらの重複についての病態生理学的意義はまだ確定されていない．

#### 3.3.1.1 反復性SUNCT

●解説

SUNCTの発作が7日～1年間発現し，この発作期と発作期の間には3ヵ月以上の寛解期がある．

●診断基準

A．3.3.1「結膜充血および流涙を伴う短時間持続性片側神経痛様頭痛発作(SUNCT)」の診断基準を満たす発作があり，発作期が認められる
B．(未治療の場合に)7日～1年間続く発作期が，3ヵ月以上の寛解期をはさんで2回以上ある

#### 3.3.1.2 慢性SUNCT

●解説

SUNCTの発作が1年間を超えて発現し，寛解期がないか，または寛解期があっても3ヵ月未満である．

●診断基準

A．3.3.1「結膜充血および流涙を伴う短時間持続性片側神経痛様頭痛発作(SUNCT)」の診断基準を満たす発作があり，Bを満たす
B．1年間以上発作が起きており，寛解期がないか，または寛解期があっても3ヵ月未満である

### 3.3.2 頭部自律神経症状を伴う短時間持続性片側神経痛様頭痛発作(SUNA)

●診断基準

A．3.3「短時間持続性片側神経痛様頭痛発作」の診断基準を満たす発作があり，Bを満たす
B．以下の症状は，痛みと同側に，あってもいずれか1つのみ
　①結膜充血
　②流涙

#### 3.3.2.1 反復性SUNA

●解説

SUNAの発作が7日～1年間発現し，この発作期と発作期の間には3ヵ月以上の寛解期がある．

●診断基準

A．3.3.2「頭部自律神経症状を伴う短時間持続性片側神経痛様頭痛発作(SUNA)」の診断基準を満たす発作があり，発作期が認められる
B．(未治療の場合に)7日～1年間続く発作期が，3ヵ月以上の寛解期をはさんで2回以上ある

## 3. 三叉神経・自律神経性頭痛（TACs）

### 3.3.2.2 慢性SUNA

◉解説

SUNAの発作が1年間を超えて発現し，寛解期がないか，または寛解期があっても3ヵ月未満である。

◉診断基準

A. 3.3.2「頭部自律神経症状を伴う短時間持続性片側神経痛様頭痛発作（SUNA）」の診断基準を満たす発作があり，Bを満たす

B. 1年間以上発作が起きており，寛解期がないか，または寛解期があっても3ヵ月未満である

## 3.4 持続性片側頭痛

◉解説

持続性かつ厳密に一側性の頭痛で，頭痛と同側の結膜充血，流涙，鼻閉，鼻漏，前額部および顔面の発汗，縮瞳，眼瞼下垂または眼瞼浮腫（あるいはその両方）を認め，落ち着きのなさや興奮した様子を伴うことがある。この頭痛にはインドメタシンが絶対的な効果を示す。

◉診断基準

A. B～Dを満たす一側性の頭痛がある

B. 3ヵ月を超えて存在し，中等度～重度の強さの増悪を伴う

C. 以下の1項目以上を認める
　①頭痛と同側に少なくとも以下の症状あるいは徴候の1項目を伴う
　　a）結膜充血または流涙（あるいはその両方）
　　b）鼻閉または鼻漏（あるいはその両方）
　　c）眼瞼浮腫
　　d）前額部および顔面の発汗
　　e）縮瞳または眼瞼下垂（あるいはその両方）
　②落ち着きのない，あるいは興奮した様子，あるいは動作による痛みの増悪を認める

D. 治療量のインドメタシンに絶対的な効果を示す（注❶）

E. ほかに最適なICHD-3の診断がない

◉注

❶成人では経口インドメタシンは最低用量150 mg/日を初期投与として使用し，必要があれば225 mg/日を上限に増量する。経静脈投与の用量は100～200 mgである。維持用量はこれより低用量で十分な場合が多い。（日本語版 作成にあたって，前付15頁参照のこと）

◉コメント

光過敏や音過敏など片頭痛でみられる症状が3.4「持続性片側頭痛」でしばしば認められる。

3.4「持続性片側頭痛」は，痛みが典型的には一側性であり，かつ頭部自律神経症状が存在する場合も同様であることに基づき，ICHD-3では3.「三叉神経・自律神経性頭痛（TACs）」に含まれる（ICHD-2では4.「その他の一次性頭痛疾患」に分類されていた）。

脳の画像検査によってTACsに分類される疾患の重要な共通性（特に後部視床下部灰白質の部位における活性化）が見出されている。加えて，3.4「持続性片側頭痛」はインドメタシンに対する絶対的な効果を示すことも3.2「発作性片側頭痛」と共通している。

### 3.4.1 持続性片側頭痛，寛解型

◉解説

持続的ではなく，24時間以上の寛解期によって中断される痛みを示すことが特徴である。

◉診断基準

A. 3.4「持続性片側頭痛」の診断基準を満たす頭痛があり，Bを満たす

B. 頭痛は連日性でも持続性でもなく，治療を行わなくても24時間以上の寛解期で中断される

◉コメント

3.4.1「持続性片側頭痛，寛解型」は新規に発生するか，あるいは3.4.2「持続性片側頭痛，非寛解型」から発生する。

### 3.4.2 持続性片側頭痛，非寛解型

● 解説

持続痛により特徴づけられる持続性片側頭痛が1年以上続き，24時間以上持続する寛解期を認めない。

● 診断基準

A. 3.4「持続性片側頭痛」の診断基準を満たす頭痛があり，Bを満たす
B. 頭痛は連日性かつ1年以上持続しており，24時間以上の寛解期を認めない

● コメント

3.4.2「持続性片側頭痛，非寛解型」は新規に発生するか，3.4.1「持続性片側頭痛，寛解型」から進展する。大部分の患者は発症時より持続性片側頭痛，非寛解型である。

## 3.5 三叉神経・自律神経性頭痛の疑い

● 解説

3.「三叉神経・自律神経性頭痛（TACs）」のタイプまたはサブタイプと考えられる頭痛発作であるが，上記のタイプまたはサブタイプの診断基準を完全に満たすのに必要な特徴を1つ欠くもので，ほかの頭痛疾患の診断基準を満たさないもの。

● 診断基準

A. 3.1「群発頭痛」の診断基準A～D，3.2「発作性片側頭痛」の診断基準A～E，3.3「短時間持続性片側神経痛様頭痛発作」の診断基準A～D，3.4「持続性片側頭痛」の診断基準A～Dのいずれか1つを満たさない頭痛発作がある
B. ICHD-3のほかのいずれの頭痛性疾患の診断基準も満たさない
C. ほかに最適なICHD-3の診断がない

● コメント

患者は，3.5.1「群発頭痛の疑い」，3.5.2「発作性片側頭痛の疑い」，3.5.3「短時間持続性片側神経痛様頭痛発作の疑い」，または3.5.4「持続性片側頭痛の疑い」とコード化される。このような患者は，典型的な発作の回数が不十分か（群発頭痛の初回の発作期など），または，発作の回数は十分であるがその他の診断基準のうち1つを満たさない。

### 文 献

Bahra A, May A and Goadsby PJ. Cluster headache：A prospective clinical study in 230 patients with diagnostic implications. *Neurology* 2002；58：354-361.

Benoliel R and Sharav Y. Trigeminal neuralgia with lacrimation or SUNCT syndrome? *Cephalalgia* 1998；18：85-90.

Bing R. Uber traumatische Erythromelalgie und Erythroprosopalgie. *Nervenarzt* 1930；3：506-512.

Boes CJ, Matharu MS and Goadsby PJ. The paroxysmal hemicrania-tic syndrome. *Cephalalgia* 2003；23：24-28.

Bordini C, Antonaci F, Stovner LJ, et al. "Hemicrania continua"：A clinical review. *Headache* 1991；31：20-26.

Bouhassira D, Attal N, Esteve M, et al. SUNCT syndrome. A case of transformation from trigeminal neuralgia. *Cephalalgia* 1994；14：168-170.

Broeske D, Lenn NJ and Cantos E. Chronic paroxysmal hemicrania in a young child：Possible relation to ipsilateral occipital infarction. *J Child Neurol* 1993；8：235-236.

Bussone G, Leone M, Volta GD, et al. Short-lasting unilateral neuralgiform headache attacks with tearing and conjunctival injection：The first symptomatic case. *Cephalalgia* 1991；11：123-127.

Caminero AB, Pareja JA and Dobato JL. Chronic paroxysmal hemicrania-tic syndrome. *Cephalalgia* 1998；18：159-161.

Cittadini E and Goadsby PJ. Hemicrania continua：A clinical study of 39 patients with diagnostic implications. *Brain* 2010；133：1973-1986.

Cittadini E, Matharu MS and Goadsby PJ. Paroxysmal hemicrania：A prospective clinical study of thirty-one cases. *Brain* 2008；131：1142-1155.

Cohen AS, Matharu MS and Goadsby PJ. Short-lasting unilateral neuralgiform headache attacks with conjunctival injection and tearing（SUNCT）or cranial autonomic features（SUNA）. A prospective clinical study of SUNCT and SUNA. *Brain* 2006；129：2746-2760.

De Benedittis G. SUNCT syndrome associated with cavernous angioma of the brain stem. *Cephalalgia* 1996；16：503-506.

Ekbom K. Ergotamine tartrate orally in Horton's 'histaminic cephalalgia'（also called Harris's ciliary neuralgia）. *Acta Psychiatr Scand* 1947；46：106-113.

Ekbom K. Nitroglycerin as a provocative agent in cluster headache. *Arch Neurol* 1968；19：487-493.

Empl M, Goadsby PJ and Kaube H. Migraine with aura, episodic cluster headache, and SUNCT syndrome consecutively in a patient：Trigemino-vascular trinity. *Ceph-*

alalgia 2003 ; 23 : 584.

Eulenberg A. *Lehrbuch der Nervenkrankheiten, 2nd edition.* Berlin : Hirschwald, 1878.

Goadsby PJ. Pathophysiology of cluster headache : A trigeminal autonomic cephalgia. *Lancet Neurol* 2002 ; 1 : 37-43.

Goadsby PJ and Lipton RB. A review of paroxysmal hemicranias, SUNCT syndrome and other short-lasting headaches with autonomic features, including new cases. *Brain* 1997 ; 120 : 193-209.

Goadsby PJ and Lipton RB. Paroxysmal hemicrania-tic syndrome. *Headache* 2001 ; 41 : 608-609.

Goadsby PJ, Matharu MS and Boes CJ. SUNCT syndrome or trigeminal neuralgia with lacrimation. *Cephalalgia* 2001 ; 21 : 82-83.

Hannerz J. Trigeminal neuralgia with chronic paroxysmal hemicrania : The CPH-tic syndrome. *Cephalalgia* 1993 ; 13 : 361-364.

Hannerz J. The second case of chronic paroxysmal hemicrania-tic syndrome[Editorial comment]. *Cephalalgia* 1998 ; 18 : 124.

Harris W. Ciliary(migrainous)neuralgia and its treatment. *BMJ* 1936 ; 1 : 457-460.

Horton BT. Histaminic cephalgia. *Lancet* 1952 ; 72 : 92-98.

Irimia P, Cittadini E, Paemeleire K, et al. Unilateral photophobia or phonophobia in migraine compared with trigeminal autonomic cephalalgias. *Cephalalgia* 2008 ; 28 : 626-630.

Klimek A. Cluster-tic syndrome. *Cephalalgia* 1987 ; 7 : 161-162.

Kreiner M. Use of streptomycin-lidocaine injections in the treatment of the cluster-tic syndrome. Clinical perspectives and a case report. *J Craniomaxillofac Surg* 1996 ; 24 : 289-292.

Kudrow L. *Cluster Headache : Mechanisms and Management.* Oxford : Oxford University Press, 1980.

Kudrow DB and Kudrow L. Successful aspirin prophylaxis in a child with chronic paroxysmal hemicrania. *Headache* 1989 ; 29 : 280-281.

Manzoni GC. Gender ratio of cluster headache over the years : A possible role of changes in lifestyle. *Cephalalgia* 1998 ; 18 : 138-142.

Manzoni GC, Micieli G, Granella F, et al. Cluster headache course over ten years in 189 patients. *Cephalalgia* 1991 ; 11 : 169-174.

Manzoni GC, Terzano MG, Bono G, et al. Cluster headache - Clinical findings in 180 patients. *Cephalalgia* 1983 ; 3 : 21-30.

Martinez-Salio A, Porta-Etessam J, Perez-Martinez D, et al. Chronic paroxysmal hemicrania-tic syndrome. *Headache* 2000 ; 40 : 682-685.

May A and Goadsby PJ. The trigeminovascular system in humans : Pathophysiological implications for primary headache syndromes of the neural influences on the cerebral circulation. *J Cereb Blood Flow Metab* 1999 ; 19 : 115-127.

May A, Bahra A, Buchel C, et al. Hypothalamic activation in cluster headache attacks. *Lancet* 1998 ; 352 : 275-278.

Monzillo PH, Sanvito WL and Da Costa AR. Cluster-tic syndrome : Report of five new cases. *Arq Neuropsiquiatr* 2000 ; 58 : 518-521.

Morales F, Mostacero E, Marta J, et al. Vascular malformation of the cerebellopontine angle associated with SUNCT syndrome. *Cephalalgia* 1994 ; 14 : 301-302.

Mulleners WM and Verhagen WIM. Cluster-tic syndrome. *Neurology* 1996 ; 47 : 302.

Newman LC, Lipton RB and Solomon S. Hemicrania continua : Ten new cases and a review of the literature. *Neurology* 1994 ; 44 : 2111-2114.

Obermann M, Yoon M-S, Dommes P, et al. Prevalence of trigeminal autonomic symptoms in migraine : A population-based study. *Cephalalgia* 2007 ; 27 : 504-509.

Pascual J and Berciano J. Relief of cluster-tic syndrome by the combination of lithium and carbamazepine. *Cephalalgia* 1993 ; 13 : 205-206.

Romberg MH. *Lehrbuch der Nervenkrankheiten des Menschen.* Berlin : Dunker, 1840.

Russell MB, Andersson PG, Thomsen LL, et al. Cluster headache is an autosomal dominantly inherited disorder in some families : A complex segregation analysis. *J Med Genetics* 1995 ; 32 : 954-956.

Sanahuja J, Vazquez P and Falguera M. Paroxysmal hemicrania-tic syndrome responsive to acetazolamide. *Cephalalgia* 2005 ; 25 : 547-549.

Silberstein SD, Niknam R, Rozen TD, et al. Cluster headache with aura. *Neurology* 2000 ; 54 : 219-221.

Sjaastad O and Dale I. Evidence for a new(?), treatable headache entity. *Headache* 1974 ; 14 : 105-108.

Sjaastad O, Saunte C, Salvesen R, et al. Shortlasting unilateral neuralgiform headache attacks with conjunctival injection, tearing, sweating, and rhinorrhea. *Cephalalgia* 1989 ; 9 : 147-156.

Sjostrand C, Waldenlind E and Ekbom K. A follow up study of 60 patients after an assumed first period of cluster headache. *Cephalalgia* 2000 ; 20 : 653-657.

Sluder G. The syndrome of sphenopalatine ganglion neurosis. *Am J Med* 1910 ; 140 : 868-878.

Solomon S, Apfelbaum RI and Guglielmo KM. The cluster-tic syndrome and its surgical therapy. *Cephalalgia* 1985 ; 5 : 83-89.

Sprenger T and Goadsby PJ. What has functional neuroimaging done for primary headache... and for the clinical neurologist? *J Clin Neurosci* 2010 ; 17 : 547-553.

Vail HH. Vidian neuralgia. *Ann Otol Rhinol Laryngol* 1932 ; 41 : 837-856.

Watson P and Evans R. Cluster-tic syndrome. *Headache* 1985 ; 25 : 123-126.

Zukerman E, Peres MFP, Kaup AO, et al. Chronic paroxysmal hemicrania-tic syndrome. *Neurology* 2000 ; 54 : 1524-1526.

第1部 一次性頭痛

# 4. その他の一次性頭痛疾患
## Other primary headache disorders

4.1 一次性咳嗽性頭痛(Primary cough headache)
  4.1.1 一次性咳嗽性頭痛の疑い
    (Probable primary cough headache)
4.2 一次性運動時頭痛(Primary exercise headache)
  4.2.1 一次性運動時頭痛の疑い
    (Probable primary exercise headache)
4.3 性行為に伴う一次性頭痛
   (Primary headache associated with sexual activity)
  4.3.1 性行為に伴う一次性頭痛の疑い(Probable primary headache associated with sexual activity)
4.4 一次性雷鳴頭痛(Primary thunderclap headache)
4.5 寒冷刺激による頭痛(Cold-stimulus headache)
  4.5.1 外的寒冷刺激による頭痛(Headache attributed to external application of a cold stimulus)
  4.5.2 冷たいものの摂取または冷気吸入による頭痛(Headache attributed to ingestion or inhalation of a cold stimulus)
  4.5.3 寒冷刺激による頭痛の疑い
    (Probable cold-stimulus headache)
    4.5.3.1 外的寒冷刺激による頭痛の疑い
      (Headache probably attributed to external application of a cold stimulus)
    4.5.3.2 冷たいものの摂取または冷気吸入による頭痛の疑い(Headache probably attributed to ingestion or inhalation of a cold stimulus)
4.6 頭蓋外からの圧力による頭痛
   (External-pressure headache)
  4.6.1 頭蓋外からの圧迫による頭痛
    (External-compression headache)
  4.6.2 頭蓋外からの牽引による頭痛
    (External-traction headache)
  4.6.3 頭蓋外からの圧力による頭痛の疑い
    (Probable external-pressure headache)
    4.6.3.1 頭蓋外からの圧迫による頭痛の疑い
      (Probable external-compression headache)
    4.6.3.2 頭蓋外からの牽引による頭痛の疑い
      (Probable external-traction headache)
4.7 一次性穿刺様頭痛(Primary stabbing headache)
  4.7.1 一次性穿刺様頭痛の疑い
    (Probable primary stabbing headache)
4.8 貨幣状頭痛(Nummular headache)
  4.8.1 貨幣状頭痛の疑い
    (Probable nummular headache)
4.9 睡眠時頭痛(Hypnic headache)
  4.9.1 睡眠時頭痛の疑い(Probable hypnic headache)
4.10 新規発症持続性連日性頭痛(NDPH)
   (New daily persistent headache：NDPH)
  4.10.1 新規発症持続性連日性頭痛の疑い
    (Probable new daily persistent headache)

## 全般的なコメント

● 一次性頭痛か，二次性頭痛か，またはその両方か？

　4.「その他の一次性頭痛疾患」は，状況により，2つの規則が適用される。
1. ここに分類された疾患のすべての特徴をもった新しい頭痛が初発し，頭痛の原因となることが知られている他疾患と時期的に一致する場合，あるいはその疾患に応じた二次性頭痛の診断基準が満たされた場合には，その新たな頭痛はその疾患に応じた二次性頭痛としてコード化する。
2. 頭痛の原因となることが知られている他疾患と時期的に一致して，ここに分類された疾患のすべての特徴をもった以前から存在する頭痛が，慢性化あるいは有意に悪化した場合（通常，頻度や重症度が2倍かそれ以上になることを意味する），その疾患が頭痛の原因となる確証があれば，もともとある頭痛およびその疾患に応じた二次性頭痛の両方として診断する。

## 緒言

　本章には臨床的に多様な多くの一次性頭痛疾患が含まれている。これらは，4つのカテゴリーに分類され，ICHD-3により順番にコード化されている。
1. 身体的な労作に関連する頭痛である4.1「一次性咳嗽性頭痛」，4.2「一次性運動時頭痛」，4.3「性行為に伴う一次性頭痛」および4.4「一次性雷鳴頭痛」

2．直接の物理的刺激に起因する頭痛である4.5「寒冷刺激による頭痛」および4.6「頭蓋外からの圧力による頭痛」
3．表在性頭痛(すなわち頭皮上の頭部の痛み)である4.7「一次性穿刺様頭痛」および4.8「貨幣状頭痛」〔付録(Appendix)にあるA4.11「一過性表在頭痛」も同様である〕
4．他の種々のものからなる一次性頭痛疾患である4.9「睡眠時頭痛」および4.10「新規発症持続性連日性頭痛(NDPH)」

これらの疾患の病態は，いまだ不明な点が多く，治療は少数例の報告や非対照試験に基づき示されている。

これらの頭痛性疾患と同様の特徴のいくつかを有する頭痛が，他の疾患である可能性がある(すなわち二次性頭痛の症候)。画像検査またはその他の適切な検査によって注意深い評価が必要である。例えば，4.2「一次性運動時頭痛」，4.3「性行為に伴う一次性頭痛」および4.4「一次性雷鳴頭痛」といった頭痛の発症は，急性発症のことがあり，時に患者は救急治療室での診察を受ける。このような症例では，適切かつ十分な精査(特に神経画像検査)が必須である。

## 4.1　一次性咳嗽性頭痛

●以前に使用された用語
　良性咳嗽性頭痛(benign cough headache)，ヴァルサルヴァ手技頭痛(Valsalva-manœuvre headache)

●解説
　頭蓋内疾患が存在しない状態で，長時間の身体的な運動ではなく，咳またはほかのヴァルサルヴァ(いきみ)手技により誘発される頭痛。

●診断基準
A．B～Dを満たす頭痛が2回以上ある
B．咳，いきみ，またはその他のヴァルサルヴァ手技(あるいはこれらの組み合わせ)に伴ってのみ誘発されて起こる(注❶)
C．突発性に起こる(注❷)
D．1秒～2時間持続する(注❷)

E．ほかに最適なICHD-3の診断がない(注❸)

●注
❶頭痛は，咳嗽または他の刺激の後に発現する。
❷頭痛は，ほぼ直後にピークに達し，数秒～数分の間で消退する(しかし，軽度～中等度の頭痛が2時間みられる患者がいる)。
❸症候群としての咳嗽性頭痛は，約40％が症候性で大半がアルノルド・キアリ奇形Ⅰ型(Arnold-Chiari malformation typeⅠ)である。その他，特発性低頭蓋内圧性頭痛，頸動脈あるいは椎骨脳底動脈疾患，中・後頭蓋窩の腫瘍，中脳囊胞，頭蓋底陥入症，扁平頭蓋，硬膜下血腫，脳動脈瘤および可逆性脳血管攣縮症候群(reversible cerebral vasoconstriction syndrome：RCVS)が原因となることが報告されている。神経画像検査は，頭蓋内の病変または異常を検索するにあたり重要な役割を果たす。テント下の腫瘍は，小児において頭蓋内占拠性病変の50％以上を占めることから，小児の咳嗽性頭痛は，原因疾患がないことが証明されるまでは症候性であることを考える。

●コメント
4.1「一次性咳嗽性頭痛」は，神経内科の外来を受診するすべての頭痛患者の1％，あるいはそれより少ないまれな状態である。しかし，胸部疾患を扱う外来で診察を受けた咳嗽患者の1/5が，咳嗽性頭痛であったことが報告されている。

4.1「一次性咳嗽性頭痛」は，通常，両側性で後頭部の痛みであり，主に40歳以上の年齢でみられることが多い。咳嗽の頻度と頭痛の重症度の間に有意な相関がある。めまい，悪心および睡眠異常といった随伴症状は，4.1「一次性咳嗽性頭痛」の患者の2/3に及ぶことが報告されている。

4.1「一次性咳嗽性頭痛」の治療には通常インドメタシン(50～200 mg/日)が有効であるが，少数の症候性の症例でも，この治療に効果を示すことが報告されている。

### 4.1.1　一次性咳嗽性頭痛の疑い

●診断基準
A．以下のいずれかを認める

①B〜Dを満たす1回の頭痛
　②BおよびCとDのいずれかを満たす頭痛が2回以上ある
B．咳，いきみ，またはその他のヴァルサルヴァ手技（あるいはこれらの組み合わせ）に伴ってのみ誘発されて起こる
C．突発性に起こる
D．1秒〜2時間持続する
E．他のいかなるICHD-3の頭痛性疾患の診断基準も満たさない
F．ほかに最適なICHD-3の診断がない

## 4.2　一次性運動時頭痛

### ● 以前に使用された用語

　一次性労作性頭痛（primary exertional headache），良性労作性頭痛（benign exertional headache）

### ● 他疾患にコード化する

　運動誘発性片頭痛は，1.「片頭痛」のタイプまたは，サブタイプに従ってコード化する。

### ● 解説

　頭蓋内疾患が存在しない状態で，どのような運動の種類によっても誘発される頭痛。

### ● 診断基準

A．BおよびCを満たす頭痛が2回以上ある
B．激しい身体的な運動中または運動後にのみ誘発されて起こる
C．48時間未満の持続
D．ほかに最適なICHD-3の診断がない（注❶）

### ● 注

❶症候性の症例も存在する。これらの特徴をもつ頭痛が最初に発現した場合は，必ずくも膜下出血，動脈解離，RCVSを除外する必要がある。

### ● コメント

　4.2「一次性運動時頭痛」は，特に暑い気候あるいは高所の土地で起こる。「重量挙げ選手頭痛（weight-lifters' headache）」のようなサブタイプが知られているが，個別には分類されていない。短時間の労作（すなわちヴァルサルヴァ様手技）によって誘発される4.1「一次性咳嗽性頭痛」と違い，4.2「一次性運動時頭痛」は，通常，身体的に激しい運動を続けることによって誘発される。

　Vågå研究においては，運動時の頭痛と回答した多くの頭痛は，拍動性である（思春期ではあまり拍動性は顕著でなく，持続時間はおおよそ半数の症例で5分未満である）。

　酒石酸エルゴタミンの服用により予防できた患者も報告されている。インドメタシンは大多数の症例で効果がみられている。

　4.2「一次性運動時頭痛」の病態生理学的機序は，不明である。ほとんどの研究者は，原因は血管性であり，身体的な運動によって二次的に静脈あるいは動脈が拡張することによって，痛みが発現すると考えている。近年の研究では4.2「一次性運動時頭痛」の患者で，有意に内頸静脈弁の不全がみられる（対照群では20％であるのに対して70％でみられる）ことから，頸静脈の逆流による頭蓋内静脈のうっ血がこの疾患の病態生理において重要な役割を担っているものと推測される。

## 4.2.1　一次性運動時頭痛の疑い

### ● 診断基準

A．以下のいずれかを認める
　①BおよびCを満たす1回の頭痛
　②BおよびCとDのいずれかを満たす頭痛が2回以上ある
B．激しい肉体的な運動の最中や後にのみ伴って誘発され起こる
C．48時間未満の持続
D．他のいかなるICHD-3の頭痛性疾患の診断基準も満たさない
E．ほかに最適なICHD-3の診断がない

## 4.3　性行為に伴う一次性頭痛

### ● 以前に使用された用語

　良性性行為時頭痛（benign sex headache），良性血管性性行為時頭痛（benign vascular sexual headache），性交時頭痛（coital cephalalgia, coital headache, intercourse headache），オルガスム時頭痛

(orgasmic cephalalgia；orgasmic headache)，性行為時頭痛(sexual headache)

### ●他疾患にコード化する

性交後に起こる体位性頭痛は，脳脊髄液の漏出によると考えられるため，7.2.3「特発性低頭蓋内圧性頭痛」にコード化すべきである。

### ●解説

性行為によって誘発される頭痛で，通常，性的興奮が高まるにつれ両側性の鈍痛として始まり，オルガスム時に突然増強するが，原因となる頭蓋内疾患は存在しない。

### ●診断基準

A. B〜Dを満たす頭部または頸部(あるいはその両方)の痛みが2回以上ある
B. 性行為中にのみ誘発されて起こる
C. 以下の1項目以上を認める
　① 性的興奮の増強に伴い，痛みの強さが増大
　② オルガスム直前か，あるいはオルガスムに伴い突発性で爆発性の強い痛み
D. 重度の痛みが1分〜24時間持続，または軽度の痛みが72時間まで持続(あるいはその両方)
E. ほかに最適なICHD-3の診断がない(注❶，❷)

### ●注

❶ 4.3「性行為に伴う一次性頭痛」は，意識障害，嘔吐または視覚，感覚，運動症状を伴わないが，症候性の性行為時頭痛では認めることがある。性行為に伴う頭痛が最初に発現したときは，くも膜下出血，頭蓋内外の動脈解離，RCVSを必ず否定しなければならない。

❷ 性行為中に多発する爆発性の頭痛は，6.7.3「可逆性脳血管攣縮症候群(RCVS)による頭痛」(同項参照)の可能性を，血管造影検査(通常の血管撮影，MRA，CTAを含む)，または経頭蓋ドプラー超音波検査によって否定されるまで考えるべきである。特に血管攣縮は，可逆性脳血管攣縮症候群(RCVS)の初期にはみられないことがある。したがって，追跡の検査が必要なことがある。

### ●コメント

2つのサブタイプ(オルガスム前頭痛とオルガスム時頭痛)がICHD-1とICHD-2に含まれていたが，臨床研究ではこれらを区別することができなかった。したがって，4.3「性行為に伴う一次性頭痛」は，現在さまざまな発症形式をとる1つの疾患単位としてみなされた。

最近の研究では，症例の40％以下は1年を超える慢性の経過をたどることが示されている。

患者によっては，人生の間で1回だけ4.3「性行為に伴う一次性頭痛」を経験する。このような患者は，4.3.1「性行為に伴う一次性頭痛の疑い」と診断されるべきである。この頭痛型のさらなる研究のためには，2回以上発作がある患者のみを含めることが推奨される。

疫学的な研究では，以下の知見が見出された。すなわち，4.3「性行為に伴う一次性頭痛」は，性行為可能ないかなる年齢でも起こり，有病率は女性より男性が多く(1.2：1から3：1)，性行為の種類とは関係なく起こり，ほとんどの症例で自律神経症状を伴わず，2/3は両側性，1/3が片側性であり，症例の80％ではびまん性または後頭部に限局していた。4.3「性行為に伴う一次性頭痛」の発作頻度は，常に性行為の頻度と関連がある。

## 4.3.1 性行為に伴う一次性頭痛の疑い

### ●診断基準

A. 以下のいずれかを認める
　① B〜Dを満たす1回の頭痛
　② Bを満たし，かつCとDのどちらかを満たす頭痛が2回以上ある
B. 性行為中のみに誘発されて起こる
C. 以下のいずれかまたは両方を認める
　① 性的興奮の増強に伴い，痛みの強さが増大
　② オルガスム直前か，あるいはオルガスムに伴い突発性で爆発性の強い痛み
D. 重度の痛みが1分〜24時間持続，または軽度の痛みが72時間まで持続(あるいはその両方)
E. 他のいかなるICHD-3の頭痛性疾患の診断基準も満たさない
F. ほかに最適なICHD-3の診断がない

## 4.4 一次性雷鳴頭痛

### ● 以前に使用された用語
良性雷鳴頭痛（benign thunderclap headache）

### ● 他疾患にコード化する
4.1「一次性咳嗽性頭痛」，4.2「一次性運動時頭痛」，および4.3「性行為に伴う一次性頭痛」はいずれも雷鳴頭痛として発現することがある。このような雷鳴頭痛が1種類の引き金によってのみ起こるときには，これらの頭痛型の1つとしてコード化すべきである。

### ● 解説
頭蓋内疾患の存在がなく突発する重度の頭痛で，脳動脈瘤破裂時の頭痛によく似ている。

### ● 診断基準
A．BおよびCを満たす重度の頭痛
B．突然発症で，1分未満で痛みの強さがピークに達する
C．5分以上持続する
D．ほかに最適なICHD-3の診断がない（注❶，❷）

### ● 注
❶ 雷鳴頭痛はしばしば重篤な血管性頭蓋内疾患，特にくも膜下出血に伴って起こる。くも膜下出血，およびこれと同じ系統の疾患である頭蓋内出血，脳静脈血栓症，未破裂血管奇形（多くは動脈瘤），動脈解離（頭蓋内および頭蓋外），RCVS，および下垂体卒中は必ず否定されなければいけない。雷鳴頭痛をきたす他の器質的原因には，髄膜炎，第三脳室コロイド嚢胞，特発性低頭蓋内圧性，および急性副鼻腔炎〔特に気圧外傷（barotrauma）〕がある。4.4「一次性雷鳴頭痛」は，すべての器質的原因が明確に否定された場合にのみたどり着く最終的な診断であるべきである。このことは，脳血管を含めた脳画像または脳脊髄液検査（あるいはその両方）が正常であることを意味している。
❷ 血管攣縮はRCVSの初期には認められないことがある。このようなことから，「一次性雷鳴頭痛の疑い」という病名は仮にでもつけられるべきものではない。

### ● コメント
雷鳴頭痛が一次性疾患として存在するエビデンスは乏しい。原因検索を，迅速かつ徹底して行う必要がある。

## 4.5 寒冷刺激による頭痛

### ● 解説
頭部に外部から当てられた寒冷あるいは，冷たいものの摂取または吸入によりもたらされる頭痛。

### 4.5.1 外的寒冷刺激による頭痛

### ● 解説
極寒の環境温度に無防備に頭部がさらされた後の，頭痛。

### ● 診断基準
A．BおよびCを満たす急性の頭痛が2回以上ある
B．頭部への外因性の寒冷刺激が加わっている間だけに伴って誘発されて起こる
C．寒冷刺激除去後30分以内に消失する
D．ほかに最適なICHD-3の診断がない

### ● コメント
この頭痛は，非常に寒い天候のとき，冷水へ飛び込むとき，あるいは寒冷療法を受けるときなどの頭部の外的寒冷刺激により発現する。患者によっては前頭部中央に強い，短時間の，穿刺様の頭痛が起こるが，痛みは片側で側頭部，前頭部あるいは眼窩後部であることもある。

### 4.5.2 冷たいものの摂取または冷気吸息による頭痛

### ● 以前に使用された用語
アイスクリーム頭痛（ice-cream headache），冷たいものの摂取に伴う頭痛（brain-freeze headache）

### ● 解説
前頭部または側頭部の短時間の強い痛みが，冷たい物質（固形物，液体または気体）が口蓋または

咽頭後壁(あるいはその両方)を通過することによって，感受性の高い人で誘発される。

- ○診断基準
  - A．BおよびCを満たす急性の前頭部または側頭部の頭痛が2回以上ある
  - B．冷たい食物または飲み物の摂取，あるいは冷気の吸息による口蓋または咽頭後壁(あるいはその両方)への寒冷刺激の直後に誘発され起こる
  - C．頭痛は寒冷刺激除去後，10分以内に消失する
  - D．ほかに最適なICHD-3の診断がない
- ○コメント

4.5.2「冷たいものの摂取または冷気吸息による頭痛」は一般の集団，特に1.「片頭痛」を有する人においてよくみられる。かき氷を急いで摂取すると，特にこの頭痛を誘発する可能性があるが，アイスクリームをゆっくり摂取しても起こることがある。

頭痛は前頭部あるいは側頭部で，通常は両側性にみられる(しかし，1.「片頭痛」が片側性の頭痛としてみられる人では，いつもの片頭痛が起こる側に発現する可能性がある)。

### 4.5.3 寒冷刺激による頭痛の疑い

- ○診断基準
  - A．BおよびCを満たす1回の頭痛がある
  - B．外因性の寒冷刺激が頭部に加わっている間，あるいは，摂取や吸息されている間，またはこれらの直後にのみ誘発されて起こる
  - C．寒冷刺激除去後，10分以内に消失する
  - D．他のいかなるICHD-3の頭痛性疾患の診断基準も満たさない
  - E．ほかに最適なICHD-3の診断がない
- ○コメント

コード化可能なサブフォームに，4.5.3.1「外的寒冷刺激による頭痛の疑い」および4.5.3.2「冷たいものの摂取または冷気吸息による頭痛の疑い」がある。

## 4.6 頭蓋外からの圧力による頭痛

- ○解説

頭蓋軟部組織周囲に圧迫や牽引が及ぶことに起因する頭痛。

- ○コメント

4.6「頭蓋外からの圧力による頭痛」は，圧迫や牽引が頭皮への障害を引き起こすには非常に軽微であることから一次性頭痛疾患である。換言すると，圧迫や牽引は物理的な刺激である。

### 4.6.1 頭蓋外からの圧迫による頭痛

- ○解説

頭皮に障害を起こさない程度の，きついヘッドバンドやヘルメットおよび水泳中のゴーグルの装着のような圧迫や牽引が頭蓋軟部組織周囲に及ぶことに起因する頭痛。

- ○診断基準
  - A．B～Dを満たす頭痛が2回以上ある
  - B．前額部あるいは頭皮の頭蓋外からの圧迫により1時間以内に誘発されて起こる
  - C．頭蓋外からの圧迫部位で痛みが最大
  - D．頭蓋外からの圧迫が解除された後1時間以内に消失
  - E．ほかに最適なICHD-3の診断がない

### 4.6.2 頭蓋外からの牽引による頭痛

- ○以前に使用された用語

ポニーテール頭痛(ponytail headache)

- ○解説

頭蓋軟部組織周囲の頭皮に障害がなく，牽引により起こる頭痛。

- ○診断基準
  - A．B～Dを満たす頭痛が2回以上ある
  - B．頭皮に頭蓋外からの牽引が及んでいる間にのみ誘発されて起こる
  - C．牽引部位で痛みが最大
  - D．牽引が解除されたあと1時間以内に消失

第1部　一次性頭痛

E．ほかに最適なICHD-3の診断がない

● コメント

頭痛の持続時間は，頭蓋外からの牽引が及ぶ程度と時間によって変化する。頭痛は，牽引の部位で最大であるが，頭部の他の領域に及ぶことがよくある。

## 4.6.3 頭蓋外からの圧力による頭痛の疑い

● 診断基準

A．以下のいずれかがみられる
①B～Dを満たす1回の頭痛
②BおよびCとDのいずれか一方のみを満たす頭痛が2回以上ある
B．前額部または頭皮のいずれか1つ以上の部位に，頭蓋外からの圧迫あるいは牽引が及んでいる間のみに誘発されて起こる
C．頭蓋外からの圧迫あるいは牽引部位で痛みが最大
D．圧迫または牽引が解除された後1時間以内に消失
E．他のいかなるICHD-3の頭痛性疾患の診断基準を満たさない
F．ほかに最適なICHD-3の診断がない

● コメント

コード化されるサブフォームは，4.6.3.1「頭蓋外からの圧迫による頭痛の疑い」および4.6.3.2「頭蓋外からの牽引による頭痛の疑い」である。

## 4.7 一次性穿刺様頭痛

● 以前に使用された用語

アイスピック頭痛（ice-pick pains），ジャブ・ジョルト（jabs and jolts），眼内針症候群（needle-in-the-eye syndrome），周期性眼痛症（ophthalmodynia periodica），鋭利短時間持続頭痛（sharp short-lived head pain）

● 解説

局所構造物または脳神経の器質的疾患が存在しない状態で自発的に起こる，一過性かつ局所性の穿刺様頭痛。

● 診断基準

A．BおよびCを満たす自発的な単回または連続して起こる穿刺様の頭部の痛みがある
B．それぞれの穿刺様の痛みは数秒まで持続する（注❶）
C．穿刺様の痛みは不規則な頻度で，1日に1～多数回再発する（注❷）
D．頭部自律神経症状がない
E．ほかに最適なICHD-3の診断がない

● 注

❶ 穿刺様の痛みは，80％で3秒以内であったとする研究がある。まれに10～120秒持続する。
❷ 発作頻度は一般に少なく，1日に1回あるいは数回である。まれな症例では，穿刺様の痛みが数日繰り返し起こり，また1週間持続する重積状態を呈した1つの記載がある。

● コメント

実地試験では4.7「一次性穿刺様頭痛」の診断基準の有効性を確認することができた。

ICHD-2で分類されていなかった穿刺様の痛みの分類により多くの一次性頭痛の診断が可能となった。4.7「一次性穿刺様頭痛」は，70％の症例で三叉神経領域外に起こる。穿刺様頭痛は，1つの領域からほかに移動し，同側あるいは反対側の頭部にみられることがある。1/3の患者だけが部位が固定している。穿刺様の痛みが常に1ヵ所に限定して起こる場合は，同部位および障害を受けている脳神経支配領域における構造的変化を除外する必要がある。

少数例では随伴症状があるが，頭部自律神経症状は含まない。頭部自律神経症状がないことは，3.3「短時間持続性片側神経痛様頭痛発作」と4.7「一次性穿刺様頭痛」を鑑別する手立てとなる。

4.7「一次性穿刺様頭痛」は，1.「片頭痛」患者で経験されることがよくあり，このような症例では，片頭痛の痛みがいつも起こる部位に穿刺様の痛みが限局する傾向にある。

## 4.7.1 一次性穿刺様頭痛の疑い

**診断基準**

A. 自発的な単回または連続して起こる穿刺様の頭部の痛みがある
B. 以下の2つのみを満たす
   ① それぞれの穿刺様の痛みは数秒まで持続する
   ② 穿刺様の痛みは不規則な頻度で，1日に1～多数回再発する
   ③ 頭部自律神経症状がない
C. 他のいかなるICHD-3の頭痛性疾患の診断基準を満たさない
D. ほかに最適なICHD-3の診断がない

## 4.8 貨幣状頭痛

**以前に使用された用語**

硬貨形頭痛（coin-shaped headache）

**解説**

局所構造物の病変が存在しない状態で，頭皮の小領域に持続時間がきわめて多様な，しばしば慢性となる痛み。

**診断基準**

A. Bを満たす持続性あるいは間欠的な頭部の痛みがある
B. 頭皮の領域に限定して感じ，以下の4つの特徴をすべてもつ
   ① くっきりした輪郭
   ② 大きさと形は一定
   ③ 円形または楕円形
   ④ 直径は1～6 cm
C. ほかに最適なICHD-3の診断がない（**注❶**）

**注**

❶ 他の原因，特に構造的および皮膚科学的病変については病歴，身体診察，適切な検査によって除外されている。

**コメント**

痛みの部位は，頭皮のどの場所においてもみられるが，通常は頭頂部である。まれに，4.8「貨幣状頭痛」は複数あるいは多巣性に存在し，それぞれの部位はすべての貨幣状頭痛の特徴を保っている。

痛みの強度は，一般に軽度～中等度であるが重度のこともある。背景にある痛みに重なって，自発性に，あるいは誘発され悪化することがある。

持続時間はきわめて多様である。報告例の75％までが慢性の経過（3ヵ月以上存在する）であるが，数秒，数分，数時間あるいは数日であるとする報告もある。

患部には，通常，感覚鈍麻，異常感覚，錯感覚，アロディニアまたは圧痛（あるいはこれらの1つ以上）がさまざまな組み合わせでみられる。

## 4.8.1 貨幣状頭痛の疑い

**診断基準**

A. Bを満たす持続性あるいは間欠的な頭部の痛みがある
B. 頭皮の領域に限定して感じ，以下の4つの特徴のうち3つをもつ
   ① くっきりした輪郭
   ② 大きさと形は一定
   ③ 円形または楕円形
   ④ 直径は1～6 cm
C. 他のいかなるICHD-3の頭痛性疾患の診断基準も満たさない
D. ほかに最適なICHD-3の診断がない

## 4.9 睡眠時頭痛

**以前に使用された用語**

睡眠時頭痛症候群（hypnic headache syndrome），「目覚まし時計」頭痛（'alarm clock' headache）

**解説**

睡眠中のみに，頻回に繰り返し起こる頭痛発作。覚醒の原因となり，4時間まで続き，特徴的な関連症状がなく，その他の原因によらない。

**診断基準**

A. B～Eを満たす繰り返す頭痛発作がある
B. 睡眠中のみに起こり，覚醒の原因となる

## 第1部 一次性頭痛

C．月に10日以上，3ヵ月を超えて起こる
D．覚醒後15分から4時間まで持続する
E．頭部自律神経症状や落ち着きのなさを認めない
F．ほかに最適なICHD-3の診断がない（注❶，❷）

● 注

❶ 3.「三叉神経・自律神経頭痛（TACs）」のサブタイプの1つ，特に3.1「群発頭痛」との鑑別は，有効な治療を確立するために必要である。
❷ 睡眠中に起こり，覚醒を引き起こすほかの頭痛の原因を除外する必要があり，特に，睡眠時無呼吸，夜間の高血圧，低血糖，薬剤の使用過多には注意を払う。頭蓋内疾患も除外しなければいけない。しかし，睡眠時無呼吸の存在は，4.9「睡眠時頭痛」の診断を必ずしも除外するものではない。

● コメント

　最近の研究からは，ICHD-3βにおけるこれらの診断基準は，4.9「睡眠時頭痛」に対しては，ICHD-2における診断基準よりも，より鋭敏であることが推察されてきた。
　4.9「睡眠時頭痛」は，通常50歳以降で発症するが，若年者で起こることもある。痛みは，通常，軽度～中等度であるが，重度の頭痛も患者の約1/5で報告されている。
　痛みは，約2/3の症例で両側性である。発作は，通常，15～180分持続するが，より長時間持続したという報告がある。
　ほとんどの症例は，連日かほぼ連日性の頭痛であるが，反復性のサブタイプ（月に15日未満）となることがある。
　4.9「睡眠時頭痛」の特徴は，通常，緊張型頭痛様と考えられていたが，近年の研究では片頭痛様の特徴をもつ症例や，発作中に悪心を認める症例があることが報告されている。
　4.9「睡眠時頭痛」の発現は，睡眠ステージとは関連していない。最近のMRIの研究では，4.9「睡眠時頭痛」の患者において視床下部灰白質の体積減少が示されている。
　リチウム，カフェイン，メラトニン，インドメタシンの有効例が報告されている。

### 4.9.1 睡眠時頭痛の疑い

● 診断基準

A．BおよびCを満たす繰り返す頭痛発作がある
B．睡眠中にのみ起こり，覚醒の原因となる
C．以下の2つのみを満たす
　① 月に10日以上，3ヵ月を超えて起こる
　② 覚醒後15分以上，4時間まで持続する
　③ 頭部自律神経症状や落ち着きのなさを認めない
D．他のいかなるICHD-3の頭痛性疾患の診断基準も満たさない
E．ほかに最適なICHD-3の疾患がない

## 4.10 新規発症持続性連日性頭痛（NDPH）

● 以前に使用された用語

　急性発症の慢性頭痛（chronic headache with acute onset），新規慢性頭痛（de novo chronic headache）

● 解説

　明瞭に思い出すことができる発現から連日性にみられる持続性頭痛。痛みは，特徴的な性状を欠き，片頭痛様あるいは緊張型様であったり，両者の要素をもっていることもある。

● 診断基準

A．BおよびCを満たす持続性頭痛がある
B．明確な発症で明瞭に想起され，24時間以内に持続性かつ非寛解性の痛みとなる
C．3ヵ月を超えて持続する
D．ほかに最適なICHD-3の診断がない（注❶～❹）

● 注

❶ 4.10「新規発症持続性連日性頭痛（NDPH）」は，典型的には頭痛の既往がない患者に起こり，頭痛は発症時からその後すぐには寛解することなく，毎日起こる点が独特である。患者は常に発症について想起して，正確に述べることができる。もしできなければ，ほかの頭痛診断がなされるべきである。以前から頭痛（1.「片頭痛」

## 4．その他の一次性頭痛疾患

あるいは 2.「緊張型頭痛」）がある患者でも，この診断から除外はされないが，発症以前の頭痛頻度の増加があってはならない。同様に，以前から頭痛のある患者では薬剤の使用過多に伴うまたは，続く頭痛の悪化があってはならない。

❷ 4.10「新規発症持続性連日性頭痛」は，1.「片頭痛」または 2.「緊張型頭痛」のいずれかを示唆する特徴を有していることがある。1.3「慢性片頭痛」または 2.3「慢性緊張型頭痛」（あるいはその両者）の診断を満たしていても，4.10「新規発症持続性連日性頭痛」の診断基準に合致しているときは原則この頭痛として診断する。一方，4.10「新規発症持続性連日性頭痛」と 3.4「持続性片側頭痛」の両者の診断に合致するときは，原則として 3.4「持続性片側頭痛」と診断する。

❸ 発作頓挫薬の使用は，8.2「薬剤の使用過多による頭痛（薬物乱用頭痛，MOH）」の原因とされている上限を超えることがある。このような症例においては，4.10「新規発症持続性連日性頭痛」の診断は，連日性の頭痛の発症が明瞭に薬剤の使用過多に先んじていなければ診断することはできない。このような症例では 4.10「新規発症持続性連日性頭痛」と 8.2「薬剤の使用過多による頭痛（MOH）」の両方の診断がなされる。

❹ すべての症例において，5.1「頭部外傷による急性頭痛」，7.1「頭蓋内圧亢進性頭痛」，7.2「低髄液圧による頭痛」といった他の二次性頭痛を適切な検査によって除外する必要がある。

◉ コメント

4.10「新規発症持続性連日性頭痛」には 2 つのサブタイプがある。典型的には治療なしで数ヵ月以内に消失する自然寛解性のサブタイプと，積極的治療に抵抗性を示す難治性のサブタイプである。これらは，別々にコード化しない。

### 4.10.1 新規発症持続性連日性頭痛の疑い

◉ 診断基準

A．B および C を満たす持続性頭痛がある
B．明確な発症で明瞭に想起され，24 時間以内に持続性かつ非寛解性の痛みとなる
C．持続は 3 ヵ月以下である
D．他のいかなる ICHD-3 の頭痛性疾患の診断基準も満たさない
E．ほかに最適な ICHD-3 の診断がない

---
### 文献

#### 4.1　一次性咳嗽性頭痛（Primary cough headache）

Chen PK, Fuh JL and Wang SJ. Cough headache：a study of 83 consecutive patients. *Cephalalgia* 2009；29：1079-1085.

Chen YY, Lirng JF, Fuh JL, et al. Primary cough headache is associated with posterior fossa crowdedness：a morphometric MRI study. *Cephalalgia* 2004；24：694-699.

Cohen ME and Duffner PK（eds）. *Brain tumors in children. Principles of diagnosis and treatment.* New York：Raven Press, 1994.

Cutrer FM and Boes CJ. Cough, exertional, and sex headaches. *Neurol Clin* 2004；22：133-149.

Ozge C, Atiş S, Ozge A, et al. Cough headache：frequency, characteristics and the relationship with the characteristics of cough. *Eur J Pain* 2005；9：383-388.

Pascual J. Primary cough headache. *Curr Pain Headache Rep* 2005；9：272-276.

Pascual J, González-Mandly A, Martín R, et al. Headaches precipitated by cough, prolonged exercise or sexual activity：a prospective etiological and clinical study. *J Headache Pain* 2008；9：259-266.

Pascual J, Iglesias F, Oterino A, et al. Cough, exertional, and sexual headaches：an analysis of 72 benign and symptomatic cases. *Neurology* 1996；46：1520-1524.

Perini F and Toso V. Benign cough "cluster" headache. *Cephalalgia* 1998；18：493-494.

Raskin NH. The cough headache syndrome：treatment. *Neurology* 1995；45：1784.

#### 4.2　一次性運動時頭痛（Primary exercise headache）

Buzzi MG, Formisano R, Colonnese C, et al. Chiari-associated exertional, cough and sneeze headache responsive to medical therapy. *Headache* 2003；43：404-406.

Chen SP, Fuh JL, Lu SR, et al. Exertional headache：a survey of 1963 adolescents. *Cephalalgia* 2009；29：401-407.

Doepp F, Valdueza JM and Schreiber SJ. Incompetence of internal jugular valve in patients with primary exertional headache：a risk factor? *Cephalalgia* 2008；28：182-185.

Edis RH and Silbert PL. Sequential benign sexual headache and exertional headache（letter）. *Lancet* 1988；30：993.

Green MW. A spectrum of exertional headaches. *Headache* 2001；4：1085-1092.

Heckmann JG, Hilz MJ, Muck-Weymann M, et al. Benign exertional headache/benign sexual headache：a disorder of myogenic cerebrovascular autoregulation? *Headache*

1997；37：597-598.
Lance JW and Lambros J. Unilateral exertional headache as a symptom of cardiac ischemia. *Headache* 1998；38：315-316.
Lipton RB, Lowenkopf T, Bajwa ZH, et al. Cardiac cephalgia：a treatable form of exertional headache. *Neurology* 1997；49：813-816.
McCrory P. Recognizing exercise-induced headache. *Phys Sports Med* 1997；25：33-43.
Pascual J, Iglesias F, Oterino A, et al. Cough, exertional, and sexual headaches：an analysis of 72 benign and symptomatic cases. *Neurology* 1996；46：1520-1524.
Silbert PL, Edis RH, Stewart-Wynne EG, et al. Benign vascular sexual headache and exertional headache：interrelationships and long term prognosis. *J Neurol Neurosurg Psychiatr* 1991；54：417-421.
Sjaastad O and Bakketeig LS. Exertional headache．Ⅰ．Vågå study of headache epidemiology. *Cephalalgia* 2002；22：784-790.
Sjaastad O and Bakketeig LS. Exertional headache-Ⅱ．Clinical features Vågå study of headache epidemiology. *Cephalalgia* 2003；23：803-807.
Wang SJ and Fuh JL. The"other"headaches：Primary cough, exertion, sex, and primary stabbing headaches. *Curr Pain Headache Rep* 2010；14：41-46.

## 4.3　性行為に伴う一次性頭痛（Primary headache associated with sexual activity）

Biehl K, Evers S and Frese A. Comorbidity of migraine and headache associated with sexual activity. *Cephalalgia* 2007；27：1271-1273.
Chakravarty A. Primary headaches associated with sexual activity－some observations in Indian patients. *Cephalalgia* 2006；26：202-207.
Frese A, Eikermann A, Frese K, et al. Headache associated with sexual activity：demography, clinical features, and comorbidity. *Neurology* 2003；61：796-800.
Frese A, Rahmann A, Gregor N, et al. Headache associated with sexual activity：prognosis and treatment options. *Cephalalgia* 2007；27：1265-1270.
Kumar KL and Reuler JB. Uncommon headaches：diagnosis and treatment. *J Gen Intern Med* 1993；8：333-341.
Lance JW. Headaches related to sexual activity. *J Neurol Neurosurg Psychiatr* 1976；39：1226-1230.
Landtblom AM, Fridriksson S, Boivie J, et al. Sudden onset headache：a prospective study of features, incidence and causes. *Cephalalgia* 2002；22：354-360.
Lundberg PO and Osterman PO. Intercourse and headache. In：Genazzani AR, Nappi G, Facchinetti F, et al.（eds）*Pain and reproduction*. Nashville, TN：Parthenon Publishing, 1988, pp.149-153.
Pascual J, González-Mandly A, Martín R, et al. Headaches precipitated by cough, prolonged exercise or sexual activity：a prospective etiological and clinical study. *J Headache Pain* 2008；9：259-266.
Pascual J, Iglesias F, Oterino A, et al. Cough, exertional, and sexual headaches：an analysis of 72 benign and symptomatic cases. *Neurology* 1996；46：1520-1524.
Yeh YC, Fuh JL, Chen SP, et al. Clinical features, imaging findings and outcomes of headache associated with sexual activity. *Cephalalgia* 2010；30：1329-1335.

## 4.4　一次性雷鳴頭痛（Primary thunderclap headache）

Bassi P, Bandera R, Loiero M, et al. Warning signs in subarachnoid hemorrhage：a cooperative study. *Acta Neurol Scand* 1991；84：277-281.
Chen SP, Fuh JL, Liang JF, et al. Recurrent primary thunderclap headache and benign CNS angiopathy：spectra of the same disorder? *Neurology* 2006；67：2164-2169.
Dodick DW, Brown RD, Britton JW, et al. Nonaneurysmal thunderclap headache with diffuse, multifocal, segmental and reversible vasospasm. *Cephalalgia* 1999；19：118-123.
Garg RK. Recurrent thunderclap headache associated with reversible vasospasm causing stroke. *Cephalalgia* 2001；21：78-79.
Landtblom AM, Fridriksson S, Boivie J, et al. Sudden onset headache：a prospective study of features, incidence and causes. *Cephalalgia* 2002；22：354-360.
Linn FHH and Wijdicks EFM. Causes and management of thunderclap headache：a comprehensive review. *Neurologist* 2002；8：279-289.
Linn FHH, Rinkel GJE, Algra A, et al. Headache characteristics in subarachnoid haemorrhage and benign thunderclap headache. *J Neurol Neurosurg Psychiatr* 1998；65：791-793.
Linn FHH, Rinkel GJE, Algra A, et al. Follow-up of idiopathic thunderclap headache in general practice. *J Neurol* 1999；246：946-948.
Lu SR, Liao YC, Fuh JL, et al. Nimodipine for treatment of primary thunderclap headache. *Neurology* 2004；62：1414-1416.
Markus HS. A prospective follow-up of thunderclap headache mimicking subarachnoid haemorrhage. *J Neurol Neurosurg Psychiatr* 1991；54：1117-1125.
Mauriño J, Saposnik G, Lepera S, et al. Multiple simultaneous intracerebral haemorrhages. *Arch Neurol* 2001；58：629-632.
Nowak DA, Rodiek SO, Henneken S, et al. Reversible segmental cerebral vasoconstriction（Call-Fleming syndrome）：are calcium channel inhibitors a potential treatment option? *Cephalalgia* 2003；23：218-222.
Schwedt TJ, Matharu MS and Dodick DW. Thunderclap headache. *Lancet Neurol* 2006；5：621-631.
Slivka A and Philbrook B. Clinical and angiographic features of thunderclap headache. *Headache* 1995；35：1-6.
Sturm JW and Macdonell RAL. Recurrent thunderclap headache associated with reversible intracerebral vasospasm causing stroke. *Cephalalgia* 2000；20：132-135.
Wijdicks EFM, Kerkhoff H and van Gjin J. Cerebral vasospasm and unruptured aneurysm in thunderclap head-

ache. *Lancet* 1988；ii：1020.
Witham TF and Kaufmann AM. Unruptured cerebral aneurysm producing a thunderclap headache. *Am J Emerg Med* 2000；1：88-90.

### 4.5 寒冷刺激による頭痛（**Cold-stimulus headache**）
Bird N, MacGregor A and Wilkinson MIP. Ice-cream headache－site, duration, and relationship to migraine. *Headache* 1992；32：35-38.
Burkhart CG and Burkhart CN. Ice cream headaches with cryotherapy of actinic keratoses. *Int J Dermatol* 2006；45：1116-1117.
Drummond PD and Lance JW. Neurovascular disturbances in headache patients. *Clin Exp Neurol* 1984；20：93-99.
Fasano VA, Broggi G, Lo Russo G, et al. Headache induced by freezing external carotid artery branches. *Adv Neurol* 1982；33：399.
Fuh JL, Wang SJ, Lu SR, et al. Ice-cream headache－a large survey of 8359 adolescents. *Cephalalgia* 2003；23：977-981.
Kaczorowski M and Kaczorowski J. Ice-cream evoked headaches（ICE-H）study：randomised trial of accelerated versus cautious ice-cream eating regimen. *BMJ* 2002；21：1445-1446.
Mattsson P. Headache caused by drinking cold water is common and related to active migraine. *Cephalalgia* 2001；21：230-235.
Raskin NH and Knittle SC. Ice cream headache and orthostatic symptoms in patients with migraine. *Headache* 1976；16：222-225.
Selekler HM, Erdogan MS and Budak F. Prevalence and clinical characteristics of an experimental model of 'ice-cream headache' in migraine and episodic tension-type headache patients. *Cephalalgia* 2004；24：293-297.

### 4.6 頭蓋外からの圧力による頭痛（**External-pressure headache**）
Blau JN. Ponytail headache：a pure extracranial headache. *Headache* 2004；44：411-413.
Krymchantowski AV. Headaches due to external compression. *Curr Pain Headache Rep* 2010；14：321-324.
Pestronk A and Pestronk S. Goggle migraine. *N Engl J Med* 1983；308：226-227.

### 4.7 一次性穿刺様頭痛（**Primary stabbing headache**）
Dangond F and Spierings EL. Idiopathic stabbing headaches lasting a few seconds. *Headache* 1993；33：257-258.
Fuh JL, Kuo KH and Wang SJ. Primary stabbing headache in a headache clinic. *Cephalalgia* 2007；27：1005-1009.
Fusco C, Pisani F and Faienza C. Idiopathic stabbing headache：clinical characteristics of children and adolescents. *Brain Dev* 2003；25：237-240.
Lee M, Chu MK, Lee J, et al. Field testing primary stabbing headache criteria according to the 3rd beta edition of International Classification of Headache Disorders：a clinic-based study. *J Headache Pain* 2016；17：21.
Martins IP, Parreira E and Costa I. Extratrigeminal ice-pick status. *Headache* 1995；35：107-110.
Pareja JA, Ruiz J, de Isla C, et al. Idiopathic stabbing headache（jabs and jolts syndrome）. *Cephalalgia* 1996；16：93-96.
Raskin NH and Schwartz RK. Icepick-like pain. *Neurology* 1980；30：203-205.
Selekler HM and Budak F. Idiopathic stabbing headache and experimental ice cream headache（short-lived headaches）. *Eur Neurol* 2004；51：6-9.
Shin JH, Song HK, Lee JH, et al. Paroxysmal stabbing headache in the multiple dermatomes of the head and neck：a variant of primary stabbing headache or occipital neuralgia? *Cephalalgia* 2007；27：1101-1108.
Sjaastad O, Pettersen H and Bakketeig LS. The Vågå study：epidemiology of headache I：the prevalence of ultrashort paroxysms. *Cephalalgia* 2001；21：207-215.
Sjaastad O, Pettersen H and Bakketeig LS. Long-lasting cephalic jabs（?）The Vågå study of headache epidemiology. *Cephalalgia* 2005；25：581-592.
Soriani S, Battistella PA, Arnaldi C, et al. Juvenile idiopathic stabbing headache. *Headache* 1996；36：565-567.

### 4.8 貨幣状頭痛（**Nummular headache**）
Cuadrado ML, Valle B, Fernández de las Peñas C, et al. Bifocal nummular headache：the first three cases. Cephalalgia 2009；29：583-586.
Cuadrado ML, Valle B, Fernández-de-las-Peñas C, et al. Pressure pain sensitivity of the head in patients with nummular headache：a cartographic study. Cephalalgia 2010；30：200-206.
Fernández-de-las Peñas C, Cuadrado ML, Barriga FJ, et al. Local decrease of pressure pain threshold in nummular headache. Headache 2006；46：1195-1198.
Fernández-de-las-Peñas C, Cuadrado ML, Barriga FJ, et al. Pericranial tenderness is not related to nummular headache. Cephalalgia 2007；27：182-186. Grosberg BM, Solomon S and Lipton RB. Nummular headache. Curr Pain Headache Rep 2007；11：310-312.
Guerrero AL, Cortijo E, Herrero-Velázquez S, et al. Nummular headache with and without exacerbations：comparative characteristics in a series of 72 patients. Cephalalgia 2012；32：649-653.
Moon J, Ahmed K and Garza I. Case series of sixteen patients with nummular headache. Cephalalgia 2010；12：1527-1530.
Pareja JA, Caminero AB, Serra J, et al. Numular headache：a coin-shaped cephalgia. Neurology 2002；58：1678-1679.
Pareja JA, Cuadrado ML, Fernández de las Peñas C, et al. Nummular headache with trophic changes inside the painful area. Cephalalgia 2008；28：186-190.
Pareja JA, Montojo T and Alvarez M. Nummular Headache Update. Curr Neurol Neurosci Rep. 2012；12：118-

124.
Pareja JA, Pareja J, Barriga FJ, et al. Nummular headache. A prospective series of 14 new cases. *Headache* 2004；44：611-614.

Ruscheweyh R, Buchheister A, Gregor N, et al. Nummular headache：six new cases and lancinating pain attacks as possible manifestation. *Cephalalgia* 2010；30：249-253.

### 4.9　睡眠時頭痛（Hypnic headache）

Centonze V, D'Amico D, Usai S, et al. First Italian case of hypnic headache, with literature review and discussion of nosology. *Cephalalgia* 2001；21：71-74.

Dodick DW. Polysomnography in hypnic headache syndrome. *Headache* 2000；40：748-752.

Dodick DW, Jones JM and Capobianco DJ. Hypnic headache：another indomethacin-responsive headache syndrome? *Headache* 2000；40：830-835.

Donnet A and Lantéri-Minet M. A consecutive series of 22 cases of hypnic headache in France. *Cephalalgia* 2009；29：928-934.

Evers S and Goadsby PJ. Hypnic headache：clinical features, pathophysiology, and treatment. *Neurology* 2003；60：905-909.

Gil-Gouveia R and Goadsby PJ. Secondary"hypnic headache". *J Neurol* 2007；254：646-654.

Holle D, Naegel S, Krebs S, et al. Clinical characteristics and therapeutic options in hypnic headache. *Cephalalgia* 2010；30：1435-1442.

Holle D, Naegel S, Krebs S, et al. Hypothalamic gray matter volume loss in hypnic headache. *Ann Neurol* 2011；69：533-539.

Holle D, Wessendorf TE, Zaremba S, et al. Serial polysomnography in hypnic headache. *Cephalalgia* 2011；31：286-290.

Liang JF and Wang SJ. Hypnic headache：A review of clinical features, therapeutic options and outcomes. *Cephalalgia* 2014；34：795-805.

Liang JF, Fuh JL, Yu HY, et al. Clinical features, polysomnography and outcome in patients with hypnic headache. *Cephalalgia* 2008；28：209-215.

Newman LC, Lipton RB and Solomon S. The hypnic headache syndrome：a benign headache disorder of the elderly. *Neurology* 1990；40：1904-1905.

Peres MF, Masruha MR, Zukerman E, et al. Potential therapeutic use of melatonin in migraine and other headache disorders. *Expert Opin Investig Drugs* 2006；15：367-375.

Raskin NH. The hypnic headache syndrome. *Headache* 1988；28：534-536.

### 4.10　新規発症持続性連日性頭痛（New daily persistent headache）

Bigal ME, Lipton RB, Tepper SJ, et al. Primary chronic daily headache and its subtypes in adolescents and adults. *Neurology* 2004；14：843-847.

Bigal ME, Rapoport AM, Tepper SJ, et al. The classification of chronic daily headache in adolescents‒a comparison between the second edition of the international classification of headache disorders and alternative diagnostic criteria. *Headache* 2005；45：582-589.

Castillo J, Munoz P, Guitera V, et al. Epidemiology of chronic daily headache in the general population. *Headache* 1999；39：190-196.

Chakravarty A. Chronic daily headache in children and adolescents：a clinic based study from India. *Cephalalgia* 2005；25：795-800.

Donnet A and Levrier O. A consecutive series of ten cases of new daily persistent headache：clinical presentation and morphology of the venous system. *Neurology* 2009；72：A419.

Evans RW. New daily persistent headache. *Curr Pain Headache Rep* 2003；7：303-307.

Evans RW and Rozen TD. Etiology and treatment of new daily persistent headache. *Headache* 2001；41：830-832.

Goadsby PJ and Boes C. New daily persistent headache. *J Neurol Neurosurg Psychiatr* 2002；72（Suppl 2）：ii6-ii9.

Grande RB, Aaseth K, Lundqvist C, et al. Prevalence of new daily persistent headache in the general population. The Akershus study of chronic headache. *Cephalalgia* 2009；29：1149-1155.

Kung E, Tepper SJ, Rapoport AM, et al. New daily persistent headache in the pediatric population. *Cephalalgia* 2009；29：17-22.

Li D and Rozen TD. The clinical characteristics of new daily persistent headache. *Cephalalgia* 2002；22：66-69.

Mack KJ. What incites new daily persistent headache in children? *Pediatr Neurol* 2004；31：122-125.

Mack KJ. New daily persistent headache in children and adults. *Curr Pain Headache Rep* 2009；13：47-51.

Meineri P, Torre E, Rota E, et al. New daily persistent headache：clinical and serological characteristics in a retrospective study. *Neurol Sci* 2004；25（Suppl 3）：S281-S282.

Peng KP, Fuh JL, Yuan HK, et al. New daily persistent headache：should migrainous features be incorporated? *Cephalalgia* 2011；31：1561-1569.

Peres MF, Lucchetti G, Mercante JP, et al. New daily persistent headache and panic disorder. *Cephalalgia* 2011；31：250-253.

Prakash S and Shah ND. Postinfectious new daily persistent headache may respond to intravenous methylprednisolone. *J Headache Pain* 2010；11：59-66.

Robbins MS, Grosberg BM, Napchan U, et al. Clinical and prognostic subforms of new daily-persistent headache. *Neurology* 2010；74：1358-1364.

Rozen T and Swidan SZ. Elevation of CSF tumor necrosis factor alpha levels in new daily persistent headache and treatment refractory chronic migraine. *Headache* 2007；47：1050-1055.

Rozen TD, Roth JM and Denenberg N. Cervical spine joint hypermobility：a possible predisposing factor for new daily persistent headache. *Cephalalgia* 2006；26：

1182-1185.

Santoni JR and Santoni-Williams CJ. Headache and painful lymphadenopathy in extracranial or systemic infection : etiology of new daily persistent headaches. *Intern Med* 1993 ; 32 : 530-532.

Silberstein SD, Lipton RB, Solomon S, et al. Classification of daily and near daily headaches : proposed revisions to the IHS classification. *Headache* 1994 ; 34 : 1-7.

Takase Y, Nakano M, Tatsumi C, et al. Clinical features, effectiveness of drug-based treatment, and prognosis of new daily persistent headache(NDPH) : 30 cases in Japan. *Cephalalgia* 2004 ; 24 : 955-959.

Vanast WJ. New daily persistent headaches : definition of a benign syndrome. *Headache* 1986 ; 26 : 317.

Young WB and Swanson JW. New daily-persistent headache : the switched-on headache. *Neurology* 2010 ; 74 : 1338-1339.

# Part two

# 第2部

# 二次性頭痛
## The secondary headaches

5. 頭頸部外傷・傷害による頭痛
   (Headache attributed to trauma or injury to the head and/or neck)

6. 頭頸部血管障害による頭痛
   (Headache attributed to cranial and/or cervical vascular disorder)

7. 非血管性頭蓋内疾患による頭痛
   (Headache attributed to non-vascular intracranial disorder)

8. 物質またはその離脱による頭痛
   (Headache attributed to a substance or its withdrawal)

9. 感染症による頭痛
   (Headache attributed to infection)

10. ホメオスターシス障害による頭痛
    (Headache attributed to disorder of homoeostasis)

11. 頭蓋骨，頸，眼，耳，鼻，副鼻腔，歯，口
    あるいはその他の顔面・頸部の構成組織の
    障害による頭痛または顔面痛
    (Headache or facial pain attributed to disorder of the cranium, neck, eyes, ears, nose, sinuses, teeth, mouth or other facial or cranial structure)

12. 精神疾患による頭痛
    (Headache attributed to psychiatric disorder)

# 第2部　二次性頭痛

# 二次性頭痛の緒言

　ある患者に，頭痛が初発し，または，新しいタイプの頭痛が発現し，同時に脳腫瘍（頭蓋内新生物）が発育している場合には，頭痛は腫瘍に続発するものであると結論するのが自然である。このような患者は，その頭痛が症候的に片頭痛，緊張型頭痛または群発頭痛のように思われても，7.4「脳腫瘍による頭痛」（あるいは，そのサブタイプ）の診断のみが与えられる。換言すれば，他疾患に併発する新規の頭痛が生じ，その疾患が頭痛の原因となると認定された場合は，常に二次性と診断される。

　ある患者に，以前からあるタイプの一次性頭痛があり，その頭痛が他疾患の発生と時期的に一致して悪化した場合は，状況が異なる。この悪化した頭痛に対して3つの説明が可能である。すなわち，(1)同時に起こっている，(2)その他の疾患が原因となって，一次性頭痛が悪化している，(3)他疾患が原因となって，新たな頭痛が発現している，である。ICHD-2では，このような状況で複数の診断を規則として許容しているが，その場の判断にゆだねられていた。ICHD-3βでは，より厳格にして解釈や変更の余地が少なくなるように改訂した。

1. 新規の頭痛が初発し，頭痛の原因となることが知られている他疾患と時期的に一致する場合，あるいはその疾患によって頭痛を生じるという他の基準を満たす場合，新規の頭痛は，その原因疾患による二次性頭痛としてコード化する。新規の頭痛が，一次性頭痛（片頭痛，緊張型頭痛，群発頭痛や，三叉神経・自律神経性頭痛の1つ）の特徴を有する場合も，これに該当する。
2. **以前から存在する一次性頭痛が，そのような原因疾患と時期的に一致して慢性化あるいは有意に悪化した場合**（通常，頻度や重症度が2倍かそれ以上になることを意味する），その疾患が頭痛の原因となる確証があれば，一次性頭痛と二次性頭痛の両方として診断する。

　ICHD-2では，二次性頭痛のための診断基準のフォーマットを標準化したが，問題点がないわけではなかった。ICHD-3βで採用された改訂がICHD-3でも継続されている。

## ◉二次性頭痛の一般診断基準

A. Cを満たすすべての頭痛
B. 頭痛を引きおこしうることが科学的に実証されている他疾患の診断がなされている（注❶）
C. 原因となる証拠として，以下のうち少なくとも2項目が示されている（注❷）
　① 頭痛が，原因と推測される疾患と時期的に一致して発現している
　② 以下のいずれか，もしくは両方
　　a. 頭痛は原因と推測される疾患が悪化するのと並行して有意に悪化している
　　b. 頭痛は原因と推測される疾患が軽快するのと並行して有意に改善している
　③ 頭痛は原因疾患の典型的な特徴を有している（注❸）
　④ 原因となる他の証拠が存在する（注❹）
D. ほかに最適なICHD-3の診断がない

## ◉注

❶ 頭痛は有病率の高い疾患であるので，他疾患と偶発的に合併しているだけで，因果関係がないということもありうる。したがって，診断基準Bで規定される疾患が頭痛を引き起こすことを示す科学的な研究に基づく根拠が存在する場合にのみ，二次性頭痛の確実な診断を行うことが可能となる。科学的な証拠は，ある疾患と頭痛の時間的な関連をその治療後と頭痛の経過を含めて観察した大規模な臨床研究や，小規模

# 二次性頭痛の緒言

でも，最新のより高度な画像検査，血液検査，他の臨床検査で，本診断基準を使用する医師が日常臨床ではまだ利用できないようなものであってもよい。換言すれば，診断基準として日常臨床に使用できるものでなくとも，診断基準Bの疾患と頭痛の因果関係を一般的に明確にするものであれば研究方法は有用であるということである。ただし，ICHD-3全体を通して，診断基準の内容は一般的な臨床で診断医が利用可能な情報や検査項目に制限されるべきである。

❷ 一般的な診断基準では，少なくとも2つの別個の証拠となる特徴が存在することが求められ，証拠を示す方式としては，ここで提示された4項目が認められている。これらの4項目はすべての疾患に必ずしも適切というわけではないので，そのような疾患に該当する場合には，診断基準に4項目すべてが記載されている必要はない。いくつかの二次性頭痛では，発症時期が一致していることが，原因と推測されている疾患との因果関係を示すきわめて重要な証拠である。例として，7.2「低髄液圧による頭痛」のサブタイプでは，通常起立性であるが，常にそうであるわけではないため，この特徴は，診断基準としては信頼できない。このような場合には，診断基準Dが特に重要である。

❸ 1つの例として，6.2.2「非外傷性くも膜下出血（SAH）による急性頭痛」は，非常に突然の（雷鳴性の）発症形式である。それぞれの二次性頭痛ごとにその特徴が，（もしあれば）規定されなければならない。

❹ それぞれの二次性頭痛に対して（適切な場合には）明記されるべきである。この種の証拠の一例は，頭痛の部位と，原因と推測される疾患の存在部位の一致である。他の例としては，頭痛の特徴（例えば頭痛の強さ）と，原因と推測される疾患の活動性を示すマーカー〔例えば神経画像検査による変化，あるいは検査値(6.4.1「巨細胞性動脈炎（GCA）による頭痛」における赤血球沈降速度)〕が並行して変化する場合がある。

# 第 2 部 二次性頭痛

# 5. 頭頸部外傷・傷害による頭痛
## Headache attributed to trauma or injury to the head and/or neck

- 5.1 頭部外傷による急性頭痛（Acute headache attributed to traumatic injury to the head）
  - 5.1.1 中等症または重症頭部外傷による急性頭痛（Acute headache attributed to moderate or severe traumatic injury to the head）
  - 5.1.2 軽症頭部外傷による急性頭痛（Acute headache attributed to mild traumatic injury to the head）
- 5.2 頭部外傷による持続性頭痛（Persistent headache attributed to traumatic injury to the head）
  - 5.2.1 中等症または重症頭部外傷による持続性頭痛（Persistent headache attributed to moderate or severe traumatic injury to the head）
  - 5.2.2 軽症頭部外傷による持続性頭痛（Persistent headache attributed to mild traumatic injury to the head）
- 5.3 むち打ちによる急性頭痛（Acute headache attributed to whiplash）
- 5.4 むち打ちによる持続性頭痛（Persistent headache attributed to whiplash）
- 5.5 開頭術による急性頭痛（Acute headache attributed to craniotomy）
- 5.6 開頭術による持続性頭痛（Persistent headache attributed to craniotomy）

## 全般的なコメント

### ●一次性頭痛か，二次性頭痛か，またはその両方か？

5.「頭頸部外傷・傷害による頭痛」においても，他の疾患に起因する頭痛の一般的な規則が，多少の補整を加えて適用される。

1. 新規の頭痛が初発し，頭痛の原因となることが知られている外傷や頭部または頸部（あるいはその両方）の傷害と時期的に一致する場合，外傷や傷害による二次性頭痛としてコード化する。新規の頭痛が，ICHD-3の第1部に分類されている一次性頭痛のいずれかの特徴を有する場合も，これに該当する。
2. 外傷や傷害などと時期的に一致して，以前から存在する一次性頭痛が慢性化あるいは有意に悪化した場合（通常，頻度や重症度が2倍かそれ以上になることを意味する），その疾患が頭痛の原因となる確証があれば，もともとある頭痛および5.「頭頸部外傷・傷害による頭痛」（あるいはそのタイプまたはサブタイプの1つ）の両方として診断する。

## 緒言

5.「頭頸部外傷・傷害による頭痛」のタイプは，二次性頭痛のなかでも最もありふれたものである。発現後最初の3ヵ月間は**急性**と判断する。その期間を超えて継続する場合は，**持続性**とする。**持続性**という用語は**慢性**の代わりとして使われるが，この期間はICHD-2の診断基準と一致する。

5.「頭頸部外傷・傷害による頭痛」とその他の頭痛を識別できる特徴はなく，2.「緊張型頭痛」や1.「片頭痛」と似ていることが多い。したがって，この場合の診断は，外傷・傷害と頭痛発症の時間的近接性によるところが大きい。ICHD-2と同様に，このICHD-3の診断基準はすべて5.「頭頸部外傷・傷害による頭痛」のタイプにおいて外傷・傷害から7日以内に，もしくは意識回復および，痛みの自覚と訴え，またはその一方が失われていた場合には，その回復から7日以内に頭痛が訴えられなければならない。この7日という期間はやや根拠に欠けることや，患者のなかには少数ではあるが7日よりも後になって頭痛が発現する者もいると主張する専門家もいるが，現時点ではこの条件を変更するほどの十分なエビデンスはない。A5.1.1.1「中等症または重症頭部外傷による遅発性急性頭痛」とA5.1.2.1「軽症頭部外傷による遅発性急性頭痛」の診断基準を調査する研究が推奨されている〔付録（Appendix）参照〕。

頭痛は，外傷・傷害後の単発症状として，あるいは，めまい，疲労，集中力低下，精神運動遅延，

軽度の記憶障害，不眠，不安症，人格変化，易怒性などを随伴することがある。頭部外傷後に前記症状のいくつかが出現した場合，その患者は脳振盪後症候群であると考えられる。

5.「頭頸部外傷・傷害による頭痛」の原因はしばしば不明であることが多い。頭痛発現に関係があると思われる多数の原因として，軸索損傷，脳代謝変化，神経炎症，脳血行動態の変化，潜在的な遺伝的素因，精神病理，頭部外傷後に頭痛が生じるという患者の思い込みなどが挙げられるが，これらに限定されるものではない。最新の神経画像検査を用いた最近の研究では，従来の診断検査では検出できない軽微な外傷による脳の構造的，機能的，代謝的異常を検出できる可能性があると報告されている。外傷後に生じる睡眠障害，気分障害，心理社会的および他のストレスは，当然のように頭痛の発現や永続化に影響を与える。鎮痛薬の乱用は，8.2「薬剤の使用過多による頭痛（薬物乱用頭痛，MOH）」の発症により，頭部外傷後頭痛が持続する原因となりうる。外傷早期以降も外傷後頭痛が持続する場合は，医師はこのような可能性を考慮しなければならない。

5.「頭頸部外傷・傷害による頭痛」発症のリスク因子には，頭痛の既往歴，比較的軽症の傷害，女性であること，および精神障害の併存も含まれる。繰り返しの頭部外傷と頭痛発現の関係について今後もさらに研究を重ねる必要がある。頭部外傷後に頭痛が生じるという患者の思い込みやこのような頭痛に関する訴訟が，頭痛の発症や持続を助長する程度に関しては，いまだ活発に議論が行われている。エビデンスの大半が，詐病が原因であるものは少ないことを示唆している。

軽症外傷性脳損傷の基準さえ満たさないほどの非常に軽微な頭部外傷後に頭痛を発症する患者がいることが認識されている。これらの頭痛は，単回の外傷や反復する頭部への衝撃（例えば，ラグビーやアメリカンフットボール選手において）によって発生することがある。しかし，非常に軽微な頭部外傷による頭痛は十分に研究されていないため，ICHD-3におけるその認識と包摂を裏づけるためのデータは不十分である。おおよそA5.8「その他の頭頸部外傷による急性頭痛」とA5.9「その他の頭頸部外傷による持続性頭痛」の診断基準に準拠する非常に軽微な頭部外傷後の頭痛の研究が奨励される。

成人よりは少ないが，小児でも5.「頭頸部外傷・傷害による頭痛」の報告がある。このタイプの臨床症状は小児でも成人でも似ており，診断基準は小児でも同じである。

## 5.1 頭部外傷による急性頭痛

● 他疾患にコード化する

頸部の屈曲または伸展を伴う頭部の加速または減速動作の結果としての外傷は，むち打ちとして分類される。そのような外傷に起因する急性頭痛は，むち打ちに起因する5.3「むち打ちによる急性頭痛」としてコード化する。頭部外傷以外の理由で行われた外科的開頭術による急性頭痛は，5.5「開頭術による急性頭痛」としてコード化する。

● 解説

頭部外傷に起因する3ヵ月未満の頭痛。

● 診断基準

A．CおよびDを満たすすべての頭痛
B．頭部外傷（注❶）が生じている
C．頭痛は以下のいずれか1項目から7日以内に発現したと報告されている
　①頭部外傷
　②頭部外傷後の意識回復
　③頭部外傷後の頭痛の自覚もしくは訴えを抑制する薬剤の中止
D．以下のいずれかを満たす
　①頭痛は頭部外傷後，3ヵ月以内に消失している
　②頭痛が消失していないが，頭部外傷から3ヵ月を経過していない
E．ほかに最適なICHD-3の診断がない

● 注

❶頭部外傷とは，頭部への外力作用による構造的または機能的な傷害として定義される。これらは，頭部と物体との衝突，異物の頭部への貫通，爆風や爆発から発生した力や同定されていない他の力を含む。

## ● コメント

頭痛は7日以内に発現したと訴えられなければならないという規定は，いくぶん恣意的である（緒言参照）。より長い期間と比較して，7日という期間が5.1「頭部外傷による急性頭痛」に対して，感度の相関的減少があるものの，より高い特異度の診断基準（すなわち，より強い因果関係）をもたらす。異なった期間がより適切かどうか，さらなる研究が必要である。一方，付録のA5.1.1.1「中等症または重症頭部外傷による遅発性急性頭痛」とA5.1.2.1「軽症頭部外傷による遅発性急性頭痛」の基準は，外傷から頭痛発現までの期間が7日を超えたときに使用される。

### 5.1.1 中等症または重症頭部外傷による急性頭痛

#### ● 診断基準

A．頭痛は5.1「頭部外傷による急性頭痛」の診断基準を満たす
B．頭部外傷は少なくとも以下の1項目を満たす
　① 30分を超える意識消失
　② グラスゴー昏睡尺度（Glasgow Coma Scale：GCS）が13点未満
　③ 24時間を超える外傷後健忘（**注❶**）
　④ 24時間を超える意識レベルの変化
　⑤ 頭蓋骨骨折，頭蓋内血腫または脳挫傷（あるいはその両方）など頭部外傷を示す画像所見

#### ● 注

❶ 外傷後健忘の期間とは，頭部外傷から，正常で連続的な記憶が回復するまでの時間と定義される。

### 5.1.2 軽症頭部外傷による急性頭痛

#### ● 診断基準

A．頭痛は5.1「頭部外傷による急性頭痛」の基準を満たす
B．頭部外傷は以下の両項目を満たす
　① 以下のいずれの項目にも該当しない
　　a）30分を超える意識消失
　　b）グラスゴー昏睡尺度（GCS）が13点未満
　　c）24時間を超える外傷後健忘（**注❶**）
　　d）24時間を超える意識レベルの変化
　　e）頭蓋骨骨折，頭蓋内血腫または脳挫傷（あるいはその両方）など頭部外傷を示す画像所見
　② 以下の症候のうち1つ以上に関係する
　　a）一過性の意識不鮮明，見当識障害または意識障害
　　b）頭部外傷直前または直後の出来事の記憶喪失
　　c）軽症頭部外傷を示唆する以下の症状のうち2つ以上を認める
　　　ⅰ．悪心
　　　ⅱ．嘔吐
　　　ⅲ．視覚障害
　　　ⅳ．浮動性めまいまたは回転性めまい（あるいはその両方）
　　　ⅴ．歩行または姿勢の不安定（あるいはその両方）
　　　ⅵ．記銘力または集中力（あるいはその両方）の障害

#### ● 注

❶ 外傷後健忘の期間とは，頭部外傷から，正常で連続的な記憶が回復するまでの時間と定義される。

#### ● コメント

軽症頭部外傷または中等症または重症頭部外傷の診断基準は，それぞれのカテゴリーに分類された外傷の重症度のばらつきを許容するものである。これにより専門家が，非常に軽症な頭部外傷と非常に重症な頭部外傷という追加のカテゴリーを含むよう提案している。これらのカテゴリーを現時点で追加するだけの不十分なエビデンスはあるが，さらなる調査が必要である。

### 5.2 頭部外傷による持続性頭痛

#### ● 他疾患にコード化する

頸部の屈曲または伸展を伴う頭部の加速または

減速動作の結果としての外傷は，むち打ちとして分類される。そのような外傷に起因する持続性頭痛は5.4「むち打ちによる持続性頭痛」としてコード化する。頭部外傷以外の理由で行われた外科的開頭術による持続性頭痛は，5.6「開頭術による持続性頭痛」としてコード化する。

◉解説
頭部外傷に起因する3ヵ月を超える頭痛。

◉診断基準
A．CおよびDを満たすすべての頭痛
B．頭部外傷（注❶）が生じている
C．頭痛は以下のいずれか1項目から7日以内に発現したと報告されている
　①頭部への外傷
　②頭部外傷後の意識回復
　③頭部外傷後の頭痛の自覚もしくは訴えを抑制する薬剤の中止
D．頭痛は頭部外傷後，3ヵ月を超えて持続している
E．ほかに最適なICHD-3の診断がない（注❷）

◉注
❶頭部外傷とは，頭部への外力作用による構造的または機能的な傷害として定義される。これらは，頭部と物体との衝突，異物の頭部への貫通，爆風や爆発から発生した力や同定されていない他の力を含む。
❷頭部外傷後に生じた頭痛が持続する場合，8.2「薬剤の使用過多による頭痛（MOH）」の可能性を考慮する必要がある。

◉コメント
頭痛は7日以内に発現したと訴えられなければならないという規定は，いくぶん恣意的である（緒言参照）。より長い期間と比較して，7日という期間が5.2「頭部外傷による持続性頭痛」に対して，感度の相関的減少があるものの，より高い特異度の診断基準（すなわち，より強い因果関係）をもたらす。異なった期間がより適切かどうか，さらなる研究が必要である。一方，付録のA5.2.1.1「中等症または重症頭部外傷による遅発性持続性頭痛」とA5.2.2.1「軽症頭部外傷による遅発性持続性頭痛」（同項参照）の基準は，外傷から頭痛発現までの期間が7日を超えるときに使用される。

慢性外傷後頭痛のICHD-2診断基準と他の二次性頭痛の診断における期間と一致させるため，頭部外傷による頭痛では3ヵ月という期間を持続性として考える。より長いもしくは短い期間がより適切かを明らかにするためにさらなる研究が必要である。

### 5.2.1 中等症または重症頭部外傷による持続性頭痛

◉診断基準
A．頭痛は5.2「頭部外傷による持続性頭痛」の診断基準を満たす
B．頭部外傷は，以下のうち少なくとも1項目を満たす
　①30分を超える意識消失
　②グラスゴー昏睡尺度（GCS）が13点未満
　③24時間を超える外傷後健忘（注❶）
　④24時間を超える意識レベルの変化
　⑤頭蓋骨骨折，頭蓋内血腫または脳挫傷（あるいはその両方）など頭部外傷を示す画像所見

◉注
❶外傷後健忘の期間は，頭部外傷から，正常で連続的な記憶が回復するまでの時間と定義される。

### 5.2.2 軽症頭部外傷による持続性頭痛

◉診断基準
A．頭痛は5.2「頭部外傷による持続性頭痛」の診断基準を満たす
B．頭部外傷は以下の両項目を満たす
　①以下のいずれの項目にも該当しない
　　a）30分を超える意識消失
　　b）グラスゴー昏睡尺度（GCS）が13点未満
　　c）24時間を超える外傷後健忘（注❶）
　　d）24時間を超える意識レベルの変化
　　e）頭蓋骨骨折，頭蓋内血腫または脳挫傷（あるいはその両方）など頭部外傷を示

す画像所見
②以下の症候または徴候のうち1つ以上に関係する
　a）一過性の混乱，見当識障害または意識障害
　b）頭部外傷直前または直後の出来事の記憶喪失
　c）軽症頭部外傷を示唆する以下の症状のうち2つ以上を認める
　　　ⅰ．悪心
　　　ⅱ．嘔吐
　　　ⅲ．視覚障害
　　　ⅳ．浮動性めまいまたは回転性めまい（あるいはその両方）
　　　ⅴ．歩行または姿勢の不安定（あるいはその両方）
　　　ⅵ．記銘力または集中力（あるいはその両方）の障害

◯注

❶ 外傷後健忘の期間とは，頭部外傷から，正常で連続的な記憶が回復するまでの時間と定義される。

## 5.3　むち打ちによる急性頭痛（注❶）

◯解説

　むち打ちによって生じた3ヵ月を超えない頭痛。

◯診断基準

A．CおよびDを満たすすべての頭痛
B．むち打ち（注❶）は，頸部痛または頭痛（あるいはその両方）と同時に関連して起こっている
C．頭痛はむち打ち後，7日以内に発現している
D．以下のうちいずれかを満たす
　　①頭痛はむち打ち後，3ヵ月以内に消失した
　　②頭痛は消失していないが，むち打ちから3ヵ月は経過していない
E．ほかに最適なICHD-3の診断がない

◯注

❶ むち打ちとは，頸部の屈曲または伸展を伴う頭部の突然で十分に抑制できない加速または減速運動として定義される。むち打ちは強いまたは弱い，いずれの衝撃の後にも起こりうる。

◯コメント

　むち打ちは，自動車事故で最も一般的に起こる。5.3「むち打ちによる急性頭痛」は，独立した症状として，あるいは頸部に関連した一連の症状や頸部以外の身体症状，神経感覚症状，行動，認知，気分に関する症状を伴って発現する可能性がある。むち打ちそのものは，ケベックむち打ち損傷関連障害特別専門委員会（Quebec Task Force on Whiplash-Associated Disorders）によって提唱されたような分類を使用して，臨床症状の重症度により分類されている。

## 5.4　むち打ちによる持続性頭痛

◯解説

　むち打ちよって生じた3ヵ月を超える頭痛。

◯診断基準

A．CおよびDを満たすすべての頭痛
B．むち打ち（注❶）は頸部痛および頭痛（あるいはその両方）と同時に関連して起こっている
C．頭痛はむち打ち後，7日以内に発現している
D．頭痛はむち打ち後，3ヵ月を超えて持続する
E．ほかに最適なICHD-3の診断がない（注❷）

◯注

❶ むち打ちとは，頸部の屈曲または伸展を伴う頭部の突然で十分に抑制できない加速または減速運動として定義される。むち打ちは強いまたは弱い，いずれの衝撃の後にも起こりうる。
❷ むち打ち後に生じた頭痛が持続するときは，8.2「薬剤使用過多による頭痛（MOH）」の可能性を考慮する必要がある。

## 5.5　開頭術による急性頭痛

◯解説

　外科的開頭術によって生じた3ヵ月を超えない頭痛。

● 診断基準

A．CおよびDを満たすすべての頭痛
B．外科的開頭術（注❶）が施行されている
C．頭痛は以下のいずれか1項目から7日以内に発現したと報告されている
　①開頭術
　②開頭術後の意識回復
　③開頭術後の頭痛の自覚もしくは訴えを抑制する薬剤の中止
D．以下のいずれかを満たす
　①頭痛は開頭術から3ヵ月以内に消失している
　②頭痛は消失していないが，開頭術から3ヵ月は経過していない
E．ほかに最適なICHD-3の診断がない（注❶，❷）

● 注

❶ 頭部外傷が原因で，その後に開頭術が施行された場合は，5.1.1「中等症または重症頭部外傷による急性頭痛」としてコード化する
❷ 5.5「開頭術による急性頭痛」の診断をする前に，開頭術後に起こりうる他の二次性頭痛の除外は必要である．開頭術後の頭痛は多くの潜在的原因があるが，頸原性頭痛（手術体位の結果生じる），脳脊髄液漏出，感染，水頭症や頭蓋内出血による頭痛も含め考慮されるべきである．

● コメント

5.5「開頭術による急性頭痛」は開頭術が施行された大部分の患者に起こりうる．多くの場合，頭痛は術後最初の数日以内に発症し，術後急性期に消失する．他の部位の手術に比較して，頭蓋底手術後に多い．5.5「開頭術による急性頭痛」の痛みは開頭術側にしばしば起こるが，頭痛はよりびまん性で緊張型頭痛あるいは片頭痛に似ていることもある．

## 5.6 開頭術による持続性頭痛

● 解説

外科的開頭術から3ヵ月を超える頭痛．

● 診断基準

A．CおよびDを満たすすべての頭痛
B．外科的開頭術（注❶）が施行されている
C．頭痛は以下のいずれか1項目から7日以内に発現したと報告されている
　①開頭術
　②開頭術後の意識回復
　③開頭術後の頭痛の自覚もしくは訴えを抑制する薬剤の禁止
D．頭痛は開頭術後3ヵ月を超えて持続している
E．ほかに最適なICHD-3の診断がない（注❶，❷）

● 注

❶ 頭部外傷が原因で，その後に開頭術が施行された場合は，5.2.1「中等症または重症頭部外傷による持続性頭痛」としてコード化する．
❷ 開頭術後の頭痛が持続するときは，8.2「薬剤の使用過多による頭痛（MOH）」の可能性を考慮する必要がある．

● コメント

5.5「開頭術による急性頭痛」を生じた患者の約1/4が，5.6「開頭術による持続性頭痛」に移行する．

### 文 献

Traumatic Brain Injury (TBI) Task Force for the US Department of the Army. Report to the Surgeon General, https://www.hsdl.org/?view&did=482727 (2008, accessed 19 September 2017).

**緒言 (Introduction)**

Aoki Y, Inokuchi R, Gunshin M, et al. Diffusion tensor imaging studies of mild traumatic brain injury：a meta-analysis. *J Neurol Neurosurg Psychiatr* 2012；83：870-876.

Chong CD and Schwedt TJ. White matter damage and brain network alterations in concussed patients：a review of recent diffusion tensor imaging and resting-state functional connectivity data. *Curr Pain Headache Rep* 2015；19：485.

Faux S and Sheedy J. A prospective controlled study in the prevalence of posttraumatic headache following mild traumatic brain injury. *Pain Med* 2008；9：1001-1011.

Heyer GL, Young JA, Rose SC, et al. Post-traumatic headaches correlate with migraine symptoms in youths with concussion. *Cephalalgia* 2016；36：309-316.

Kirk C, Naquib G and Abu-Arafeh I. Chronic post-traumatic headache after head injury in children and adolescents. *Dev Med Child Neurol* 2008；50：422-425.

Kjeldgaard D, Forchhammer H, Teasdale T, et al. Chronic post-traumatic headache after mild head injury：a descriptive study. *Cephalalgia* 2014；34：191-200.

Lucas S, Hoffman JM, Bell KR, et al. Characterization of headache after traumatic brain injury. *Cephalalgia* 2012；32：600-606.

Lucas S, Hoffman JM, Bell KR, et al. A prospective study of prevalence and characterization of headache following mild traumatic brain injury. *Cephalalgia* 2014；34：93-102.

Mayer CL, Huber BR and Peskind E. Traumatic brain injury, neuroinflammation, and post-traumatic headaches. *Headache* 2013；53：1523-1530.

Nampiaparampil DE. Prevalence of chronic pain after traumatic brain injury：a systematic review. *JAMA* 2008；300：711-719.

Olesen J. Problem areas in the International Classification of Headache Disorders, 3rd edition（beta）. *Cephalalgia* 2014；34：1193-1199.

Russell MB and Olesen J. Migraine associated with head trauma. *Eur J Neurol* 1996；3：424-428.

Theeler BJ, Flynn FG and Erickson JC. Headaches after concussion in US soldiers returning from Iraq or Afghanistan. *Headache* 2010；50：1262-1272.

Theeler B, Lucas S, Riechers RG, et al. Post-traumatic headaches in civilians and military personnel：a comparative, clinical review. *Headache* 2013；53：881-900.

Walker WC, Marwitz JH, Wilk AR, et al. Prediction of headache severity（density and functional impact）after traumatic brain injury：a longitudinal multicentre study. *Cephalalgia* 2013；33：998-1008.

Xu H, Pi H, Ma L, et al. Incidence of headache after traumatic brain injury in China：a large prospective study. *World Neurosurg* 2016；88：289-296.

## 5.1 頭部外傷による急性頭痛（Acute headache attributed to traumatic injury to the head）
## 5.2 頭部外傷による持続性頭痛（Persistent headache attributed to traumatic injury to the head）

Afari N, Harder LH, Madra NJ, et al. PTSD, combat injury, and headache in Veterans Returning from Iraq/Afghanistan. *Headache* 2009；49：1267-1276.

Alfano DP. Emotional and pain-related factors in neuropsychological assessment following mild traumatic brain injury. *Brain Cogn* 2006；60：194-196.

Bazarian JJ, Wong T, Harris M, et al. Epidemiology and predictors of post-concussive syndrome after minor head injury in an emergency population. *Brain Inj* 1999；13：173-189.

Bazarian JJ, Zhong J, Blyth B, et al. Diffusion tensor imaging detects clinically important axonal damage after mild traumatic brain injury：a pilot study. *J Neurotrauma* 2007；24：1447-1459.

Borgaro SR, Prigatano GP, Kwasnica C, et al. Cognitive and affective sequelae in complicated and uncomplicated mild traumatic brain injury. *Brain Inj* 2003；17：189-198.

Buzzi MG, Bivona U, Matteis M, et al. Cognitive and psychological patterns in post-traumatic headache following severe traumatic brain injury. *Cephalalgia* 2003；23：672（P4L22）.

Carney N, Ghajar J, Jagoda A, et al. Concussion guidelines step 1：systematic review of prevalent indicators. *Neurosurgery* 2014；75：S2-S15.

Couch JR and Bearss C. Chronic daily headache in the posttrauma syndrome：relation to extent of head injury. *Headache* 2001；41：559-564.

Couch JR, Lipton RB, Stewart WF, et al. Head or neck injury increases the risk of chronic daily headache：a population-based study. *Neurology* 2007；69：1169-1177.

Couch JR, Lipton R and Stewart WF. Is post-traumatic headache classifiable and does it exist? *Eur J Neurol* 2009；16：12-13.

De Benedittis G and De Santis A. Chronic post-traumatic headache：clinical, psychopathological features and outcome determinants. *J Neurosurg Sci* 1983；27：177-186.

De Kruijk JR, Leffers P, Menheere PP, et al. Prediction of post-traumatic complaints after mild traumatic brain injury：early symptoms and biochemical markers. *J Neurol Neurosurg Psychiatr* 2002；73：727-732.

Evans RW. Post-traumatic headaches. *Neurol Clin N Am* 2004；22：237-249.

Formisano R, Bivona U, Catani S, et al. Post-traumatic headache：facts and doubts. *J Headache Pain* 2009；10：145-152.

Gladstone J. From psychoneurosis to ICHD-2：an overview of the state of the art in post-traumatic headache. *Headache* 2009；49：1097-1111.

Jensen OK and Nielsen FF. The influence of sex and pre-traumatic headache on the incidence and severity of headache after head injury. *Cephalalgia* 1990；10：285-293.

King NS. Emotional, neuropsychological, and organic factors：their use in the prediction of persisting post-concussion symptoms after moderate and mild head injuries. *J Neurol Neurosurg Psychiatr* 1996；61：75-81.

King NS, Crawford S, Wenden FJ, et al. Early prediction of persisting post-concussion symptoms following mild and moderate head injuries. *Br J Clin Psychol* 1999；38（Pt 1）：15-25.

Lahz S and Bryant RA. Incidence of chronic pain following traumatic brain injury. *Arch Phys Med Rehabil* 1996；77：889-891.

Leininger BE, Gramling SE, Farrell AD, et al. Neuropsychological deficits in symptomatic minor head injury patients after concussion and mild concussion. *J Neurol Neurosurg Psychiatr* 1990；53：293-296.

Lenaerts ME. Post-traumatic headache：from classification challenges to biological underpinnings. *Cephalalgia*

2008 ; 28(Suppl 1) : 12-15.

Lew HL, Lin PH, Fuh JL, et al. Characteristics and treatment of headache after traumatic brain injury : a focused review. *Am J Phys Med Rehabil* 2006 ; 85 : 619-627.

McAllister TW, Saykin AJ, Flashman LA, et al. Brain activation during working memory 1 month after mild traumatic brain injury : a functional MRI study. *Neurology* 1999 ; 53 : 1300-1308.

Martins HA, Ribas VR, Martins BB, et al. Post-traumatic headache. *Arq Neuropsiquiatr* 2009 ; 67 : 43-45.

Metting Z, Rodiger LA, De Keyser J, et al. Structural and functional neuroimaging in mild-to-moderate head injury. *Lancet Neurol* 2007 ; 6 : 699-710.

Mickeviciene D, Schrader H, Nestvold K, et al. A controlled historical cohort study on the post-concussion syndrome. *Eur J Neurol* 2002 ; 9 : 581-587.

Mickeviciene D, Schrader H, Obelieniene D, et al. A controlled prospective inception cohort study on the postconcussion syndrome outside the medicolegal context. *Eur J Neurol* 2004 ; 11 : 411-419.

Nampiaparampil DE. Prevalence of chronic pain after traumatic brain injury : a systematic review. *JAMA* 2008 ; 300 : 711-719.

Neely ET, Midgette LA and Scher AI. Clinical review and epidemiology of headache disorders in US service members : with emphasis on post-traumatic headache. *Headache* 2009 ; 49 : 1089-1096.

Obermann M, Holle D and Katsarava Z. Post-traumatic headache. *Expert Rev Neurother* 2009 ; 9 : 1361-1370.

Obermann M, Nebel K, Schumann C, et al. Gray matter changes related to chronic posttraumatic headache. *Neurology* 2009 ; 73 : 978-983.

Packard RC. Posttraumatic headache : permanency and relationship to legal settlement. *Headache* 1992 ; 32 : 496-500.

Packard RC. Epidemiology and pathogenesis of post-traumatic headache. *J Head Trauma Rehabil* 1999 ; 14 : 9-21.

Packard RC. Current concepts in chronic post-traumatic headache. *Curr Pain Headache Rep* 2005 ; 9 : 59-64.

Rimel RW, Giordani B, Barth JT, et al. Disability caused by minor head injury. *Neurosurgery* 1981 ; 9 : 221-228.

Ruff RL, Ruff SS and Wang XF. Headaches among Operation Iraqi Freedom/Operation Enduring Freedom veterans with mild traumatic brain injury associated with exposures to explosions. *J Rehabil Res Dev* 2008 ; 45 : 941-952.

Sarmento E, Moreira P, Brito C, et al. Proton spectroscopy in patients with post-traumatic headache attributed to mild head injury. *Headache* 2009 ; 49 : 1345-1352.

Schaumann-von Stosch R, Schmidt H and Sandor P. Post-traumatic headache - IHS chapter 5. *Cephalalgia* 2008 ; 28 : 908-909.

Sheedy J, Harvey E, Faux S, et al. Emergency department assessment of mild traumatic brain injury and the prediction of postconcussive symptoms : a 3-month prospective study. *J Head Trauma Rehabil* 2009 ; 24 : 333-343.

Sheftell FD, Tepper SJ, Lay CL, et al. Post-traumatic headache : emphasis on chronic types following mild closed head injury. *Neurol Sci* 2007 ; 28 : S203-S207.

Solomon S. Post-traumatic headache : commentary : an overview. *Headache* 2009 ; 49 : 1112-1115.

Stovner LJ, Schrader H, Mickeviciene D, et al. Headache after concussion. *Eur J Neurol* 2009 ; 16 : 112-120.

Stovner LJ, Schrader H, Mickeviciene D, et al. Postconcussion headache : reply to editorial. *Eur J Neurol* 2009 ; 16 : e14.

Tatrow K, Blanchard EB, Hickling EJ, et al. Posttraumatic headache : biopsychosocial comparisons with multiple control groups. *Headache* 2003 ; 43 : 755-766.

Theeler BJ and Erickson JC. Mild head trauma and chronic headaches in returning US soldiers. *Headache* 2009 ; 49 : 529-534.

Theeler BJ, Flynn FG and Erickson JC. Headaches after concussion in US soldiers returning from Iraq or Afghanistan. *Headache* 2010 ; 50 : 1262-1272.

Thornhill S, Teasdale GM, Murray GD, et al. Disability in young people and adults one year after head injury : prospective cohort study. *BMJ* 2000 ; 320 : 1631-1635.

Uomoto JM and Esselman PC. Traumatic brain injury and chronic pain : differential types and rates by head injury severity. *Arch Phys Med Rehabil* 1993 ; 74 : 61-64.

Walker WC, Seel RT, Curtiss G, et al. Headache after moderate and severe traumatic brain injury : a longitudinal analysis. *Arch Phys Med Rehabil* 2005 ; 86 : 1793-1800.

Yamaguchi M. Incidence of headache and severity of head injury. *Headache* 1992 ; 32 : 427-431.

Yang CC, Hua MS, Tu YK, et al. Early clinical characteristics of patients with persistent post-concussion symptoms : a prospective study. *Brain Inj* 2009 ; 23 : 299-306.

Yang CC, Tu YK, Hua MS, et al. The association between the postconcussion symptoms and clinical outcomes for patients with mild traumatic brain injury. *J Trauma* 2007 ; 62 : 657-663.

Zasler ND. Posttraumatic headache : caveats and controversies. *J Head Trauma Rehabil* 1999 ; 14 : 1-8.

## 5.3　むち打ちによる急性頭痛（Acute headache attributed to whiplash）
## 5.4　むち打ちによる持続性頭痛（Persistent headache attributed to whiplash）

Obelieniene D, Schrader H, Bovim G, et al. Pain after whiplash : a prospective controlled inception cohort study. *J Neurol Neurosurg Psychiatr* 1999 ; 66 : 279-283.

Obermann M, Nebel K, Riegel A, et al. Incidence and predictors of chronic headache attributed to whiplash injury. *Cephalalgia* 2010 ; 30 : 528-534.

O'Neill B, Haddon W Jr, Kelley AB, et al. Automobile head restraints - frequency of neck injury claims in relation to the presence of head restraints. *Am J Public Health* 1972 ; 62 : 399-406.

Richter M, Otte D, Pohlemann T, et al. Whiplash-type neck distortion in restrained car drivers：frequency, causes and long-term results. *Eur Spine J* 2000；9：109-117.

Spitzer WO, Skovron ML, Salmi LR, et al. Scientific monograph of the Quebec Task Force on Whiplash-Associated Disorders：redefining"whiplash"and its management. *Spine* 1995；20(Suppl 8)：1S-73S.

## 5.5 開頭術における急性頭痛（Acute headache attributed to craniotomy）
## 5.6 開頭術における持続性頭痛（Persistent headache attributed to craniotomy）

De Benedittis G, Lorenzetti A, Spagnoli D, et al. Postoperative pain in neurosurgery：a pilot study in brain surgery. *Neurosurgery* 1996；38：466-470.

De Gray LC and Matta BF. Acute and chronic pain following craniotomy：a review. *Anaesthesia* 2005；60：693-704.

De Oliveira Ribeiro MDC, Pereira CU, Sallum AM, et al. Immediate post-craniotomy headache. *Cephalalgia* 2013；33：897-905.

Gee JR, Ishaq Y and Vijayan N. Post craniotomy headache. *Headache* 2003；43：276-278.

Harner SG, Beatty CW and Ebersold MJ. Headache after acoustic neuroma excision. *Am J Otology* 1993；14：552-555.

Kaur A, Selwa L, Fromes G, et al. Persistent headache after supratentorial craniotomy. *Neurosurgery* 2000；47：633-636.

Rocha Filho P. Post-craniotomy headache after acoustic neuroma surgery. *Cephalalgia* 2010；30：509-510.

Rocha-Filho PA. Post-craniotomy headache：a clinical view with a focus on the persistent form. *Headache* 2015；55：733-738.

Rocha-Filho PAS, Gherpelli JLD, de Siqueira JTT, et al. Post-craniotomy headache：characteristics, behavior and effect on quality of life in patients operated for treatment of supratentorial intracranial aneurysms. *Cephalalgia* 2008；28：41-48.

Rocha-Filho PAS, Gherpelli JLD, de Siqueira JTT, et al. Post-craniotomy headache：a proposed revision of IHS diagnostic criteria. *Cephalalgia* 2010；30：560-566.

Schaller B and Baumann A. Headache after removal of vestibular schwannoma via the retrosigmoid approach：a long-term follow-up study. *Otolaryngol Head Neck Surgery* 2003；128：387-395.

Thibault M, Girard F, Moumdijian R, et al. Craniotomy site influences postoperative pain following neurosurgical procedures：a retrospective study. *Can J Anesth* 2007；54：544-548.

Vijayan N. Postoperative headache in acoustic neuroma. *Headache* 1995；2：98-100.

第 2 部　二次性頭痛

# 6. 頭頸部血管障害による頭痛
## Headache attributed to cranial and/or cervical vascular disorder

- 6.1 脳虚血イベントによる頭痛（Headache attributed to cerebral ischaemic event）
  - 6.1.1 虚血性脳卒中（脳梗塞）による頭痛〔Headache attributed to ischaemic stroke（cerebral infarction）〕
    - 6.1.1.1 虚血性脳卒中（脳梗塞）による急性頭痛〔Acute headache attributed to ischaemic stroke（cerebral infarction）〕
    - 6.1.1.2 虚血性脳卒中（脳梗塞）の既往による持続性頭痛〔Persistent headache attributed to past ischaemic stroke（cerebral infarction）〕
  - 6.1.2 一過性脳虚血発作（TIA）による頭痛〔Headache attributed to transient ischaemic attack（TIA）〕
- 6.2 非外傷性頭蓋内出血による頭痛（Headache attributed to non-traumatic intracranial haemorrhage）
  - 6.2.1 非外傷性脳内出血による急性頭痛（Acute headache attributed to non-traumatic intracerebral haemorrhage）
  - 6.2.2 非外傷性くも膜下出血（SAH）による急性頭痛〔Acute headache attributed to non-traumatic subarachnoid haemorrhage（SAH）〕
  - 6.2.3 非外傷性急性硬膜下出血（ASDH）による急性頭痛〔Acute headache attributed to non-traumatic acute subdural haemorrhage（ASDH）〕
  - 6.2.4 非外傷性頭蓋内出血の既往による持続性頭痛（Persistent headache attributed to past non-traumatic intracranial haemorrhage）
    - 6.2.4.1 非外傷性脳内出血の既往による持続性頭痛（Persistent headache attributed to past non-traumatic intracerebral haemorrhage）
    - 6.2.4.2 非外傷性くも膜下出血の既往による持続性頭痛（Persistent headache attributed to past non-traumatic subarachnoid haemorrhage）
    - 6.2.4.3 非外傷性急性硬膜下出血の既往による持続性頭痛（Persistent headache attributed to past non-traumatic acute subdural haemorrhage）
- 6.3 未破裂血管奇形による頭痛（Headache attributed to unruptured vascular malformation）
  - 6.3.1 未破裂囊状動脈瘤による頭痛（Headache attributed to unruptured saccular aneurysm）
  - 6.3.2 動静脈奇形（AVM）による頭痛〔Headache attributed to arteriovenous malformation（AVM）〕
  - 6.3.3 硬膜動静脈瘻（DAVF）による頭痛〔Headache attributed to dural arteriovenous fistula（DAVF）〕
  - 6.3.4 海綿状血管腫による頭痛（Headache attributed to cavernous angioma）
  - 6.3.5 脳三叉神経性または軟膜血管腫症（スタージ・ウェーバー症候群）による頭痛〔Headache attributed to encephalotrigeminal or leptomeningeal angiomatosis（Sturge Weber syndrome）〕
- 6.4 動脈炎による頭痛（Headache attributed to arteritis）
  - 6.4.1 巨細胞性動脈炎（GCA）による頭痛〔Headache attributed to giant cell arteritis（GCA）〕
  - 6.4.2 中枢神経系原発性血管炎（PACNS）による頭痛〔Headache attributed to primary angiitis of the central nervous system（PACNS）〕
  - 6.4.3 中枢神経系続発性血管炎（SACNS）による頭痛〔Headache attributed to secondary angiitis of the central nervous system（SACNS）〕
- 6.5 頸部頸動脈または椎骨動脈の障害による頭痛（Headache attributed to cervical carotid or vertebral artery disorder）
  - 6.5.1 頸部頸動脈または椎骨動脈の解離による頭痛，顔面痛または頸部痛（Headache or facial or neck pain attributed to cervical carotid or vertebral artery dissection）
    - 6.5.1.1 頸部頸動脈または椎骨動脈の解離による急性頭痛，顔面痛または頸部痛（Acute headache or facial or neck pain attributed to cervical carotid or vertebral artery dissection）
    - 6.5.1.2 頸部頸動脈または椎骨動脈の解離の既往による持続性頭痛，顔面痛または頸部痛（Persistent headache or facial or neck pain attributed to past cervical carotid or vertebral artery dissection）
  - 6.5.2 動脈内膜切除術後頭痛（Post-endarterectomy headache）
  - 6.5.3 頸動脈または椎骨動脈の血管形成術またはステント留置術による頭痛（Headache attributed to carotid or vertebral angioplasty or stenting）
- 6.6 頭蓋静脈障害による頭痛（Headache attributed to cranial venous disorder）
  - 6.6.1 脳静脈血栓症（CVT）による頭痛〔Headache attributed to cerebral venous thrombosis（CVT）〕
  - 6.6.2 頭蓋静脈洞ステント留置術による頭痛（Headache attributed to cranial venous sinus stenting）
- 6.7 その他の急性頭蓋内動脈障害による頭痛（Headache attributed to other acute intracranial arterial disorder）
  - 6.7.1 頭蓋内動脈内手技による頭痛（Headache attributed to an intracranial endarterial procedure）
  - 6.7.2 血管造影性頭痛（Angiography headache）

- 6.7.3 可逆性脳血管攣縮症候群（RCVS）による頭痛〔Headache attributed to reversible cerebral vasoconstriction syndrome（RCVS）〕
  - 6.7.3.1 可逆性脳血管攣縮症候群（RCVS）による急性頭痛〔Acute headache attributed to reversible cerebral vasoconstriction syndrome（RCVS）〕
  - 6.7.3.2 可逆性脳血管攣縮症候群（RCVS）による急性頭痛の疑い〔Acute headache probably attributed to reversible cerebral vasoconstriction syndrome（RCVS）〕
  - 6.7.3.3 可逆性脳血管攣縮症候群（RCVS）の既往による持続性頭痛〔Persistent headache attributed to past reversible cerebral vasoconstriction syndrome（RCVS）〕
- 6.7.4 頭蓋内動脈解離による頭痛（Headache attributed to intracranial arterial dissection）
- 6.8 慢性頭蓋内血管症による頭痛あるいは片頭痛様前兆（Headache and/or migraine-like aura attributed to chronic intracranial vasculopathy）
  - 6.8.1 皮質下梗塞および白質脳症を伴った常染色体優性脳動脈症（CADASIL）による頭痛〔Headache attributed to Cerebral Autosomal Dominant Arteriopathy with Subcortical Infarcts and Leukoencephalopathy（CADASIL）〕
  - 6.8.2 ミトコンドリア脳症・乳酸アシドーシス・脳卒中様発作症候群（MELAS）による頭痛〔Headache attributed to mitochondrial encephalopathy, lactic acidosis and stroke-like episodes（MELAS）〕
  - 6.8.3 もやもや血管症（MMA）による頭痛〔Headache attributed to Moyamoya angiopathy（MMA）〕
  - 6.8.4 脳アミロイド血管症（CAA）による片頭痛様前兆〔Migraine-like aura attributed to cerebral amyloid angiopathy（CAA）〕
  - 6.8.5 脳白質脳症および全身症状を伴った網膜血管症（RVCLSM）症候群による頭痛〔Headache attributed to syndrome of retinal vasculopathy with cerebral leukoencephalopathy and systemic manifestations（RVCLSM）〕
  - 6.8.6 その他の慢性頭蓋内血管症による頭痛（Headache attributed to other chronic intracranial vasculopathy）
- 6.9 下垂体卒中による頭痛（Headache attributed to pituitary apoplexy）

## 全般的なコメント

### ●一次性頭痛か，二次性頭痛か，またはその両方か？

　6.「頭頸部血管障害による頭痛」においても，他の疾患に起因する頭痛の一般的な規則が，多少の補整を加えて適用される。

1. 新規の頭痛が初発し，頭頸部血管障害と時期的に一致して初発した場合，その障害による二次性頭痛としてコード化する。新規の頭痛が，ICHD-3の第1部に分類されている一次性頭痛のいずれかの特徴を有する場合も，これに該当する。**新規の片頭痛前兆様症候が頭蓋または頸部血管障害に時期的に一致して最初に発現した場合も同様に適用される。**

2. 頭頸部血管障害と時期的に一致して，一次性頭痛の特徴をもった**以前から存在する頭痛**が**慢性化あるいは有意に悪化した場合**（通常，頻度や重症度が2倍かそれ以上になることを意味する），その障害が頭痛の原因となる確証があれば，もともとある一次性頭痛および6.「頭頸部血管障害による頭痛」（あるいはそのタイプまたはサブタイプの1つ）の両方として診断する。

## 緒言

　以下に列挙する血管障害においては，おおむね頭痛の診断と因果関係の特定は容易である。なぜならば，これらの頭痛は急性でかつ神経学的徴候を呈し，すみやかに消失することが多いからである。したがって，頭痛とこれらの神経学的徴候が時期的に一致することが，原因の特定を決定的なものにする。

　虚血性または出血性脳卒中などの疾患では，頭痛は局在徴候や意識障害に隠されることも多い。くも膜下出血（subarachnoid haemorrhage：SAH）などのその他の疾患では，通常，頭痛が顕著な症状である。解離，脳静脈血栓症（cerebral venous thrombosis：CVT），巨細胞性動脈炎（giant cell arteritis：GCA），中枢神経系血管炎など頭痛および脳卒中の両方を誘発しうるその他の疾患では，頭痛が最初の警告症状となることが多い。したがって，頭痛とこれらの疾患との関連を認識することは，潜在性の血管障害を正しく診断し，可及的早期に治療を開始することで，神経学的に深刻な事態を未然に防ぐために重要である。

　これらの疾患はすべて，さまざまなタイプの一次性頭痛を過去に経験した患者に生じうる。潜在性の血管病変を示す手がかりは，頭痛の発現状況である。通常，突然起こる，患者がかつて経験したことのないような**新規の頭痛**である。このような頭痛が起こった場合には必ず，血管病変の有無

を緊急に調べなければならない。

ここに記載される血管障害すべてによる頭痛に関して，診断基準には以下を可能な限り含む．

A．Cを満たす頭痛
B．頭痛をきたすことが知られている頭頸部血管障害が証明されている
C．原因となる証拠として，以下のうち少なくとも2項目が示されている
　①頭痛は頭頸部血管障害と時期的に一致して発現している
　②以下の項目のいずれかまたは両方を満たす
　　a）頭痛は頭頸部血管障害の悪化に並行して有意に悪化した
　　b）頭痛は頭頸部血管障害の改善と並行して有意に改善した
　③頭痛は頭頸部血管障害に典型的な特徴をもっている
　④原因となる他の証拠が存在する
D．ほかに最適なICHD-3の診断がない

## 6.1 脳虚血イベントによる頭痛

### 6.1.1 虚血性脳卒中（脳梗塞）による頭痛

#### 6.1.1.1 虚血性脳卒中（脳梗塞）による急性頭痛

●解説

虚血性脳卒中によって引き起こされ，脳卒中の局在神経学的徴候を伴った新規で通常急性発症の頭痛．それは自然消失の経過をたどり，虚血性脳卒中らしい特徴的な性状を呈することはきわめてまれである．通常は自然治癒する．

●診断基準

A．CとDを満たすすべての新規頭痛
B．急性虚血性脳卒中と診断されている
C．原因となる証拠として，以下のいずれかまたは両方が示されている
　①頭痛は虚血性脳卒中の他の臨床症候と時期的にきわめて一致して発現した，または頭痛が虚血性脳卒中の診断の契機となった
　②虚血性脳卒中の他の症状，臨床的または放射線学的徴候の安定あるいは改善と並行して頭痛は有意に改善した
D．以下のうちいずれか
　①頭痛は3ヵ月以内に消失する（注❶）
　②頭痛はまだ消失していないが，まだ3ヵ月経過していない（注❶）
E．ほかに最適なICHD-3の診断がない

●注

❶3ヵ月は虚血性脳卒中の発症からではなく，自然にまたは治療によって安定化してから数えられるべきである．

●コメント

6.1.1.1「虚血性脳卒中（脳梗塞）による急性頭痛」は，局在神経学的徴候または意識変化，あるいはその両方が伴い，通常一次性頭痛との鑑別が容易である．通常頭痛は中等度で，特異的な特徴はない．それは脳卒中の同側または両側性である．まれながら急性虚血性脳卒中，特に塞栓性の小脳またはテント上の梗塞では，孤立性の突然の（雷鳴性のこともある）頭痛を示す．

虚血性脳卒中の最大1/3に頭痛がみられ，頸動脈領域の脳卒中よりも，脳底動脈領域の脳卒中でより多い．頭痛はラクナ梗塞にはきわめてまれであることを除いて，脳卒中の病因の立証に実際的な価値はない．

しかし，動脈解離や可逆性脳血管攣縮症候群（reversible cerebral vasoconstriction syndrome：RCVS）のような虚血性脳卒中に至る急性動脈壁障害では頭痛が非常に多い．RCVSにおいては，頭痛は動脈壁病変によって直接的に起こり，虚血性脳卒中に前駆することがある．より正確には動脈壁障害にコード化する．

#### 6.1.1.2 虚血性脳卒中（脳梗塞）の既往による持続性頭痛

●解説

虚血性脳卒中による頭痛で脳卒中の安定化後，3ヵ月を超えて持続する．

## 第2部　二次性頭痛

### ◉診断基準

A．6.1.1.1「虚血性脳卒中（脳梗塞）による急性頭痛」と以前に診断された頭痛で，Cを満たす

B．自然にまたは治療を通じて虚血性脳卒中は安定化している

C．頭痛は虚血性脳卒中の安定化後，3ヵ月を超えて持続する

D．ほかに最適なICHD-3の診断がない

### ◉コメント

　6.1.1.2「虚血性脳卒中（脳梗塞）の既往による持続性頭痛」の診断基準を満たす頭痛のいくつかの報告がある。このような持続性頭痛のリスク要因を特定するための研究が必要である。1.「片頭痛」の既往は不安/うつ病のようにリスク要因になるかもしれない。

## 6.1.2　一過性脳虚血発作（TIA）による頭痛

### ◉解説

　一過性脳虚血発作（transient ischemic attack：TIA）によって引き起こされ，突然発症のTIAの一過性局在徴候を伴っている頭痛。持続時間は24時間未満である。

### ◉診断基準

A．Cを満たすすべての新規頭痛

B．一過性脳虚血発作（TIA）と診断されている

C．原因となる証拠として，以下の両方が示されている
　①TIAの他の臨床症候と同時に頭痛が発現した
　②頭痛は24時間以内に消失する

D．ほかに最適なICHD-3の診断がない（注❶，❷）

### ◉注

❶6.1.2「一過性脳虚血発作（TIA）による頭痛」と1.2「前兆のある片頭痛」発作の鑑別診断は特に困難である。頭痛の発現様式が特に重要である。すなわち，局在神経学的欠損はTIAでは通常突然で，片頭痛の前兆では進行性であることが多い。さらに，陽性現象（例えば閃輝暗点）はTIAよりも片頭痛の前兆にはるかに多いが，陰性現象はTIAに多い。

❷典型的TIAと考えられても重度の頭痛が偶然一致して発現した場合は，重度の頭痛を直接誘発する動脈性疾患（動脈解離など）の検索を急ぐべきである。

### ◉コメント

　TIAは，局所の脳または網膜の虚血によって起こる神経学的機能障害の一過性の発作で，急性脳梗塞または網膜梗塞の臨床的，画像あるいは他の証拠がないものを言う。TIAの症状は典型的には1時間未満の持続であるが，すべてがそうではない。

　頸動脈領域TIAよりも脳底動脈領域TIAのほうに頭痛が現れやすいが，頭痛はTIAにおいては顕著な症状となることは非常にまれである。

## 6.2　非外傷性頭蓋内出血による頭痛

### ◉他疾患にコード化する

　外傷性脳内・くも膜下出血または外傷性脳内・硬膜下・硬膜外血腫による頭痛は5.1.1「中等症または重症頭部外傷による急性頭痛」または5.2.1「中等症または重症頭部外傷による持続性頭痛」にコード化する。

### ◉解説

　非外傷性頭蓋内出血による頭痛で，一般的に突然（雷鳴性のこともある）発症する。出血の病型により，頭痛は唯一の症状のこともあれば，局在神経学的欠損を伴うこともある。

## 6.2.1　非外傷性脳内出血による急性頭痛

### ◉解説

　新規で通常急性発症で，局在神経学的徴候を伴っている非外傷性脳内出血による頭痛。頭痛はまれながら，非外傷性脳内出血に特徴的な性状のことがある。

### ◉診断基準

A．CとDを満たすすべての新規頭痛

B．頭部外傷のない脳内出血（intracerebral haemorrhage：ICH）（注❶）が診断されている

## 6. 頭頸部血管障害による頭痛

C．原因となる証拠として，以下のうち少なくとも2項目が示されている
　①頭痛は脳内出血の他の臨床症候と時期的に一致して発現した，または頭痛が脳内出血の診断の契機となった
　②頭痛は脳内出血の他の症状，臨床的または放射線学的徴候の安定あるいは改善と並行して有意に改善した
　③頭痛は以下の3項目のうちの少なくとも1項目を満たす
　　a）突然または雷鳴性の発症
　　b）発症日に最大の強度
　　c）出血部位に一致した局在を示す
D．以下のうちいずれか
　①頭痛は3ヵ月以内に消失する(注❷)
　②頭痛はまだ消失していないが，まだ3ヵ月経過していない(注❷)
E．ほかに最適なICHD-3の診断がない

◉注
❶「脳内」という用語は本項においては「小脳内」を含めて使用する。
❷3ヵ月は脳内出血の発症からではなく，自然にまたは治療によって安定化してから数えられるべきである。

◉コメント
6.2.1「非外傷性脳内出血による急性頭痛」は，頭蓋内圧亢進よりも随伴するくも膜下の血液および局所圧迫により起こることが多い。時に雷鳴頭痛として発現することもある。

頭痛は虚血性脳卒中よりも出血性脳卒中において起こりやすく，程度も重い。脳卒中発症時，頭痛は脳内出血において，早期死亡率の高いリスクとなるが，虚血性脳卒中では関連しない。

頭痛は通常，局在神経学的欠損または昏睡により隠されるが，緊急の外科的減圧術が必要な脳内出血の一部，特に小脳出血に顕著な初期の特徴である。

### 6.2.2 非外傷性くも膜下出血(SAH)による急性頭痛

◉他疾患にコード化する

非外傷性くも膜下出血(subarachnoid haemorrhage：SAH)と非外傷性円蓋部くも膜下出血(cSAH)は区別される。非外傷性円蓋部くも膜下出血(convexity SAH：cSAH)は可逆性脳血管攣縮症候群(RCVS)，脳アミロイド血管症(cerebral amyloid angiopathy：CAA)，心内膜炎，脳静脈血栓症などの多くの根本的な原因によって臨床的そして放射線学的な特徴が多彩である。前兆様発作，cSAHそしてCAAを伴う患者は6.8.4「脳アミロイド血管症(CAA)による片頭痛様前兆」としてコード化すべきである。頭痛，cSAHそしてRCVSを伴う患者は6.7.3「可逆性脳血管攣縮症候群(RCVS)による頭痛」にコード化すべきである。

◉解説

非外傷性くも膜下出血(SAH)による頭痛で，典型的には重度で突然発症し，数秒(雷鳴頭痛)あるいは数分でピークに達する。頭痛は非外傷性SAHの唯一の症状のことがある。

◉診断基準

A．CとDを満たすすべての新規頭痛
B．頭部外傷のないくも膜下出血(SAH)と診断されている
C．原因となる証拠として，以下のうち少なくとも2項目が示されている
　①頭痛はSAHの他の臨床症候と時期的に一致して発現した，または頭痛がSAHの診断の契機となった
　②頭痛はSAHの他の症状，臨床的または放射線学的徴候の安定あるいは改善と並行して有意に改善した
　③頭痛は突然または雷鳴性の発現である
D．以下のうちいずれか
　①頭痛は3ヵ月以内に消失する(注❶)
　②頭痛はまだ消失していないが，まだ3ヵ月経過していない(注❶)
E．ほかに最適なICHD-3の診断がない(注❷，❸)

### ●注

❶ 3ヵ月は，SAH の発症からではなく，自然にまたは治療によって安定化してから数えられるべきである。

❷ SAH の診断は造影剤を使用しない頭部 CT で確定する。検出感度は発症後最初の6時間以内で99%に近く，12時間以内では98%，24時間以内では93%である（しかし，発症から7日で50%に低下する）。CT で診断できない場合，腰椎穿刺が必須である。症状発現後12時間から2週間以内に脳脊髄液を採取し，分光測光法で分析すれば，動脈瘤破裂による SAH の全症例でキサントクロミア（黄色調）を呈する。MRI は SAH の診断的初期検査の適応ではない。しかし，頭部 CT が正常で脳脊髄液に異常があるときには頭部 MRI FLAIR〔fluid attenuated invension recovery（水抑制）〕画像と gradient-echo 法 $T_2$ 強調画像が有用であろう。

❸ cSAH，高齢者，感覚運動障害，型にはまった前兆様発作が存在し，著明な頭痛がなければ根本的な原因として脳アミロイド血管症が示唆される。若年者で繰り返す雷鳴頭痛があれば，可逆性脳血管攣縮症候群（RCVS）が予想される。

### ●コメント

非外傷性 SAH は，突然発症で持続性の激しい機能喪失を起こす頭痛（雷鳴頭痛）の最も一般的な原因であり，患者に深刻な状態が残る（死亡率は40〜50%で，患者全体の10〜20%が病院到着前に死亡し，また生存者の50%に障害が残る）。

それにもかかわらず 6.2.2「非外傷性くも膜下出血（SAH）による急性頭痛」は，中等度かもしれないし，随伴徴候のないこともありうる。突然の発症が鍵である。したがって，突然発症の頭痛または雷鳴頭痛を呈する患者は，SAH を鑑別すべきである。

診断の遅れは，しばしば悲惨な結果を招く。SAH は神経学的治療介入が必要な緊急疾患である。しかし，初診時に 1/4〜1/2 の症例が誤診されている。最も多い特異的な誤診は片頭痛である。誤診の最も多い理由は，神経画像検査が適切に選択されていないことや誤って解釈されていることや必要時に腰椎穿刺が行われていないことである。

SAH の診断後には，破裂脳動脈瘤（原発性 SAH の80%は破裂嚢状脳動脈瘤が原因である）の同定が次の緊急段階である。最初に誤診され，数日後に再び出現したときに SAH が遅れて発見される患者では，しばしば動脈瘤がなく，SAH の原因が同定できない。

## 6.2.3 非外傷性急性硬膜下出血（ASDH）による急性頭痛

### ●他疾患にコード化する

多くの急性硬膜下出血（acute subdural haemorrhage：ASDH）は頭部外傷によって起こり，それに応じてコード化する。

### ●解説

非外傷性急性硬膜下出血による頭痛は，典型的には重度で急性発症し，数秒（雷鳴頭痛）または数分でピークに達する。局在徴候や意識障害を伴ったり，これらが急速に進行する。

### ●診断基準

A．C と D を満たすすべての新規頭痛

B．頭部外傷のない急性硬膜下出血（ASDH）と診断されている

C．原因となる証拠として，以下のうち少なくとも2項目が示されている

　① 頭痛は ASDH の他の臨床症候と時期的に一致して発現した，または頭痛が ASDH の診断の契機となった

　② 以下の項目のいずれかまたは両方を満たす

　　a）頭痛は ASDH の悪化に並行して有意に悪化した

　　b）頭痛は ASDH の他の症状，臨床的または放射線学的徴候の改善と並行して有意に改善した

　③ 頭痛は以下の2項目うちのいずれかまたは両方の特徴を満たす

　　a）突然または雷鳴性の発現

　　b）出血部位に一致した局在を示す

D．以下のうちいずれか

　① 頭痛は3ヵ月以内に消失する（注❶）

②頭痛はまだ消失していないが，まだ3ヵ月経過していない（注❶）

E．ほかに最適なICHD-3の診断がない

○注
❶ 3ヵ月はASDHの発症ではなく，自然にまたは治療によって安定化してから数えられるべきである。

○コメント
他の頭蓋内出血のない非外傷性ASDH（「純粋ASDH」）はまれである。非外傷性ASDHは致命的な状態で，脳神経外科的緊急疾患である。

出血源は動脈性または静脈性である。「原発性」の皮質動脈の破裂，動脈瘤破裂，動静脈奇形（arteriovenous malformation：AVM），硬膜動静脈瘻（dural arteriovenous fistula：DAVF），腫瘍または転移，凝固異常症，もやもや病，CVT，頭蓋内圧低下症が原因として報告されている。一例報告や少数例の報告が脳神経外科医からなされている。頭痛はこれらの報告や基礎疾患によって症例の25～100％に存在する。頭痛が唯一の徴候でありうるが，通常，急速な神経学的増悪が随伴するか，または後に起こってくる。

### 6.2.4 非外傷性頭蓋内出血の既往による持続性頭痛

○解説
非外傷性頭蓋内出血による頭痛で出血の安定化後，3ヵ月を超えて持続する。

○診断基準
A．6.2.1「非外傷性脳内出血による急性頭痛」，6.2.2「非外傷性くも膜下出血（SAH）による急性頭痛」または6.2.3「非外傷性急性硬膜下出血（ASDH）による急性頭痛」と以前に診断された頭痛でCを満たす

B．自然にまたは治療を通じて，（いずれの種類の）頭蓋内出血は安定化している

C．頭痛は頭蓋内出血の安定化後，3ヵ月を超えて持続する

D．ほかに最適なICHD-3の診断がない

○コメント
6.2.4「非外傷性頭蓋内出血の既往による持続性頭痛」の診断基準を満たす頭痛のいくつかの報告がある。このような持続性頭痛のリスク要因を特定するための研究が必要である。1.「片頭痛」の既往は不安/うつ病のようにリスク要因になるかもしれない。

コード化可能なサブフォームに，6.2.4.1「非外傷性脳内出血の既往による持続性頭痛」，6.2.4.2「非外傷性くも膜下出血の既往による持続性頭痛」そして6.2.4.3「非外傷性急性硬膜下出血の既往による持続性頭痛」がある。

## 6.3 未破裂血管奇形による頭痛

○他疾患にコード化する
破裂血管奇形による新規の頭痛は，6.2.1「非外傷性脳内出血による急性頭痛」，6.2.2「非外傷性くも膜下出血（SAH）による急性頭痛」，またはまれながら6.2.3「非外傷性急性硬膜下出血（ASDH）による急性頭痛」にコード化する。

○解説
未破裂頭蓋内血管奇形（出血なしに起こる）に続発する頭痛。奇形の病型によって，頭痛は反復性一次性頭痛に似た再発性発作を伴った慢性の経過を呈したり，急性で自然消失する経過をたどる。

### 6.3.1 未破裂嚢状動脈瘤による頭痛

○診断基準
A．Cを満たすすべての新規頭痛

B．未破裂嚢状動脈瘤と診断されている

C．原因となる証拠として，以下のうち少なくとも2項目が示されている
　①頭痛は未破裂嚢状動脈瘤の他の臨床症候と時期的に一致して発現した，または頭痛がその診断の契機となった
　②以下の項目のいずれかまたは両方を満たす
　　a）頭痛は嚢状動脈瘤の増大の他の症状，臨床的または放射線学的徴候と並行して有意に悪化した
　　b）頭痛は嚢状動脈瘤の治療後に消失した

③以下の項目のいずれかまたは両方を満たす
　a）頭痛は突然または雷鳴性の発現をする
　b）頭痛は有痛性第Ⅲ脳神経麻痺を伴う
D．ほかに最適なICHD-3の診断がない（注❶）

○注
❶特に，頭蓋内出血と可逆性脳血管攣縮症候群（RCVS）が適切な検査で除外されている。

○コメント
　頭痛は未破裂脳動脈瘤の患者の約1/5に報告されているが，この関係が偶然なのかあるいは因果関係があるのかは，未解決である。
　通常，6.3.1「未破裂囊状動脈瘤による頭痛」には特異的な特徴はみられない。新規発症の頭痛は，症候性だが未破裂である囊状動脈瘤を示す。1つの典型的症候である眼窩後部痛および散瞳を伴う急性第Ⅲ脳神経麻痺は，後交通脳動脈または頸動脈末端の動脈瘤の存在を示している。このような有痛性第Ⅲ脳神経麻痺は緊急疾患であり，血管奇形の切迫破裂あるいは進行性増大のシグナルである。
　動脈瘤性SAHの約半数の症例が，動脈瘤破裂の診断前4週以内に突然の激しい頭痛をきたしていることが複数の後ろ向き研究で示されている。このことは，各研究における各個人の記憶にはバイアスが掛かっているが，これらの頭痛が動脈奇形の突然の拡大〔sentinel headache「歩哨頭痛（警告頭痛）」〕，またはSAHと診断されていない軽度のくも膜下出血（warning leak「警告リーク」）によるものであることを示唆する。歩哨頭痛があるという根拠は弱い。さらにリークはくも膜下出血を示しているので，警告リークという用語は使用すべきでない。動脈瘤性くも膜下出血の3例のうち少なくとも1例は初診時に誤診され，再破裂のリスクがあるため，突然発症の重度の頭痛患者には，脳画像検査，脳脊髄液検査，脳血管造影（MRまたはCT血管造影）を含む完璧な検査を行うべきである。

## 6.3.2 動静脈奇形（AVM）による頭痛

○診断基準
A．Cを満たすすべての頭痛
B．動静脈奇形（AVM）と診断されている
C．原因となる証拠として，以下のうち少なくとも2項目が示されている
　①頭痛はAVMの他の臨床症候と時期的に一致して発現した，または頭痛がAVMの診断の契機となった
　②以下の項目のいずれかまたは両方を満たす
　　a）頭痛はAVMの増大と並行して有意に悪化した
　　b）頭痛はAVMの有効な治療と並行して有意に改善または消失した
　③頭痛はAVMの部位に限局する
D．ほかに最適なICHD-3の診断がない（注❶）

○注
❶特に，頭蓋内出血が適切な検査で除外されている。

○コメント
　AVMが，3.1「群発頭痛」，3.2.2「慢性発作性片側頭痛（CPH）」および3.3.1「結膜充血および流涙を伴う短時間持続性片側神経痛様頭痛発作（SUNCT）」を含む3.「三叉神経・自律神経性頭痛（TACs）」の異なるタイプの頭痛と関連することを強調する症例が報告されているが，こうした症例では典型的ではない症状を有している。AVMがこれらの一次性頭痛疾患と関連するという明らかな証拠はない。
　1.2「前兆のある片頭痛」はAVMを伴う女性の最大58％で報告されている。因果関係を支持する証拠として，頭痛あるいは前兆のある側とAVMのある側に密接な関係があることが指摘されている。AVMが前兆のある片頭痛（症候性片頭痛）の発作の原因になることが強く示唆されている。しかし，AVMの大規模研究では，出血の有無にかかわらず，てんかん，または局在神経学的欠損などの頻度は高いが，片頭痛様症状を呈することはまれである。

### 6.3.3 硬膜動静脈瘻(DAVF)による頭痛

◉ 診断基準

A．Cを満たすすべての新規頭痛
B．硬膜動静脈瘻(DAVF)と診断されている
C．原因となる証拠として，以下のうち少なくとも2項目が示されている
　①頭痛はDAVFの他の臨床症候と時期的に一致して発現した，または頭痛がDAVFの診断の契機となった
　②以下の項目のいずれかまたは両方を満たす
　　a）頭痛はDAVFの他の症状，臨床的または放射線学的徴候と並行して有意に悪化した
　　b）頭痛はDAVFの有効な治療後に有意に改善または消失した
　③少なくとも以下の1項目を満たす
　　a）頭痛は拍動性耳鳴を伴う
　　b）頭痛は眼筋麻痺を伴う
　　c）頭痛は朝，咳嗽時，または身体を屈めることで進行したり，悪化する
　④頭痛はDAVFの部位に限局する
D．ほかに最適なICHD-3の診断がない(注❶)

◉ 注

❶特に，脳内出血とCVTが適切な検査で除外されている。

◉ コメント

6.3.3「硬膜動静脈瘻(DAVF)による頭痛」の研究は不足している。症状は有痛性の拍動性耳鳴，さらには静脈血流出減少や場合によって静脈洞血栓症による頭蓋内圧亢進の特徴を伴った頭痛を呈する。頸動脈海綿静脈洞瘻は有痛性眼筋麻痺を呈することがある。

### 6.3.4 海綿状血管腫による頭痛

◉ 他疾患にコード化する

海綿状血管腫に続発する脳出血または痙攣発作による頭痛は，6.2.1「非外傷性脳内出血による急性頭痛」または7.6「てんかん発作による頭痛」にコード化する。

◉ 診断基準

A．Cを満たすすべての新規頭痛
B．海綿状血管腫と診断されている
C．原因となる証拠として，以下のうち少なくとも2項目が示されている
　①頭痛は海綿状血管腫の他の臨床症候と時期的に一致して発現した，または発見の契機となった
　②以下の項目いずれかまたは両方を満たす
　　a）頭痛は海綿状血管腫の他の症状，臨床的または放射線学的徴候と並行して有意に悪化した
　　b）頭痛は海綿状血管腫の除去後に消失するか有意に改善した
　③頭痛は海綿状血管腫の部位に限局する
D．ほかに最適なICHD-3の診断がない(注❶)

◉ 注

❶特に，脳内出血が適切な検査で除外されている。

◉ コメント

海綿状血管腫はMRIで確認されることが多くなってきている。症例報告レベルでは，海綿状血管腫が結膜充血および流涙を伴う短時間持続性片側神経痛様頭痛発作(short-lasting unilateral neuralgiform headache attacks with conjunctival injection and tearing：SUNCT)様あるいは片頭痛様発作の引き金になるということが示唆されている。しかし，6.3.4「海綿状血管腫による頭痛」に関する研究にはいまだよいものがない。

海綿状血管腫と*KRIT1*遺伝子変異をもった症候性の126例の研究では，頭痛を有していたのは4％に過ぎなかった。一方，海綿状血管腫の二大徴候である脳出血または痙攣発作の結果としての頭痛は数多く報告されている。これらの頭痛は，徴候に応じてどちらかにコード化されなければならない。

### 6.3.5 脳三叉神経性または軟膜血管腫症(スタージ・ウェーバー症候群)による頭痛

◉ 他疾患にコード化する

スタージ・ウェーバー症候群に続発する痙攣発

作による頭痛は，7.6「てんかん発作による頭痛」にコード化する。

◉診断基準

A．Cを満たすすべての新規頭痛
B．顔面血管腫とともに顔面血管腫と同側の髄膜血管腫の神経学的画像診断による証拠が存在する
C．原因となる証拠として，以下のうち少なくとも2項目が示されている
　①頭痛は髄膜血管腫の他の臨床症候または画像所見と時期的に一致して発現した
　②頭痛は髄膜血管腫の増大の他の症状，臨床的または放射線学的徴候と並行して有意に悪化した
　③頭痛は片頭痛様で，両側性または血管腫の部位に限局し，血管腫の対側の前兆を伴う
D．ほかに最適なICHD-3の診断がない

◉コメント

　スタージ・ウェーバー症候群は，*GNAQ*遺伝子（グアニンヌクレオチド結合蛋白質，Qポリペプチド）の体細胞モザイク変異の結果として，孤発的にのみ発生する。6.3.5「脳三叉神経性または軟膜血管腫症（スタージ・ウェーバー症候群）による頭痛」は，報告が少ない。スタージ・ウェーバー症候群の90％以上の症例は痙攣発作を起こし，半数は痙攣発作後の頭痛をきたす。その場合，痙攣発作に応じてコード化されなければならない。症例報告レベルでは，脳三叉神経性または軟膜血管腫症が症候性片頭痛の原因，特に遷延性または運動性前兆（あるいはその両方）タイプの発作（おそらく慢性乏血と関連する）の原因であることが示唆される。

## 6.4 動脈炎による頭痛

◉解説

　頸部，頭部または脳のいずれか1つ以上の動脈の炎症で起こる症候性の頭痛。頭痛が動脈炎の唯一の症状のことがある。

◉診断基準

A．Cを満たすすべての新規頭痛
B．血管炎と診断されている
C．原因となる証拠として，以下の項目のいずれかあるいは両方が示されている
　①頭痛は動脈炎発症のその他の臨床症候と時期的に一致して発現した，または頭痛が動脈炎の診断の契機となった
　②以下の項目のいずれかまたは両方を満たす
　　a）頭痛は動脈炎の悪化に並行して有意に悪化した
　　b）頭痛は動脈炎の改善に並行して有意に改善した
D．ほかに最適なICHD-3の診断がない

### 6.4.1 巨細胞性動脈炎（GCA）による頭痛

◉以前に使用された用語

側頭動脈炎による頭痛

◉解説

　巨細胞性動脈炎（GCA）による症候性の頭痛。頭痛はGCAの唯一の症状のことがあり，頭痛が最も顕著に関連する疾患である。頭痛の性状はさまざまである。

◉診断基準

A．Cを満たすすべての新規頭痛
B．巨細胞性動脈炎（GCA）と診断されている
C．原因となる証拠として，以下のうち少なくとも2項目が示されている
　①頭痛はGCA発症の他の臨床症候または生体学的徴候（あるいはその両者）と時期的に一致して発現した，または頭痛がGCAの診断の契機となった
　②以下の項目のいずれかまたは両者を満たす
　　a）頭痛は巨細胞性動脈の悪化と並行して有意に悪化した
　　b）頭痛はステロイド大量療法により3日以内に消失または有意に改善した
　③頭痛は頭皮の圧痛または顎跛行（あるいはその両者）を伴う
D．ほかに最適なICHD-3の診断がない

### ●コメント

　すべての動脈炎および膠原病による血管病のなかで，GCAが最も顕著に頭痛と関連する疾患であり，頭部動脈の炎症，主に外頸動脈枝の炎症による．6.4.1「巨細胞性動脈炎（GCA）による頭痛」およびGCAの他の症状（リウマチ性多発筋痛症，顎跛行）の性状はさまざまであり，60歳以上の患者で最近頭痛が持続する場合はGCAが疑われるため，適切な検査が必要である．

　頭痛を伴う直近の反復性一過性黒内障発作はGCAが強く疑われるため，緊急の検査が必要である．主なリスクは前部虚血性視神経症による失明であるが，迅速なステロイド治療で防止できる．片眼の失明からもう片眼の失明までの期間は通常1週間未満である．GCAの患者では脳虚血や認知症の発症リスクもある．

　側頭動脈が病変の領域を含んでいないところがあるため〔跳び越し病変（skip lesions）〕，組織学診断では診断が困難であり，連続切片の必要性が指摘されている．

### 6.4.2 中枢神経系原発性血管炎（PACNS）による頭痛

#### ●以前に使用された用語

　孤立性中枢神経系血管炎（isolated CNS angiitis），肉芽腫性中枢神経系血管炎（granulomatous CNS angiitis）による頭痛

#### ●解説

　中枢神経系原発性血管炎（primary angiitis of the central nervous system：PACNS）による症候性の頭痛．頭痛はこの疾患では最もよくみられる症状であるが，特異的な性状はない．

#### ●診断基準

A．Cを満たすすべての新規頭痛
B．中枢神経系原発性血管炎（PACNS）と診断されている
C．原因となる証拠として，以下の項目のいずれかまたは両方が示されている
　①頭痛はPACNSの他の臨床症候と時期的に一致して発現した，または頭痛がPACNSの診断の契機となった
　②以下の項目のどちらかあるいは両方を満たす
　　a）頭痛はPACNSの悪化に並行して有意に悪化した
　　b）頭痛はステロイドまたは免疫抑制治療（あるいはその両方）により，PACNSの改善に並行して有意に改善した
D．ほかに最適なICHD-3の診断がない（注❶）

#### ●注

❶特に，中枢神経感染症，中枢神経の腫瘍形成，可逆性脳血管攣縮症候群（reversible cerebral vasoconstriction syndrome：RCVS）が適切な検査で除外されている．

#### ●コメント

　頭痛は（原発性，続発性頭痛を問わず）中枢神経系血管炎においては最もよくみられる症状である．血管造影および組織学的診断方法のいずれにおいても，症例の50〜80％に頭痛がみられる．しかし，頭痛自体は中枢神経系血管炎に特有な症状ではないため，局在神経学的欠損，痙攣発作，認知異常，または意識障害などのその他の症状を呈するまで，診断的価値はほとんどない．とはいえ，頭痛と脳脊髄液細胞増多の両方を伴わない場合には，中枢神経系血管炎である可能性は低い．

　PACNSの血管造影所見は頭蓋内動脈の多巣性狭窄を含むRCVSとよく似ている．繰り返す雷鳴頭痛はPACNSではなくRCVSの診断を示唆する．

　6.4.2「中枢神経系原発性血管炎（PACNS）による頭痛」の病因は多因子的である〔炎症，（虚血性または出血性）脳卒中，頭蓋内圧亢進またはくも膜下出血のいずれか1つ以上が関与する〕．

　治療効果は6.4.1「巨細胞性動脈炎（GCA）による頭痛」ほど劇的なものではない．組織学的に証明されたPACNSは，重篤であり，死に至ることも少なくない．

### 6.4.3 中枢神経系続発性血管炎（SACNS）による頭痛

#### ●解説

　中枢神経系続発性血管炎（secondary angiitis of the central nervous system：SACNS）による症候性

の頭痛。頭痛はこの疾患において最もよくみられる症状であるが，特異的な性状はない。

○ 診断基準

A．Cを満たすすべての新規頭痛
B．中枢神経系続発性血管炎（SACNS，全身性血管炎の存在下での中枢神経系の血管炎）と診断されている
C．原因となる証拠として，以下の項目のいずれかまたは両方が示されている
　①頭痛はSACNS発症の臨床症候と時期が一致して発現した
　②以下の項目のいずれかまたは両方を満たす
　　a）頭痛は全身性血管炎の悪化と並行して有意に悪化した
　　b）頭痛はステロイドまたは免疫抑制治療（あるいはその両方）により，全身性血管炎の改善と並行して有意に改善した
D．ほかに最適なICHD-3の診断がない

○ コメント

頭痛は（原発性，続発性を問わず）中枢神経系血管炎において最もよくみられる症状である。血管造影および組織学的診断方法のいずれにおいても，症例の50〜80％に頭痛がみられる。しかし，頭痛自体は中枢神経系血管炎に特有な症状ではないため，局在神経学的欠損，痙攣発作，認知異常，意識障害などのその他の症状を呈するまで，診断的価値はほとんどない。とはいえ，頭痛と脳脊髄液細胞増多の両方を伴わない場合には，中枢神経系血管炎である可能性は低い。

以下の場合，6.4.3「中枢神経系続発性血管炎（SACNS）による頭痛」を診断するには困難が倍増する。1）血管炎の原因となり得る多くの条件の1項目を有する患者を中枢神経系血管炎と診断すること。2）中枢神経系血管炎を呈する患者の潜在性病変（炎症，感染，悪性，中毒性）を見つけること。

6.4.3「中枢神経系続発性血管炎（SACNS）による頭痛」の病因は多因子的である〔炎症，（虚血性あるいは出血性）脳卒中，頭蓋内圧亢進またはくも膜下出血のいずれか1つ以上が関与する〕。

## 6.5 頸部頸動脈または椎骨動脈の障害による頭痛

○ 解説

頸部頸動脈または椎骨動脈（あるいは両方）が障害される非炎症性病変による頭痛，顔面痛または頸部痛。痛みは通常突然（雷鳴性のこともある）発症する。痛みだけのこともあるし，虚血性脳卒中の局在神経学的欠損に先行する警告症状でもありうる。

○ 診断基準

A．Cを満たすすべての新規の頭痛，顔面痛または頸部痛
B．頸動脈病変が示されている，または外科的あるいは放射線学的治療が頸部動脈に実施されている
C．原因となる証拠として，以下のうち少なくとも2項目が示されている
　①痛みは頸部動脈疾患の他の局在徴候と時期的に一致して発現した，または痛みが頸部動脈疾患の診断の契機となった
　②以下の項目のいずれかまたは両方を満たす
　　a）痛みは頸部動脈病変の他の徴候と並行して有意に悪化した
　　b）痛みは発症から1ヵ月以内に寛解するか有意に改善した
　③痛みは一側性で障害された頸部動脈と同側に起こる
D．ほかに最適なICHD-3の診断がない

### 6.5.1 頸部頸動脈または椎骨動脈の解離による頭痛，顔面痛または頸部痛

#### 6.5.1.1 頸部頸動脈または椎骨動脈の解離による急性頭痛，顔面痛または頸部痛

○ 解説

頸部頸動脈または椎骨動脈の解離によって起こる頭痛，顔面痛または頸部痛。痛みは通常，解離した血管の同側に起こり，一般的に通常突然（雷

鳴性のこともある)発症する．痛みだけのこともあるし，または虚血性脳卒中に先行する警告症状でもありうる．

● 診断基準
A．CとDを満たすすべての新規の頭痛，顔面痛または頸部痛
B．頸部頸動脈または椎骨動脈の解離と診断されている
C．原因となる証拠として，以下のうち少なくとも2項目が示されている
　① 痛みは頸部動脈解離の他の局在徴候と時期的に一致して発現した，または痛みが頸部動脈解離の診断の契機となった，または発見の契機となった
　② 以下の項目のいずれかまたは両方を満たす
　　a）痛みは頸部動脈解離の他の徴候と並行して有意に悪化した
　　b）痛みは発症から1ヵ月以内に消失または有意に改善した
　③ 以下の項目のいずれかまたは両方を満たす
　　a）痛みは重度で数日以上続く
　　b）痛みは網膜または脳(あるいは両方)の急性期虚血の徴候に先行する
　④ 痛みは一側性で，障害された頸部動脈と同側である
D．以下のうちいずれか
　① 頭痛は3ヵ月以内に消失する(注❶)
　② 頭痛はまだ消失していないが，まだ3ヵ月経過していない(注❶)
E．ほかに最適なICHD-3の診断がない

● 注
❶ 3ヵ月は頸部動脈解離の発症からではなく，自然にまたは治療によって安定化してから数えられるべきである．

● コメント
頭痛(頸部痛を伴う場合も伴わない場合もある)が，頸部動脈解離の唯一の症状のことがある．頭痛は最も頻度の高い症状(症例の55～100％)で，かつ最も頻度の高い初発症状でもある(症例の33～86％)．

6.5.1.1「頸部頸動脈または椎骨動脈の解離による急性頭痛，顔面痛または頸部痛」は通常一側性(解離動脈と同側)であり，重度で，長期化する(平均4日間)．しかし，頭痛は，発現に一定の特異的なパターンはなく，1.「片頭痛」，3.1「群発頭痛」，4.4「一次性雷鳴頭痛」などの他の頭痛と類似しており，往々にして誤診されやすい．脳または網膜の虚血および局在徴候を伴うことが多い．有痛性ホルネル症候群または有痛性耳鳴が突然発症した場合，あるいは有痛性舌下神経麻痺は，頸動脈解離である可能性が高い．

頸部動脈解離(cervical artery dissection)は，くも膜下出血の原因となり得る頭蓋内動脈解離を伴うことがある．6.7.4「頭蓋内動脈解離による頭痛」は，6.5.1.1「頸部頸動脈または椎骨動脈の解離による急性頭痛，顔面痛または頸部痛」に付加的に存在することもある．

6.5.1.1「頸部頸動脈または椎骨動脈の解離による急性頭痛，顔面痛または頸部痛」は通常虚血徴候の発症に先行するため，早期診断・治療が必要である．診断は脂肪抑制頸部MRI，duplex scanning，MRAまたはCTAのいずれか1つ以上の結果に基づいて行われ，疑いのある症例では従来の血管造影を行う．1つの検査では正常となることがあるため，一般に複数の検査を組み合わせて行う必要がある．治療法について無作為化試験による評価はないが，まずヘパリンで治療を行い，動脈の回復状態により，続けてワルファリンを3～6ヵ月投与する方法がコンセンサスを得ている．

### 6.5.1.2 頸部頸動脈または椎骨動脈の解離の既往による持続性頭痛，顔面痛または頸部痛

● 解説
頸部頸動脈または椎骨動脈の解離による頭痛で解離の安定化後，3ヵ月を超えて持続する．

● 診断基準
A．6.5.1.1「頸部頸動脈または椎骨動脈の解離による急性頭痛，顔面痛または頸部痛」と以前に診断された頭痛でCを満たす
B．自然にまたは治療を通じて，解離は安定化している

C．頭痛は解離の安定化後，3ヵ月を超えて持続する

D．ほかに最適な ICHD-3 の診断がない

◉コメント

6.5.1.2「頚部頚動脈または椎骨動脈の解離の既往による持続性頭痛，顔面痛または頚部痛」の診断基準を満たす頭痛のいくつかの報告がある。このような持続性頭痛のリスク要因を特定するための研究が必要である。1.「片頭痛」の既往は不安/うつ病のようにリスク要因になるかもしれない。

## 6.5.2 動脈内膜切除術後頭痛

◉解説

頚動脈内膜切除術の外科的処置によって起こる頭痛。痛みは頚部や顔面に起こる。痛みのみのこともあるし，または(多くは出血性)脳卒中の局在神経学的欠損に先行する警告症状でもありうる。

◉診断基準

A．C を満たすすべての新規頭痛

B．頚動脈内膜切除術が行われた

C．原因となる証拠として，以下のうち少なくとも 2 項目が示されている
　①頭痛は頚動脈内膜切除術後 1 週間以内に発現する
　②頭痛は頚動脈内膜切除術後 1 ヵ月以内に消失する
　③以下の項目の両者を満たす
　　a）頭痛は一側性で頚動脈内膜切除術側に起こる
　　b）頭痛は以下の 3 つの明確な特徴のうちの 1 つを満たす(注❶)
　　　ⅰ．頭部全体の軽度の痛み
　　　ⅱ．1 日に 1～2 回発現する群発頭痛様の痛みで発作が 2～3 時間持続する
　　　ⅲ．拍動性で重度の痛み

D．ほかに最適な ICHD-3 の診断がない(注❷)

◉注

❶ 6.5.2「動脈内膜切除術後頭痛」のサブフォームが 3 種類記載されているが，分けてコード化されていない。
　a）頭部全体，軽度，孤立性の頭痛で術後数日以内に発現する
　b）片側性，群発頭痛様，発作性の痛みで，1 日に 1～2 回発現し，1 回の発作は 2～3 時間持続する
　c）片側性，拍動性かつ重度の痛みを伴い，手術から 3 日後に発現する

❷特に，動脈解離が適切な検査で除外されている。

◉コメント

6.5.2「動脈内膜切除術後頭痛」には 3 種類のサブフォームがあり，1 つめが最も頻度が高く(症例の最大 60%)，良性で自然消失する。2 つめ(症例の最大 38%)は約 2 週間で消失する。3 つめのサブフォームは，まれな過灌流症候群(hyperperfusion syndrome)によるもので，術後約 7 日目の血圧上昇および痙攣または神経学的欠損に先行して発現する。これらの症状は，脳出血を予告することがあるので，緊急の治療が必要である。

## 6.5.3 頚動脈または椎骨動脈の血管形成術またはステント留置術による頭痛

◉解説

頚部血管形成術またはステント留置術の動脈内手技による頭痛。痛みは頚部と顔面に起こる。痛みのみのこともあれば，または(多くは出血性)脳卒中の局在神経学的欠損に先行する警告症状でもありうる。

◉診断基準

A．C を満たすすべての新規頭痛

B．頚動脈または椎骨動脈の血管形成術またはステント留置術が行われた

C．原因となる証拠として，以下のすべての項目が示されている
　①頭痛は血管形成術またはステント留置術から 1 週間以内に発現した
　②頭痛は血管形成術またはステント留置術から 1 ヵ月以内に消失した
　③頭痛は血管形成術またはステント留置術と同側である

D．ほかに最適な ICHD-3 の診断がない(注❶)

◉注

❶特に，動脈解離が適切な検査で除外されている。

### ●コメント

頸動脈および椎骨動脈の血管形成術および/またはステント留置術は頸部動脈狭窄の治療のために実施されている。頸動脈ステント留置術を受けた患者 64 例の研究では、頭痛は手技を受けた 1/3 の患者で、通常は 10 分以内に起こり、その性状は軽度、同側性、前頭側頭部、圧迫性であり、ほとんどの場合、痛みは 10 分以内に消失した。その他、6.5.3「頸動脈または椎骨動脈の血管形成術またはステント留置術による頭痛」に関するデータはまだきわめて少ない。頸動脈ステント留置術と血管内膜切除術を比較した大規模研究に頭痛は言及されていない。

6.5.3「頸動脈または椎骨動脈の血管形成術またはステント留置術による頭痛」は、まれな過灌流症候群の一部として報告されている。

## 6.6 頭蓋静脈障害による頭痛

### 6.6.1 脳静脈血栓症(CVT)による頭痛

#### ●解説

CVT による頭痛。頭痛には特異的な性状はない。多くはしばしば頭部全体で、進行性で重度であるが、片側性で、突然(雷鳴性のこともある)、あるいは軽度、そして時には片頭痛様でもある。

#### ●診断基準

A. C を満たすすべての新規頭痛
B. 脳静脈血栓症(CVT)と診断されている
C. 原因となる証拠として、以下の両方の項目が示されている
　①頭痛は CVT の他の臨床症候と時期的に一致して発現した、または頭痛が CVT の診断の契機となった
　②以下の項目のいずれかまたは両方を満たす
　　a)頭痛は CVT 拡大の臨床的または放射線学的徴候と並行して有意に増悪した
　　b)頭痛は CVT の改善後に頭痛は消失するか有意に改善した

D. ほかに最適な ICHD-3 の診断がない

#### ●コメント

頭痛は CVT において最も発症頻度が高い症状であり、症例の 80〜90％に発現し、かつ最も頻度の高い初発症状でもある。6.6.1「脳静脈血栓症(CVT)による頭痛」は特異的な性状はないが、しばしば頭部全体、進行性で重度の頭痛であり、他の頭蓋内圧亢進徴候を伴う。また、頭痛は片側性で突発し、1.1「前兆のない片頭痛」、1.2「前兆のある片頭痛」、3.1「群発頭痛」、3.4「持続性片側頭痛」、4.4「一次性雷鳴頭痛」、7.2「低髄液圧による頭痛」または 6.2.2「非外傷性くも膜下出血(SAH)による急性頭痛」(CVT が SAH の原因となり得る)に類似しており、往々にして誤診されやすい。

頭痛が CVT の唯一の症状のことがあるが、症例の 90％以上で局在徴候(神経学的欠損または痙攣)や頭蓋内圧亢進、亜急性脳症、海綿静脈洞症候群の徴候を伴っている。

6.6.1「脳静脈血栓症(CVT)による頭痛」には特異的な性状がないため、最近頭痛が新規に発症し持続する場合には疑う必要がある。とりわけ、基礎疾患に凝固亢進状態がある場合は疑わしい。診断は神経画像検査($T_2^*$強調画像を含む MRI＋MRA または頭部 CT＋CT 血管造影、さらに疑いのある症例に対しては動脈内血管造影)に基づいて行う。治療は可及的早期に開始すべきである。対症療法を行いつつ、まずヘパリンで治療し、続けて最低 6 ヵ月間の経口抗凝固薬投与を行う。また、適宜基礎疾患の治療も行う。

### 6.6.2 頭蓋静脈洞ステント留置術による頭痛

#### ●解説

頭蓋静脈洞ステント留置術と同側に起こる一側性頭痛。

#### ●診断基準

A. C を満たす新規の一側性頭痛
B. 頸静脈または頭蓋静脈洞ステント留置術が行われた
C. 原因となる証拠として、以下のすべての項目

が示されている
① 頭痛はステント留置術から1週間以内に発現した
② 頭痛はステント留置術から3ヵ月以内に消失した
③ 頭痛はステント留置術と同側である

D．ほかに最適なICHD-3の診断がない（**注❶**）

○注

❶ 特に，ステント内静脈血栓症が適切な検査で除外されている。

○コメント

　過去10年間，特発性頭蓋内圧亢進症を治療するために横静脈洞狭窄症のステント留置術が行われてきた。

　6.6.2「頭蓋静脈洞ステント留置術による頭痛」に関するデータは少ない。特発性頭蓋内圧亢進症に対してステント留置された患者21例の研究では，10例が治療前に経験した頭痛とは異なる，ステント部位に位置した，乳様突起部に「ステント頭痛」を呈し，約3週間持続した。

## 6.7　その他の急性頭蓋内動脈障害による頭痛

### 6.7.1　頭蓋内動脈内手技による頭痛

○解説

　頭蓋内動脈内手技による一側性で，術側に起こり24時間未満に消失する頭痛。

○診断基準

A．Cを満たすすべての新規頭痛
B．頭蓋内動脈内手技が行われた（**注❶**）
C．原因となる証拠として，以下の少なくとも3項目が示されている
　① 頭痛は手技から1週間以内に発現した
　② 頭痛は手技から1ヵ月以内に消失した
　③ 頭痛は手技と同側性，もしくは両側性である
　④ 頭痛は以下の特徴のひとそろい（**注❷**）の1項目を有する
　　a）重度で，手技の数秒以内に突然発症し，1時間未満持続する
　　b）中等度から重度で，手技の数時間以内に発現し，24時間を超えて持続する
　　c）1.「片頭痛」患者に発症し，1.1「前兆のない片頭痛」または1.2「前兆のある片頭痛」の特徴をもつ

D．ほかに最適なICHD-3の診断がない（**注❸**）

○注

❶ 例えば，血管形成術，塞栓術またはステント留置術。

❷ 6.7.1「頭蓋内動脈内手技による頭痛」の認識されたサブフォーム（しかし別々にコード化されていない）が3種類ある。
　a）バルーン拡張後または動静脈奇形あるいは動脈瘤の塞栓術後に報告されている非常に特異的なサブフォーム。操作された動脈に限局した重度の痛みで，手技後数秒以内に突然発症し，直ちに消失する。
　b）手技後，数時間〜1日以内に発現し，数日間，持続する頭痛。
　c）1.「片頭痛」患者に発症し，頭蓋内動脈内手技により誘発される片頭痛発作。この頭痛は時には数週間の間欠的な頭痛が再発する（これらの症例では，1.「片頭痛」の適切なタイプまたはサブタイプと6.7.1「頭蓋内動脈内手技による頭痛」の両者として診断されるべきである。

❸ 特に，動脈解離と動脈破裂が適切な検査で除外されている。

### 6.7.2　血管造影性頭痛

○解説

　脳血管造影によって直接起こる頭痛。

○診断基準

A．Cを満たすすべての新規頭痛
B．動脈内の頸動脈または椎骨動脈の血管造影が行われた
C．原因となる証拠として，以下のうち少なくとも2項目が示されている
　① 頭痛は血管造影中または血管造影の24時間以内に発現した

②頭痛は血管造影終了後72時間以内に消失した
③頭痛は以下の特徴のひとそろい（**注❶**）の1項目を有する
　a）造影剤注入中に発現し，持続時間は1時間未満
　b）血管造影後数時間以内に発現し，持続時間は24時間を超える
　c）1.「片頭痛」患者に発症し，1.1「前兆のない片頭痛」または1.2「前兆のある片頭痛」の特徴をもつ
D．ほかに最適なICHD-3の診断がない

◉注

❶ 6.7.2「血管造影性頭痛」の認識されたサブフォーム（しかし別々にコード化されていない）が3種類ある。
　a）血管造影中に発症し，造影剤注入と密接に関連している
　b）血管造影後24時間以内に発症する（これらの両方のサブフォームは一次性頭痛の既往がある患者でより起こりやすいが，一次性頭痛の特徴と明らかに異なる）
　c）1.「片頭痛」患者に発症し，血管造影により誘発される片頭痛発作（これらの症例では，1.「片頭痛」の適切なタイプまたはサブタイプと6.7.2「血管造影性頭痛」の両者として診断されるべきである）。

◉コメント

　遷延する片麻痺や昏睡を伴った生命を脅かす発作をきたすことがあるために，1.2.3「片麻痺性片頭痛」のサブフォームのある患者では造影剤による血管造影は禁忌である

## 6.7.3　可逆性脳血管攣縮症候群（RCVS）による頭痛

### 6.7.3.1　可逆性脳血管攣縮症候群（RCVS）による急性頭痛

◉解説

　性行為，労作，ヴァルサルヴァ手技あるいは感情などがしばしば引き金になり，典型的には1〜2週間にわたって雷鳴頭痛を繰り返すRCVSによって引き起こされる頭痛。頭痛はRCVSの唯一の症状，もしくは出血性または虚血性脳卒中に先行する警告症状のことがある。

◉診断基準

A．Cを満たすすべての新規頭痛
B．可逆性脳血管攣縮症候群（RCVS）と診断されている
C．原因となる証拠として，以下の項目のいずれかまたは両方が示されている
　①頭痛は局在神経学的欠損または痙攣発作（あるいはその両方）を伴うことも伴わないこともあり，血管造影で「数珠（strings of beads）」状外観を呈し，RCVSの診断の契機となった
　②頭痛は以下の項目の1つまたはそれ以上の特徴をもつ
　　a）雷鳴頭痛として発現
　　b）性行為，労作，ヴァルサルヴァ手技，感情，入浴やシャワーなどが引き金となる
　　c）発症後1ヵ月以内は存在または再発し，1ヵ月を超えると新規の有意な頭痛は起こらない
D．以下のうちいずれか
　①頭痛は3ヵ月以内に消失する
　②頭痛はまだ消失していない，まだ3ヵ月経過していない
E．ほかに最適なICHD-3の診断がない（**注❶**）

◉注

❶ 特に，動脈瘤性くも膜下出血が適切な検査で除外されている。

◉コメント

　RCVSの病態は十分には解明されておらず，臨床的には頭部全体の重度の頭痛で特徴づけられ，典型的には雷鳴頭痛のタイプであり，動脈瘤性くも膜下出血に類似している。
　RCVSは数日あるいは数週にわたって雷鳴頭痛を繰り返す一番頻度の高い原因である。6.7.3.1「可逆性脳血管攣縮症候群（RCVS）による急性頭痛」はまれながら他の発症様式もありうる。時間単位で急速に進行することも，または日の単位で

緩徐に進行することもある。

確認されたRCVSの大規模研究では，最大75％の患者では頭痛はしばしばRCVSの唯一の症状であるが，局在神経学的欠損が動揺したり，また時に痙攣発作を伴う。6.7.3.1「可逆性脳血管攣縮症候群（RCVS）による急性頭痛」は出血性または虚血性脳卒中に先行する警告症状のことがある。RCVSの少数例では，頭痛はみられない。

RCVSの血管造影は定義の通り異常を呈し，動脈の収縮と拡張が交互に存在する「数珠状（string of beads）外観またはソーセージをつなげたような（sausage on a string）外観」。しかし，臨床症状が発症して1週間はMRA，CTA，さらにカテーテルによる血管造影でも正常のことがある。雷鳴頭痛を繰り返し血管造影が正常の患者では，RCVSの他の診断基準をすべて満たしていれば，6.7.3.2「可逆性脳血管攣縮症候群（RCVS）による急性頭痛の疑い」を考慮すべきである。頭部MRIでは30～80％の症例で異常を呈し，頭蓋内出血（円蓋部くも膜下出血，脳内出血または硬膜下出血），脳梗塞，さらに「後部可逆性脳症症候群（posterior reversible encephalopathy syndrome）」に一致する脳浮腫などのさまざまなパターンの病変を呈する。

RCVSの少なくとも半数は二次性であり，主に産褥後，あるいは違法薬物，α交感神経刺激薬やセロトニン作動薬などの血管作動性物質の使用後に起こる。この疾患は血管異常の消失（したがって「可逆性」）と頭痛の消失を伴い，1～3ヵ月で自然に消失する。しかし，RCVSによる脳卒中を発症すると永続的な障害をきたすことがある。

### 6.7.3.2 可逆性脳血管攣縮症候群（RCVS）による急性頭痛の疑い

● 解説

性行為，労作，ヴァルサルヴァ手技あるいは感情などが引き金になり，1～2週間にわたって雷鳴頭痛を繰り返すにもかかわらず，脳血管造影でRCVSに典型的な頭蓋内血管の数珠状病変を呈さないRCVSに典型的な頭痛。

● 診断基準

A．Cを満たすすべての新規頭痛
B．可逆性脳血管攣縮症候群（RCVS）が疑われるが，脳血管造影が正常である
C．原因となる証拠として，以下のすべてが示される。
　①以下の3項目の特徴をすべて満たす頭痛が1ヵ月以内に2回発現する
　　a）1分未満にピークがくる雷鳴様発症
　　b）重度の頭痛
　　c）5分以上続く頭痛
　②以下の1項目が引き金となり，雷鳴頭痛が1回以上起こった
　　a）性行為（オルガスム時あるいはその後）
　　b）労作
　　c）ヴァルサルヴァ様手技
　　d）感情
　　e）入浴またはシャワー（あるいはその両方）
　　f）身体を屈める
　③発現から1ヵ月を超えて新規の雷鳴頭痛またはほかの有意な頭痛がない
D．以下のうちいずれか
　①頭痛は3ヵ月以内に消失する
　②頭痛はまだ消失していない，まだ3ヵ月経過していない
E．ほかに最適なICHD-3の診断がない（注❶）

● 注

❶ 特に，動脈瘤性くも膜下出血が適切な検査で除外されている。

● コメント

ICHD-3は二次性頭痛の疑いに対する一般的な診断基準を提唱していない。しかし，RCVSの動脈異常の証明が困難なことがある。RCVSの症例では，血管異常の検出のために頭痛発症後2～3週でCTAあるいはMRAを繰り返し行うことや，侵襲的な通常の脳血管造影が必要なことがある。1ヵ月未満の期間にRCVSに典型的な雷鳴頭痛を繰り返すが，初期の脳血管造影で正常，さらに適切な検査で頭痛の他の原因が除外されている場合は，一時的に6.7.3.2「可逆性脳血管攣縮症候群（RCVS）による急性頭痛の疑い」と診断してよい。

### 6.7.3.3 可逆性脳血管攣縮症候群(RCVS)の既往による持続性頭痛

◉解説

可逆性脳血管攣縮症候群(RCVS)による持続性頭痛で発症後3ヵ月を超えて持続する。

◉診断基準

A. 6.7.3.1「可逆性脳血管攣縮症候群(RCVS)による急性頭痛」と以前に診断された頭痛でCを満たす
B. RCVSの発症3ヵ月以内に,経過の間接または直接の血管造影で脳動脈の正常化がみられる
C. 頭痛はRCVSの発症後,3ヵ月を超えて持続する
D. ほかに最適なICHD-3の診断がない

◉コメント

6.7.3.3「可逆性脳血管攣縮症候群の既往による持続性頭痛」の診断基準を満たす頭痛のいくつかの報告がある。このような持続性頭痛のリスク要因を特定するための研究が必要である。1.「片頭痛」の既往は不安/うつ病のようにリスク要因になるかもしれない。

### 6.7.4 頭蓋内動脈解離による頭痛

◉解説

頭蓋内動脈解離で起こる頭痛。痛みは多くは片側性で,解離血管側に起こり,通常突然(雷鳴性のこともある)発症する。頭痛のみのこともあるし,くも膜下出血や脳卒中に先行する警告症状のこともある。

◉診断基準

A. Cを満たすすべての新規頭痛
B. 頭蓋内動脈解離と診断されている
C. 原因となる証拠として,以下のうち少なくとも2項目が示されている
 ①頭痛は頭蓋内解離の他の臨床症候と時期的に一致して発現した,または診断の契機となった
 ②発症1ヵ月以内に頭痛は消失する
 ③頭痛は以下の項目のどちらかまたは両方の特徴をもつ
  a) 突然あるいは雷鳴性の発症
  b) 重度
 ④頭痛は片側性で解離と同側である
D. ほかに最適なICHD-3の診断がない

◉コメント

解離は頭蓋内動脈のどの部位にも起こりうることで,くも膜下出血,虚血性脳梗塞,近接部位の圧迫,頻度は低いものの頭蓋内出血を起こすことがある。アジア人では,頸部動脈解離より頭蓋内動脈解離の頻度が高い。

解離ではしばしば急性の頭痛が起こり,唯一の症状のこともある。

## 6.8 慢性頭蓋内血管症による頭痛あるいは片頭痛様前兆

### 6.8.1 皮質下梗塞および白質脳症を伴った常染色体優性脳動脈症(CADASIL)による頭痛

◉解説

皮質下梗塞および白質脳症を伴った常染色体優性脳動脈症(cerebral autosomal dominant arteriopathy with subcortical infarcts and leukoencephalopathy:CADASIL)によって起こる頭痛で,遷延性前兆の異常な頻度を除けば,1.2「前兆のある片頭痛」に類似した発作を繰り返す。頭痛はCADASILの他の臨床的特徴と関連している,もしくはしばしば最初の症状である。

◉診断基準

A. 典型的,片麻痺性,または遷延性の前兆のある片頭痛発作を繰り返し,Cを満たす
B. 皮質下梗塞および白質脳症を伴った常染色体優性脳動脈症(CADASIL)と証明されている(注❶)
C. 以下の項目のいずれかあるいは両方を満たす
 ①前兆のある片頭痛がCADASILの初期の臨床症状であった
 ②CADASILの他の症状〔虚血性脳卒中,気分障害,認知機能障害のいずれか(またはそのすべて)〕が発現したり,悪化したとき

に前兆のある片頭痛発作が改善したり，消失する

D．ほかに最適なICHD-3の診断がない

○注

❶ *NOTCH3*遺伝子変異のスクリーニング，一般的な皮膚生検によるNOTCH3抗体の免疫染色，または電子顕微鏡検査による動脈中膜内の細胞外オスミウム好性顆粒状物質（granular osmiophilic material：GOM）の観察によって診断される。

○コメント

皮質下梗塞および白質脳症を伴った常染色体優性脳動脈症（CADASIL）は優性遺伝性疾患であるが，孤発例も存在し，脳の小動脈中膜の平滑筋細胞を障害する。*NOTCH3*遺伝子の遺伝子変異によって発症する。

CADASILは，小さい深部梗塞を繰り返し，皮質下認知症，気分障害，1/3の例では遷延性前兆の異常な頻度を除けば，1.2「前兆のある片頭痛」の典型的な発作が臨床的な特徴である。通常，片頭痛が初発の症状であり，平均して30歳頃，虚血性脳卒中の15年前，死亡の20～30年前に発現する。

MRIでは常にT$_2$強調画像での著明な白質変化の異常を示す。

## 6.8.2 ミトコンドリア脳症・乳酸アシドーシス・脳卒中様発作症候群（MELAS）による頭痛

○解説

ミトコンドリア脳症・乳酸アシドーシス・脳卒中様発作症候群（mitochondrial encephalopathy, lactic acidosis and stroke-like episodes：MELAS）によって起こる片頭痛様の発作あるいは脳卒中様の発作の症状を繰り返す頭痛で，MELASの他の臨床的症状と関連している。

○診断基準

A．頭痛発作を繰り返し，Cを満たす

B．ミトコンドリア脳症・乳酸アシドーシス・脳卒中様発作症候群（MELAS）に伴う遺伝性ミトコンドリア異常と証明されている

C．以下の項目のいずれかまたは両方を満たす

① 前兆のある片頭痛または前兆のない片頭痛を繰り返す

② 局在神経学的欠損または痙攣発作（あるいは両方）に先行する，もしくは関連する急性頭痛

D．ほかに最適なICHD-3の診断がない

○コメント

ミトコンドリア脳症・乳酸アシドーシス・脳卒中様発作症候群（MELAS）は，遺伝学的に異質なミトコンドリア障害で，多様な表現型を呈する。この異常症は，中枢神経が障害され，痙攣発作，片麻痺，半盲，皮質盲，感音性難聴あるいは反復性嘔吐を伴う。MELASでは頭痛は一般的で，片頭痛様の発作を繰り返したり，あるいは脳卒中様のエピソードの初発症状として現れる。

片頭痛様発作はMELASで発症頻度が高いため，ミトコンドリア突然変異が前兆のある片頭痛に関与するという仮説が提唱された。しかし，DNA 3,243番目の点変異は1.2「前兆のある片頭痛」を有する被験者の2つの群において検出されなかった。その他のミトコンドリア障害でも片頭痛（ほとんどが前兆を伴う）発作が発現するため，片頭痛および虚血性脳卒中の発症においてまだ検出されていない何らかの突然変異が関与している可能性がある。

## 6.8.3 もやもや血管症（MMA）による頭痛

○解説

もやもや血管症（Moyamoya angiopathy：MMA）によって起こる片頭痛様の慢性の繰り返す頭痛で，もやもや血管症の他の臨床的特徴と関連している。

○診断基準

A．繰り返す頭痛で，Cを満たす

B．神経画像でもやもや血管症（MMA）の証拠がある

C．原因となる証拠として，以下の両方が示されている

① 頭痛はMMAの他の臨床症候・画像所見と時期的に一致して発現した，または発見の

契機となった
② 以下の項目のいずれかまたは両方を満たす
　a．頭痛はMMAの悪化の臨床的または放射線学的徴候と並行して有意に悪化した
　b．頭痛は血行再建術後に有意に改善した
D．ほかに最適なICHD-3の診断がない

◯コメント

　もやもや血管症（MMA）は内頸動脈，中大脳動脈および前大脳動脈の頭蓋内部分の両側性の進行性狭窄および閉塞によって特徴付けられる．MMAのいくつかの感受性遺伝子が同定または局在化されている．一部の他の患者では，MMAは他の状態（鎌状赤血球貧血症，ダウン症候群，とりわけ放射線療法）と関連しており，もやもや症候群と呼ばれている．

　MMAは通常，小児期の早期または思春期に急性頭痛を起こす虚血性または出血性脳卒中をきたす．これらの急性血管イベント以外では，頭痛はMMAの小児および成人の両方において非常に一般的であり，表現型的には1.1「前兆のない片頭痛」，1.2「前兆のある片頭痛」，1.2.3「片麻痺性片頭痛」，2.「緊張型頭痛」が最も一般的であり群発頭痛様発作の報告はまれである．

　血行再建術はMMAの頭痛に対して，一部の患者で改善，他の一部の患者で持続性，また他の一部の患者で術後の新規の頭痛を引き起こすなどさまざまな影響を及ぼす．

### 6.8.4 脳アミロイド血管症（CAA）による片頭痛様前兆

◯解説

　脳アミロイド血管症（CAA）によって起こる，amyloid spellsとも呼ばれる，頭痛を伴わなかったり，軽度の頭痛を伴ったりする遅発性の片頭痛様前兆発作で，CAAの他の臨床的特徴と関連し，しばしばcSAHが背景になる．

◯診断基準

A．軽度頭痛の有無によらない新規の片頭痛様前兆で，Cを満たす

B．神経画像または脳生検で脳アミロイド血管症（CAA）の証拠がある
C．原因となる証拠として，以下の1つ以上が示されている
　① 前兆はCAAの他の臨床症候と時期的に一致して発現した，または発見の契機となった
　② 前兆はCAAの悪化の臨床的または放射線学的徴候と並行して有意に悪化した
　③ 50歳以上の発症
D．ほかに最適なICHD-3の診断がない（注❶）

◯注

❶ 血液に敏感なMRIのシーケンスが脳アミロイド血管症の診断に重要であり，遅発性の片頭痛様前兆のある患者で実施すべきである．

◯コメント

　CAAは皮質と軟膜の血管壁の進行性のアミロイド沈着と関連した小血管病である．孤発型は遺伝性の家族型よりも一般的である．

　CAAは脳葉性の症候性脳内出血，高齢者における一過性局所神経エピソード（transient focal neurologic episodes：TFNE）および認知機能障害の主な原因である．一過性局所神経エピソードには，陽性の片頭痛前兆様（拡延性錯感覚や陽性の視覚現象）および陰性のTIA様の神経学的症状を引き起こし，限局型脳表ヘモジデリン沈着症やcSAHによって引き起こされる．これらのエピソードは症候性脳内出血の早期の高いリスクと関連している．

### 6.8.5 脳白質脳症および全身症状を伴った網膜血管症（RVCLSM）症候群による頭痛

◯解説

　脳白質脳症および全身症状を伴った網膜血管症（retinal vasculopathy with cerebral leukoencephalopathy and systemic manifestations：RVCLSM）症候群による頭痛によって起こる主に前兆のない片頭痛様の発作として繰り返す頭痛．頭痛はRVCLSMの他の臨床的特徴と関連し，RVCLSMの最も初期の臨床症状である．

● 診断基準
A．前兆の有無によらない繰り返す片頭痛様発作で，Cを満たす
B．脳白質脳症および全身症状を伴った網膜血管症（RVCLSM）と診断されている（注❶）
C．片頭痛様発作は二次性で症候群の臨床症状の一部である
D．ほかに最適なICHD-3の診断がない

● 注
❶ *TREX1* 遺伝子変異の遺伝子検査によって診断される。

● コメント
　脳白質脳症および全身症状を伴った網膜血管症は *TREX1* 遺伝子のC末端のフレームシフト突然変異によって起こる常染色体優性の小血管病である。臨床的に局所神経学的欠損，認知機能障害，精神障害，てんかん発作，さまざまな全身症状がみられ，少なくとも半数の症例で片頭痛様発作がみられる。他の臨床症状は網膜症からの視覚障害，および進行性の脳白質病変増強による神経学的低下および早死である。臨床的スペクトルには，肝臓および腎機能の障害，時には消化管出血に関連する貧血，高血圧が含まれる。若年患者では脳MRIが正常なこともあるが，軽度のレイノー症候群（54％），片頭痛（主に前兆はない：42％），精神障害（23％）が臨床症状に含まれる。そのような場合の診断は家族歴から疑われる。

### 6.8.6 その他の慢性頭蓋内血管症による頭痛

● 解説
　上述した以外の遺伝性または非遺伝性の慢性頭蓋内血管症の臨床症状の一部として起こる前兆を伴ったり，伴わなかったりする片頭痛様発作。

● 診断基準
A．前兆の有無によらない繰り返す片頭痛様発作で，Cを満たす
B．遺伝性または非遺伝性の慢性頭蓋内血管症と診断されている
C．片頭痛様発作は二次性で慢性頭蓋内血管症の臨床症状の一部である
D．ほかに最適なICHD-3の診断がない

● コメント
　繰り返す片頭痛様発作は *COL4A1* 遺伝子変異で起こる常染色体優性の**遺伝性乳児片麻痺，網膜動脈蛇行白質脳症**（hereditary infantile hemiparesis, retinal arterial tortuosity and leucoencephalopathy：HIHRATL）の臨床症状の一部として報告されている。この疾患は少数の家系で報告されている。重篤な他の症状が伴うために，これらの片頭痛様発作はHIHRATLにおいて系統的に調査されていないが，主に1.2「前兆のある片頭痛」に類似している。
　他のまれな遺伝性および非遺伝性の慢性頭蓋内血管症のすべては，潜在的に片頭痛様発作を引き起こす可能性がある。

### 6.9 下垂体卒中による頭痛

● 解説
　通常突然（雷鳴性のこともある）発症し，重度で，発症時あるいは発症後に視覚症状あるいは下垂体機能低下（あるいは両方）を伴う下垂体卒中による頭痛。

● 診断基準
A．Cを満たすすべての新規頭痛
B．急性出血性下垂体梗塞と診断されている
C．原因となる証拠として，以下のうち少なくとも2項目が示されている
　①頭痛は下垂体卒中の他の臨床症候と時期的に一致して発現した，または頭痛が下垂体卒中の診断の契機となった
　②以下の項目のいずれかまたは両方を満たす
　　a）頭痛は下垂体卒中の他の臨床症候と並行して著明に悪化した
　　b）頭痛は下垂体卒中の他の症候と並行して有意に改善した
　③頭痛は重度で突然または雷鳴性の発現をする
D．ほかに最適なICHD-3の診断がない

## ● コメント

　この下垂体卒中というまれな臨床症候群は、急性かつ生命を脅かす疾患である。非動脈瘤性くも膜下出血の原因の1つである。

　下垂体卒中は雷鳴頭痛の原因の1つでもある。多くの場合、非機能性下垂体巨大腺腫（macroadenoma）の出血または梗塞（あるいは両方）をきたし急速に増大する際の最初の症状として起こる。非動脈瘤性くも膜下出血の原因の1つである。

　トルコ鞍内の異常を調べるには、頭部CTよりもMRIのほうが、感度がよい。

## 文献

### 6.1.1　虚血性脳卒中（脳梗塞）による頭痛〔Headache attributed to ischaemic stroke（cerebral infarction）〕

Ferro JM, Melo TP, Oliveira V, et al. A multivariate study of headache associated with ischemic stroke. *Headache* 1995；35：315-319.

Gorelick PB, Hier DB, Caplan LR, et al. Headache in acute cerebrovascular disease. *Neurology* 1986；36：1445-1450.

Hansen AP, Marcussen NS, Klit H, et al. Development of persistent headache following stroke：a 3-year follow-up. *Cephalalgia* 2015；35：399-409.

Lopes Azevedo L, Breder R, de A Santos DP, et al. Ischemic stroke presenting as thunderclap headache：report of two cases and review of the literature. *Eur Neurol* 2011；66：133-135.

Portenoy RK, Abissi CJ, Lipton RB, et al. Headache in cerebrovascular disease. *Stroke* 1984；15：1009-1012.

Schwedt TJ and Dodick DW. Thunderclap stroke：embolic cerebellar infarcts presenting as thunderclap headache. *Headache* 2006；46：520-522.

Verdelho A, Ferro JM, Melo T, et al. Headache in acute stroke. A prospective study in the first 8 days. *Cephalalgia* 2008；28：346-354.

### 6.1.2　一過性脳虚血発作（TIA）による頭痛〔Headache attributed to transient ischaemic attack（TIA）〕

Caplan LR. Migraine and vertebrobasilar ischemia. *Neurology* 1991；41：55-61.

Ferro JM, Costa I, Melo TP, et al. Headache associated with transient ischemic attacks. *Headache* 1995；35：544-548.

Fisher CM. Migraine accompaniments versus arteriosclerotic ischemia. *Trans Am Neurol Assoc* 1968；93：211-213.

Fisher CM. Cerebral ischemia：less familiar types. *Clin Neurosurg* 1971；18：267-336.

Fisher CM. Late-life migraine accompaniments as a cause of unexplained transient ischemic attacks. *Can J Med Sci* 1980；7：9-17.

Martsen BH, Sorensen PS and Marquardsen J. Transient ischemic attacks in young patients：a thromboembolic or migrainous manifestation? A ten-year follow-up of 46 patients. *J Neurol Neurosurg Psychiatry* 1990；53：1029-1033.

### 6.2.1　非外傷性脳内出血による急性頭痛〔Acute headache attributed to non-traumatic intracerebral haemorrhage〕

Abadie V, Jacquin A, Daubail B, et al. Prevalence and prognostic value of headache on early mortality in acute stroke：the Dijon Stroke Registry. *Cephalalgia* 2014；34：887-894.

Ferro JM, Melo TP and Guerreiro M. Headaches in intracerebral hemorrhage survivors. *Neurology* 1998；50：203-207.

Jensen TS and Gorrelick PB. Headache associated with stroke and intracranial hematoma. In：Olesen J, Tfelt-Hansen P and Welch KMA（eds）*The headaches, 2nd edition*. Philadelphia：Lippincott Williams & Wilkins, 2000, pp.781-787.

Melo TP, Pinto AN and Ferro JM. Headache in intracerebral hematomas. *Neurology* 1996；47：494-500.

Schuaib A, Metz L and Hing T. Migraine and intracerebral hemorrhage. *Cephalalgia* 1989；9：59-61.

Verdelho A, Ferro JM, Melo T, et al. Headache in acute stroke. A prospective study in the first 8 days. *Cephalalgia* 2008；28：346-354.

### 6.2.2　非外傷性くも膜下出血（SAH）による急性頭痛〔Acute headache attributed to non-traumatic subarachnoid haemorrhage（SAH）〕

Bassi P, Bandera R, Loiero M, et al. Warning signs in subarachnoid hemorrhage：a cooperative study. *Acta Neurol Scand* 1991；84：277-281.

Edlow JA and Caplan LR. Avoiding pitfalls in the diagnosis of subarachnoid hemorrhage. *N Engl J Med* 2000；342：29-36.

Evans RW. Diagnostic testing for the evaluation of headaches. *Neurol Clin* 1996；14：1-26.

Graff-Radford J, Fugate JE, Klaas J, et al. Distinguishing clinical and radiological features of non-traumatic convexal subarachnoid hemorrhage. *Eur J Neurol* 2016；23：839-846.

Linn FHH, Rinkel GJE, Algra A, et al. Headache characteristics in subarachnoid haemorrhage and benign thunderclap headache. *J Neurol Neurosurg Psychiatry* 1998；65：791-793.

Mayberg MR, Batjer HH, Dacey R, et al. Guidelines for the management of aneurysmal subarachnoid hemorrhage. A statement for healthcare professionals from a special writing group of the Stroke Council of the American Heart Association. *Stroke* 1994；25：2315-2328.

Ramirez-Lassepas M, Espinosa CE, Cicero JJ, et al. Predictors of intracranial pathologic findings in patients who seek emergency care because of headache. *Arch Neurol* 1997；54：1506-1509.

Rico M, Benavente L, Para M, et al. Headache as a crucial symptom in the etiology of convexal subarachnoid hemorrhage. *Headache* 2014；54：545-550.

Seymour JJ, Moscati RM and Jehle DV. Response of headaches to non-narcotic analgesics resulting in missed intracranial hemorrhage. *Am J Emerg Med* 1995；13：43-45.

Sidman R, Vconnolly E and Lemke T. Subarachnoid hemorrhage diagnosis：lumbar puncture is still needed when the computed tomography scan is normal. *Acad Emerg Med* 1996；3：827-831.

Van der Wee N, Rinkel GJE, Hasan D, et al. Detection of subarachnoid hemorrhage on early CT：is lumbar puncture still needed after a negative scan? *J Neurol Neurosurg Psychiatry* 1995；58：357-359.

Verweij RD, Wijdicks EFM and van Gijn J. Warning headache in aneurysmal subarachnoid hemorrhage. A case control study. *Arch Neurol* 1988；45：1019-1020.

Weir B. Diagnostic aspects of SAH. In：Weir B(ed)*Subarachnoid hemorrhage：causes and cures*. New York：Oxford University Press, 1998, pp.144-176.

### 6.2.3 非外傷性急性硬膜下出血（ASDH）による急性頭痛〔**Acute headache attributed to non-traumatic acute subdural haemorrhage（ASDH）**〕

Chhiber SS and Singh JP. Acute spontaneous subdural hematoma of arterial origin：a report of four cases and review of literature. *Neurol India* 2010；58：654-658.

De Noronha RJ, Sharrack B, Hadjivassiliou M, et al. Subdural haematoma：a potentially serious consequence of spontaneous intracranial hypotension. *J Neurol Neurosurg Psychiatry* 2003；74：752-755.

Depreitere B, Van Calenbergh F and van Loon J. A clinical comparison of non-traumatic acute subdural haematomas either related to coagulopathy or of arterial origin without coagulopathy. *Acta Neurochir（Wien）* 2003；145：541-546

Koerbel A, Ernemann U and Freudenstein D. Acute subdural hematoma without subarachnoid hemorrhage caused by rupture of internal carotid artery bifurcation aneurysm：case report and review of literature. *Br J Radiol* 2005；78：646-650.

Missori P, Fenga L, Maraglino C, et al. Spontaneous acute subdural hematomas. A clinical comparison with traumatic acute subdural hematomas. *Acta Neurochir（Wien）* 2000；142：697-701.

Ogawa K, Oishi M, Mizutani T, et al. Dural arteriovenous fistula on the convexity presenting with pure acute subdural hematoma. *Acta Neurol Belg* 2010；110：190-192.

Takahashi S, Shinoda J and Hayashi T. Cerebral venous sinus thrombosis in an adult patient presenting as headache and acute subdural hematoma. *J Stroke Cerebrovasc Dis* 2010；21：338-340.

### 6.2.4 非外傷性頭蓋内出血の既往による持続性頭痛（**Persistent headache attributed to past non-traumatic intracranial haemorrhage**）

Hansen AP, Marcussen NS, Klit H, et al. Development of persistent headache following stroke：a 3-year follow-up. *Cephalalgia* 2015；35：399-409.

### 6.3.1 未破裂嚢状動脈瘤による頭痛（**Headache attributed to unruptured saccular aneurysm**）

Byruma EP, McGregor JM and Christoforidisa GA. Thunderclap headache without subarachnoid hemorrhage associated with regrowth of previously coil-occluded aneurysms. *Am J Neuroradiol* 2009；30：1059-1061.

Day JW and Raskin NH. Thunderclap headache：symptom of unruptured cerebral aneurysm. *Lancet* 1986；ii：1247-1248.

Linn FHH, Wijdicks EFM, van der Graaf Y, et al. Prospective study of sentinel headache in aneurysmal subarachnoid haemorrhage. *Lancet* 1994；344：590-593.

Markus HS. A prospective follow-up of thunderclap headache mimicking subarachnoid haemorrhage. *J Neurol Neurosurg Psychiatry* 1991；54：1117-1125.

Mas JL, Baron JC, Bousser MG, et al. Stroke, migraine and intracranial aneurysm：a case report. *Stroke* 1986；17：1019-1021.

Ostergard JR and Ramadan N. Unruptured vascular malformations and subarachnoid hemorrhage. In：Olesen J, Tfelt-Hansen P and Welch KMA(eds) *The headaches, 2nd edition*. Philadelphia：Lippincott Williams & Wilkins, 2000, pp.789-796.

Raps EC, Rogers JD, Galetta DL, et al. The clinical spectrum of unruptured intracranial aneurysms. *Arch Neurol* 1993；50：265-268.

Schievink WI. Intracranial aneurysms. *N Engl J Med* 1997；336：28-40.

Wijdicks EFM, Kerkhoff H and van Gijn J. Long-term follow-up of 71 patients with thunderclap headache mimicking subarachnoid haemorrhage. *Lancet* 1988；ii：68-70.

### 6.3.2 動静脈奇形（AVM）による頭痛〔**Headache attributed to arteriovenous malformation（AVM）**〕

Bruyn GW. Intracranial arteriovenous malformation and migraine. *Cephalalgia* 1984；4：191-207.

Haas DC. Arteriovenous malformations and migraine：case reports and an analysis of the relationship. *Headache* 1991；31：509-513.

Nomura M, Mori K, Tamase A, et al. Cavernous sinus dural arteriovenous fistula patients presenting with headache as an initial symptom. *J Clin Med Res* 2016；8：342-345.

Troost BT, Mark LE and Maroon JC. Resolution of classic migraine after removal of an occipital lobe AVM. *Ann Neurol* 1979；5：199-201.

### 6.3.3 硬膜動静脈瘻（DAVF）による頭痛〔Headache attributed to dural arteriovenous fistula（DAVF）〕

Garza I. Images from headache：a "noisy" headache：dural arteriovenous fistula resembling new daily persistent headache. *Headache* 2008；48：1120-1121.

Malek AM, Halbach VV, Dowd CF, et al. Diagnosis and treatment of dural arteriovenous fistulas. *Neuroimaging Clin N Am* 1998；8：445-468.

### 6.3.4 海綿状血管腫による頭痛（Headache attributed to cavernous angioma）

Afridi S and Goadsby PJ. New onset migraine with a brain stem cavernous angioma. *J Neurol Neurosurg Psychiatry* 2003；74：680-682.

Bellamio M, Anglani M, Mainardi F, et al. Cluster headache：when to worry? Two case reports. *Cephalalgia* 2017；37：491-495.

De Benedittis G. SUNCT syndrome associated with cavernous angioma of the brain stem. *Cephalalgia* 1996；16：503-506.

Denier C, Labauge P, Brunereau L, et al. Clinical features of cerebral cavernous malformations patients with *KRIT1* mutations. *Ann Neurol* 2004；55：213-220.

Epstein MA, Beerman PH and Schut L. Cavernous angioma presenting as atypical facial and head pain. *J Child Neurol* 1990；5：27-30.

Kivelev J, Niemela M, Kivisaari R, et al. Intraventricular cerebral cavernomas：a series of 12 patients and review of the literature. *J Neurosurg* 2010；112：140-149.

Robinson JR, Awad IA and Little JR. Natural history of the cavernous angioma. *J Neurosurg* 1991；75：709-714.

### 6.3.5 脳三叉神経性または軟膜血管腫症（スタージ・ウェーバー症候群）による頭痛〔Headache attributed to encephalotrigeminal or leptomeningeal angiomatosis（Sturge Weber syndrome）〕

Chabriat H, Pappata S, Traykov L, et al. Angiomatose de Sturge Weber responsable d'une hémiplégie sans infarctus cérébral en fin de grossesse. *Rev Neurol（Paris）* 1996；152：536-541.

Klapper J. Headache in Sturge-Weber syndrome. *Headache* 1994；34：521-522.

Lisotto C, Mainardi F, Maggioni F, et al. Headache in Sturge-Weber syndrome：a case report and review of the Literature. *Cephalalgia* 2004；24：1001-1004.

Pascual-Castroviejo I, Pascual-Pascual SI, Velazquez-Fragua R, et al. Sturge-Weber syndrome：study of 55 patients. *Can J Neurol Sci* 2008；35：301-307.

Planche V, Chassin O, Leduc L, et al. Sturge-Weber syndrome with late onset hemiplegic migraine-like attacks and progressive unilateral cerebral atrophy. *Cephalalgia* 2014；34：73-77.

Shirley MD, Tang H, Gallione CJ, et al. Sturge-Weber syndrome and port-wine stains caused by somatic mutation in GNAQ. *N Engl J Med* 2013；368：1971-1979.

### 6.4.1 巨細胞性動脈炎（GCA）による頭痛〔Headache attributed to giant cell arteritis（GCA）〕

Caselli RJ and Hunder GG. Neurologic aspects of giant cell（temporal）arteritis. *Rheum Dis Clin North Am* 1993；19：941-953.

Gonzalez-Gay MA, Barros S, Lopez-Diaz MJ, et al.（2005）Giant cell arteritis：disease patterns of clinical presentation in a series of 240 patients. *Medicine（Baltimore）* 84：269-276.

Hunder GG. Giant cell（temporal）arteritis. *Rheum Dis Clin North Am* 1990；16：399-409.

Lee AG and Brazis PW. Temporal arteritis：a clinical approach. *J Am Geriatr Soc* 1999；47：1364-1370.

Mukhtyar C, Guillevin L, Cid MC, et al. EULAR recommendations for the management of large vessel vasculitis. *Ann Rheum Dis* 2009；68：318-323.

Solomon S and Cappa KG. The headache of temporal arteritis. *J Am Geriatr Soc* 1987；35：163-165.

Thielen KR, Wydicks EFM and Nichols DA. Giant cell（temporal）arteritis：involvement of the vertebral and internal carotid arteries. *Mayo Clin Proc* 1998；73：444-446.

### 6.4.2 中枢神経系原発性血管炎（PACNS）による頭痛（Headache attributed to primary angiitis of the central nervous system：PACNS）
### 6.4.3 中枢神経系続発性血管炎（SACNS）による頭痛（Headache attributed to secondary angiitis of the central nervous system：SACNS）

Calabrese LH, Duna GF and Lie JT. Vasculitis in the central nervous system；*Arthritis Rheumatol* 1997；40：1189-1201.

Calabrese LH, Furlan AH, Gragg LA, et al. Primary angiitis of the central nervous system：diagnostic criteria and clinical approach. *Cleve Clin J Med* 1992；59：293-306.

Hajj-Ali RA, Singhal AB, Benseler S, et al. Primary angiitis of the CNS. *Lancet Neurol* 2011；10：561-572.

Harris KG, Tran DD, Sickels WJ, et al. Diagnosing intracranial vasculitis：the roles or MR and angiography. *Am J Neuroradiol* 1994；15：317-330.

Kumar R, Wijdicks EFM, Brown RD, et al. Isolated angiitis of the CNS presenting as subarachnoid haemorrhage. *J Neurol Neurosurg Psychiatry* 1997；62：649-651.

Lie JT. Primary（granulomatous）angiitis of the central nervous system：a clinicopathologic analysis of 15 new cases and a review of the literature. *Hum Pathol* 1992；23：164-171.

Moore PM. Vasculitis of the central nervous system. *Semin Neurol* 1994；14：313-319.

Salvarani C, Brown RD Jr, Calamia KT, et al. Primary central nervous system vasculitis：analysis of 101 patients. *Ann Neurol* 2007；62：442-451.

Savage COS, Harper L, Cockwell P, et al. ABC of arterial and vascular disease：vasculitis. *BMJ* 2000；320：1325-1328.

### 6.5.1 頸部頸動脈または椎骨動脈の解離による頭痛，顔面痛または頸部痛（Headache or facial or neck pain attributed to cervical carotid or vertebral artery dissection）

Arnold M, Cumurciuc R, Stapf C, et al. Pain as the only symptom of cervical artery dissection. *J Neurol Neurosurg Psychiatry* 2006；77：1021-1024.

Biousse V, D'Anglejan-Chatillon J, Touboul PJ, et al. Time course of symptoms in extracranial carotid artery dissections. A series of 80 patients. *Stroke* 1995；26：235-239.

Debette S and Leys D. Cervical-artery dissections：predisposing factors, diagnosis, and outcome. *Lancet Neurol* 2009；8：668-678.

Fisher CM. The headache and pain of spontaneous carotid dissection. *Headache* 1982；22：60-65.

Guillon B, Lévy C and Bousser MG. Internal carotid artery dissection：an update. *J Neurol Sci* 1998；153：146-158.

Nakatomi H, Nagata K, Kawamoto S, et al. Ruptured dissecting aneurysm as a cause of subarachnoid hemorrhage of unverified etiology. *Stroke* 1997；28：1278-1282.

Ramadan NM, Tietjen GE, Levine SR, et al. Scintillating scotomata associated with internal carotid artery dissection：report of three cases. *Neurology* 1991；41：1084-1087.

Schytz HW, Ashina M, Magyari M, et al. Acute headache and persistent headache attributed to cervical artery dissection：field testing of ICHD-Ⅲ beta. *Cephalalgia* 2014；34：712-716.

Silbert PL, Mokri B, Schievink WI. Headache and neck pain in spontaneous internal carotid and vertebral artery dissections. *Neurology* 1995；45：1517-1522.

Sturzenegger M. Headache and neck pain. The warning symptoms of vertebral artery dissection. *Headache* 1994；34：187-193.

Tzourio C, Benslamia L, Guillon B, et al. Migraine and the risk of cervical artery dissection：a case-control study. *Neurology* 2002；59：435-437.

### 6.5.2 動脈内膜切除術後頭痛（Post-endarterectomy headache）

Breen JC, Caplan LR, DeWitt LD, et al. Brain edema after carotid surgery. *Neurology* 1996；46：175-181.

De Marinis M, Zaccaria A, Faraglia V, et al. Post endarterectomy headache and the role of the oculo-sympathetic system. *J Neurol Neurosurg Psychiatry* 1991；54：314-317.

Ille O, Woimant F, Pruna A, et al. Hypertensive encephalopathy after bilateral carotid endarterectomy. *Stroke* 1995；26：488-491.

Leviton A, Caplan L and Salzman E. Severe headache after carotid endarterectomy. *Headache* 1975；15：207-209.

Tehindrazanarivelo A, Lutz G, Petitjean C, et al. Headache following carotid endarterectomy：a prospective study. *Cephalalgia* 1991；11（Suppl 11）：353.

### 6.5.3 頸動脈または椎骨動脈の血管形成術またはステント留置術による頭痛（Headache attributed to carotid or vertebral angioplasty or stenting）

Brott TG, Howard G, Roubin GS, et al.；CREST Investigators. Long-term results of stenting versus endarterectomy for carotid-artery stenosis. *N Engl J Med* 2016；374：1021-1031.

Gündüz A, Göksan B, Koçer N, et al. Headache in carotid artery stenting and angiography. *Headache* 2012；52：544-549.

McCabe DJH, Brown MM and Clifton A. Fatal cerebral reperfusion hemorrhage after carotid stenting. *Stroke* 1999；30：2483-2486.

Munari LM, Belloni G, Moschini L, et al. Carotid pain during percutaneous angioplasty. Pathophysiology and clinical features. *Cephalalgia* 1994；14：127-131.

Rosenfield K, Matsumura JS, Chaturvedi S, et al.；ACT I Investigators. Randomized trial of stent versus surgery for asymptomatic carotid stenosis. *N Engl J Med* 2016；374：1011-1020.

Schoser BG, Heesen C, Eckert B, et al. Cerebral hyperperfusion injury after percutaneous transluminal angioplasty of extracranial arteries. *J Neurol* 1997；244：101-104.

### 6.6.1 脳静脈血栓症（CVT）による頭痛〔Headache attributed to cerebral venous thrombosis（CVT）〕

Agrawal K, Burger K and Rothrock JF. Cerebral sinus thrombosis. *Headache* 2016；56：1380-1389.

Aidi S, Chaunu MP, Biousse V, et al. Changing pattern of headache pointing to cerebral venous thrombosis after lumbar puncture and intra venous high dose cortico-steroids. *Headache* 1999；39：559-564.

Biousse V, Ameri A and Bousser MG. Isolated intracranial hypertension as the only sign of cerebral venous thrombosis. *Neurology* 1999；53：1537-1542.

Bousser MG and Ferro JM. Cerebral venous thrombosis：an update. *Lancet Neurol* 2007；6：162-170.

Cumurciuc R, Crassard I, Sarov M, et al. Headache as the only neurological sign of cerebral venous thrombosis：a series of 17 cases. *J Neurol Neurosurg Psychiatry* 2005；76：1084-1087.

De Bruijn SFTM, Stam J, Kappelle LJ, for CVST study group. Thunderclap headache as first symptom of cerebral venous sinus thrombosis. Lancet 1996；348：1623-1625.

Leker RR and Steiner I. Features of dural sinus thrombosis simulating pseudotumor cerebri. *Eur J Neurol* 1999；6：601-604.

Newman DS, Levine SR, Curtis VL, et al. Migraine like visual phenomena associated with cerebral venous thrombosis. *Headache* 1989；29：82-85.

Wasay M, Kojan S, Dai AI, et al. Headache in cerebral venous thrombosis：incidence, pattern and location in 200 consecutive patients. *J Headache Pain* 2011；11：137-139.

### 6.6.2 頭蓋静脈洞ステント留置術による頭痛（Headache attributed to cranial venous sinus stenting）

Lenck S, Vallée F, Labeyrie MA, et al. Stenting of the lateral sinus in idiopathic intracranial hypertension according to the type of stenosis. *Neurosurgery* 2017；80：393-400.

### 6.7.1 頭蓋内動脈内手技による頭痛（Headache attributed to an intracranial endarterial procedure）

Beekman R, Nijssen PC, van Rooij WJ, et al. Migraine with aura after intracranial endovascular procedures. *Headache* 2001；41：410-413.

Choi KS, Lee JH, Yi HJ, et al. Incidence and risk factors of postoperative headache after endovascular coil embolization of unruptured intracranial aneurysms. *Acta Neurochir*（Wien）2014；156：1281-1287.

Gil-Gouveia R, Fernandes Sousa R, Lopes L, et al. Headaches during angiography and endovascular procedures. *J Neurol* 2007；254：591-596.

Martins IP, Baeta E, Paiva T, et al. Headaches during intracranial endovascular procedures：a possible model for vascular headache. *Headache* 1993；23：227-233.

Nichols FT, Mawad M, Mohr JP, et al. Focal headache during balloon inflation in the internal carotid and middle cerebral arteries. *Stroke* 1990；21：555-559.

Nichols FT, Mawad M, Mohr JP, et al. Focal headache during balloon inflation in the vertebral and basilar arteries. *Headache* 1993；33：87-89.

### 6.7.2 血管造影性頭痛（Angiography headache）

Aktan Ç, Özgür Ö, Sindel T, et al. Characteristics of headache during and after digital substraction angiography：a critical re-appraisal of the ICHD-3 criteria. *Cephalalgia* 2017；37：1074-1081.

Gil-Gouveia RS, Sousa RF, Lopes L, et al. Post-angiography headaches. *J Headache Pain* 2008；9：327-330.

Gündüz A, Göksan B, Koçer N, et al. Headache in carotid artery stenting and angiography. *Headache* 2012；52：544-549.

Ramadan NM, Gilkey SJ, Mitchell M, et al. Postangiography headache. *Headache* 1995；35：21-24.

Shuaib A and Hachinski VC. Migraine and the risks from angiography. *Arch Neurol* 1988；45：911-912.

### 6.7.3 可逆性脳血管攣縮症候群（RCVS）による頭痛〔Headache attributed to reversible cerebral vasoconstriction syndrome（RCVS）〕

Calabrese LH, Dodick DW, Schwedt TJ, et al. Narrative review：reversible cerebral vasoconstriction syndromes. *Ann Intern Med* 2007；146：34-44.

Call GK, Fleming MC, Sealfon S, et al. Reversible cerebral segmental vasoconstriction. *Stroke* 1988；19：1159-1170.

Chen SP, Fuh JL, Lirng JF, et al. Recurrent primary thunderclap headache and benign CNS angiopathy：spectra of the same disorder? *Neurology* 2006；67：2164-2169.

Chen SP, Fuh JL, Wang SJ, et al. Magnetic resonance angiography in reversible cerebral vasoconstriction syndromes. *Ann Neurol* 2010；67：648-656.

Dodick DW, Brown RD, Britton JW, et al. Non aneurysmal thunderclap headache with diffuse, multifocal segmental and reversible vasospasm. *Cephalalgia* 1999；19：118-123.

Ducros A and Bousser MG. Thunderclap headache. *BMJ* 2012；345：e8557.

Ducros A, Boukobza M, Porcher R, et al. The clinical and radiological spectrum of reversible cerebral vasoconstriction syndrome. A prospective series of 67 patients. *Brain* 2007；130：3091-3101.

Ducros A, Fiedler U, Porcher R, et al. Hemorrhagic manifestations of reversible cerebral vasoconstriction syndrome. Frequency, features, and risk factors. *Stroke* 2010；41：2505-2511.

John S, Singhal AB, Calabrese L, et al. Long-term outcomes after reversible cerebral vasoconstriction syndrome. *Cephalalgia* 2016；36：387-394.

Singhal AB, Hajj-Ali RA, Topcuoglu MA, et al. Reversible cerebral vasoconstriction syndromes：analysis of 139 cases. *Arch Neurol* 2011；68：1005-1012.

### 6.7.4 頭蓋内動脈解離による頭痛（Headache attributed to intracranial artery dissection）

Debette S, Compter A, Labeyrie MA, et al. Epidemiology, pathophysiology, diagnosis, and management of intracranial artery dissection. *Lancet Neurol* 2015；14：640-654.

Dlamini N, Freeman JL, Mackay MT, et al. Intracranial dissection mimicking transient cerebral arteriopathy in childhood arterial ischemic stroke. *J Child Neurol* 2011；26：1203-1206.

Kim JG, Choi JY, Kim SU, et al. Headache characteristics of uncomplicated intracranial vertebral artery dissection and validation of ICHD-3 beta diagnostic criteria for headache attributed to intracranial artery dissection. *Cephalalgia* 2015；35：516-526.

Sharif AA, Remley KB and Clark HB. Middle cerebral artery dissection. A clinicopathologic study. *Neurology* 1995；45：1929-1931.

Szatmary Z, Boukobza M, Vahedi K, et al. Orgasmic headache and middle cerebral artery dissection. *J Neurol Neurosurg Psychiatry* 2006；77：693-694.

### 6.8.1 皮質下梗塞および白質脳症を伴った常染色体優性脳動脈症（CADASIL）による頭痛〔Headache attributed to cerebral autosomal dominant arteriopathy with subcortical infarcts and leukoencephalopathy（CADASIL）〕

Chabriat H, Vahedi K, Iba-Zizen MT, et al. Clinical spectrum of CADASIL：a study of 7 families. *Lancet* 1995；346：934-939.

Choi JC, Song SK, Lee JS, et al. Headache among CADASIL patients with R544C mutation：prevalence, characteristics, and associations. *Cephalalgia* 2014；34：22-28.

Guey S, Mawet J, Hervé D, et al. Prevalence and characteristics of migraine in CADASIL. *Cephalalgia* 2016；36：1038-1047.

Joutel A, Corpechot C, Ducros A, et al. "Notch 3" mutations in CADASIL, a hereditary adult-onset condition causing stroke and dementia. *Nature* 1996；383：707-710.

Vahedi K, Chabriat H, Levy C, et al. Migraine with aura and brain magnetic resonance imaging abnormalities in patients with CADASIL. *Arch Neurol* 2004；61：1237-1240.

### 6.8.2　ミトコンドリア脳症・乳酸アシドーシス・脳卒中様発作症候群（MELAS）による頭痛〔Headache attributed to mitochondrial encephalopathy, lactic acidosis and stroke-like episodes（MELAS）〕

Klopstock A, May P, Siebel E, et al. Mitochondrial DNA in migraine with aura. *Neurology* 1996；46：1735-1738.

Koo B, Becker L, Chuang S, et al. Mitochondrial encephalomyopathy, lactic acidosis, stroke-like episodes（MELAS）：clinical, radiological, pathological and genetic observations. *Ann Neurol* 1993；34：25-32.

Ojaimi J, Katsabanis S, Bower S, et al. Mitochondrial DNA in stroke and migraine with aura. *Cerebrovasc Dis* 1998；8：102-106.

Pavlakis SG, Phillips PC, Di Mauro S, et al. Mitochondrial myopathy, encephalopathy, lactic acidosis and stroke-like episodes：a distinct clinical syndrome. *Ann Neurol* 1984；16：481-488.

### 6.8.3　もやもや血管症（MMA）による頭痛〔Headache attributed to Moyamoya angiopathy（MMA）〕

Bohara M, Sugata S, Nishimuta Y, et al. Effect of revascularization on headache associated with Moyamoya disease in pediatric patients. *Hiroshima J Med Sci* 2015；64：39-44.

Kraemer M, Lee SI, Ayzenberg I, et al. Headache in Caucasian patients with Moyamoya angiopathy – a systematic cohort study. *Cephalalgia* 2017；37：496-500.

Seol HJ, Wang KC, Kim SK, et al. Headache in pediatric moyamoya disease：review of 204 consecutive cases. *J Neurosurg* 2005；103（5 Suppl）：439-442.

Zach V, Bezov D, Lipton RB, et al. Headache associated with moyamoya disease：a case story and literature review. *J Headache Pain* 2010；11：79-82.

### 6.8.4　脳アミロイド血管症（CAA）による片頭痛様前兆〔Migraine-like aura attributed to cerebral amyloid angiopathy（CAA）〕

Charidimou A, Peeters A, Fox Z, et al. Spectrum of transient focal neurological episodes in cerebral amyloid angiopathy：multicentre magnetic resonance imaging cohort study and meta-analysis. *Stroke* 2012；43：2324-2330.

Paterson RW, Uchino K, Emsley HC, et al. Recurrent stereotyped episodes in cerebral amyloid angiopathy：response to migraine prophylaxis in two patients. *Cerebrovasc Dis Extra* 2013；3：81-84.

Samanci B, Coban O and Baykan B. Late onset aura may herald cerebral amyloid angiopathy：a case report. *Cephalalgia* 2016；36：998-1001.

### 6.8.5　脳白質脳症および全身症状を伴った網膜血管症（RVCLSM）による頭痛〔Headache attributed to syndrome of retinal vasculopathy with cerebral leukoencephalopathy and systemic manifestations（RVCLSM）〕

Hottenga JJ, Vanmolkot KR, Kors EE, et al. The 3p21.1-p21.3 hereditary vascular retinopathy locus increases the risk for Raynaud's phenomenon and migraine. *Cephalalgia* 2005；25：1168-1172.

Richards A, van den Maagdenberg AM, Jen JC, et al. C-terminal truncations in human 3'-5' DNA exonuclease TREX1 cause autosomal dominant retinal vasculopathy with cerebral leukodystrophy. *Nat Genet* 2007；39：1068-1070.

Stam AH, Kothari PH, Shaikh A, et al. Retinal vasculopathy with cerebral leukoencephalopathy and systemic manifestations. *Brain* 2016；139：2909-2922.

Terwindt GM, Haan J, Ophoff RA, et al. Clinical and genetic analysis of a large Dutch family with autosomal dominant vascular retinopathy, migraine and Raynaud's phenomenon. *Brain* 1998；121：303-316.

### 6.8.6　その他の慢性頭蓋内血管症による頭痛（Headache attributed to other chronic intracranial vasculopathy）

Gould DB, Phalan FC, van Mil SE, et al. Role of *COL4A1* in small-vessel disease and hemorrhagic stroke. *N Engl J Med* 2006；354：1489-1496.

Vahedi K, Boukobza M, Massin P, et al. Clinical and brain MRI follow-up study of a family with *COL4A1* mutation. *Neurology* 2007；69：1564-1568.

Vahedi K, Massin P, Guichard JP, et al. Hereditary infantile hemiparesis, retinal arteriolar tortuosity, and leukoencephalopathy. *Neurology* 2003；60：57-63.

### 6.9　下垂体卒中による頭痛（Headache attributed to pituitary apoplexy）

Carral F. Pituitary apoplexy. *Arch Neurol* 2001；58：1143-1144.

Chakeres DW, Curtin A and Ford G. Magnetic resonance imaging of pituitary and parasellar abnormalities. *Radiol Clin North Am* 1989；27：265-281.

Da Motta LA, de Mello PA, de Lacerda CM, et al. Pituitary apoplexy. Clinical course, endocrine evaluations and treatment analysis. *J Neurosurg Sci* 1991；43：25-36.

Dodick DW and Wijdicks EFM. Pituitary apoplexy presenting as thunderclap headache. *Neurology* 1998；50：1510-1511.

Hernandez A, Angeles Del Real M, Aguirre M, et al. Pituitary apoplexy : a transient benign presentation mimicking with subarachnoid hemorrhage with negative angiography. *Eur J Neurol* 1998 ; 5 : 499-501.

Lee CC, Cho AS and Carter WA. Emergency department presentation of pituitary apoplexy. *Am J Emerg Med* 2000 ; 18 : 328-331.

McFadzean RM, Doyle D, Rampling R, et al. Pituitary apoplexy and its effect on vision. *Neurosurgery* 1991 ; 29 : 669-675.

第2部 二次性頭痛

# 7. 非血管性頭蓋内疾患による頭痛
## Headache attributed to non-vascular intracranial disorder

- 7.1 頭蓋内圧亢進性頭痛（Headache attributed to increased cerebrospinal fluid（CSF）pressure）
  - 7.1.1 特発性頭蓋内圧亢進（IIH）による頭痛（Headache attributed to idiopathic intracranial hypertension：IIH）
  - 7.1.2 代謝・中毒・内分泌に起因する頭蓋内圧亢進による頭痛（Headache attributed to intracranial hypertension secondary to metabolic, toxic or hormonal causes）
  - 7.1.3 染色体障害に起因する頭蓋内圧亢進による頭痛（Headache attributed to intracranial hypertension secondary to chromosomal disorder）
  - 7.1.4 水頭症に起因する頭蓋内圧亢進による頭痛（Headache attributed to intracranial hypertension secondary to hydrocephalus）
- 7.2 低髄液圧による頭痛（Headache attributed to low cerebrospinal fluid（CSF）pressure）
  - 7.2.1 硬膜穿刺後頭痛（Post-dural puncture headache）
  - 7.2.2 脳脊髄液瘻性頭痛〔Cerebrospinal fluid（CSF）fistula headache〕
  - 7.2.3 特発性低頭蓋内圧性頭痛（Headache attributed to spontaneous intracranial hypotension）
- 7.3 非感染性炎症性頭蓋内疾患による頭痛（Headache attributed to non-infectious inflammatory intracranial disease）
  - 7.3.1 神経サルコイドーシスによる頭痛（Headache attributed to neurosarcoidosis）
  - 7.3.2 無菌性（非感染性）髄膜炎による頭痛〔Headache attributed to aseptic（non-infectious）meningitis〕
  - 7.3.3 その他の非感染性炎症性頭蓋内疾患による頭痛（Headache attributed to other non-infectious inflammatory intracranial disease）
  - 7.3.4 リンパ球性下垂体炎による頭痛（Headache attributed to lymphocytic hypophysitis）
  - 7.3.5 脳脊髄液リンパ球増加を伴う一過性頭痛および神経学的欠損症候群（HaNDL）（Syndrome of transient headache and neurological deficits with cerebrospinal fluid lymphocytosis：HaNDL）
- 7.4 脳腫瘍による頭痛（Headache attributed to intracranial neoplasia）
  - 7.4.1 脳腫瘍による頭痛（Headache attributed to intracranial neoplasm）
    - 7.4.1.1 第三脳室コロイド嚢胞による頭痛（Headache attributed to colloid cyst of the third ventricle）
  - 7.4.2 癌性髄膜炎による頭痛（Headache attributed to carcinomatous meningitis）
  - 7.4.3 視床下部あるいは下垂体の分泌過多または分泌不全による頭痛（Headache attributed to hypothalamic or pituitary hyper- or hyposecretion）
- 7.5 髄注による頭痛（Headache attributed to intrathecal injection）
- 7.6 てんかん発作による頭痛（Headache attributed to epileptic seizure）
  - 7.6.1 てんかん発作時頭痛（Ictal epileptic headache）
  - 7.6.2 てんかん発作後頭痛（Post-ictal headache）
- 7.7 キアリ奇形Ⅰ型（CMⅠ）による頭痛〔Headache attributed to Chiari malformation type Ⅰ（CMⅠ）〕
- 7.8 その他の非血管性頭蓋内疾患による頭痛（Headache attributed to other non-vascular intracranial disorder）

## 全般的なコメント

● 一次性頭痛か，二次性頭痛か，またはその両方か？

　7.「非血管性頭蓋内疾患による頭痛」においても，他の疾患に起因する頭痛の一般的な規則が，多少の補整を加えて適用される。

1. **新規の頭痛**が初発し，非血管性頭蓋内疾患と時期的に一致する場合，その疾患による二次性頭痛としてコード化する。新規の頭痛が，ICHD-3の第1部に分類されている一次性頭痛のいずれかの特徴を有する場合も，これに該当する。
2. 非血管性頭蓋内疾患と時期的に一致して，一次性頭痛の特徴をもった以前から存在する頭痛が**慢性化**あるいは**有意に悪化**した場合（通常，頻度や重症度が2倍かそれ以上になることを意味する），その疾患が頭痛の原因となる確証があれば，もともとある頭痛と7.「非血管性頭蓋内疾患による頭痛」（あるいはそのタイプまたはサブタイプの1つ）の両方として診断する。

# 7. 非血管性頭蓋内疾患による頭痛

## 緒言

本章における頭痛は頭蓋内圧の変化によるものである。脳脊髄液圧の上昇と低下はともに頭痛を引き起こしうる。他の頭痛の原因として非感染症性炎症疾患，頭蓋内新生物，痙攣発作，髄注やキアリ奇形Ⅰ型（Chiari malformation typeⅠ：CMT）のようなまれな疾患や他の非血管性頭蓋内疾患がある。

一次性頭痛に比べ，これらの頭痛における疫学的研究はわずかしかない。治療についての比較対照試験はほとんど存在しない。

いずれのタイプの非血管性頭蓋内疾患による頭痛でも，診断基準は常に以下の項目を含む可能性がある。

A．Cを満たす頭痛
B．頭痛の原因となることが知られている非血管性頭蓋内疾患と診断されている
C．原因となる証拠として，以下のうち少なくとも2項目が示されている
　①頭痛は非血管性頭蓋内疾患の発症時期に一致して発現した，またはその発見の契機となった
　②以下のいずれかもしくは両方を満たす
　　a）頭痛は非血管性頭蓋内疾患の悪化と並行して有意に悪化した
　　b）頭痛は非血管性頭蓋内疾患の改善と並行して有意に改善した
　③頭痛は非血管性頭蓋内疾患に典型的な特徴がある
　④原因となる他の証拠が存在する
D．ほかに最適なICHD-3の診断がない

頭蓋内疾患の治療の成功または自然寛解から1ヵ月を超えて頭痛が持続する場合には通常別の機序がある。頭蓋内疾患の治療もしくは寛解から3ヵ月を超えて持続する頭痛は研究目的に付録（Appendix）で定義されている。そのような頭痛は存在するが十分研究されていない。付録の項目はそのような頭痛やその機序のさらなる研究を推し進めることを目的としている。

## 7.1 頭蓋内圧亢進性頭痛

◉ 他疾患にコード化する

脳腫瘍による二次的な頭蓋内圧亢進または水頭症による頭痛は7.4.1「脳腫瘍による頭痛」にコード化する。

◉ 解説

通常，頭蓋内圧亢進による他の症候を伴う頭蓋内圧亢進によって引き起こされる頭痛。頭蓋内圧の正常化により改善する。

◉ 診断基準

A．新規頭痛の発症もしくは既存の頭痛の有意な悪化（注❶）で，Cを満たす
B．頭蓋内圧亢進が以下の両方で診断されている
　①脳脊髄液圧が250 mmH$_2$O（または肥満小児で280 mmH$_2$O）を超える（注❷）
　②正常な脳脊髄液組成
C．原因となる証拠として，以下の少なくとも2つが示されている
　①頭痛は頭蓋内圧亢進の発現時期に一致して発現した，またはその発見の契機となった
　②頭痛は頭蓋内圧低下により軽減する
　③乳頭浮腫
D．ほかに最適なICHD-3の診断がない（注❸）

◉ 注

❶「有意な悪化」とは，一次性頭痛と二次性頭痛を鑑別する一般的な規則に従って，発現頻度および重症度，あるいはそのいずれかが2倍以上に増悪することを意味する。

❷診断のため，頭蓋内圧を低下させる治療を行わず脳脊髄液圧を測定すべきである。脳脊髄液圧は，鎮静薬なしで側臥位にて実施された腰椎穿刺，あるいは硬膜外または脳室内モニタリングによって測定される。脳脊髄液圧は1日のうちに変動するため，1回の測定では24時間にわたる平均脳脊髄液圧が示されないことがあり，診断が不正確な場合，腰椎または脳室内圧の持続測定が必要になることがある。

❸頭蓋内腫瘍は除外されている。

## 第2部 二次性頭痛

### ● コメント

7.1「頭蓋内圧亢進性頭痛」は,頭痛のタイプである。この診断は,脳脊髄液圧上昇の原因が確定するまでの一時的なものであり,その後,適切なサブタイプが記録されるべきである。

## 7.1.1 特発性頭蓋内圧亢進(IIH)による頭痛

### ● 以前に使用された用語

良性頭蓋内圧亢進症による頭痛(headache attributed to benign intracranial hypertension:BIH),偽性脳腫瘍(pseudotumour cerebri),髄膜水腫(meningeal hydrops),漿液性髄膜炎(serous meningitis)

### ● 解説

新規発症の頭痛もしくは既存の頭痛の有意な悪化が,特発性頭蓋内圧亢進(idiopathic intracranial hypertension:IIH)により引き起こされ,IIHによる他の症候やIIHの臨床的または神経画像的所見を伴う頭痛で,IIHの示唆的な特徴を伴う。

### ● 診断基準

A. 新規頭痛の発症もしくは既存の頭痛の有意な悪化(注❶)で,Cを満たす
B. 次の両方を満たす
　① 特発性頭蓋内圧亢進(IIH)と診断されている(注❷)
　② 脳脊髄液圧が 250 mmH$_2$O(または肥満小児で 280 mmH$_2$O)を超える(注❸)
C. 以下のいずれかまたは両方
　① 頭痛は頭蓋内圧亢進の発現時期に一致して発現または有意に悪化(注❶)した,またはその発見の契機となった
　② 頭痛は次のいずれかまたは両方を満たす
　　a) 拍動性耳鳴
　　b) 乳頭浮腫(注❹)
D. ほかに最適な ICHD-3 の診断がない(注❺,❻)

### ● 注

❶「有意な悪化」とは,一次性頭痛と二次性頭痛を鑑別する一般的な規則に従って,頻度や重症度が2倍かそれ以上になることを意味する。

❷ IIHは精神状態が変化した患者では注意して診断されなければならない。

❸ 診断のため,頭蓋内圧を低下させる治療を行わず脳脊髄液圧を測定すべきである。脳脊髄液圧は,鎮静薬なしで側臥位にて実施された腰椎穿刺,あるいは硬膜外または脳室内モニタリングによって測定される。脳脊髄液圧は1日のうちに変動するため,1回の測定では24時間にわたる平均脳脊髄液圧が示されないことがあり,診断が不正確な場合,腰椎または脳室内圧の持続測定が必要になることがある。

❹ 乳頭浮腫は,偽乳頭浮腫または視神経乳頭浮腫と鑑別しなければならない。IIH患者の大多数では乳頭浮腫を認め,この徴候のない患者にIIHの診断をする際には注意が必要である。

❺ 7.1.1「特発性頭蓋内圧亢進(IIH)による頭痛」は,一次性頭痛,特に 1.3「慢性片頭痛」および 2.3「慢性緊張型頭痛」と似ていることがあるが,一方,これらの疾患はIIHと併存することが多い。

❻ 8.2「薬剤の使用過多による頭痛(薬物乱用頭痛,MOH)」は,乳頭浮腫,外転神経麻痺またはIIHに特徴的な神経画像検査所見がない患者では除外されなければならない。

### ● コメント

IIHは,一般的に出産可能年齢の肥満女性(IIHと誤診される可能性も高い)に最も起こりやすい。

7.1.1「特発性頭蓋内圧亢進(IIH)による頭痛」は,はっきりとした特徴が少なく,1.「片頭痛」や 2.「緊張型頭痛」によく類似している。連日性の症状は診断のために必要ではない。

脳脊髄液排除後の頭痛緩和は,診断には役立つが特有の診断根拠ではなく,他の頭痛でも認められる(7.1.1「特発性頭蓋内圧亢進(IIH)による頭痛」において感度72%,特異度77%)。

IIHの診断に合致する神経画像検査所見として,トルコ鞍空洞症候群,視神経周囲くも膜の拡張,後部強膜の平坦化,視神経乳頭の硝子体への突出と横静脈洞狭窄がある。

## 7. 非血管性頭蓋内疾患による頭痛

### 7.1.2 代謝・中毒・内分泌に起因する頭蓋内圧亢進による頭痛

◉他疾患にコード化する

　頭部外傷，血管障害または頭蓋内感染症の結果として起こる頭蓋内圧亢進による頭痛は，これらの原因によってコード化する。薬剤の副作用として起こる頭蓋内圧亢進による頭痛は，8.1.10「頭痛治療薬以外の薬剤の長期使用による頭痛」にコード化する。

◉解説

　さまざまな全身疾患に伴う二次性の頭蓋内圧亢進によって引き起こされる頭痛で，頭蓋内圧亢進と潜在的な原因疾患に伴う他の症候や臨床的，神経画像検査所見を伴う。通常，全身疾患の解消で改善する。

◉診断基準

A．頭痛は 7.1「頭蓋内圧亢進性頭痛」の基準と以下 C の基準を満たす
B．頭蓋内圧亢進は代謝，中毒または内分泌異常に起因している（注❶）
C．原因となる証拠として，以下のいずれかまたは両方が示されている
　①頭痛は脳脊髄液圧上昇の発現時期に一致して発現し，またはその発見の契機となった
　②以下のいずれかまたは両方
　　a）頭痛は脳脊髄液圧の上昇に並行し有意に悪化した
　　b）頭痛は脳脊髄液圧の低下に並行し有意に改善した
D．ほかに最適な ICHD-3 の診断がない

◉注

❶頭蓋内圧亢進の原因となる潜在的な代謝，中毒または内分泌異常には，急性肝不全，腎不全，高炭酸ガス血症，急性高血圧性クリーゼ，ライ症候群，脳静脈洞血栓症，右心不全，物質量変動（小児における甲状腺ホルモンの補充，全トランスレチノイン酸，レチノイド，テトラサイクリンおよびクロルデコンを含む），ビタミンA毒性や副腎皮質ステロイドの離脱がある。

◉コメント

　誘発物質の除去または潜在的な原因疾患の治療は，頭蓋内圧亢進の正常化には不十分であり，頭痛と他の症状の改善，より重要な点として視力障害の防止のために追加治療がしばしば必要となる。

### 7.1.3 染色体障害に起因する頭蓋内圧亢進による頭痛

◉解説

　新規発症の頭痛もしくは既存の頭痛の有意な悪化が，染色体障害に起因する頭蓋内圧亢進により引き起こされ，頭蓋内圧亢進と潜在的な染色体障害の両方による他の症候や臨床的または神経画像的所見を伴う

◉診断基準

A．新規頭痛の発症もしくは既存の頭痛の有意な悪化（注❶）で，7.1「頭蓋内圧亢進性頭痛」の基準と以下 C の基準を満たす
B．頭蓋内圧亢進は染色体障害に起因している（注❷）
C．原因となる証拠として，以下の少なくとも 2 つを満たす
　①頭痛は頭蓋内圧亢進の発現時期に一致して発現または悪化した，またはその発見の契機となった
　②頭痛は頭蓋内圧亢進の軽減により改善する
　③乳頭浮腫
D．ほかに最適な ICHD-3 の診断がない

◉注

❶「有意な悪化」とは，一次性頭痛と二次性頭痛を鑑別する一般的な規則に従って，頻度や重症度が 2 倍かそれ以上になることを意味する
❷頭蓋内圧亢進を伴う染色体異常はターナー症候群とダウン症候群を含む

### 7.1.4 水頭症に起因する頭蓋内圧亢進による頭痛

◉解説

　新規発症の頭痛もしくは既存の頭痛の有意な悪

化が，水頭症に起因する頭蓋内圧亢進により引き起こされ，頭蓋内圧亢進または水頭症による他の症候や臨床的所見を伴う

- ◯診断基準
A. 新規頭痛の発症もしくは既存の頭痛の有意な悪化（**注❶**）で，7.1「頭蓋内圧亢進性頭痛」の基準と以下Cの基準を満たす
B. 頭蓋内圧亢進は水頭症に起因している
C. 原因となる証拠として，以下のいずれかまたは両方が示されている
    ① 頭痛は脳脊髄液圧上昇の発現時期に一致して発現し，またはその発見の契機となった
    ② 以下のいずれかまたは両方
        a）頭痛は水頭症の悪化に並行し有意に悪化した
        b）頭痛は水頭症の改善に並行し有意に改善した
D. ほかに最適なICHD-3の診断がない

- ◯注
❶「有意な悪化」とは，一次性頭痛と二次性頭痛を鑑別する一般的な規則に従って，発現頻度および重症度，あるいはそのいずれかが2倍以上に増悪することを意味する

- ◯コメント

正常圧水頭症は，ときどき軽度の頭重感を起こすが，通常は頭痛の原因にならない。

## 7.2 低髄液圧による頭痛

- ◯解説

低髄液圧（特発性または二次性）もしくは脳脊髄液漏出による起立性頭痛は，通常，頸部痛，耳鳴，聴力変化，光過敏や悪心を伴う。頭痛は脳脊髄液圧の正常化もしくは脳脊髄液漏出の閉鎖により改善する。

- ◯診断基準
A. Cを満たすすべての頭痛（**注❶**）
B. 以下のいずれかまたは両方
    ① 低髄液圧（60 mmH$_2$O未満）
    ② 画像検査における脳脊髄液漏出の証拠（**注❷**）
C. 頭痛は低髄液圧もしくは脳脊髄液漏出の発現時期に一致して発現した，または頭痛がその発見の契機となった（**注❸**）
D. ほかに最適なICHD-3の診断がない

- ◯注
❶ 7.2「低髄液圧による頭痛」は，通常，常にではないが起立性である。座位または立位をとると間もなく有意に悪化したり，臥位をとると改善したりする頭痛は低脳脊髄液圧によると考えられるが，これは診断基準としては信頼性に欠ける。
❷ 脳の下垂または硬膜の増強効果を示す脳画像検査，または硬膜外脳脊髄液を示す脊髄画像所見（脊髄MRIまたはMRI，CTまたはデジタルサブトラクションミエログラフィー）。
❸ 原因となる根拠は，除外診断とともに，推定された原因との発症時期に一致するかによる。

### 7.2.1 硬膜穿刺後頭痛

- ◯以前に使用された用語

腰椎穿刺後頭痛（post-lumbar puncture headache）

- ◯解説

腰椎穿刺後，5日以内に発現し，硬膜穿刺による脳脊髄液漏出に起因する頭痛。通常，項部硬直や自覚的な聴覚症状を伴う。2週以内に自然軽快する，または硬膜外腰椎パッチによる漏出の閉鎖により軽快する。

- ◯診断基準
A. 頭痛は7.2「低髄液圧による頭痛」の基準と以下Cの基準を満たす
B. 硬膜穿刺が施行された
C. 頭痛は硬膜穿刺後，5日以内に発現した
D. ほかに最適なICHD-3の診断がない

- ◯コメント

7.2.1「硬膜穿刺後頭痛」の独立した危険因子として，女性，31〜50歳，7.2.1「硬膜穿刺後頭痛」の既往，そして硬膜穿刺時の穿刺針の脊柱長軸に対する垂直方向の角度が最近報告された。

## 7.2.2 脳脊髄液瘻性頭痛

● 解説

頭蓋内圧低下を引き起こす持続性脳脊髄液漏出の原因となる手技もしくは外傷後に発現する起立性頭痛。脳脊髄液漏出の閉鎖により改善する。

● 診断基準

A．頭痛は 7.2「低髄液圧による頭痛」の基準と以下 C の基準を満たす
B．時に持続性脳脊髄液漏出の原因となることが知られている手技が行われている，もしくは外傷が発生している
C．頭痛は手技または外傷の時期に一致して発現した
D．ほかに最適な ICHD-3 の診断がない

## 7.2.3 特発性低頭蓋内圧性頭痛

● 以前に使用された用語

特発性低髄液圧性頭痛（headache attributed to spontaneous low CSF pressure），一次性頭蓋内圧低下症（primary intracranial hypotension），脳脊髄液量減少性頭痛（low CSF-volume headache），低脳脊髄液漏性頭痛（hypoliquorrhoeic headache）

● 解説

特発的な原因による低髄液圧で引き起こされる起立性頭痛。通常，項部硬直や自覚的な聴覚症状を伴う。脳脊髄液圧の正常化により改善する。

● 診断基準

A．頭痛は 7.2「低髄液圧による頭痛」の基準と以下 C の基準を満たす
B．脳脊髄液漏出の原因となることが知られている手技や外傷がない（注❶）
C．頭痛は低髄液圧もしくは脳脊髄液漏出の発現時期に一致して発現した，または頭痛がその発見の契機となった（注❷）
D．ほかに最適な ICHD-3 の診断がない

● 注

❶ 7.2.3「特発性低頭蓋内圧性頭痛」は 1 ヵ月以内に硬膜穿刺を受けた患者では診断されない
❷ 造影 MRI での硬膜の増強効果など陽性所見を認める患者では，脳脊髄液圧を直接測定するための硬膜穿刺は不要である

● コメント

特発性脳脊髄液漏出は，遺伝性結合組織障害と関連している。脳脊髄液漏出を有する患者は，結合組織および血管異常についてスクリーニングされるべきである。

7.2.3「特発性低頭蓋内圧性頭痛」の多数のケースでは，姿勢の影響ははっきりしているが，7.2.1「硬膜穿刺後頭痛」のように劇的または即座に起こることはない。したがって，7.2.3「特発性低頭蓋内圧性頭痛」は，立位によりすぐに，もしくは数秒以内に頭痛が発現し，7.2.1「硬膜穿刺後頭痛」のように仰臥位ですぐに（1 分以内）消失するか，または頭痛は，立位をとって数分あるいは数時間後に悪化したり，仰臥位をとって数分あるいは数時間後に必ずしも消失するとは限らないが，改善したり，姿勢の変化に遅れて発現することもある。発現時に頭痛が起立性であるという特徴は，時間とともにより不明瞭になることもあり，病歴聴取の際には詳しく調べなければならない。

典型的起立性頭痛で明らかな原因のない患者において，体位性頻脈症候群（postural orthostatic tachycardia syndrome：POTS）を除外した後に，自家血腰椎硬膜外注入療法（autologous lumbar epidural blood patch：EBP）を施行することは臨床診療において理にかなっている。EBP は脳脊髄液漏出の閉鎖にしばしば効果があるが，1 回の EBP では永続的ではなく，2 回以上の EBP が施行されるまで症状の寛解が得られないこともある。しかし，継続した改善は，一般的に数日を超えて期待される。場合によっては，標的化（漏出部位の）または非標的化の腰椎 EBP では継続した改善を得ることができず，外科的治療が必要になることもある。

納得できる病歴または脳脊髄液漏出に合致する脳画像検査所見があるにもかかわらず，すべての 7.2.3「特発性低頭蓋内圧性頭痛」の患者に脳脊髄液漏出を認めるかは，明らかではない。

この病態は低脳脊髄液量であるかもしれない。少しの頭蓋内圧上昇（例えば強い咳き込み）の病歴がときどき聴取できる。

性交後に訴えられる体位性頭痛は，おそらくほとんどが脳脊髄液漏出の結果であるため，7.2.3「特発性低頭蓋内圧性頭痛」にコード化すべきである。

## 7.3 非感染性炎症性頭蓋内疾患による頭痛

○解説

通常，脳脊髄液のリンパ球増加を伴う，非感染性炎症性頭蓋内疾患によって引き起こされる頭痛。炎症性疾患の解消によって改善する。

○診断基準

A．Cを満たすすべての頭痛
B．頭痛の原因となりうる非感染性炎症疾患と診断されている
C．原因となる証拠として，以下の1つ以上が示されている
　①頭痛は非感染性炎症性疾患の発症時期に一致して発現した
　②頭痛は非感染性炎症性疾患の悪化に並行し有意に悪化した
　③頭痛は非感染性炎症性疾患の改善に並行し有意に改善した
D．ほかに最適なICHD-3の診断がない

### 7.3.1 神経サルコイドーシスによる頭痛

○解説

神経サルコイドーシスによって引き起こされ，他の症候を伴う頭痛。

○診断基準

A．Cを満たすすべての頭痛
B．神経サルコイドーシスと診断されている
C．原因となる証拠として，以下のうち少なくとも2項目が示されている
　①頭痛は神経サルコイドーシスの発症時期に一致して発現した
　②以下のいずれかまたは両方
　　a）頭痛は神経サルコイドーシスの悪化に並行し有意に悪化した
　　b）頭痛は神経サルコイドーシスの改善に並行し有意に改善した
　③頭痛は1つ以上の脳神経麻痺を伴う
D．ほかに最適なICHD-3の診断がない

○コメント

神経サルコイドーシスの他の徴候として，無菌性髄膜炎，脳神経障害，脳MRIにおける頭蓋内占拠性病変，脳室周囲の炎症性限局性病変または生検で非乾酪性肉芽腫と確認され脳や脊髄MRIで均一に造影される病変がある。

### 7.3.2 無菌性(非感染性)髄膜炎による頭痛

○解説

髄膜刺激による症候を伴う，無菌性髄膜炎により引き起こされる頭痛。髄膜炎の解消により改善する。

○診断基準

A．Cを満たすすべての頭痛
B．脳脊髄液検査にて無菌性髄膜炎と診断されている（注❶）
C．原因となる証拠として，以下のうち少なくとも2項目が示されている
　①頭痛は無菌性髄膜炎の発症時期に一致して発現する，または頭痛がその発見の契機となった
　②以下のいずれかまたは両方
　　a）頭痛は無菌性髄膜炎の悪化に並行し有意に悪化した
　　b）頭痛は無菌性髄膜炎の改善に並行し有意に改善した
　③頭痛は，項部硬直（髄膜症）や羞明感を含む髄膜炎の症候を伴う
D．ほかに最適なICHD-3の診断がない

○注

❶無菌性髄膜炎患者の脳脊髄液は，リンパ球増加，軽度蛋白増加とグルコース正常で，感染性微生物を認めない。

○コメント

無菌性髄膜炎がイブプロフェンや他の非ステロイド性抗炎症薬（non-steroidal anti-inflammatory drugs：NSAIDs），免疫グロブリン，ペニシリンや

# 7. 非血管性頭蓋内疾患による頭痛

トリメトプリムを含む，一定の薬剤の髄注または吸入で起こる場合がある。

## 7.3.3 その他の非感染性炎症性頭蓋内疾患による頭痛

### ◉解説

原因となる疾患の他の症候を伴う，通常は顕著な症状を示さないさまざまな自己免疫疾患いずれによっても引き起こされる頭痛。自己免疫疾患の治療成功によって改善する。

### ◉診断基準

A．Cを満たすすべての頭痛
B．上述以外の頭痛を引き起こすことが知られている非感染性炎症疾患であると診断されている（注❶）
C．原因となる証拠として，以下の1つ以上の項目が示されている
  ①頭痛は非感染性炎症疾患の発現時期に一致して発現した
  ②頭痛は非感染性炎症疾患の悪化に並行し有意に悪化した
  ③頭痛は非感染性炎症疾患の改善に並行し有意に改善した
D．ほかに最適なICHD-3の診断がない

### ◉注

❶ 頭痛は，急性脱髄性脳脊髄炎（acute demyelinating encephalomyelitis：ADEM），全身性エリテマトーデス（systemic lupus erythematosus：SLE），ベーチェット症候群と他の全身性または局在性（例えば辺縁系脳炎）自己免疫症候群に伴ううるが，特徴的またはよくみられる症状ではない。

## 7.3.4 リンパ球性下垂体炎による頭痛

### ◉解説

高プロラクチン血症を半数で呈する下垂体腫大を伴う，リンパ球性下垂体炎により引き起こされる頭痛。リンパ球性下垂体炎の治療成功によって改善する。

### ◉診断基準

A．Cを満たすすべての頭痛
B．リンパ球性下垂体炎と診断されている
C．原因となる証拠として，以下の1つ以上の項目が示されている
  ①頭痛はリンパ球性下垂体炎の発症時期に一致して発現した
  ②頭痛はリンパ球性下垂体炎の悪化に並行し有意に悪化した
  ③頭痛はリンパ球性下垂体炎の改善に並行し有意に改善した
D．ほかに最適なICHD-3の診断がない

### ◉コメント

リンパ球性下垂体炎は下垂体腫大と頭部MRIで均一な造影効果を認める。50％の症例で高プロラクチン血症，または20％の症例で下垂体性細胞質蛋白に対する自己抗体が関連している。

男性にも起こることがあるが，典型的には妊娠後期または出産後に発症する。

## 7.3.5 脳脊髄液リンパ球増加を伴う一過性頭痛および神経学的欠損症候群（HaNDL）

### ◉以前に使用された用語

脳脊髄液細胞増多を伴う片頭痛（migraine with cerebrospinal pleocytosis），リンパ球増多症を伴う偽片頭痛（pseudomigraine with lymphocytic pleocytosis）

### ◉解説

陽性症状としての視覚症状はまれだが，数時間持続する片側性感覚異常，片麻痺や発語障害を含む神経学的欠損を伴う片頭痛様発作（通常は1～12回）。脳脊髄液リンパ球増加症がある。3ヵ月以内に自然寛解する。

### ◉診断基準

A．BとCを満たす片頭痛様頭痛の反復である（注❶）
B．以下の両方
  ①少なくとも以下の1つが4時間以上続く一過性神経学的欠損が随伴，または少し先行する
    a）片側性感覚異常

b）発語障害
　　c）片麻痺
　②病因学的検査では異常なく，脳脊髄液リンパ球増多症（15個/μLを超える）を認める
C．原因となる証拠として，以下のいずれかまたは両方が示されている
　①頭痛と一過性神経学的欠損は脳脊髄液リンパ球増多症の発症または悪化した時期に一致して発現または悪化した，または頭痛がその発見の契機となった
　②頭痛と一過性神経学的欠損は脳脊髄液リンパ球増多症の改善に並行して有意に改善した
D．ほかに最適なICHD-3の診断がない（注❷）

◯注

❶本症候群を有するほとんどの患者で片頭痛の既往がない
❷臨床的特徴の一部を共有する疾患として1.2.3「片麻痺性片頭痛」がある。しかしながら7.3.5「脳脊髄液リンパ球増加を伴う一過性頭痛および神経学的欠損症候群（HaNDL）」を呈する患者の一部では1.2.3.1.1「家族性片麻痺性片頭痛1型（FHM1）」の原因となる*CACNA1A*遺伝子の突然変異が除外されている。また，神経ボレリア症，神経梅毒，神経ブルセラ，マイコプラズマ，肉芽腫性および腫瘍性くも膜炎，脳炎，中枢神経系血管炎も除外されるべきである。

◯コメント

7.3.5「脳脊髄液リンパ球増加を伴う一過性頭痛および神経学的欠損症候群（HaNDL）」の臨床像は，中等度〜重度の頭痛に引き続きまたは併発する，1〜12回の不連続な一過性神経学的欠損である。発作のほとんどが数時間続くが，24時間以上続くこともある。神経学的徴候として，感覚症状が約3/4，失語症が2/3，そして運動障害が半分をわずかに超える程度にみられる。片頭痛前兆様の視覚症状は比較的まれ（症例の20％未満）である。症候群は3ヵ月以内に消失する。

脳脊髄液リンパ球増加症（760個/μLまで）に加え，脳脊髄液総蛋白増加（250 mg/dLまで）が90％を超えて，脳脊髄液圧上昇（400 mmH$_2$Oまで）が50％を超える症例でみられる。少なくとも1/4の症例におけるウイルス性前駆症状の存在は，7.3.5「脳脊髄液リンパ球増加を伴う一過性頭痛および神経学的欠損症候群（HaNDL）」の自己免疫性病因の可能性を高める。2人の患者の血清における，T型電位開口型CaチャンネルCACNA1Hのサブユニットに対する抗体についての最近の報告はこの見解を支持する。

乳頭浮腫が時々みられる。通常のCTやMRI（単純または造影剤静注）と脳血管撮影は，非発作時では常に正常であるが，発作中の脳画像検査は，拡散強調画像で変化を認めない遅発性脳灌流と脳動脈狭窄を示す。また，灰白質浮腫と脳溝の造影効果が一例において報告されている。微生物学的検査は常に正常である。脳波とSPECTスキャンで局在性神経学的欠損に一致した限局性異常域を認めることもある。

## 7.4　脳腫瘍による頭痛

◯解説

脳腫瘍（頭蓋内新生物）（日本語版　作成にあたって，前付17頁参照）によって引き起こされる頭痛。

◯診断基準

A．Cを満たすすべての頭痛
B．脳腫瘍と診断されている
C．原因となる証拠として，以下のうち1つ以上が示されている
　①頭痛は脳腫瘍の発現時期に一致して発現した，または頭痛がその発見の契機となった
　②頭痛は脳腫瘍の悪化に並行して有意に悪化した
　③頭痛は脳腫瘍の治療の成功時期に一致して有意に改善した
D．ほかに最適なICHD-3の診断がない

### 7.4.1　脳腫瘍による頭痛

◯解説

頭痛は，通常進行性で，朝に強くヴァルサルヴァ様手技によって悪化し，1つ以上の占拠性脳

## 7. 非血管性頭蓋内疾患による頭痛

腫瘍によって引き起こされる。

● **診断基準**

A．Cを満たすすべての頭痛
B．占拠性脳腫瘍が証明されている
C．原因となる証拠として，以下の少なくとも2項目が示されている
　①頭痛は腫瘍の発現時期に一致して発現したか，または頭痛がその発見の契機となった
　②以下のいずれかまたは両方
　　a）頭痛は腫瘍の悪化に並行し有意に悪化した
　　b）頭痛は腫瘍の治療の成功時期に一致して有意に改善した
　③頭痛は以下の4つの特徴のうち少なくとも1つを満たす
　　a）進行性
　　b）朝または臥位で悪化する
　　c）ヴァルサルヴァ様手技によって悪化する
　　d）悪心や嘔吐を随伴する
D．ほかに最適なICHD-3の診断がない

● **コメント**

　脳腫瘍を有する患者における頭痛の有病率は32〜71％の範囲である。若年患者（小児を含む），一次性頭痛の病歴を有する，腫瘍が急速に増大する，後頭蓋窩または正中に局在する患者において頭痛が起こりやすい。現在または過去のがんの病歴を有する患者では，積極的に検査を行う。

　進行または悪化が重要な特徴であるが，7.4.1「脳腫瘍による頭痛」に特有の症状はない。他の示唆的な症状（重度で，朝に悪化し，悪心・嘔吐を随伴する）は，古典的な三徴ではなく，それらは，頭蓋内圧亢進および後頭蓋窩腫瘍でより生じやすい。

　頭痛は必ずしも腫瘍と同側ではない。頭蓋骨または硬膜に隣接する病変は，同側の頭痛と関連する傾向があるが，頭蓋内圧亢進はより拡散性の頭痛を生じさせる。脳腫瘍による頭痛は唯一の症状であることはまれであり，症状として，2〜16％の患者では頭痛のみであるが，神経学症状や痙攣発作が一般的である。

### 7.4.1.1 第三脳室コロイド嚢胞による頭痛

● **解説**

　第三脳室コロイド嚢胞によって引き起こされる頭痛。非常に特徴的な雷鳴様発症で発作を繰り返し，しばしば姿勢の変化やヴァルサルヴァ様手技がきっかけとなり，意識の低下または消失を伴う。

● **診断基準**

A．Cを満たす頭痛
B．第三脳室コロイド嚢胞が証明されている
C．原因となる証拠として，以下の両方が示されている
　①頭痛は第三脳室コロイド嚢胞の発現時期に一致して発現した，または頭痛がその発見の契機となった
　②以下のいずれかまたは両方
　　a）頭痛は雷鳴様発症で繰り返し，意識の低下または消失を伴う
　　b）頭痛は第三脳室コロイド嚢胞の治療の成功時期に一致して有意に改善または消失した
D．ほかに最適なICHD-3の診断がない

● **コメント**

　大多数の第三脳室コロイド嚢胞は偶発的に発見され，無症候である。それにもかかわらず，モンロー孔のすぐ近傍に局在するものは，突然の閉塞性水頭症をきたし，雷鳴様発症で意識の低下または消失を伴う頭痛を引き起こすことがある。この非常に特徴的な症候は迅速に診断されなければならない。

　7.4.1.1「第三脳室コロイド嚢胞による頭痛」は致命的な緊急事態を示している。

### 7.4.2 癌性髄膜炎による頭痛

● **解説**

　癌性髄膜炎によって引き起こされる頭痛，通常脳症や脳神経麻痺を伴う。

● **診断基準**

A．Cを満たすすべての頭痛
B．癌性髄膜炎（癌性髄膜炎に関連することが知られている全身的な新生物が認められる場

合）が証明されている
C．原因となる証拠として，以下の少なくとも2項目が示されている
　①頭痛は癌性髄膜炎の発現時期に一致して発現した
　②以下のいずれかまたは両方
　　a）頭痛は癌性髄膜炎の悪化に並行し有意に悪化した
　　b）頭痛は癌性髄膜炎の改善に並行し有意に改善した
　③頭痛は脳神経麻痺や脳症を伴う
D．ほかに最適なICHD-3の診断がない

### 7.4.3 視床下部あるいは下垂体の分泌過多または分泌不全による頭痛

◉解説

　下垂体腺腫と視床下部あるいは下垂体の分泌過多または分泌不全により引き起こされる頭痛で，通常，体温調節障害，異常な感情状態や口渇または食欲の変化を伴う。頭痛は基礎疾患の治療成功により改善する。

◉診断基準

A．Cを満たすすべての頭痛
B．下垂体腺腫に関連している視床下部あるいは下垂体の分泌過多または分泌不全が証明されている（注❶）
C．原因となる証拠として，以下の少なくとも2項目が示されている
　①頭痛は視床下部あるいは下垂体の分泌過多または分泌不全の発現時期に一致して発現した
　②以下のいずれかまたは両方
　　a）頭痛は視床下部あるいは下垂体の分泌過多または分泌不全の悪化に並行し有意に悪化した
　　b）頭痛は視床下部あるいは下垂体の分泌過多または分泌不全の改善に並行し有意に改善した
　③頭痛は以下の少なくとも1つと関連している
　　a）体温調節障害
　　b）異常な感情状態
　　c）口渇や食欲の変化
D．ほかに最適なICHD-3の診断がない

◉注

❶プロラクチン，成長ホルモン（growth hormone：GH）や副腎皮質刺激ホルモン（adrenocorticotropic hormone：ACTH）の分泌過多を含む。

### 7.5 髄注による頭痛

◉解説

　髄注後4日以内に出現し14日以内に消失する，立位と仰臥位でともに自覚する頭痛。

◉診断基準

A．Cを満たすすべての頭痛
B．髄注が施行された
C．原因となる証拠として，以下の少なくとも2項目が示されている
　①頭痛は髄注後4日以内に発現した（注❶）
　②頭痛は髄注後14日以内に有意に改善した（注❷）
　③髄膜刺激症状の徴候
D．ほかに最適なICHD-3の診断がない

◉注

❶頭痛は通常，髄注後4日以内に起こり，立位と仰臥位でともに発現する。
❷頭痛が14日を超えて持続する場合，7.2.2「脳脊髄液瘻性頭痛」，髄膜炎や軟膜の疾患を考慮すべきである。

### 7.6 てんかん発作による頭痛

◉他疾患にコード化する

　片頭痛様または他の頭痛とてんかんが，ともに特定の脳疾患（例えばMELAS）の部分症状である場合，頭痛はその疾患にコード化する。痙攣発作が片頭痛前兆と同時にまたは直後に起こる場合，1.4.4「片頭痛前兆により誘発される痙攣発作」にコード化する。

## 7. 非血管性頭蓋内疾患による頭痛

● 解説
　てんかん発作により引き起こされる頭痛で痙攣発作と同時またはその後に起こり，数時間または3日以内に自然軽快する。

● 診断基準
A．Cを満たすすべての頭痛
B．患者はてんかん発作をもっているか，最近発症した
C．原因となる証拠として，以下の両方が示されている
　①頭痛は痙攣発作と同時または直後に発現した
　②頭痛は痙攣発作の後に自然に消失した
D．ほかに最適なICHD-3の診断がない

● コメント
　詳細な報告によれば，てんかん発作との発現時期の関連性に応じて，サブタイプ7.6.1「てんかん発作時頭痛」と7.6.2「てんかん発作後頭痛」を区別することを支持する。
　発作前頭痛についても，11人の難治性焦点性てんかん患者における小規模研究で述べられている。頭痛は，9人の側頭葉てんかん（temporal lobe epilepsy：TLE）患者で焦点と同側で前側頭部に，1人のTLE患者と1人の前頭葉てんかん患者で対側にみられた。部分発作と全般発作の患者において，発作前頭痛の存在を確立し，その予防と臨床的特徴を決定するためには，さらなる研究が必要である。発作前頭痛は，1.4.4「片頭痛前兆により誘発される痙攣発作」とも鑑別しなければならない。

### 7.6.1 てんかん発作時頭痛

● 以前に使用された用語
　発作時頭痛（ictal headache）

● 解説
　部分てんかん発作中に引き起こされ，てんかん性放電と同側に起こり，痙攣発作の終了と同時または間もなく消失する頭痛。

● 診断基準
A．Cを満たすすべての頭痛
B．患者は部分てんかん発作をもっている
C．原因となる証拠として，以下の両方が示されている
　①頭痛は部分発作の発症と同時に発現した
　②以下のいずれかまたは両方
　　a）頭痛はてんかん性放電と同側
　　b）頭痛は部分発作終了後すぐに，有意に改善または消失する
D．ほかに最適なICHD-3の診断がない

● コメント
　7.6.1「てんかん発作時頭痛」は，他のてんかん症状（運動，感覚または自律神経）が続く場合がある。
　この状態は，他の頭痛のタイプからの鑑別診断を必要とされ唯一のてんかん症状として発生する「純粋な」または「孤立した」発作性てんかん性頭痛と区別されるべきである。
　「てんかん性片側頭痛」（存在が確認された場合）は，頭痛と発作時突発性脳波の同側に発生することを特徴とする，非常にまれな7.6.1「てんかん発作時頭痛」の異型である。

### 7.6.2 てんかん発作後頭痛

● 解説
　てんかん発作後3時間以内に起こり，痙攣発作終了後72時間以内に自然に軽快する頭痛。

● 診断基準
A．Cを満たすすべての頭痛
B．患者は最近，部分性もしくは全般性てんかん発作を発症した
C．原因となる証拠として，以下の両方が示されている
　①頭痛はてんかん発作終了後，3時間以内に発現した
　②頭痛はてんかん発作終了後，72時間以内に改善した
D．ほかに最適なICHD-3の診断がない

● コメント
　7.6.2「てんかん発作後頭痛」は側頭葉てんかんと前頭葉てんかんのいずれでも40％以上の患者に起こり，後頭葉てんかんの60％までの患者に起こる。他の痙攣に比べ，強直間代性痙攣後に，よ

りしばしば起こる。

## 7.7 キアリ奇形Ⅰ型（CMⅠ）による頭痛

● 解説

通常，後頭部や後頭下部に，短時間（5分未満）続く，咳嗽や他のヴァルサルヴァ手技により誘発される，CMⅠが原因の頭痛。キアリ奇形の治療の成功後に改善する。

● 診断基準

A．Cを満たす頭痛
B．キアリ奇形Ⅰ型（CMⅠ）が証明されている（注❶）
C．原因となる証拠として，以下の少なくとも2項目が示されている
　①以下のいずれかまたは両方
　　a）頭痛はCMⅠの発症時期に一致して発現した，またはその発見の契機となった
　　b）頭痛はCMⅠの治療成功後，3ヵ月以内に改善した
　②頭痛は以下の3つの特徴のうち，1つ以上を満たす
　　a）咳嗽や他のヴァルサルヴァ様手技により誘発される
　　b）後頭部または後頭下部
　　c）持続は5分未満
　③頭痛は，脳幹，小脳，下位脳神経や頸髄の機能不全による他の症候を伴う（注❷）
D．ほかに最適なICHD-3の診断がない（注❸）

● 注

❶MRIによるCMⅠの診断には，小脳扁桃の尾側下垂が5 mm，または小脳扁桃の尾側下垂が3 mmに加え，小脳後方と側方の脳脊髄液腔圧排，後頭上部の高さの下降，小脳テントの傾斜増大，延髄の捻転により示される，頭蓋頸椎移行部領域におけるくも膜下腔の不鮮明化が必要である。
❷ほとんどすべて（95%）のCMⅠ患者は，5つ以上の別個の症状を訴える
❸脳脊髄液圧が変化し，IIHのように亢進もしくは脳脊髄液漏出による特発性低頭蓋内圧のように低下した患者は，MRI所見として二次的な小脳扁桃下垂とCMⅠを示すかもしれない。このような患者はまた，咳嗽や他のヴァルサルヴァ様手技に関連した頭痛を呈し，正しくは7.1.1「特発性頭蓋内圧亢進（IIH）による頭痛」または，7.2.3「特発性低頭蓋内圧性頭痛」のいずれかにコード化する。したがって，頭痛とCMⅠを呈しているすべての患者で，脳脊髄液圧異常は除外されなければならない。

● コメント

7.7「キアリ奇形Ⅰ型（CMⅠ）による頭痛」は，長い持続時間（数秒よりむしろ数分）であることを除き，しばしば記述的に4.1「一次性咳嗽性頭痛」に似ている。

有病率調査では，人口の0.24～3.6%において少なくとも5 mmの小脳扁桃ヘルニアがみられ，高齢では有病率が低下する。

これらの患者の多くは無症状でありうることから，CMⅠの臨床的な症状と経過が重要である。ヘルニアの程度および頭痛の重症度や障害の程度に関する矛盾するデータがあり，患者は最小の小脳扁桃ヘルニアで「キアリ様」の症状を呈するが，一方で，大きなヘルニアでも無症状であることもある。

7.7「キアリ奇形Ⅰ型（CMⅠ）による頭痛」の診断基準は検証が必要である。長期的な非手術例と手術例の成績について前向き研究が必要である。一方，手術的介入を検討する際には，有意に合併症の可能性がある不必要な手術手技を避けるため，臨床的基準および放射線学的基準の両方を厳守することが勧められる。現在のデータは，厳密に選択された患者では，ヴァルサルヴァ様の要因を伴わない頭痛よりも咳嗽性頭痛が，また後頭部以外の頭痛よりも後頭部痛が，外科的介入に反応することを示唆している。

最近のデータは，CMⅠにおける肥満と頭痛の可能性との関係を示唆しており，この知見は特に治療の観点からより一層の研究を正当化する。

## 7.8 その他の非血管性頭蓋内疾患による頭痛

### ● 解説
上記以外の非血管性頭蓋内疾患により引き起こされる頭痛。

### ● 診断基準
A．Cを満たすすべての頭痛
B．上記以外で頭痛を引き起こすことが知られている非血管性頭蓋内疾患が証明されている
C．原因となる証拠として，以下の少なくとも2項目が示されている
　①頭痛は非血管性頭蓋内疾患の発現時期に一致して発現した
　②以下のいずれかまたは両方
　　a）頭痛は非血管性頭蓋内疾患の悪化に並行し発現する，または有意に悪化した
　　b）頭痛は非血管性頭蓋内疾患の改善に一致して有意に改善した
　③頭痛は非血管性頭蓋内疾患に典型的な特徴を示す
　④他の原因の証拠が存在する
D．ほかに最適な ICHD-3 の診断がない

### 文献

#### 7.1.1 特発性頭蓋内圧亢進（IIH）による頭痛〔Headache attributed to idiopathic intracranial hypertension（IIH）〕

Avery RA, Shah SS, Licht DJ, et al. Reference range for cerebrospinal fluid opening pressure in children. *N Engl J Med* 2010；363：891-893.

Corbett JJ and Mehta MP. Cerebrospinal fluid pressure in normal obese subjects and patients with pseudotumor cerebri. *Neurology* 1983；33：1386-1388.

Fisayo A, Bruce BB, Newman NJ, et al. Overdiagnosis of idiopathic intracranial hypertension. *Neurology* 2016；86：341-350.

Friedman DI and Jacobson DM. Idiopathic intracranial hypertension. *J Neuroophthalmol* 2004；24：138-145.

Friedman DI, Liu G and Digre KB. Diagnostic criteria for the pseudotumor cerebri syndrome in adults and children. *Neurology* 2013；81：1159-1165.

Friedman DI, Quiros PA, Subramanian PS, et al. and the NORDIC IIHTT Study Group. Headache in idiopathic intracranial hypertension：findings from the Idiopathic Intracranial Hypertension Trial. *Headache* 2017；57：1195-1205.

Wall M, Kupersmith MJ, Kieburtz KD, et al. for the IIHTT Study Group. The Idiopathic Intracranial Hypertension Treatment Trial：Clinical profile at baseline. *JAMA Neurol* 2014；71：693-701.

Whiteley W, Al-Shahi R, Warlow CP, et al. CSF opening pressure：reference interval and the effect of body mass index. *Neurology* 2006；67：1690-1691.

Yri HM and Jensen RH. Idiopathic intracranial hypertension：clinical nosography and field testing of the ICHD diagnostic criteria. A case-control study. *Cephalalgia* 2015；35：553-562.

#### 7.2.1 硬膜穿刺後頭痛（Post-dural puncture headache）

Amorim JA, Gomes de Barros MV and Valenca MM. Post-dural (post-lumbar) puncture headache：risk factors and clinical features. *Cephalalgia* 2012；32：916-923.

Bezov D, Lipton RB and Ashina S. Post-dural puncture headache：part Ⅰ diagnosis, epidemiology, etiology and pathophysiology. *Headache* 2010；50：1144-1152.

#### 7.2.3 特発性低頭蓋内圧性頭痛（Headache attributed to spontaneous intracranial hypotension）

Mea E, Chiapparini L, Savoiardo M, et al. Application of IHS criteria to headache attributed to spontaneous intracranial hypotension in a large population. *Cephalalgia* 2009；29：418-422.

Reinstein E, Pariani M, Bannykh S, et al. Connective tissue spectrum abnormalities associated with spontaneous cerebrospinal fluid leaks：a prospective study. *Eur J Hum Genet* 2013；21：386-390.

Schievink WI. Spontaneous spinal cerebrospinal fluid leaks and intracranial hypotension. *JAMA* 2006；295：2286-2296.

Schievink WI, Dodick DW, Mokri B, et al. Diagnostic criteria for headache due to spontaneous intracranial hypotension：a perspective. *Headache* 2011；51：1442-1444.

Schievink WI, Maya MM, Louy C, et al. Diagnostic criteria for spontaneous spinal CSF leaks and intracranial hypotension. *Am J Neuroradiol* 2008；29：853-856.

Schwedt TJ and Dodick DW. Spontaneous intracranial hypotension. *Curr Pain Headache Rep* 2007；11：56-61.

Wang YF, Fuh JL, Lirng JF, et al. Cerebrospinal fluid leakage and headache after lumbar puncture：a prospective non-invasive imaging study. *Brain* 2015；138：1492-1498.

Wang YF, Lirng JF, Fuh JL, et al. Heavily T2-weighted MR myelography vs. CT myelography in spontaneous intracranial hypotension. *Neurology* 2009；73：1892-1898.

Wu JW, Hseu SS, Fuh JL, et al. Factors predicting response to the first epidural blood patch in spontaneous intracranial hypotension. *Brain* 2017；140：344-352.

### 7.3.2 無菌性(非感染性)髄膜炎による頭痛〔Headache attributed to aseptic (non-infectious) meningitis〕

Holle D and Obermann M. Headache in drug-induced aseptic meningitis. *Curr Pain Headache Rep* 2015；19：29.

Morís G and Garcia-Monco JC. The challenge of drug-induced aseptic meningitis. *JAMA Intern Med* 2014；174：1511-1512.

### 7.3.5 脳脊髄液リンパ球増加を伴う一過性頭痛および神経学的欠損症候群(HaNDL)〔Syndrome of transient headache and neurological deficits with cerebrospinal fluid lymphocytosis (HaNDL)〕

Bartleson JD, Swanson JW and Whisnant JP. A migrainous syndrome with cerebrospinal fluid pleocytosis. *Neurology* 1981；31：1257-1262.

Berg MJ and Williams LS. The transient syndrome of headache with neurologic deficits and CSF lymphocytosis. *Neurology* 1995；45：1648-1654.

Chapman KM, Szczygielski BI, Toth C, et al. Pseudomigraine with lymphocytic pleocytosis：a calcium channelopathy? Clinical description of 10 cases and genetic analysis of the familial hemiplegic migraine gene CACNA1A. *Headache* 2003；43：892-895.

Fuentes B, Diez Tejedor E, Pascual J, et al. Cerebral blood flow changes in pseudomigraine with pleocytosis analyzed by single photon emission computed tomography. A spreading depression mechanism? *Cephalalgia* 1998；18：570-573.

Fumal A, Vandenheede M, Coppola G, et al. The syndrome of transient headache with neurological deficits and CSF lymphocytosis (HaNDL)：electrophysiological findings suggesting a migrainous pathophysiology. *Cephalalgia* 2005；25：754-758.

Gomez-Aranda F, Canadillas F, Marti-Masso JF, et al. Pseudomigraine with temporary neurological symptoms and lymphocytic pleocytosis：a report of fifty cases. *Brain* 1997；120：1105-1113.

Kürtüncü M, Kaya D, Zuliani L, et al. CACNA1A antibodies associated with headache with neurological deficits and cerebrospinal fluid lymphocytosis (HaNDL). *Cephalalgia* 2013；33：123-129.

Morrison DG, Phuah HK, Reddy AT, et al. Ophthalmologic involvement in the syndrome of headache, neurologic deficits, and cerebrospinal fluid lymphocytosis. *Ophthalmology* 2003；110：115-118.

Parissis D, Ioannidis P, Balamoutsos G, et al. Confusional state in the syndrome of HaNDL. *Headache* 2011；51：1285-1288.

### 7.4.1 脳腫瘍による頭痛〔Headache attributed to intracranial neoplasm〕

Dowman CE and Smith WA. Intracranial tumors：a review of one hundred verified cases. *Arch Neurol Psychiatry* 1928；20：1312-1329.

Forsyth PA and Posner JB. Headaches in patients with brain tumors：a study of 111 patients. *Neurology* 1993；43：1678-1683.

Hamilton W and Kernick D. Clinical features of primary brain tumours：a case-control study using electronic primary care records. *Br J Gen Pract* 2007；57：695-699.

Iversen H, Strange P, Sommer W, et al. Brain tumour headache related to tumour size, and location. *Cephalalgia* 1987；6(Suppl 7)：394-395.

Kernick DP, Ahmed F, Bahra A, et al. Imaging patients with suspected brain tumour：guidance for primary care. *Br J Gen Pract* 2008；58：880-885.

Kirby S. Headache and brain tumours. *Cephalalgia* 2010；30：387-388.

Kunkle EC, Ray BS and Wolff HG. Studies on headache：The mechanisms and significance of the headache associated with brain tumor. *Bull N Y Acad Med* 1942；18：400-422.

Lowry JK, Snyder JJ and Lowry PW. Brain tumors in the elderly：recent trends in a Minnesota cohort study. *Arch Neurol* 1998；55：922-928.

Pfund Z, Szapáry L, Jászberényi O, et al. Headache in intracranial tumors. *Cephalalgia* 1999；19：787-790；discussion in Titus F. Headache in intracranial tumors. *Cephalalgia* 1999；19：765.

Rossi LN and Vassella F. Headache in children with brain tumors. *Childs Nerv Syst* 1989；5：307-309.

Schankin CJ, Ferrari U, Reinisch VM, et al. Characteristics of brain tumour-associated headache. *Cephalalgia* 2007；27：904-911.

Suwanwela N, Phanthumchinda K and Kaoropthum S. Headache in brain tumor：a cross-sectional study. *Headache* 1994；34：435-438.

Valentinis L, Tuniz F, Valent F, et al. Headache attributed to intracranial tumours：a prospective cohort study. *Cephalalgia* 2010；30：389-398.

Vazquez-Barquero A, Ibanez FJ, Herrera S, et al. Isolated headache as the presenting clinical manifestation of intracranial tumors：a prospective study. *Cephalalgia* 1994；14：270-272.

### 7.4.1.1 第三脳室コロイド嚢胞による頭痛〔Headache attributed to colloid cyst of the third ventricle〕

Algin O, Ozmen E and Arslan H. Radiologic manifestations of colloid cysts：a pictorial essay. *Can Assoc Radiol J* 2013；64：56-60.

Brostigen CS, Meling TR, Marthinsen PB, et al. Surgical management of colloid cyst of the third ventricle. *Acta Neurol Scand* 2016；135：484-487.

Byard RW. Variable presentations of lethal colloid cysts. *J Forensic Sci* 2016；61：1538-1540.

Diyora B, Nayak N, Kukreja S, et al. Hemorrhagic colloid cyst：case report and review of the literature. *Asian J Neurosurg* 2013；8：162-165.

Jacob MK, Anand SK and George P. Colloid cyst of the third ventricle presenting with features of Terson's syndrome. *Middle East Afr J Ophthalmol* 2014；21：344-346.

Kone L, Chaichana KL, Rincon-Torroella J, et al. The impact of surgical resection on headache disability and quality of life in patients with colloid cyst. *Cephalalgia* 2016；37：442-451.

Lawrence JE, Nadarajah R, Treger TD, et al. Neuropsychiatric manifestations of colloid cysts：a review of the literature. *Psychiatr Danub* 2015；27（Suppl 1）：S315-320.

Mortimer AM, Bradley MD, Stoodley NG, et al. Thunderclap headache：diagnostic considerations and neuroimaging features. *Clin Radiol* 2013；68：e101-113.

Ravnik J, Bunc G, Grcar A, et al. Colloid cysts of the third ventricle exhibit various clinical presentation：a review of three cases. *Bosn J Basic Med Sci* 2014；14：132-135.

Ronne-Engström E and Popek E. Symptomatic colloid cysts in the third ventricle of monozygotic twins. *Ups J Med Sci* 2015；120：59-62.

Yadav YR, Yadav N, Parihar V, et al. Management of colloid cyst of third ventricle. *Turk Neurosurg* 2015；25：362-371.

## 7.5 髄注による頭痛（Headache attributed to intrathecal injection）

Diener HC, Johansson U and Dodick DW. Headache attributed to non-vascular intracranial disorder. *Handb Clin Neurol* 2010；97：547-587.

Haché M, Swoboda KJ, Sethna N, et al. Intrathecal injections in children with spinal muscular atrophy：Nusinersen Clinical Trial Experience. *J Child Neurol* 2016；31：899-906.

Obermann M, Holle D, Naegel S, et al. Headache attributable to nonvascular intracranial disorders. *Curr Pain Headache Rep* 2011；15：314-323.

Takagi K, Kato K and Kato Y. Treatment of mild traumatic brain injury by epidural saline and oxygen injection：report of two cases. *Acta Neurochir Suppl* 2013；118：293-296.

## 7.6 てんかん発作による頭痛（Headache attributed to epileptic seizure）

Cianchetti C, Pruna D and Ledda MG. Epileptic seizures and headache/migraine：a review of types of association and terminology. *Seizure* 2013；22：679-685.

Förderreuther S, Henkel A, Noachtar S, et al. Headache associated with epileptic seizures：epidemiology and clinical characteristics. *Headache* 2002；42：649-655.

Ito M, Adachi N, Nakamura F, et al. Multi-centre study on post-ictal headache in patients with localization-related epilepsy. *Psychiatry Clin Neurosci* 2002；53：385-389.

Ito M, Adachi N, Nakamura F, et al. Characteristics of postictal headache in patients with partial epilepsy. *Cephalalgia* 2004；24：23-28.

Karaali-Savrun F, Göksan B, Yeni SN, et al. Seizure-related headache in patients with epilepsy. *Seizure* 2002；11：67-69.

Kwan P, Man CBL, Leung H, et al. Headache in patients with epilepsy：a prospective incidence study. *Epilepsia* 2008；49：1099-1102.

Leniger T, Isbruch K, Von den Driesch S, et al. Seizure-associated headache in epilepsy. *Epilepsia* 2001；42：1176-1179.

Schachter SC, Richman K, Loder E, et al. Self-reported characteristics of postictal headaches. *J Epilepsy* 1995；8：41-43.

Schmidt Botha S, Schutte C-M, Olorunju S, et al. Postictal headache in South African adult patients with generalized epilepsy in a tertiary care setting：a cross-sectional study. *Cephalalgia* 2012；30：1495-1501.

Schon F and Blau JN. Post-epileptic headache and migraine. *J Neurol Neurosurg Psychiatr* 1987；50：1148-1152.

Syversten M, Helde G, Stovner LJ, et al. Headache add to the burden of epilepsy. *J Headache Pain* 2007；8：224-230.

Yankovsky AE, Andermann F and Bernasconi A. Characteristics of headache associated with intractable partial epilepsy. *Epilepsia* 2005；46：1241-1245.

## 7.7 キアリ奇形 I 型（CM I）による頭痛〔Headache attributed to Chiari malformation type I（CM I）〕

Abu-Arafeh I and Campbell E. Headache, Chiari malformation type 1 and treatment options. *Arch Dis Child* 2017；102：210-211.

Aiken AH, Hoots JA, Saindane AM, et al. Incidence of cerebellar tonsillar ectopia in idiopathic intracranial hypertension：a mimic of the chiari I malformation. *Am J Neuroradiol* 2012；33：1901-1906.

Banik R, Lin D and Miller NR. Prevalence of chiari I malformation and cerebellar ectopia in patients with pseudotumor cerebri. *J Neurol Sci* 2006；247：71-75.

Batzdorf U, McArthur DL and Bentson JR. Surgical treatment of chiari malformation with and without syringomyelia：experience with 177 adult patients. *J Neurosurg* 2013；118：232-242.

Beretta E, Vetrano IG, Curone M, et al. Chiari malformation-related headache：outcome after surgical treatment. *Neurol Sci* 2017；38：95-98.

Chavez A, Roguski M, Killeen A, et al. Comparison of operative and non-operative outcomes based on surgical selection criteria for patients with chiari I malformations. *J Clin Neurosci* 2014；21：2201-2206.

Chen P-K, Fuh J-L and Wang S-J. Cough headache：a study of 83 consecutive patients. *Cephalalgia* 2009；29：1079-1085.

Curone M, Valentini LG, Vetrano I, et al. Chiari malformation type 1-related headache：the importance of a multidisciplinary study. *Neurol Sci* 2017；38：91-93.

Grazzi L and Usai S. Headache and Chiari malformation in young age：clinical aspects and differential diagnosis.

*Neurol Sci* 2011；32（Suppl 3）：S299-S301.

Kahn EN, Muraszko KM and Maher CO. Prevalence of chiari I malformation and syringomyelia. *Neurosurg Clin N Am* 2015；26：501-507.

Killeen A, Roguski M, Chavez A, et al. Non-operative outcomes in chiari I malformation patients. *J Clin Neurosci* 2015；22：133-138.

Lam S, Auffinger B, Tormenti M, et al. The relationship between obesity and symptomatic chiari I malformation in the pediatric population. *J Pediatr Neurosci* 2015；10：321-325.

Langridge B, Phillips E and Choi D. Chiari malformation type 1：a systematic review of natural history and conservative management. *World Neurosurg* 2017；104：213-219.

Mea E, Chiapparini L, Leone M, et al. Chronic daily headache in the adults：differential diagnosis between symptomatic Chiari I malformation and spontaneous intracranial hypotension. *Neurol Sci* 2011；32（Suppl 3）：S291-S294.

Pascual J, González-Mandly A, Martín R, et al. Headaches precipitated by cough, prolonged exercise or sexual activity：a prospective etiological and clinical study. *J Headache Pain* 2008；9：259-266.

Pascual J, Iglesias F, Oterino A, et al. Cough, exertional, and sexual headaches：an analysis of 72 benign and symptomatic cases. *Neurology* 1996；46：1520-1524.

Raza-Knight S, Mankad K, Prabhakar P, et al. Headache outcomes in children undergoing foramen magnum decompression for chiari I malformation. *Arch Dis Child* 2017；102：238-243.

Toldo I, Tangari M, Mardari R, et al. Headache in children with chiari I malformation. *Headache* 2014；54：899-908.

第2部 二次性頭痛

# 8. 物質またはその離脱による頭痛
## Headache attributed to a substance or its withdrawal

- 8.1 物質の使用または曝露による頭痛(Headache attributed to use of or exposure to a substance)
  - 8.1.1 一酸化窒素(NO)供与体誘発頭痛〔Nitric oxide(NO)donor-induced headache〕
    - 8.1.1.1 即時型一酸化窒素供与体誘発頭痛(Immediate NO donor-induced headache)
    - 8.1.1.2 遅延型一酸化窒素供与体誘発頭痛(Delayed NO donor-induced headache)
  - 8.1.2 ホスホジエステラーゼ(PDE)阻害薬誘発頭痛〔Phosphodiesterase(PDE) inhibitor-induced headache〕
  - 8.1.3 一酸化炭素(CO)誘発頭痛〔Carbon monoxide(CO)-induced headache〕
  - 8.1.4 アルコール誘発頭痛(Alcohol-induced headache)
    - 8.1.4.1 即時型アルコール誘発頭痛(Immediate alcohol-induced headache)
    - 8.1.4.2 遅延型アルコール誘発頭痛(Delayed alcohol-induced headache)
  - 8.1.5 コカイン誘発頭痛(Cocaine-induced headache)
  - 8.1.6 ヒスタミン誘発頭痛(Histamine-induced headache)
    - 8.1.6.1 即時型ヒスタミン誘発頭痛(Immediate histamine-induced headache)
    - 8.1.6.2 遅延型ヒスタミン誘発頭痛(Delayed histamine-induced headache)
  - 8.1.7 カルシトニン遺伝子関連ペプチド(CGRP)誘発頭痛〔Calcitonin gene-related peptide(CGRP)-induced headache〕
    - 8.1.7.1 即時型CGRP誘発頭痛(Immediate CGRP-induced headache)
    - 8.1.7.2 遅延型CGRP誘発頭痛(Delayed CGRP-induced headache)
  - 8.1.8 外因性急性昇圧物質による頭痛(Headache attributed to exogenous acute pressor agent)
  - 8.1.9 頭痛治療薬以外の薬剤の一時的使用による頭痛(Headache attributed to occasional use of non-headache medication)
  - 8.1.10 頭痛治療薬以外の薬剤の長期使用による頭痛(Headache attributed to long-term use of non-headache medication)
  - 8.1.11 その他の物質の使用または曝露による頭痛(Headache attributed to use of or exposure to other substance)
- 8.2 薬剤の使用過多による頭痛(薬物乱用頭痛,MOH)(Medication-overuse headache：MOH)
  - 8.2.1 エルゴタミン乱用頭痛(Ergotamine-overuse headache)
  - 8.2.2 トリプタン乱用頭痛(Triptan-overuse headache)
  - 8.2.3 非オピオイド系鎮痛薬乱用頭痛(Non-opioid analgesic-overuse headache)
    - 8.2.3.1 パラセタモール(アセトアミノフェン)乱用頭痛(Paracetamol(acetaminophen)-overuse headache)
    - 8.2.3.2 非ステロイド性抗炎症薬(NSAID)乱用頭痛(Non-steroidal anti-inflammatory drug(NSAID)-overuse headache)
      - 8.2.3.2.1 アセチルサリチル酸乱用頭痛(Acetylsalicylic acid-overuse headache)
    - 8.2.3.3 その他の非オピオイド系鎮痛薬乱用頭痛(Other non-opioid analgesic-overuse headache)
  - 8.2.4 オピオイド乱用頭痛(Opioid-overuse headache)
  - 8.2.5 複合鎮痛薬乱用頭痛(Combination-analgesic-overuse headache)
  - 8.2.6 単独では乱用に該当しない複数医薬品による薬物乱用頭痛(Medication-overuse headache attributed to multiple drug classes not individually overused)
  - 8.2.7 特定不能または乱用内容未確認の複数医薬品による薬物乱用頭痛(Medication-overuse headache attributed to unspecified or unverified overuse of multiple drug classes)
  - 8.2.8 その他の治療薬による薬物乱用頭痛(Medication-overuse headache attributed to other medication)
- 8.3 物質離脱による頭痛(Headache attributed to substance withdrawal)
  - 8.3.1 カフェイン離脱頭痛(Caffeine-withdrawal headache)
  - 8.3.2 オピオイド離脱頭痛(Opioid-withdrawal headache)
  - 8.3.3 エストロゲン離脱頭痛(Oestrogen-withdrawal headache)
  - 8.3.4 その他の物質の慢性使用からの離脱による頭痛(Headache attributed to withdrawal from chronic use of other substance)

●他疾患にコード化する

7.1.2「代謝・中毒・内分泌に起因する頭蓋内圧亢進による頭痛」,7.3.2「無菌性(非感染性)髄膜炎による頭痛」

# 第2部　二次性頭痛

## 全般的なコメント

### ●一次性頭痛か，二次性頭痛か，またはその両方か？

8.「物質またはその離脱による頭痛」においても，他の疾患に起因する頭痛の一般的な規則が，多少の補整を加えて適用される。

1. **新規の頭痛**が初発し，物質への曝露または離脱と時期的に一致する場合，その物質への曝露または離脱による二次性頭痛としてコード化する。新規の頭痛が，ICHD-3の第1部に分類されている一次性頭痛のいずれかの特徴を有する場合も，これに該当する。

2. ある物質への曝露または離脱と時期的に一致して，一次性頭痛の特徴をもった**以前から存在する頭痛**が慢性化あるいは，**有意に悪化**した場合（通常，頻度や重症度が2倍かそれ以上になることを意味する），物質への曝露あるいは離脱が頭痛の原因となる確証があれば，もともとある一次性頭痛および8.「物質またはその離脱による頭痛」（あるいはそのタイプまたはサブタイプの1つ）の両方として診断する。

3. 薬理学的に活性のある物質の曝露による頭痛のある種のサブフォームは，曝露の数時間後に一次性頭痛の患者のみに発生し，現象的にはその一次性頭痛の型と類似している。これらのメカニズムは異なっており，非生理的刺激に反応すると推定され，それゆえ，二次性とみなされる。一次性頭痛疾患と8.1「物質の使用または曝露による頭痛」の適切なサブフォームの両者が診断されるべきである。

## 緒言

1.「片頭痛」患者は，生理学的にそしておそらく心理学的に種々の内部刺激および外部刺激に過敏に反応する。アルコール，食品，食品添加物，化学薬品および薬剤の摂取および離脱はすべて，感受性の強い個人において片頭痛を誘発または活性化することが報告されている。

頭痛と物質の関連は，しばしば事例的なデータや薬剤の有害事象の報告に基づいている。頭痛との関連の事実は原因を証明しているものでも，その他の病因を考慮する必要性を除外しているものでもない。ありふれたことは高い頻度で発生するので，頭痛と物質への曝露の関係はただ単に偶然かもしれない。頭痛は偶然に発現することもある。頭痛は全身的な疾患の症状である場合もあり，そのような症状の治療のために投与された薬物が頭痛に関連することもある。急性期片頭痛のための治療薬の治験では，特に，頭痛は，随伴症状同様，治療の結果ではなく治療される疾患のもとの症状であるにもかかわらず，有害薬物反応として挙げられている。疾患によっては薬剤に関連した頭痛の素因を作り出している可能性がある。その薬剤も身体状況もそれ単独では頭痛を引き起こすことはないと考えられる。

本章に記載された頭痛性疾患の一般的な診断基準は以下の通りである。

A．Cを満たす頭痛
B．頭痛を起こしうることが知られている物質の使用，曝露，または物質からの離脱がある
C．原因となる証拠として，以下のうち少なくとも2つが示されている
　①物質の使用，曝露または物質からの離脱と時期的に一致して頭痛が発現している
　②以下のうちいずれか
　　a）物質の使用または曝露の停止と時期的に一致して頭痛が有意に改善または消失する
　　b）物質から離脱した後，一定期間内に，頭痛が有意に改善または消失する
　③頭痛が物質の使用，曝露または物質からの離脱に典型的な特徴をもつ
　④原因となる他の証拠が存在する
D．ほかに最適なICHD-3の診断がない

## 8.1 物質の使用または曝露による頭痛

### ●解説

物質の使用または曝露により，即時または数時間以内に起こる頭痛。

## 8. 物質またはその離脱による頭痛

● コメント

　8.1「物質の使用または曝露による頭痛」は，通常の治療の使用もしくは実験的研究における物質の望ましくない効果として出現するか，もしくは毒性物質によって引き起こされる．

　多くの薬物において頭痛が副作用として記録されているが，単に頭痛の高い有病率を反映しているに過ぎないこともしばしばである．二重盲検対照比較試験において，試験薬投与後のほうがプラセボに比し頭痛の発生率が高い場合に，真の副作用とみなすことができる．二重盲検法は薬剤の効果と頭痛との関連性を研究する場合にも実験的に使用されうる．例えば一酸化窒素供与体のような例では，このような研究は一次性頭痛における神経伝達物質のメカニズムの関与をより深く理解する助けとなった．

　一般的には，1.「片頭痛」の患者はその他の人よりもそのような頭痛を引き起こしやすく，2.「緊張型頭痛」および3.1「群発頭痛」の患者でも同様なことが言えるであろう．一酸化窒素供与体やヒスタミンなどのようないくつかの物質は健常ボランティアや片頭痛患者において，即座に頭痛を誘発する．しかしながら一次性頭痛の患者においては，頭痛の誘発物質が血液から除かれた1～数時間後に遅延型頭痛を引き起こす可能性があることも明らかである．

　臨床で使用された物質の頭痛誘発効果の可能性を知ることは，それらの物質を適切に分類するために重要である．個々の物質は頭痛を起こさなくとも，アルコールとジスルフィラムのような組み合わせは頭痛を引き起こす可能性がある．

　逆説的にいうと，アルコールを多量に摂取した後にほとんどの人が経験する頭痛は，過剰な飲酒を抑止する助けになるため，肯定的な特徴といえる．

　一酸化炭素のような毒性効果により頭痛を引き起こす物質については実験的に研究することはできない．したがって，その物質への曝露と頭痛の因果関係はその物質を偶然に使用したり，自殺企図での使用などの臨床例で証明されなくてはならない．

### 8.1.1 一酸化窒素（NO）供与体誘発頭痛

● 解説

　一酸化窒素（NO）供与体への急性曝露により，即時またはしばらくしてから起こる頭痛．頭痛は自然寛解する．

● コメント

　8.1.1「一酸化窒素（NO）供与体誘発頭痛」は典型的には前頭側頭部で拍動性である．すべての一酸化窒素供与体〔例えば亜硝酸アミル（amyl nitrate），四硝酸エリスリチル（erythrityl tetranitrate），四亜硝酸ペンタエリスリチル（pentaerythrityl tetranitrate），ニトログリセリン（glyceryl trinitrate：GTN），一硝酸または二硝酸イソソルビド（isosorbide mononitrate or dinitrate），ニトロプルシドナトリウム（sodium nitroprusside），六硝酸マンニトール（mannitol hexanitrate）など〕はこのサブタイプの頭痛を引き起こす．

　GTNはほとんどの健常人において即時型頭痛を引き起こすが，1.「片頭痛」の患者では，1.1「前兆のない片頭痛」の診断基準を満たす遅発型頭痛をも引き起こす．2.3「慢性緊張型頭痛」の患者では，GTNは2.「緊張型頭痛」の特徴をもつ遅延型頭痛を誘発することが示されている（2.1「稀発反復性緊張型頭痛」もしくは2.2「頻発反復性緊張型頭痛」で同様のことが起こるかどうかは不明である）．これらの遅延型頭痛は曝露後平均5～6時間で発現する．3.1「群発頭痛」の患者は群発期のみで遅延型頭痛を発現する（通常GTNは摂取後1～2時間で群発頭痛発作を誘発する）．

　頭痛はGTNの治療目的で使用した場合の副作用である．慢性的に使用すると，1週間以内に耐性ができ，GTN誘発頭痛はほとんどの患者ではこの期間内に消失する．治療目的で使用したその他の一酸化窒素供与体も頭痛を引き起こす．一硝酸イソソルビドは正式な二重盲検プラセボ対照比較試験の対象となっており，一酸化窒素をゆっくりと放出するためにGTNよりも長時間持続する頭痛を引き起こす．

### 8.1.1.1 即時型一酸化窒素供与体誘発頭痛

#### ● 以前に使用された用語
ニトログリセリン頭痛（nitroglycerine headache），ダイナマイト頭痛（dynamite headache），ホットドッグ頭痛（hot dog headache）

#### ● 診断基準
A．Cを満たすすべての頭痛
B．一酸化窒素供与体が吸収されている
C．原因となる証拠として，以下のすべてが示されている
　①一酸化窒素供与体吸収後1時間以内に頭痛が発現する
　②一酸化窒素放出終了後1時間以内に頭痛が消失する
　③以下の4つの特徴の少なくとも1項目以上を満たす
　　a）両側性
　　b）強さは軽度～中等度
　　c）拍動性
　　d）身体的活動により増悪
D．ほかに最適なICHD-3の診断がない

### 8.1.1.2 遅延型一酸化窒素供与体誘発頭痛

#### ● 診断基準
A．頭痛は，一次性頭痛患者に起こり，その頭痛タイプの特徴をもち，Cを満たす
B．一酸化窒素供与体の吸収
C．原因となる証拠として，以下の両方が示されている
　①一酸化窒素供与体曝露後2～12時間以内で，血液から一酸化窒素が消失後に頭痛が発現した
　②曝露後，72時間以内に頭痛が消失する
D．ほかに最適なICHD-3の診断がない（注❶）

#### ● 注
❶現象的に，8.1.1.2「遅延型一酸化窒素供与体誘発頭痛」は患者がもつ一次性頭痛と類似しているが，薬剤に起因する二次性とみなされる。患者は一次性頭痛と8.1.1.2「遅延型一酸化窒素供与体誘発頭痛」の両者にコードすべきである。

#### ● コメント
8.1.1.2「遅延型一酸化窒素供与体誘発頭痛」は，一次性頭痛患者のみで発症し，現象的にその一次性頭痛の型と類似しているが，メカニズムは異なると推定されている。

### 8.1.2 ホスホジエステラーゼ（PDE）阻害薬誘発頭痛

#### ● 解説
ホスホジエステラーゼ（phosphodiesterase：PDE）阻害薬摂取によって引き起こされ，72時間以内に自然寛解する頭痛。

#### ● 診断基準
A．Cを満たすすべての頭痛
B．ホスホジエステラーゼ（PDE）阻害薬の服用
C．原因となる証拠として，以下のすべてが示されている
　①PDE阻害薬摂取後5時間以内に頭痛発現
　②発現後72時間以内に消失
　③頭痛は以下の4つのうち少なくとも1つの特徴をもつ
　　a）両側性
　　b）強さは軽度～中等度
　　c）拍動性
　　d）身体的活動により増悪
D．ほかに最適なICHD-3の診断がない

#### ● コメント
PDEはcGMP（cyclic guanosine monophosphate）とcAMP（cyclic adenosine monophosphate）を分解する酵素である。PDE-5阻害薬であるシルデナフィル（sildenafil）とジピリダモール（dipyridamole）はcGMPまたはcAMP（あるいはその両方）のレベルを増加させる。この頭痛は通常，緊張型頭痛様であるが，1.「片頭痛」（この副作用について警告を受けるべきである）の患者では1.1「前兆のない片頭痛」の特徴をもつ。

### 8.1.3 一酸化炭素（CO）誘発頭痛

#### ● 以前に使用された用語
倉庫労働者の頭痛（warehouse workers' head-

ache)

- ● 解説
一酸化炭素（CO）への曝露によって引き起こされ，排除後72時間以内に自然消失する頭痛。

- ● 診断基準
A．Cを満たす両側性の頭痛
B．一酸化炭素への曝露が生じている
C．原因となる証拠として，以下のすべてが示されている
　①頭痛は一酸化炭素曝露後12時間以内に発現
　②頭痛の程度は一酸化酸素中毒の重症度により変動
　③頭痛は一酸化炭素が排除されてから，72時間以内に消失
D．ほかに最適なICHD-3の診断がない

- ● コメント
典型的には，一酸化炭素血色素が10〜20％のレベルでは胃腸症状または神経症状を欠く軽度の頭痛が，20〜30％のレベルでは中程度の拍動性頭痛と易刺激性が，30〜40％のレベルでは悪心・嘔吐および霧視を伴う重度の頭痛がみられる。40％を超えるレベルでは，意識が変化するため，通常頭痛を訴えることはない。

頭痛における一酸化炭素中毒の長期の影響に関する十分な研究はないが，慢性一酸化炭素中毒後頭痛のいくつかの証拠がある。

## 8.1.4 アルコール誘発頭痛

- ● 解説
アルコール（通常はアルコール含有飲料の型で）の摂取後，即時またはしばらくしてから起こる頭痛。頭痛は自然寛解する。

### 8.1.4.1 即時型アルコール誘発頭痛

- ● 以前に使用された用語
カクテル頭痛（cocktail headache）

- ● 診断基準
A．Cを満たすすべての頭痛
B．アルコールの摂取が行われている
C．原因となる証拠として，以下のすべてが示されている
　①頭痛はアルコール摂取後，3時間以内に発現した
　②頭痛はアルコール摂取中止後，72時間以内に消失した
　③頭痛は以下の3つの特徴のうち少なくとも1項目を満たす
　　a）両側性
　　b）拍動性
　　c）身体的活動により増悪
D．ほかに最適なICHD-3の診断がない

- ● コメント
8.1.4.1「即時型アルコール誘発頭痛」は8.1.4.2「遅延型アルコール誘発頭痛」よりもはるかにまれである。前者を引き起こすアルコールの有効量はさまざまである。1.「片頭痛」患者は時によっては，ごく少量である可能性があり，また時には非片頭痛患者と同じレベルのアルコール耐性をもつかもしれない。

### 8.1.4.2 遅延型アルコール誘発頭痛

- ● 以前に使用された用語
二日酔い頭痛（hangover headache）

- ● 解説
アルコール（通常はアルコール含有飲料の形で）の摂取後，数時間経過してから生じる頭痛。頭痛は72時間以内に自然消失する。

- ● 診断基準
A．Cを満たすすべての頭痛
B．アルコールの摂取が行われている
C．原因となる証拠として，以下のすべてが示されている
　①頭痛はアルコール摂取後5〜12時間以内に発現する
　②頭痛は発現後72時間以内に自然消失する
　③頭痛は以下の3つの特徴のうち少なくとも1項目を満たす
　　a）両側性
　　b）拍動性
　　c）身体的活動により増悪
D．ほかに最適なICHD-3の診断がない

## 第2部 二次性頭痛

● コメント

8.1.4.2「遅延型アルコール誘発頭痛」は二次性頭痛のなかで最もよくみられる頭痛の1つである。アルコール摂取と同時にしばしば吸入される喫煙におけるニコチンのような添加物が役割を演じているかどうかはいまだ不明である。遅延型頭痛が中毒効果なのか，または8.1.1.2「遅延型一酸化窒素供与体誘発頭痛」に類似したメカニズムが関与しているかは不明である。

### 8.1.5 コカイン誘発頭痛

● 解説

コカイン投与（どのような経路でもよい）によって1時間以内に起こる頭痛。頭痛は72時間以内に自然寛解する。

● 診断基準

A．Cを満たすすべての頭痛
B．コカイン投与が行われている（どのような経路でもよい）
C．原因となる証拠として，以下のすべてが示されている
　①頭痛はコカイン投与後1時間以内に発現する
　②頭痛はコカイン投与後72時間以内に消失する
　③頭痛は以下の4つの特徴のうち少なくとも1項目を満たす
　　a）両側性
　　b）強さは軽度〜中等度
　　c）拍動性
　　d）身体的活動により増悪
D．ほかに最適なICHD-3の診断がない

● コメント

コカインの原則的な投与法は経口〔咀嚼（chewing）〕，経鼻〔吸引（snorting）〕，静脈内〔静注（mainlining）〕そして吸入〔喫煙（smoking）〕である。

### 8.1.6 ヒスタミン誘発頭痛

● 解説

ヒスタミンへの急性曝露により，即時またはしばらくしてから起こる頭痛。頭痛は自然寛解する。

● コメント

ヒスタミンは皮下，吸入または経静脈的に投与されても類似した効果をもつ。このメカニズムは主に$H_1$受容体によって仲介され，メピラミン（mepyramine）によってほぼ完全に阻害される。

ヒスタミンは大多数の人々で即時型頭痛を引き起こすが，1.「片頭痛」患者では，1.1「前兆のない片頭痛」の診断基準を満たす遅延型頭痛も引き起こす。2.「緊張型頭痛」患者では，ヒスタミンは緊張型頭痛の特性をもつ遅延型頭痛を誘発する。これらの遅延型頭痛は曝露後平均5〜6時間後に起こる。3.1「群発頭痛」患者は通常曝露後1〜2時間で，群発期にのみ群発頭痛の特性をもつ遅延型頭痛が発現する。

#### 8.1.6.1 即時型ヒスタミン誘発頭痛

● 診断基準

A．Cを満たすすべての頭痛
B．ヒスタミン投与が行われている
C．原因となる証拠として，以下のすべてが示されている
　①頭痛はヒスタミン吸収後1時間以内に発現する
　②頭痛はヒスタミン吸収停止後1時間以内に消失する
　③頭痛は以下の4つの特徴のうち少なくとも1項目を満たす
　　a）両側性
　　b）強さは軽度〜中等度
　　c）拍動性
　　d）身体的活動により増悪
D．ほかに最適なICHD-3の診断がない

#### 8.1.6.2 遅延型ヒスタミン誘発頭痛

● 診断基準

A．頭痛は，一次性頭痛の患者では，その一次性頭痛タイプの特徴とCを満たす
B．ヒスタミン投与が行われている
C．原因となる証拠として，以下の両方が示されている
　①頭痛はヒスタミン投与後2〜12時間以内

に発現する

②頭痛はヒスタミン投与後72時間以内に消失する

D．ほかに最適なICHD-3の診断がない（**注❶**）

○注
❶ 現象的に，8.1.6.2「遅延型ヒスタミン誘発頭痛」は患者がもつ一次性頭痛と類似しているが，薬剤に起因する二次性とみなされる。患者は一次性頭痛と8.1.6.2「遅延型ヒスタミン誘発頭痛」の両者にコードすべきである。

○コメント
8.1.6.2「遅延型ヒスタミン誘発頭痛」は，一次性頭痛患者のみで発症し，現象的にその一次性頭痛の型と類似しているが，メカニズムは異なると推定されている。

### 8.1.7 カルシトニン遺伝子関連ペプチド（CGRP）誘発頭痛

○解説
カルシトニン遺伝子関連ペプチド（calcitonin gene-related peptide：CGRP）への急性曝露により，即時またはしばらくしてから起こる頭痛。頭痛は自然寛解する。

○コメント
CGRPは点滴で投与されると即時型頭痛を引き起こす。CGRPは1.「片頭痛」患者では，曝露後平均5〜6時間で1.1「前兆のない片頭痛」の診断基準を満たす遅延型頭痛を引き起こす。

開発されている複数のCGRP受容体拮抗薬は片頭痛の急性期治療に有効であることが判明している。

#### 8.1.7.1 即時型CGRP誘発頭痛

○診断基準
A．Cを満たすすべての頭痛
B．カルシトニン遺伝子関連ペプチド（CGRP）投与が行われている
C．原因となる証拠として，以下のすべてが示されている
　①頭痛はCGRP吸収後1時間以内に発現する

　②頭痛はCGRP吸収停止後1時間以内に消失する
　③以下の4つの特徴の少なくとも1項目を満たす
　　a）両側性
　　b）強さは軽度から中等度
　　c）拍動性
　　d）身体的活動により増悪
D．ほかに最適なICHD-3の診断がない

#### 8.1.7.2 遅延型CGRP誘発頭痛

○診断基準
A．頭痛は，1.「片頭痛」患者では，片頭痛の特徴とCを満たす
B．カルシトニン遺伝子関連ペプチド（CGRP）投与が行われている
C．原因となる証拠として，以下の両方が示されている
　①頭痛はCGRP投与後2〜12時間以内に発現する
　②頭痛はCGRP投与停止後72時間以内に消失する
D．ほかに最適なICHD-3の診断がない（**注❶**）

○注
❶ 現象的に，8.1.7.2「遅延型CGRP誘発頭痛」は片頭痛と類似しているが，薬剤に起因する二次性とみなされる。患者は適切な1.「片頭痛」のサブタイプと8.1.7.2「遅延型CGRP誘発頭痛」の両者にコードすべきである。

○コメント
8.1.7.2「遅延型CGRP誘発頭痛」は，1.「片頭痛」患者のみで発症し，現象的にその片頭痛のタイプと類似しているが，メカニズムは異なると推定されている。

### 8.1.8 外因性急性昇圧物質による頭痛

○解説
外因性昇圧物質によって誘発された血圧の急激な上昇によって起こる頭痛。

○診断基準
A．Cを満たすすべての頭痛

B．外因性昇圧物質投与による急激な血圧上昇
C．原因となる証拠として，以下の両方が示されている
　①頭痛は昇圧物質投与後1時間以内に発現する
　②頭痛は昇圧物質投与中断後72時間以内に消失する
D．ほかに最適なICHD-3の診断がない

## 8.1.9 頭痛治療薬以外の薬剤の一時的使用による頭痛

●解説

頭痛治療以外の目的での治療薬の一時的使用後に急性の有害事象として起こる頭痛。

●診断基準

A．Cを満たすすべての頭痛
B．1つ以上の治療薬が頭痛治療以外の目的で使用される
C．原因となる証拠として，以下の両方が示されている
　①頭痛は摂取後数分〜数時間以内に発現する
　②頭痛は摂取停止後72時間以内に消失する
D．ほかに最適なICHD-3の診断がない

●コメント

8.1.9「頭痛治療以外の薬剤の一時的使用による頭痛」は多くの薬物の有害事象として報告されている。以下が最も一般的な原因としてみなされている。アトロピン(atropine)，ジギタリス(digitalis)，ジスルフィラム(disulfiram)，ヒドララジン(hydralazine)，イミプラミン(imipramine)，ニコチン(nicotine)，ニフェジピン(nifedipine)，ニモジピン(nimodipine)，シルデナフィル(sildenafil)。

文献ではこの頭痛の特徴は十分に定義されていないし，おそらく薬物によって異なると思われるが，ほとんどのケースでは頭痛は鈍く，持続性，頭部全体，中等度〜重度の痛みである。

## 8.1.10 頭痛治療薬以外の薬剤の長期使用による頭痛

●他疾患にコード化する

頭痛患者による急性期頭痛治療薬の長期過剰使用の合併症として起こる頭痛は8.2「薬剤の使用過多による頭痛(MOH)」またはそのサブタイプの1つとしてコード化する。

複合経口避妊薬の休止期間に生じる頭痛は8.3.3「エストロゲン離脱頭痛」としてコード化する。

●解説

頭痛治療以外の目的での治療薬の長期使用中に有害事象として発現する頭痛。必ずしも可逆性ではない。

●診断基準

A．月に15日以上存在し，Cを満たす頭痛
B．頭痛治療以外の目的で治療薬が長期使用されている
C．原因となる証拠として，以下の少なくとも2つが示されている
　①頭痛は治療薬摂取の開始と時間的に一致して発現する
　②以下の1つ以上の項目を満たす
　　a）頭痛は治療薬の投与量の増加後に有意に悪化する
　　b）頭痛は治療薬の投与量の減少後に有意に改善もしくは消失する
　　c）頭痛は治療薬の停止後に消失する
　③治療薬は長期使用中に少なくとも一部の人々で頭痛を引き起こすと認識されている
D．ほかに最適なICHD-3の診断がない

●コメント

長期使用中，結果として頭痛に至る投与量と曝露期間は治療薬によってさまざまである。同様に，もしその効果が可逆性であれば消失に必要な時間もさまざまである。

避妊のためやホルモン補充療法として通常使用される外因性ホルモンは頭痛治療薬以外の薬剤である。それゆえ，ホルモン療法中に有害事象とし

## 8．物質またはその離脱による頭痛

て生じた頭痛を8.1.10「頭痛治療薬以外の薬剤の長期使用による頭痛」に含めることにする（以前は8.1.12「外因性ホルモンによる頭痛」としてコード化されていた）。外因性ホルモンの定期的な使用は，片頭痛様頭痛や他の頭痛の頻度の増加もしくは新規発現と関連する。一般的な規則として，頭痛が外因性ホルモンの定期的な使用と時期的に一致して初めて起こったときは，8.1.10「頭痛治療薬以外の薬剤の長期使用による頭痛」としてコード化する。一次性頭痛の特徴をもった以前から存在する頭痛が，外因性ホルモンの定期的な使用と時期的に一致して**慢性化**したり，**有意に悪化**したりする場合（通常，頻度または強度，あるいは両方が2倍以上に増強することを意味する）には，既存の一次性頭痛および8.1.10「頭痛治療薬以外の薬剤の長期使用による頭痛」の両者として診断すべきである。しかし，複合経口避妊薬の休止期間中にのみ生じる頭痛は8.3.3「エストロゲン離脱頭痛」としてコード化する。

その他には，8.1.10「頭痛治療薬以外の薬剤の長期使用による頭痛」は悪性高血圧を引き起こす血管収縮のような薬剤の直接的な薬理学的効果もしくは薬物誘発性頭蓋内圧亢進のような二次的な効果の結果である。後者には蛋白同化ステロイド（anabolic steroids），アミオダロン（amiodarone），炭酸リチウム（lithium carbonate），ナリジクス酸（nalidixic acid），甲状腺ホルモン（thyroid hormone）補充療法，テトラサイクリン（tetracycline）そしてミノサイクリン（minocycline）の長期使用の合併症として認識されている。

### 8.1.11 その他の物質の使用または曝露による頭痛

● 解説

医薬品として認可されてはいないが，治療を意図して，医師もしくは医師ではない者によって与えられた薬草，動物性または他の有機物または無機物を含む上述以外の物質の使用または曝露中，または直後に起こる頭痛。

● 診断基準

A．Cを満たすすべての頭痛

B．上述以外の物質への曝露がある
C．原因となる証拠として，以下の両方が示されている
　①頭痛は曝露後12時間以内に発現する
　②頭痛は曝露後72時間以内に消失する
D．ほかに最適なICHD-3の診断がない

● コメント

8.1.11「その他の物質の使用または曝露による頭痛」は医薬品として認可されていないが治療を意図して，医師もしくは医師でない者によって与えられた薬草，動物性または他の有機物または無機物によって起こる頭痛を含む。それは多数のその他の有機物と無機物に曝露した後に出現していることが報告されている。以下が最も一般的な原因としてみなされている

**無機化合物**：ヒ素（arsenic），ホウ酸塩（borate），臭素酸塩（bromate），塩素酸塩（chlorate），銅（copper），ヨウ素（iodine），鉛（lead），リチウム（lithium），水銀（mercury），トラゾリン塩酸塩（tolazoline hydrochloride）。

**有機化合物**：アニリン（aniline），バルサム（balsam），カンフル（camphor），二硫化炭素（carbon disulfide），四塩化炭素（carbon tetrachloride），クロルデコン（chlordecone），エチレンジアミン四酢酸（ethylenediaminetetraacetic acid：EDTA），ヘプタクロル（heptachlor），硫化水素（hydrogen sulfide），ケロシン（kerosene），長鎖アルコール（long-chain alcohols），メチルアルコール（methyl alcohol），臭化メチル（methyl bromide），ヨードメチル（methyl iodine），ナフタリン（naphthalene），有機リン殺虫剤化合物（organophosphorus compounds）〔パラチオン（parathion），パイレスラム（pyrethrum）〕。

8.1.11「その他の物質の使用または曝露による頭痛」は文献ではこの頭痛の特徴は十分に定義されていないが，ほぼ間違いなく，薬品によって異なる。ほとんどの例で鈍く，頭部全体，持続性，中等度～重度の痛みである。

## 8.2 薬剤の使用過多による頭痛（薬物乱用頭痛，MOH）

### ●以前に使用された用語
薬物誘発頭痛（drug-induced headache），薬物誤用頭痛（medication-misuse headache），反跳性頭痛（rebound headache）

### ●他疾患にコード化する
以前から一次性頭痛をもつ患者が，薬剤の使用過多に関連して，新しいタイプの頭痛が発現したり，または以前から存在する一次性頭痛が著明に悪化して，8.2「薬剤の使用過多による頭痛（MOH）」（またはそのサブタイプの1つ）の診断基準を満たす場合には，この診断と，以前から存在する頭痛の診断の両方を与えられるべきである。1.3「慢性片頭痛」と8.2「薬剤の使用過多による頭痛（MOH）」の両方の診断基準を満たす患者は，両方の診断を与えられるべきである（用語については日本語版 作成にあたって，前付17頁参照）。

### ●解説
以前から一次性頭痛をもつ患者において，急性期または対症的頭痛治療薬を3ヵ月を超えて定期的に乱用（治療薬により1ヵ月に10日以上，または15日以上）した結果として1ヵ月に15日以上起こる頭痛。それは通常（必ずではないが），乱用を中止すると消失する。

### ●診断基準
A．以前から頭痛疾患をもつ患者において，頭痛は1ヵ月に15日以上存在する
B．1種類以上の急性期または対症的頭痛治療薬を3ヵ月を超えて定期的に乱用している（注❶～❸）
C．ほかに最適なICHD-3の診断がない

### ●注
❶患者は，下記の特定の乱用（多用）している薬物と診断基準により，8.2「薬剤の使用過多による頭痛（MOH）」の1つ以上のサブタイプでコード化しなくてはならない。例えば，8.2.2「トリプタン乱用頭痛」の診断基準と8.2.3「非オピオイド系鎮痛薬乱用頭痛」のサブフォームの1つの基準を満たす患者は，これらの両方をコード化しなくてはならない。患者が複合鎮痛薬を乱用しているときは例外で8.2.5「複合鎮痛薬乱用頭痛」にコード化され，複合鎮痛薬を構成している各薬剤の基準によらない。

❷個々の薬物が単独では乱用されない場合であっても，急性期または対症的頭痛治療薬を乱用に合致する方法で多剤併用する患者の場合には，8.2.6「単独では乱用に該当しない複数医薬品による薬物乱用頭痛」にコード化しなくてはならない。

❸急性期または対症的頭痛治療薬を明確に多剤乱用している患者で，それらの名前または量（あるいはその両方）の十分な説明ができない場合は，より有用な情報が得られるまで8.2.7「特定不能または乱用内容未確認の複数医薬品による薬物乱用頭痛」にコード化する。ほとんどすべての患者で，頭痛ダイアリーによる観察が必要である。

### ●コメント
8.2「薬剤の使用過多による頭痛（MOH）」は過剰に使用された治療薬と感受性のある患者の間の相互作用である。既存の一次性頭痛の診断のほとんどは1.「片頭痛」または2.「緊張型頭痛」（あるいはその両方）であり，ほんの少数が3.1.2「慢性群発頭痛」または4.10「新規発症持続性連日性頭痛（NDPH）」のような他の一次性頭痛である。

8.2「薬剤の使用過多による頭痛（MOH）」の診断は臨床的に非常に重要である。多くの国の疫学調査によると，3ヵ月を超えて頭痛が1ヵ月につき15日以上存在する人々の半分以上は8.2「薬剤の使用過多による頭痛（MOH）」である。薬物乱用頭痛の大多数の患者は，乱用薬剤中止後に頭痛が改善し，予防治療に反応を示すという臨床的エビデンスがある。8.2「薬剤の使用過多による頭痛（MOH）」の原因と結果についての単純な助言は，プライマリケアで成功することができる治療の主要な部分である。薬剤の使用過多を予防したり，中止するためには，MOHについて説明するパンフレットのみでしばしば十分である。予防療法は，頻回頭痛の傾向のある患者において特に重要である。

8.2「薬剤の使用過多による頭痛（MOH）」の一

# 8. 物質またはその離脱による頭痛

部の患者の行動は他の薬物依存症でみられる行動と似ており，Severity of Dependence Scale（SDS）のスコアは，頭痛患者における薬剤の使用過多の重要な予測となる。

　下記のさまざまなサブタイプで述べられている診断基準において，乱用と規定された薬剤の使用日数は，正式なエビデンスではなく専門家の意見に基づいている。

　8.2「薬剤の使用過多による頭痛（MOH）」の有病率を推定する人口ベースの横断研究では，頭痛は1ヵ月に15日以上の存在と，急性期または対症的頭痛治療薬の薬物の乱用が共存することにより記録することができるが，以前の頭痛の情報，現在の頭痛または薬物乱用の期間，原因の推定を裏付ける可能性のある情報を十分に収集することはめったにできないと認識されている。結果として，診断基準AおよびBのいずれかまたはその両方が完全に満たされない可能性がある。他のICHD-3診断の基準が満たされていない場合，ICHD-3はこれをコード化していないが，このような症例は薬剤の使用過多による頭痛の疑い〔probable MOH（pMOH）〕と報告すべきである。

## 8.2.1 エルゴタミン乱用頭痛

● 解説

　以前から一次性頭痛をもつ患者において，3ヵ月を超えて，1ヵ月に10日以上，定期的にエルゴタミンを乱用した結果として，1ヵ月に15日以上起こる頭痛。通常（必ずではないが），乱用を中止すると消失する。

● 診断基準

A．8.2「薬剤の使用過多による頭痛（MOH）」の診断基準を満たす頭痛

B．3ヵ月を超えて，1ヵ月に10日以上，定期的にエルゴタミンを摂取している

● コメント

　麦角の生物学的利用率は非常に変動しやすいために，最低用量を定義することは不可能である。

## 8.2.2 トリプタン乱用頭痛

● 解説

　以前から一次性頭痛をもつ患者において，3ヵ月を超えて，1ヵ月に10日以上，定期的にトリプタンを乱用した結果として，1ヵ月に15日以上起こる頭痛。通常（必ずではないが），乱用を中止すると消失する。

● 診断基準

A．8.2「薬剤の使用過多による頭痛（MOH）」の診断基準を満たす頭痛

B．3ヵ月を超えて，1ヵ月に10日以上，定期的に1つ以上のトリプタン（注❶）を摂取している（剤形は問わない）

● 注

❶ トリプタン名は通常括弧内に明記する。

● コメント

　トリプタンの乱用は1.1「前兆のない片頭痛」または1.2「前兆のある片頭痛」の発作頻度を1.3「慢性片頭痛」にまで増加させる可能性がある。これはエルゴタミン乱用よりもトリプタン乱用のほうがより早く起こる証拠がある。

## 8.2.3 非オピオイド系鎮痛薬乱用頭痛

● 解説

　以前から一次性頭痛をもつ患者において，3ヵ月を超えて，1ヵ月に15日以上，定期的に非オピオイド系鎮痛薬を乱用した結果として，1ヵ月に15日以上起こる頭痛。通常（必ずではないが），乱用を中止すると消失する。

● コメント

　8.2.3「非オピオイド系鎮痛薬乱用頭痛」の2つ以上のサブフォームの診断基準を満たす患者は，他のすべての適用する診断をコード化しなくてはならない。

　多くの患者が複数の非オピオイド系鎮痛薬を使用しており，一般的な例はパラセタモール（アセトアミノフェン）と非ステロイド性抗炎症薬（non-steroidal anti-inflammatory drug：NSAID）である。ICHD-3の主旨として，すべての非オピオイド系

鎮痛薬は単一のクラスとみなす。したがって，1ヵ月に累積して15日以上，複数の非オピオイド系鎮痛薬を服用している場合には，8.2.6「単独では乱用に該当しない複数医薬品による薬物乱用頭痛」ではなく，8.2.3「非オピオイド系鎮痛薬乱用頭痛」（括弧内に複数の薬剤名を記載）とする。

### 8.2.3.1 パラセタモール（アセトアミノフェン）乱用頭痛

◉診断基準

A. 8.2「薬剤の使用過多による頭痛（MOH）」の診断基準を満たす頭痛
B. 3ヵ月を超えて，1ヵ月に15日以上定期的にパラセタモール（アセトアミノフェン）を摂取している

### 8.2.3.2 非ステロイド性抗炎症薬（NSAID）乱用頭痛

◉他疾患にコード化する

アセチルサリチル酸はNSAIDであるが，ユニークな活性を有する。したがって，8.2.3.2.1「アセチルサリチル酸乱用頭痛」は別のサブフォームとしてコード化する。

◉診断基準

A. 8.2「薬剤の使用過多による頭痛（MOH）」の診断基準を満たす頭痛
B. 3ヵ月を超えて，1ヵ月に15日以上定期的に1つ以上の（アセチルサリチル酸以外の）非ステロイド性抗炎症薬（NSAIDs）（注❶）を摂取している

◉注

❶ NSAID名は通常括弧内に明記する。

#### 8.2.3.2.1 アセチルサリチル酸乱用頭痛

◉診断基準

A. 8.2「薬剤の使用過多による頭痛（MOH）」の診断基準を満たす頭痛
B. 3ヵ月を超えて，1ヵ月に15日以上定期的にアセチルサリチル酸を摂取している

◉コメント

アセチルサリチル酸はNSAIDであるが，ユニークな活性を有する。したがって，8.2.3.2.1「アセチルサリチル酸乱用頭痛」は別のサブフォームとしてコード化する。

### 8.2.3.3 その他の非オピオイド系鎮痛薬乱用頭痛

◉診断基準

A. 8.2「薬剤の使用過多による頭痛（MOH）」の診断基準を満たす頭痛
B. 3ヵ月を超えて，1ヵ月に15日以上定期的にパラセタモールまたはNSAIDs（アセチルサリチル酸を含む）以外の非オピオイド系鎮痛薬を摂取している

### 8.2.4 オピオイド乱用頭痛

◉診断基準

A. 8.2「薬剤の使用過多による頭痛（MOH）」の診断基準を満たす頭痛
B. 3ヵ月を超えて，1ヵ月に10日以上，定期的に1つ以上のオピオイド（注❶）を摂取している

◉注

❶ オピオイド名は通常括弧内に明記する。

◉コメント

前向き研究では，オピオイド乱用患者は離脱治療の後に，最も高い再発率が示されている。

### 8.2.5 複合鎮痛薬乱用（注❶）頭痛

◉診断基準

A. 8.2「薬剤の使用過多による頭痛（MOH）」の診断基準を満たす頭痛
B. 3ヵ月を超えて，1ヵ月に10日以上定期的に1つ以上の複合鎮痛薬（注❶，❷）を摂取している

◉注

❶ 複合鎮痛薬とは，それぞれが鎮痛作用（例えばパラセタモールとコデイン）や補助的な効果をもつ薬剤（例えばカフェイン）を2つ以上含有している薬物を指す。補助的な効果をもつ薬剤を含まずに，2つの非オピオイド系鎮痛薬（アセチルサリチル酸やパラセタモールのような）だ

けを含む薬剤は，ICHD-3の主旨として，2つの薬剤は単一のクラスに属するので，複合鎮痛薬としてみなさない。
❷複合鎮痛薬名は通常括弧内に明記する。

○コメント
多くの複合鎮痛薬が市販されている。それらは，頭痛患者に広く使用される傾向があり，その結果8.2「薬剤の使用過多による頭痛（MOH）」に非常に一般的に関与している。この理由から，8.2.5「複合鎮痛薬乱用頭痛」は，別にコード化する。
最も一般的に乱用されている複合鎮痛薬は，オピオイド，ブタルビタールまたはカフェイン（あるいはその両方）と非オピオイド系鎮痛薬の複合薬である。

### 8.2.6 単独では乱用に該当しない複数医薬品による薬物乱用頭痛

○診断基準
A．8.2「薬剤の使用過多による頭痛（MOH）」の診断基準を満たす頭痛
B．3ヵ月を超えて，1ヵ月に合計して10日以上定期的に，エルゴタミン，トリプタン，非オピオイド系鎮痛薬またはオピオイド（のいずれか1つ以上）（注❶）の複数の薬剤を摂取しているが，単独では乱用の基準に該当しない（注❷）

○注
❶薬剤名または薬剤の種類は通常括弧内に明記する。
❷単独では乱用の基準に該当しないとは，サブタイプ8.2.1～8.2.5の診断基準Bをいずれも満たさないことを指す。

### 8.2.7 特定不能または乱用内容未確認の複数医薬品による薬物乱用頭痛

○診断基準
A．8.2「薬物の使用過多による頭痛（MOH）」の診断基準を満たす頭痛
B．以下の両方を満たす
　①3ヵ月を超えて，1ヵ月に10日以上定期的に，エルゴタミン，トリプタン，非オピオイド系鎮痛薬，またはオピオイドのうち2つ以上の薬剤を組み合わせて摂取している
　②薬剤の名前，量，または使用の日数では確実には同定できない

○コメント
複数の急性期または対症的頭痛治療薬を明らかに乱用しているが，何を，いつ，どのくらい摂取しているか正確な説明ができない患者に遭遇することはまれでない。数週間にわたる前向きのダイアリーの記録は，その情報を提供するかもしれないが，ただ，そのために明らかに必要な離脱を遅らせるかもしれない。

### 8.2.8 その他の治療薬による薬物乱用頭痛

○診断基準
A．8.2「薬剤の使用過多による頭痛（MOH）」の診断基準を満たす頭痛
B．3ヵ月を超えて，1ヵ月に10日以上，上記（注❶）以外の1つ以上の急性期または対症的頭痛治療薬を定期的に乱用している

○注
❶薬剤名は通常括弧内に明記する。

## 8.3 物質離脱による頭痛

○解説
薬剤やその他の物質を数週間または数ヶ月間継続使用後に中断または曝露によって引き起こされる頭痛。

### 8.3.1 カフェイン離脱頭痛

○解説
2週間を超えて1日200 mgを上回るカフェインの定期的な摂取があり，それが中断された後，24時間以内に発現する頭痛。その後の摂取がなけれ

## 第2部 二次性頭痛

ば，7日以内に自然に消失する。

● 診断基準

A．Cを満たす頭痛
B．2週間を超えて，1日200 mgを超えるカフェイン摂取があり，それが中断または遅延されている
C．原因となる証拠として以下の両方が示される
　①頭痛は最後のカフェイン摂取後24時間以内に発現している
　②以下のいずれかまたはその両方
　　a）頭痛は100 mgのカフェイン摂取により1時間以内に軽快する
　　b）頭痛はカフェインの完全離脱後7日以内に消失している
D．ほかに最適なICHD-3の診断がない

### 8.3.2 オピオイド離脱頭痛

● 解説

3ヵ月を超えて毎日オピオイドを摂取しており，それが中断されたのち，24時間以内に発現する頭痛。さらなる摂取がなければ，7日以内に自然に消失する。

● 診断基準

A．Cを満たす頭痛
B．3ヵ月を超えて毎日オピオイドを摂取しており，それが中断されたもの
C．原因となる証拠として以下の両方が示される
　①頭痛は最後のオピオイドを摂取後24時間以内に発現する
　②頭痛はオピオイドの完全離脱後7日以内に消失する
D．ほかに最適なICHD-3の診断がない

### 8.3.3 エストロゲン離脱頭痛

● 解説

3週間以上，毎日外因性エストロゲンを摂取しており，それが中断（通常は複合経口避妊薬休止期間やエストロゲン補充療法コースまたは補足的エストロゲン終了後）されたのち，5日以内に発現する頭痛または片頭痛。さらなる摂取がなけれ

ば，3日以内に自然に消失する。

● 診断基準

A．Cを満たす頭痛または片頭痛
B．外因性エストロゲンを3週間以上毎日使用しており，それが中断されたもの
C．原因となる証拠として以下の両方が示される
　①最後にエストロゲンを使用後5日以内に頭痛または片頭痛が発現する
　②頭痛または片頭痛は発現3日以内に消失する
D．ほかに最適なICHD-3の診断がない

● コメント

外因性エストロゲンのコース中止後（複合経口避妊薬休止期間やエストロゲン補充療法コースまたは補足的エストロゲン終了後）のエストロゲン離脱は頭痛または片頭痛（あるいはその両方）を引き起こしうる。

### 8.3.4 その他の物質の慢性使用からの離脱による頭痛

● 解説

上記以外の薬物または物質の慢性使用または曝露からの離脱によって引き起こされる頭痛。

● 診断基準

A．Cを満たす頭痛
B．上記以外の物質を3ヵ月を超えて毎日使用しており，それが中断されたもの
C．原因となる証拠として以下の両方が示される
　①頭痛が物質使用からの離脱に時期的に一致して発現している
　②頭痛は物質使用からの完全離脱後3ヵ月以内に消失している
D．ほかに最適なICHD-3の診断がない

● コメント

以下の物質の慢性使用からの離脱後に頭痛を引き起こす可能性があると示唆されているが，十分な証拠はない。コルチコステロイド，三環系抗うつ薬，選択的セロトニン再取り込み阻害薬（SSRI），NSAIDs。
まだ認識されていない他の原因物質があるかもしれない。

## 文献

### 8.1 物質の使用または曝露による頭痛（Headache attributed to use of or exposure to a substance）

Altura BM, Altura BT and Gebrewold A. Alcohol induced spasm of cerebral blood vessels. *J Ment Sci* 2000；104：972-999.

Ashina M, Bendtsen L, Jensen R, et al. Nitric oxide-induced headache in patients with chronic tension-type headache. *Brain* 2000；123：1830-1837.

Askmark H, Lundberg PO and Olsson S. Drug related headache. *Headache* 1989；29：441-444.

Beck HG, Schulze WH and Suter GM. Carbon monoxide - a domestic hazard. *JAMA* 1940；115：1.

Birk S, Kruuse C, Petersen KA, et al. The headache-inducing effect of cilostazol in human volunteers. *Cephalalgia* 2006；26：1304-1309.

Bonnet GF and Nepveux P. Migraine due to tyramine. *Sem Hop* 1971；47：2441-2445.

Brewerton TD, Murphy DL, Lesem MD, et al. Headache responses following m-chlorophenylpiperazine in bulimics and controls. *Headache* 1992；32：217-222.

Cleophas TJ, Niemeyer MG, van der Wall EE, et al. Nitrate-induced headache in patients with stable angina pectoris：beneficial effect of starting on a low dose. *Angiology* 1996；47：679-685.

Cregler LL and Mark H. Medical complications of cocaine abuse. *N Engl J Med* 1986；315：1495-1501.

De Marinis M, Janiri L and Agnoli A. Headache in the use and withdrawal of opiates and other associated substances of abuse. *Headache* 1991；31：159-163.

Dhopesh V, Maany I and Herring C. The relationship of cocaine to headache in polysubstance abusers. *Headache* 1991；31：17-19.

Dhuna A, Pascual-Leone A and Belgrade M. Cocaine-related vascular headaches. *J Neurol Neurosurg Psychiatr* 1991；54：803-806.

Ekbom K. Nitroglycerin as a provocative agent in cluster headache. *Arch Neurol* 1968；19：487-493.

El-Mallakh RS. Marijuana and migraine. *Headache* 1987；27：442-443.

El-Mallakh RS, Kranzler HR and Kamanitz JR. Headaches and psychoactive substance use. *Headache* 1991；31：584-587.

Fanciullacci M, Alessandri M, Figini M, et al. Increase in plasma calcitonin gene-related peptide from the extracerebral circulation during nitroglycerin-induced cluster headache attack. *Pain* 1995；60：119-123.

Forbes HS, Cobb S and Fremont-Smith F. Cerebral edema and headache following carbon monoxide asphyxia. *Arch Neurol Psychiatry* 1924；11：164.

Ghose K and Carrol JD. Mechanisms of tyramine-induced migraine：similarities with dopamine and interactions with disulfiram and propranolol. *Neuropsychiobiol* 1984；12：122-126.

Iversen HK, Nielsen TM, Olesen J, et al. Intravenous nitroglycerin as an experimental model of vascular headache. Basic characteristics. *Pain* 1989；38：17-24.

Krabbe AA and Olesen J. Headache provocation by continuous intravenous infusion of histamine, clinical results and receptor mechanisms. *Pain* 1980；8：253-259.

Kruuse C, Jacobsen TB, Lassen LH, et al. Dipyridamole dilates large cerebral arteries concomitant to headache induction in healthy subjects. *J Cereb Blood Flow Metab* 2000；20：1372-1379.

Kruuse C, Thomsen LL, Birk S, et al. Migraine can be induced by sildenafil without changes in middle cerebral artery diameter. *Brain* 2003；126：241-247.

Kruuse C, Thomsen LL, Jacobsen TB, et al. The phosphodiesterase 5 inhibitor sildenafil has no effect on cerebral blood flow or blood velocity, but nevertheless induces headache in healthy subjects. *J Cereb Blood Flow Metab* 2002；22：1124-1131.

Lassen LH, Thomsen LL and Olesen J. Histamine induces migraine via the H receptor. Support for the NO-hypothesis of migraine. *Neuroreport* 1995；6：1475-1479.

Leon AS, Hunninghake DB, Bell C, et al. Safety of long-term doses of aspartame. *Arch Intern Med* 1989；149：2318-2324.

Leone M, Attanasio A, Croci D, et al. The serotonergic agent m-chlorophenylpiperazine induced migraine attacks：a controlled study. *Neurology* 2000；55：136-139.

Lichten E, Lichten J, Whitty A, et al. The confirmation of a biochemical marker for women's hormonal migraine：the depo-oestradiol challenge test. *Headache* 1996；36：367-371.

Lipton RB, Kwong CM and Solomon S. Headaches in hospitalized cocaine users. *Headache* 1989；29：225-228.

Magos AL, Brewster E, Singh R, et al. The effects of norethisterone in postmenopausal women on oestrogen replacement therapy：a model for the premenstrual syndrome. *Br J Obstet Gynaecol* 1986；93：1290-1296.

Murphree AB, Greenberg LA and Carrol RB. Neuropharmacologic effects of substances other than ethanol in alcoholic beverages. *Fed Proc* 1967；26：1468-1473.

Nappi RE, Cagnacci A, Granella F, et al. Course of primary headaches during hormone replacement therapy. *Maturitas* 2001；38：157-163.

Pepe G, Castelli M, Nazerian P, et al. Delayed neuropsychological sequelae after carbon monoxide poisoning：predictive risk factors in the Emergency Department. A retrospective study. *Scand J Trauma Resusc Emerg Med* 2011；19：16.

Schiffmann SS, Buckley CE, Sampson HA, et al. Aspartame and susceptibility to headache. *N Engl J Med* 1987；317：1181-1185.

Sicuteri F, Bene ED, Poggioni M, et al. Unmasking latent dysnociception in healthy subjects. *Headache* 1987；27：180-185.

Thomsen LL, Kruse C, Iversen HK, et al. A nitric oxide donor triggers genuine migraine attacks. *Eur J Neurol* 1994；1：71-80.

## 8.2 薬剤の使用過多による頭痛（薬物乱用頭痛，MOH）〔Medication-overuse headache（MOH）〕

Aaseth K, Grande RB, Benth JŠ, et al. 3-Year follow-up of secondary chronic headaches. The Akershus study of chronic headache. *Eur J Pain* 2011；15：186-192.

Ala-Hurula V, Myllyla V, Hokkanen E, et al. Tolfenamic acid and ergotamine abuse. *Headache* 1981；21：240-242.

Andersson PG. Ergotamine headache. *Headache* 1975；15：118-121.

Bigal ME, Rapoport AM, Sheftell FD, et al. Transformed migraine and medication overuse in a tertiary headache centre-clinical characteristics and treatment outcomes. *Cephalalgia* 2004；24：483-490.

Diener HC, Dichgans J, Scholz E, et al. Analgesic-induced chronic headache：long-term results of withdrawal therapy. *J Neurol* 1989；236：9-14.

Evers S, Gralow I, Bauer B, et al. Sumatriptan and ergotamine overuse and drug-induced headache：a clinicoepidemiologic study. *Clin Neuropharmacol* 1999；22：201-206.

Find NL, Terlizzi R, Munksgaard SB, et al.；COMOESTAS Consortium. Medication overuse headache in Europe and Latin America：general demographic and clinical characteristics, referral pathways and national distribution of painkillers in a descriptive, multinational, multicenter study. *J Headache Pain* 2016；17：20.

Fritsche G, Frettlöh J, Hüppe M, et al. Prevention of medication overuse in patients with migraine. *Pain* 2010；151：404-413.

Gaist D, Hallas J, Sindrup SH, et al. Is overuse of sumatriptan a problem？ A population-based study. *Eur J Clin Pharmacol* 1996；50：161-165.

Gaist D, Tsiropoulus I, Sindrup SH, et al. Inappropriate use of sumatriptan：population based register and interview study. *BMJ* 1998；316：1352-1353.

Gossop M, Darke S, Griffiths P, et al. The Severity of Dependence Scale（SDS）：psychometric properties of the SDS in English and Australian samples of heroin, cocaine and amphetamine users. *Addiction* 1995；90：607-614.

Grande RB, Aaseth K, Benth JŠ, et al. Reduction in medication-overuse headache after short information. The Akershus study of chronic headache. *Eur J Neurol* 2011；18：129-137.

Grande RB, Aaseth K, Šaltyte Benth J, et al. The Severity of Dependence Scale detects people with medication overuse：the Akershus study of chronic headache. *J Neurol Neurosurg Psychiatry* 2009；80：784-789.

Hering R and Steiner TJ. Abrupt outpatient withdrawal from medication in analgesic-abusing migraineurs. *Lancet* 1991；337：1442-1443.

Katsarava Z, Fritsche G, Muessig M, et al. Clinical features of withdrawal headache following overuse of triptans and other headache drugs. *Neurology* 2001；57：1694-1698.

Kaube H, May A, Diener HC, et al. Sumatriptan misuse in daily chronic headache. *BMJ* 1994；308：1573.

Kristoffersen ES, Straand J, Vetvik KG, et al. Brief intervention for medication-overuse headache in primary care. The BIMOH study：a double-blind pragmatic cluster randomised parallel controlled trial. *J Neurol Neurosurg Psychiatry* 2015；86：505-512.

Kristoffersen ES, Straand J, Vetvik KG, et al. Brief intervention by general practitioners for medication-overuse headache, follow-up after 6 months：a pragmatic cluster-randomised controlled trial. *J Neurol* 2016；263：344-353.

Limmroth V, Katsarava Z, Fritsche G, et al. Headache after frequent use of new 5-HT agonists zolmitriptan and naratriptan. *Lancet* 1999；353：378.

Limmroth V, Katsarava Z, Fritsche G, et al. Features of medication overuse headache following overuse of different acute headache drugs. *Neurology* 2002；59：1011-1014.

Lundqvist C, Grande RB, Aaseth K, et al. Dependence scores predict prognosis of medication overuse headache：a prospective cohort from the Akershus study of chronic headache. *Pain* 2012；153：682-686.

Nicolodi M, Del Bianco PL and Sicuteri F. The way to serotonergic use and abuse in migraine. *Int J Clin Pharmacol Res* 1997；17：79-84.

Rapoport A, Stang P, Gutterman DL, et al. Analgesic rebound headache in clinical practice：data from a physician survey. *Headache* 1996；36：14-19.

Schnider P, Aull S, Baumgartner C, et al. Long-term outcome of patients with headache and drug abuse after inpatient withdrawal：five-year followup. *Cephalalgia* 1996；16：481-485.

Schnider P, Aull S and Feucht M. Use and abuse of analgesics in tension-type headache. *Cephalalgia* 1994；14：162-167.

Seller EM, Busto UE, Kaplan HL, et al. Comparative abuse liability of codeine and naratriptan. *Clin Pharmacol Ther* 1998；63：121.

Tfelt-Hansen P and Krabbe AA. Ergotamine. Do patients benefit from withdrawal？ *Cephalalgia* 1981；1：29-32.

## 8.3 物質離脱による頭痛（Headache attributed to substance withdrawal）

Abbott PJ. Caffeine：a toxicological overview. *Med J Aust* 1986；145：518-521.

Epstein MT, Hockaday JM and Hockaday TDR. Migraine and reproductive hormones through the menstrual cycle. *Lancet* 1975；i：543-548.

Laska EM, Sunshine A, Mueller F, et al. Caffeine as an analgesic adjuvant. *JAMA* 1984；251：1711-1718.

Lichten E, Lichten J, Whitty A, et al. The confirmation of a biochemical marker for women's hormonal migraine：the depo-oestradiol challenge test. *Headache* 1996；36：

367-371.

Silverman K, Evans SM, Strain EC, et al. Withdrawal syndrome after the double-blind cessation of caffeine consumption. *N Engl J Med* 1992；327：1109-1114.

Somerville BW. The role of progesterone in menstrual migraine. *Neurology* 1971；21：853-859.

Somerville BW. The role of estradiol withdrawal in the etiology of menstrual migraine. *Neurology* 1972；22：355-365.

Somerville BW. Estrogen-withdrawal migraine. Ⅰ. Duration of exposure required and attempted prophylaxis by premenstrual estrogen administration. *Neurology* 1975；25：239-244.

Somerville BW. Estrogen-withdrawal migraine. Ⅱ. Attempted prophylaxis by continuous estradiol administration. *Neurology* 1975；25：245-250.

Van Dusseldorp M and Katan MB. Headache caused by caffeine withdrawal among moderate coffee drinkers switched from ordinary to decaffeinated coffee：a 12 week double blind trial. *BMJ* 1990；300：1558-1559.

第2部 二次性頭痛

# 9. 感染症による頭痛
Headache attributed to infection

- 9.1 頭蓋内感染症による頭痛
  (Headache attributed to intracranial infection)
  - 9.1.1 細菌性髄膜炎または髄膜脳炎による頭痛
    (Headache attributed to bacterial meningitis or meningoencephalitis)
    - 9.1.1.1 細菌性髄膜炎または髄膜脳炎による急性頭痛(Acute headache attributed to bacterial meningitis or meningoencephalitis)
    - 9.1.1.2 細菌性髄膜炎または髄膜脳炎による慢性頭痛(Chronic headache attributed to bacterial meningitis or meningoencephalitis)
    - 9.1.1.3 細菌性髄膜炎または髄膜脳炎後の持続性頭痛(Persistent headache attributed to past bacterial meningitis or meningoencephalitis)
  - 9.1.2 ウイルス性髄膜炎または脳炎による頭痛
    (Headache attributed to viral meningitis or encephalitis)
    - 9.1.2.1 ウイルス性髄膜炎による頭痛
      (Headache attributed to viral meningitis)
    - 9.1.2.2 ウイルス性脳炎による頭痛
      (Headache attributed to viral encephalitis)
  - 9.1.3 頭蓋内真菌または他の寄生虫感染による頭痛(Headache attributed to intracranial fungal or other parasitic infection)
    - 9.1.3.1 頭蓋内真菌または他の寄生虫感染による急性頭痛(Acute headache attributed to intracranial fungal or other parasitic infection)
    - 9.1.3.2 頭蓋内真菌または他の寄生虫感染による慢性頭痛(Chronic headache attributed to intracranial fungal or other parasitic infection)
  - 9.1.4 限局性脳感染による頭痛
    (Headache attributed to localized brain infection)
- 9.2 全身性感染症による頭痛
  (Headache attributed to systemic infection)
  - 9.2.1 全身性細菌感染による頭痛(Headache attributed to systemic bacterial infection)
    - 9.2.1.1 全身性細菌感染による急性頭痛
      (Acute headache attributed to systemic bacterial infection)
    - 9.2.1.2 全身性細菌感染による慢性頭痛
      (Chronic headache attributed to systemic bacterial infection)
  - 9.2.2 全身性ウイルス感染による頭痛
    (Headache attributed to systemic viral infection)
    - 9.2.2.1 全身性ウイルス感染による急性頭痛
      (Acute headache attributed to systemic viral infection)
    - 9.2.2.2 全身性ウイルス感染による慢性頭痛
      (Chronic headache attributed to systemic viral infection)
  - 9.2.3 その他の全身性感染症による頭痛
    (Headache attributed to other systemic infection)
    - 9.2.3.1 その他の全身性感染症による急性頭痛
      (Acute headache attributed to other systemic infection)
    - 9.2.3.2 その他の全身性感染症による慢性頭痛
      (Chronic headache attributed to other systemic infection)

● 他疾患にコード化する

　頭部の頭蓋外感染(耳，眼，副鼻腔感染など)による頭痛は，11.「頭蓋骨，頸，眼，耳，鼻，副鼻腔，歯，口またはその他の顔面・頸部の構成組織の障害による頭痛あるいは顔面痛」のタイプあるいはサブタイプとしてコード化する。

## 全般的なコメント

　頭痛，発熱，悪心／嘔吐の三主徴は，9.「感染症による頭痛」を強く示唆する。傾眠や痙攣もまた臨床像の一部である場合はその可能性がさらに大きくなる。

● 一次性頭痛か，二次性頭痛か，またはその両方か？

　9.「感染症による頭痛」においても，他の疾患に起因する頭痛の一般的な規則が，多少の補整を加えて適用される。

1. 新規の頭痛が初発し，感染と時期的に一致する場合，感染による二次性頭痛としてコード化する。新規の頭痛がICHD-3の第1部に分類されている一次性頭痛のいずれかの特徴を有する場合も，これに該当する。
2. 感染と時期的に一致して，一次性頭痛の特徴を有する以前から存在する頭痛が慢性化あるいは有意に悪化した場合(通常，頻度や重症度が2倍かそれ以上になることを意味する)，

その疾患が頭痛の原因となる確証があれば，もともとある一次性頭痛および9.「感染症による頭痛」（またはそのタイプあるいはサブタイプの1つ）の両方として診断する。

● **急性か，慢性か，または持続性か？**

感染症による頭痛は，通常，感染活動期と一致し，感染根絶後の3ヵ月以内に消失する。時に，病原体によっては感染が効果的に治療できず，活動性が存続する。これらの症例では原因が存在するため頭痛は寛解に至らず，3ヵ月後には感染症と頭痛の両者は「**慢性**」と呼ばれる。その他まれに，感染が消失または根絶されたにもかかわらず頭痛が3ヵ月後も寛解しない場合は，（他の二次性頭痛に合わせて）**持続性**と呼ぶ。したがって，感染後頭痛の持続性サブフォームに対して，感染活動期または新たな感染による頭痛に急性および慢性サブフォームを定義して区別した（例えば，9.1.1.1「細菌性髄膜炎または髄膜脳炎による急性頭痛」，または9.1.1.2「細菌性髄膜炎または髄膜脳炎による慢性頭痛」および9.1.1.3「細菌性髄膜炎または髄膜脳炎後の持続性頭痛」）。目的は，おそらくは異なるであろう2つの原因メカニズムと治療アプローチを区別して分類することである。

# 緒言

頭痛は，インフルエンザのような全身性ウイルス感染の随伴症状として起こることが多い。また，敗血症でもよくみられる。その他の全身感染でも，頻度は少ないが頭痛は随伴する。頭蓋内感染では，通常頭痛が最初に現れ，かつ最も高頻度にみられる症状である。頭部全体の頭痛が初発し，局所神経学的徴候または精神状態の変化，全身の不調感または発熱を伴った場合には，項部硬直がなくても頭蓋内感染を考えるべきである。残念ながら頭蓋内感染症に関連する頭痛の良好な前向き研究は行われていない。エビデンスを欠いている場合，9.1「頭蓋内感染症による頭痛」のサブタイプの一部の診断基準は，神経感染症に関する専門的知見を含む専門家のコンセンサスに少なくとも部分的に依存する。

本章における一般的な診断基準は以下の通りで，可能な限り固守する。

A．Cを満たす頭痛
B．頭痛の原因となる感染，または感染の後遺症が診断されている
C．原因となる証拠として，以下のうち少なくとも2項目が示されている
　①頭痛は感染と時期的に一致して発現している
　②以下の項目のいずれか一方または両方を満たす
　　a）頭痛は感染の悪化と並行して有意に悪化している
　　b）頭痛は感染の改善または消失と並行して有意に改善または消失している
　③頭痛は感染症として典型的特徴をもつ
D．ほかに最適なICHD-3の診断がない

## 9.1 頭蓋内感染症による頭痛

● **解説**

頭痛の持続時間はさまざまで，まれに持続し，頭蓋内の細菌，ウイルス，真菌やその他の寄生虫感染またはその後遺症に起因する。

### 9.1.1 細菌性髄膜炎または髄膜脳炎による頭痛

● **解説**

細菌性髄膜炎または髄膜脳炎に起因する持続時間が多様な頭痛。軽度のインフルエンザ様症状で発症する。典型的には急激に発症し，項部硬直，悪心，発熱および精神状態の変化あるいは他の神経症候を伴う。ほとんどの場合，いったん感染が根絶すれば頭痛は軽快するが，まれに持続性となる。

● **診断基準**

A．頭痛はいずれの持続時間でもCを満たす
B．細菌性髄膜炎または髄膜脳炎と診断されている
C．原因となる証拠として，以下のうち少なくとも2項目が示されている
　①頭痛は細菌性髄膜炎または髄膜脳炎の発

症と時期的に一致して発現している
② 頭痛は細菌性髄膜炎または髄膜脳炎の悪化と並行して有意に悪化している
③ 頭痛は細菌性髄膜炎または髄膜脳炎の改善と並行して有意に改善している
④ 頭痛は以下の項目のいずれか一方または両方を満たす
　a）頭部全体
　b）項部領域で，項部硬直を伴う
D．ほかに最適な ICHD-3 の診断がない

○ コメント────────────

　頭痛は，この感染で最もよくみられ，最初に現れる症状である。頭痛が，発熱，精神状態の変化（覚醒度の低下を含む），局所神経学的欠損または全身痙攣発作を伴う場合は，9.1.1「細菌性髄膜炎または髄膜脳炎による頭痛」を疑わなければならない。脳炎の場合，随伴する欠損症状は，言語障害または聴覚障害，複視，身体の一部の感覚消失，筋力低下，上下肢の不全麻痺，幻覚，人格変化，判断力低下，意識障害，突然の重篤な認知症または記銘力障害を含む。

　それにもかかわらず，多くの頭蓋内細菌感染症の場合，厳密に髄膜病変と脳病変を明確に区別することはきわめて困難である。さらに，この区別が治療の評価や選択において異なったアプローチを導くことはない。したがって，細菌性髄膜炎による頭痛および細菌性髄膜脳炎による頭痛は，9.1.1「細菌性髄膜炎または髄膜脳炎による頭痛」の単一のエンティティに含まれる。

　肺炎連鎖球菌，髄膜炎菌，リステリア菌を含むさまざまな細菌が髄膜炎または脳炎の原因となる。免疫抑制（HIV 感染または移植後や慢性免疫抑制治療による）が易感染性と臨床的および生物学的プロファイルに影響を与えるため，免疫学的背景は非常に重要である。

　髄膜に局在する感覚神経終末が細菌感染により直接刺激されると，頭痛が発現する。細菌生成物（毒素），炎症メディエイター（ブラジキニン，プロスタグランジン，サイトカインなど）のほか，炎症により放出される各種物質は直接痛みを引き起こすばかりでなく，痛み感作や神経ペプチド放出も誘導する。脳炎の場合，頭蓋内圧亢進もまた頭痛の発現に関与するかもしれない。ほとんどの場合，頭痛は感染の消失とともに寛解する。しかしながら，感染の活動が数ヵ月間にわたって存続し，慢性頭痛に移行することもある。少数例で，頭痛は原因感染が消失した後に3ヵ月を超えて持続する。感染が完全に根絶するかまたは活動性が存続するかによって病態生理および治療が異なることから，9.1.1「細菌性髄膜炎または髄膜脳炎による頭痛」は3つに区別したサブフォームが以下に記載された。

### 9.1.1.1 細菌性髄膜炎または髄膜脳炎による急性頭痛

○ 診断基準────────────

A．9.1.1「細菌性髄膜炎または髄膜脳炎による頭痛」の診断基準を満たし，かつ B を満たす頭痛
B．頭痛の持続は3ヵ月未満である

### 9.1.1.2 細菌性髄膜炎または髄膜脳炎による慢性頭痛

○ 診断基準────────────

A．9.1.1「細菌性髄膜炎または髄膜脳炎による頭痛」の診断基準を満たし，かつ C を満たす頭痛
B．細菌性髄膜炎または髄膜脳炎は活動性（注❶）が存続するか，または3ヵ月以内に消失している
C．頭痛は3ヵ月を超えて持続している

○ 注────────────

❶ 血液脳関門損傷の証拠の有無によらず MRI で局所性または多巣性の増強効果または持続性の脳脊髄液細胞増多のいずれか1つ以上を示す。

### 9.1.1.3 細菌性髄膜炎または髄膜脳炎後の持続性頭痛

○ 診断基準────────────

A．以前に 9.1.1「細菌性髄膜炎または髄膜脳炎による頭痛」の診断基準を満たし，かつ C を満たす頭痛
B．細菌性髄膜炎または髄膜脳炎は消失している
C．頭痛は細菌性髄膜炎または髄膜脳炎の消失

後，3ヵ月を超えて持続している
D．ほかに最適な ICHD-3 の診断がない

### 9.1.2 ウイルス性髄膜炎または脳炎による頭痛

● 解説

　ウイルス性髄膜炎または脳炎に起因する頭痛は，一般に項部硬直と発熱を伴い，感染の進展に応じて精神状態の変化を含む神経症候を随伴する。

● 診断基準

A．C を満たすすべての頭痛
B．ウイルス性髄膜炎または脳炎と診断されている
C．原因となる証拠として，以下のうち少なくとも 2 項目が示されている
　① 頭痛はウイルス性髄膜炎または脳炎の発症と時期的に一致して発現している
　② 頭痛はウイルス性髄膜炎または脳炎の悪化と並行して有意に悪化している
　③ 頭痛はウイルス性髄膜炎または脳炎の改善と並行して有意に改善している
　④ 頭痛は以下の項目のいずれか一方または両方を満たす
　　a）頭部全体
　　b）項部領域で，項部硬直を伴う
D．ほかに最適な ICHD-3 の診断がない

● コメント

　頭痛が，発熱，項部硬直，光過敏，悪心または嘔吐を伴う場合は，9.1.2「ウイルス性髄膜炎または脳炎による頭痛」を疑わなければならない。

　エンテロウイルス属は，9.1.2「ウイルス性髄膜炎または脳炎による頭痛」のほとんどの症例の原因となるが，アルボウイルス，ポリオウイルス，エコーウイルス，コクサッキーウイルス，単純ヘルペスウイルス，水痘帯状疱疹ウイルス，アデノウイルス，ムンプスやその他さまざまなウイルス因子もまた原因となる。脳脊髄液ポリメラーゼ連鎖反応（polymerase chain reaction：PCR）法により大多数で特異診断が得られる。脳脊髄液 PCR 法による単純ヘルペスウイルス（herpes simplex virus：HSV）1 型または 2 型の検出や HSV-1 および HSV-2 DNA の血清学的陽性は，単純ヘルペス脳炎の診断を推定する。ある症例では，脳脊髄液 PCR 法でヒトヘルペスウイルス（human herpes virus：HHV）6 型または 7 型が検出される。発症後 1 週間で検査を行った場合，PCR 感度は半分以下になるため，偽陰性の原因となる。1 週間後の PCR 検査が陰性である場合は，脳脊髄液/血液抗体比の変動に基づいて診断することができる。

　頭蓋内細菌感染症と同様，ウイルス感染症において髄膜病変と脳病変を厳密に区別することは困難かもしれない。それにもかかわらず，この 2 つの病態は予後診断的に異なり，脳炎の併発で予期はさらに悪化することから，この区別を見出して主張することは重要である。このため，9.1.2.1「ウイルス性髄膜炎による頭痛」と 9.1.2.2「ウイルス性脳炎による頭痛」の別々の診断基準が与えられた。

　加えて，9.1.1「細菌性髄膜炎または髄膜脳炎による頭痛」との相違として，9.1.2「ウイルス性髄膜炎または脳炎による頭痛」の持続性感染後サブフォームは支持するエビデンスがないことから考察されなかった。

#### 9.1.2.1 ウイルス性髄膜炎による頭痛

● 診断基準

A．9.1.2「ウイルス性髄膜炎または脳炎による頭痛」の診断基準を満たす頭痛
B．神経画像検査は脳軟膜にのみ増強効果を示す

#### 9.1.2.2 ウイルス性脳炎による頭痛

● 診断基準

A．9.1.2「ウイルス性髄膜炎または脳炎による頭痛」の診断基準を満たす頭痛
B．以下の項目のいずれか一方または両方を満たす
　① 神経画像検査はびまん性または多巣性脳浮腫（注❶）を示す
　② 少なくとも以下の 1 項目を満たす
　　a）精神状態の変化
　　b）局所神経学的欠損
　　c）痙攣発作

## 第2部　二次性頭痛

○注
❶ 脳軟膜の増強効果を伴う場合がある。

○コメント

痛みは，通常，びまん性で，本質的に前頭葉または後眼窩領域で重度またはきわめて強く，拍動性または圧迫感を呈する。

頭痛が，精神状態の変化（覚醒度の低下を含む），局所神経学的欠損または痙攣発作を伴う場合は，9.1.2.2「ウイルス性脳炎による頭痛」を疑わなければならない。痛みは通常，前頭部または眼窩後部を中心とした頭部全体で，重度またはきわめて重度で，拍動性または圧迫性である。その他，一般に随伴する神経学的欠損として，言語障害または聴覚障害，複視，身体の一部の感覚消失，筋力低下，上下肢の不全麻痺，失調，幻覚，人格変化，意識障害または記銘力障害がある。

### 9.1.3　頭蓋内真菌または他の寄生虫感染による頭痛

○解説

頭蓋内真菌または他の寄生虫感染に起因する持続時間が多様な頭痛。通常，先天性または後天性免疫抑制に関連して認める。ほとんどの場合，いったん感染が根絶すれば頭痛は軽快するが，まれに持続性となる。

○診断基準

A．Cを満たすすべての頭痛
B．頭蓋内真菌または他の寄生虫感染と診断されている
C．原因となる証拠として少なくとも以下の2項目が示される
　① 頭痛は頭蓋内真菌または他の寄生虫感染の発症と時期的に一致して発現している
　② 頭痛は頭蓋内真菌または他の寄生虫感染の悪化と並行して有意に悪化している
　③ 頭痛は頭蓋内真菌または他の寄生虫感染の改善と並行して有意に改善している
　④ 頭痛は進行性で（注❶），以下のいずれか一方または両方を満たす
　　a）頭部全体
　　b）項部領域で，項部硬直を伴う
D．ほかに最適な ICHD-3 の診断がない（注❷）

○注
❶ 臨床症状は，免疫抑制状態と並行して数週間以上にわたって進展する傾向がある。
❷ 早期診断を得るには CT または MRI が最適である。

○コメント

免疫不全である人の頭痛が，発熱，進行する精神状態の変化（覚醒度の低下を含む）または重症化する複数の局所神経学的欠損を伴う場合，そして神経画像検査で脳軟膜の増強効果またはびまん性脳浮腫を認める場合は，9.1.3「頭蓋内真菌または他の寄生虫感染による頭痛」を疑わなければならない。

髄膜炎または脳炎の原因となる真菌にはカンジダ（Candida），アスペルギルス（Aspergillus）およびクリプトコッカス・ネオフォルマンス（Cryptococcus neoformans）が含まれ，寄生虫にはトキソプラズマが含まれる。脳脊髄液培養および脳脊髄液 PCR 検査のほか，その他の脳脊髄液および血液検査には直接的（細胞学的検出，顕微鏡可視化，培養および観察中の生体材料における真菌要素の同定）および間接的な病原体の検出（抗原または他の莢膜要素の同定）を含む。アスペルギルス症の場合，ガラクトマンナン抗原を生体液（血清，気管支肺胞洗浄液または脳脊髄液）から検出することができる。その他の全身性真菌感染症では，血清 1,3-$\beta$-D-グルカンが診断的に有用である。墨汁法はクリプトコッカス莢膜の染色が可能である。

髄膜または脳の真菌感染症および寄生虫感染症は，ほとんどが免疫抑制患者または高齢者で認める点に注目すべきである。特に，以下のグループでは発症リスクを考慮する。

1）有意な好中球減少症（好中球<500 個/mm$^3$）を示す患者
2）同種異型幹細胞移植を受けた患者
3）慢性のステロイド治療（3週間を超えるプレドニゾロン 0.3 mg/kg/日または等価物）を受けている患者
4）免疫抑制薬〔シクロスポリン，TNF（tumor necrosis factor）ブロッカー，モノクローナル抗体，ヌクレオシド類似体〕による治療を受

# 9. 感染症による頭痛

けている，または最近（過去90日以内）受けた患者

5）重度の遺伝性免疫不全の患者

9.1.3「頭蓋内真菌または他の寄生虫感染による頭痛」の持続性感染後サブフォームが発生するが，文献による十分な裏づけはない。A9.1.3.3「頭蓋内真菌または他の寄生虫感染の既往による持続性頭痛」として付録（Appendix）にのみ記載する。

## 9.1.3.1 頭蓋内真菌または他の寄生虫感染による急性頭痛

● 診断基準

A．9.1.3「頭蓋内真菌または他の寄生虫感染による頭痛」の診断基準を満たし，かつBを満たす頭痛

B．頭痛の持続は3ヵ月未満である

## 9.1.3.2 頭蓋内真菌または他の寄生虫感染による慢性頭痛

● 診断基準

A．9.1.3「頭蓋内真菌または他の寄生虫感染による頭痛」の診断基準を満たし，かつBを満たす頭痛

B．頭痛は3ヵ月を超えて持続している

## 9.1.4 限局性脳感染による頭痛

● 解説

頭痛は脳膿瘍，硬膜下膿瘍，感染性肉芽腫または他の限局性感染病変によって引き起こされ，通常，発熱，局所神経学的欠損または精神状態の変化（覚醒度の低下を含む）を伴う。

● 診断基準

A．Cを満たすすべての頭痛

B．限局性脳感染は神経画像検査または検体分析によって証明されている

C．原因となる証拠として，以下のうち少なくとも2項目が示されている

　①頭痛は限局性脳感染の進展と時期的に一致して発現しているか，またはその発見の契機となった

　②頭痛は以下のいずれかによって示される限局性脳感染の悪化と並行して有意に悪化している

　　a）限局性脳感染に起因するほかの臨床症候の悪化

　　b）限局性脳感染の拡大所見（または脳膿瘍の場合の破裂所見）

　③頭痛は限局性脳感染の改善と並行して有意に改善している

　④頭痛は以下の4つの特徴のうち少なくとも1つを満たす

　　a）強さは数時間〜数日にわたり中等度から重度へと徐々に増悪する

　　b）腹圧またはその他のヴァルサルヴァ手技により増悪する

　　c）発熱，悪心または嘔吐のいずれか1つ以上を伴う

　　d）一側性の場合は，限局性脳感染と同側

D．ほかに最適なICHD-3の診断がない

● コメント

脳膿瘍は，通常，嫌気性または時に嫌気性連鎖球菌またはバクテロイドを含むことが多い混合細菌によって引き起こされる。ブドウ球菌は，頭蓋外傷，神経系外科手術または心内膜炎の後で一般的である。腸内細菌は慢性耳感染症でよくみられる。真菌（例えば，アスペルギルス）および原虫〔例えば，HIV感染患者におけるトキソプラズマ・ゴンディ（*Toxoplasma gondii*）〕は膿瘍の原因となり得る。硬膜下膿瘍はしばしば副鼻腔炎または中耳炎に続発する。また，髄膜炎の合併症でもある。脳肉芽腫は，嚢胞症，サルコイドーシス，トキソプラズマ症およびアスペルギルス症に随伴する。

9.1.4「局在性脳感染による頭痛」を引き起こすメカニズムには，直接圧迫，髄膜または動脈組織への刺激，頭蓋内圧亢進および発熱が含まれる。硬膜下膿瘍による頭痛は，特に発熱および髄膜刺激および頭蓋内圧亢進による他の臨床症候を伴う。

## 9.2 全身性感染症による頭痛

● 他疾患にコード化する

全身性感染を伴う髄膜炎または脳炎による頭痛

は，9.1「頭蓋内感染症による頭痛」にコード化する。

●解説

　全身性感染に起因する持続時間が多様な頭痛で，通常は感染による他の臨床症候を伴う。

●コメント

　全身性感染症における頭痛は，通常比較的目立たない症状であり，診断上役立つものではない。このような状況では発熱や全身倦怠感など，その他の全身症状が主体となる。しかし，一部の全身性感染（特にインフルエンザ）では，発熱とその他の症状に並ぶ顕著な症状として頭痛がみられる。全身性感染が髄膜炎または脳炎を随伴する場合は，感染症に起因するいかなる頭痛も 9.1「頭蓋内感染症による頭痛」のサブタイプまたはサブフォームとしてコード化されなければならない。

　感染症における頭痛は，発熱と同時に現れるのが一般的であり，発熱に左右されるように思われる。しかし，発熱がない場合でも頭痛は生じることがある。正確なメカニズムの詳細は今後研究すべき課題である。一方，全身性感染が頭痛を引き起こす要因はさまざまであり，単に発熱や外因性または内因性発熱物質を介した影響でないことが示唆される。頭痛を引き起こすメカニズムには，微生物自体の直接的作用が含まれる。いくつかの細胞（活性化ミクログリアと単球マクロファージ，活性化アストロサイトと血液脳関門および内皮細胞）が，種々の免疫炎症性メディエイター〔サイトカイン，グルタミン酸，シクロオキシゲナーゼ（COX-2）/プロスタグランジン（PGE）E2系，一酸化窒素-誘導型一酸化窒素合成酵素系および活性酸素種系〕とともに関与すると思われる。

## 9.2.1　全身性細菌感染による頭痛

●解説

　頭痛は，髄膜炎または髄膜脳炎がなく，全身性細菌感染による他の臨床症候と関連して生じる。

●診断基準

A．頭痛はいずれの持続時間でも C を満たす
B．以下の両方を満たす
　①全身性細菌感染と診断されている
　②髄膜炎または髄膜脳炎の所見がない
C．原因となる証拠として少なくとも以下の 2 項目が示されている
　①頭痛は全身性細菌感染と時期的に一致して発現している
　②頭痛は全身性細菌感染の悪化と並行して有意に悪化している
　③頭痛は全身性細菌感染の改善または消失と並行して有意に改善または消失している
　④頭痛は以下のいずれか一方または両方を満たす
　　a）頭部全体の痛み
　　b）中等度または重度の強さ
D．ほかに最適な ICHD-3 の診断がない

### 9.2.1.1　全身性細菌感染による急性頭痛

●診断基準

A．9.2.1「全身性細菌感染による頭痛」の診断基準を満たし，かつ B を満たす頭痛
B．頭痛の持続は 3 ヵ月未満である

### 9.2.1.2　全身性細菌感染による慢性頭痛

●診断基準

A．9.2.1「全身性細菌感染による頭痛」の診断基準を満たし，かつ B を満たす頭痛
B．頭痛は 3 ヵ月を超えて持続している

## 9.2.2　全身性ウイルス感染による頭痛

●解説

　頭痛は，髄膜炎または髄膜脳炎がなく，全身性ウイルス感染による他の臨床症候と関連して生じる。

●診断基準

A．頭痛はいずれの持続時間でも C を満たす
B．以下の両方を満たす
　①全身性ウイルス感染と診断されている
　②髄膜炎または脳炎の所見がない
C．原因となる証拠として少なくとも以下の 2 項目が示されている
　①頭痛は全身性ウイルス感染の発症と時期

的に一致して発現している
②頭痛は全身性ウイルス感染の悪化と並行して有意に悪化している
③頭痛は全身性ウイルス感染の改善または消失と並行して有意に改善または消失している
④頭痛は以下のいずれか一方または両方を満たす
　a）頭部全体の痛み
　b）中等度または重度の強さ
D．ほかに最適な ICHD-3 の診断がない

### 9.2.2.1　全身性ウイルス感染による急性頭痛

○診断基準
A．9.2.2「全身性ウイルス感染による頭痛」の診断基準を満たし，かつ B を満たす頭痛
B．頭痛の持続は 3 ヵ月未満である

### 9.2.2.2　全身性ウイルス感染による慢性頭痛

○診断基準
A．9.2.2「全身性ウイルス感染による頭痛」の診断基準を満たし，かつ C を満たす頭痛
B．全身性ウイルス感染は活動性が存続するか，または直近の 3 ヵ月以内に消失している
C．頭痛は 3 ヵ月を超えて持続している

## 9.2.3　その他の全身性感染症による頭痛

○解説
頭痛は，髄膜炎または髄膜脳炎がなく，全身性真菌感染または原虫や寄生虫感染による他の臨床症候と関連して生じる。

○診断基準
A．C を満たすすべての頭痛
B．以下の両方を満たす
①全身性真菌感染，または原虫や寄生虫感染と診断されている
②髄膜炎または髄膜脳炎の所見がない
C．原因となる証拠として少なくとも以下の 2 項目が示されている
①頭痛は全身性感染の発症と時期的に一致して発現している
②頭痛は全身性感染の悪化と並行して有意に悪化している
③頭痛は，全身性感染の改善と並行して有意に改善している
④頭痛は以下のいずれか一方または両方を満たす
　a）頭部全体の痛み
　b）中等度または重度の強さ
D．ほかに最適な ICHD-3 の診断がない

○コメント
これは不均一で不明確な全身性感染症であり，免疫抑制患者や特定の地域で最も多くみられる。ここで該当する最も一般的な真菌は，病原性真菌〔クリプトコッカス・ネオフォルマンス，ヒストプラズマ・カプスラーツム（*Histoplasma capsulatum*）およびコクシジオイデス・イミチス（*Coccidioides immitis*）〕や日和見真菌（カンジダ属，アスペルギルス属およびその他）である。原虫類において，ニューモシスチス・イロヴェチ（*Pneumocystis jirovecii*，原文では *Pneumocystis carinii*）とトキソプラズマ・ゴンディ（*Toxoplasma gondii*）による感染では，頭痛を伴う場合がある。頭痛は，糞線虫（*Strongyloides stercoralis*）でも報告されている。

### 9.2.3.1　その他の全身性感染症による急性頭痛

○診断基準
A．9.2.3「その他の全身性感染症による頭痛」の診断基準を満たし，かつ B を満たす頭痛
B．頭痛の持続は 3 ヵ月未満である

### 9.2.3.2　その他の全身性感染症による慢性頭痛

○診断基準
A．9.2.3「その他の全身性感染症による頭痛」の診断基準を満たし，かつ B を満たす頭痛
B．頭痛は 3 ヵ月を超えて持続している

---

文　献

9.1　頭蓋内感染症による頭痛（Headache attributed to intracranial infection）

Marchioni E, Tavazzi E, Bono G, et al. Headache attributed to infection：observations on the IHS classification （ICHD-Ⅱ）. *Cephalalgia* 2006；26：1427-1433.
Solomon T, Michael BD, Smoth PE, et al. Management of

suspected viral encephalitis in adults – Association of British Neurologists and British Infection Association National Guidelines. *J Infect* 2012；64：347-373.

### 9.1.1　細菌性髄膜炎または髄膜脳炎による頭痛
　　　（Headache attributed to bacterial meningitis or meningoencephalitis）

Bohr V, Hansen B, Kjersen H, et al. Sequelae from bacterial meningitis and their relation to the clinical condition during acute illness, based on 667 questionnaire returns. Part Ⅱ of a three part series. *J Infect* 1983；7：102-110.

Brooks RG, Licitra CM and Peacock MG. Encephalitis caused by *Coxiella burnetii*. *Ann Neurol* 1986；20：91-93.

Drexler ED. Severe headaches. When to worry, what to do. *Postgrad Med* 1990；87：164-170, 173-180.

Francke E. The many causes of meningitis. *Postgrad Med* 1987；82：175-178, 181-183, 187-188.

Gedde-Dahl TW, Lettenstrom GS and Bovre K. Coverage for meningococcal disease in the Norwegian morbidity and mortality statistics. *NIPH Ann* 1980；3：31-35.

Helbok R, Broessner G, Pfausler B, et al. Chronic meningitis. *J Neurol* 2009；256：168-175.

Jones HR and Siekert RG. Neurological manifestation of infective endocarditis. *Brain* 1989；112：1295-1315.

Pachner AR and Steere AC. Neurological findings of Lyme disease. *Yale Biol Med* 1984；57：481-483.

Pachner AR and Steere AC. The triad of neurologic manifestations of Lyme disease：meningitis, cranial neuritis, and radiculoneuritis. *Neurology* 1985；35：47-53.

Tonjum T, Nilsson F, Bruun JH, et al. The early phase of meningococcal disease. *NIPH Ann* 1983；6：175-181.

Van de Beek D, de Gans J, Spanjaard L, et al. Clinical features and prognostic factors in adults with bacterial meningitis. *N Engl J Med* 2004；351：1849-1859.

Zhang SR, Zhang YS and Zhao XD.［Tuberculous meningitis with hydrocephalus：a clinical and CT study］. *Zhonghua Nei Ke Za Zhi* 1989；28：202-204, 205.

### 9.1.2　ウイルス性髄膜炎または脳炎による頭痛
　　　（Headache attributed to viral meningitis or encephalitis）

Ambrose HE, Granerod J, Clewley JP, et al.；UK Aetiology of Encephalitis Study Group. Diagnostic strategy used to establish etiologies of encephalitis in a prospective cohort of patients in England. *J Clin Microbiol* 2011；49：3576-3583.

Davis LE and McLaren LC. Relapsing herpes simplex encephalitis following antiviral therapy. *Ann Neurol* 1983；13：192-195.

Denes E, Labach C, Durox H, et al. Intrathecal synthesis of specific antibodies as a marker of herpes simplex encephalitis in patients with negative PCR. *Swiss Med Wkly* 2010；140：w13107.

Desmond RA, Accortt NA, Talley L, et al. Enteroviral meningitis：natural history and outcome of pleconaril therapy. *Antimicrob Agents Chemother* 2006；50：2409-2414.

Domachowske JB, Cunningham CK, Cummings DL, et al. Acute manifestations and neurologic sequelae of Epstein-Barr virus encephalitis in children. *Pediatr Infect Dis J* 1996；15：871-875.

Domingues RB, Kuster GW, Onuki de Castro FL, et al. Headache features in patients with dengue virus infection. *Cephalalgia* 2006；26：879-882.

Farazmand P, Woolley PD and Kinghorn GR. Mollaret's meningitis and herpes simplex virus type 2 infections. *Int J STD AIDS* 2011；22：306-307.

Kennedy PG. Retrospective analysis of 46 cases of simplex encephalitis seen in Glasgow between 1962 and 1985. *Open J Met* 1988；86：533-540.

Kennedy PG, Adams IH, Graham DI, et al. A clinico-pathological study of herpes simplex encephalitis. *Neuropathol Appl Neurobiol* 1998；14：395-415.

Mutton K and Guiver M. Laboratory techniques for human viral encephalitis diagnosis. *Infect Disord Drug Targets* 2011；11：206-234.

Poneprasert B. Japanese encephalitis in children in northern Thailand. *Southeast Asian J Trop Med Public Health* 1989；20：599-603.

Poulikakos PJ, Sergi EE, Margaritis AS, et al. A case of recurrent benign lymphocytic（Mollaret's）meningitis and review of the literature. *J Infect Public Health* 2010；3：192-195.

Saged JI, Weinstein Mo and Miller DC. Chronic encephalitis possibly due to herpes simplex virus：two cases. *Neurology* 1985；35：1470-1472.

Sauerbrei A and Wutzler P. Laboratory diagnosis of central nervous system infections caused by herpesviruses. *J Clin Virol* 2002；25（Suppl 1）：S45-S51.

Singer JI, Maur PR, Riley JP, et al. Management of central nervous system infections during an epidemic of enteroviral aseptic meningitis. *J Pediatr* 1980；96：559-563.

Takeuchi S, Takasato Y, Masaoka H, et al. Hemorrhagic encephalitis associated with Epstein-Barr virus infection. *J Clin Neurosci* 2010；17：153-154.

### 9.1.3　頭蓋内真菌または他の寄生虫感染による頭痛
　　　（Headache attributed to intracranial fungal or other parasitic infection）

Cochius JI, Burns RJ and Willoughby JO. CNS cryptococcosis：unusual aspects. *Clin Exp Neurol* 1989；26：183-191.

Contini C. Clinical and diagnostic management of toxoplasmosis in the immunocompromised patient. *Parassitologia* 2008；50：45-50.

Drake KW and Adam RD. Coccidioidal meningitis and brain abscesses：analysis of 71 cases at a referral center. *Neurology* 2009；73：1780-1786.

Onishi A, Sugiyama D, Kogata Y, et al. Diagnostic accuracy of serum 1,3-$\beta$-D-glucan for Pneumocystis jiroveci pneumonia, invasive candidiasis, and invasive aspergillosis：systematic review and meta-analysis. *J Clin Microbiol* 2012；50：7-15.

Patil SA, Katyayani S and Arvind N. Significance of antibody detection in the diagnosis of cryptococcal meningitis. *J Immunoassay Immunochem* 2012；33：140-148.

Prandota J. Recurrent headache as the main symptom of acquired cerebral toxoplasmosis in nonhuman immunodeficiency virus-infected subjects with no lymphadenopathy：the parasite may be responsible for the neurogenic inflammation postulated as a cause of different types of headaches. *Am J Ther* 2007；14：63-105.

Singh RR, Chaudhary SK, Bhatta NK, et al. Clinical and etiological profile of acute febrile encephalopathy in eastern Nepal. *Indian J Pediatr* 2009；76：1109-1111.

### 9.1.4 限局性脳感染による頭痛（Headache attributed to localized brain infection）

Chalstrey S, Pfleiderer AG and Moffat DA. Persisting incidence and mortality of sinogenic cerebral abscess：a continuing reflection of late clinical diagnosis. *J R Soc Med* 1991；84：193-195.

Chun CH, Johnson JD, Hofstetter M, et al. Brain abscess：a study of 45 consecutive cases. *Medicine* 1986；65：415-431.

French H, Schaefer N, Keijzers G, et al. Intracranial subdural empyema：a 10-year case series. *Ochsner J* 2014；14：188-194.

Harris LF, Maccubbin DA, Triplett JN, et al. Brain abscess：recent experience at a community hospital. *South Med J* 1985；78：704-707.

Hodges J, Anslow P and Gillet G. Subdural empyema：continuing diagnostic problems in the CT scan era. *QJM* 1986；59：387-393.

Kulay A, Ozatik N and Topucu I. Otogenic intracranial abscesses. *Acta Neurochir*（*Wien*）1990；107：140-146.

Leotta N, Chaseling R, Duncan G, et al. Intracranial suppuration. *J Paediatr Child Health* 2005；41：508-512.

McIntyre PB, Lavercombe PS, Kemp RJ, et al. Subdural and epidural empyema：diagnostic and therapeutic problems. *Med J Aust* 1991；154：653-657.

Sellik JA. Epidural abscess and subdural empyema. *J Am Osteopath Assoc* 1989；89：806-810.

Seven H, Coskun BU, Calis AB, et al. Intracranial abscesses associated with chronic suppurative otitis media. *Eur Arch Otorhinolaryngol* 2005；262：847-851.

Yen PT, Chan ST and Huang TS. Brain abscess：with special reference to otolaryngologic sources of infection. *Otolaryngol Head Neck Surg* 1995；113：15-22.

Yıldırmak T, Gedik H, Simşek F, et al. Community-acquired intracranial suppurative infections：a 15-year report. *Surg Neurol Int* 2014；5：142.

### 9.2 全身性感染症による頭痛（Headache attributed to systemic infection）

Arredondo M, Hackett J, de Bethencourt FR, et al. Prevalence of XMRV infection in different risk populations in Spain. *AIDS Res Hum Retroviruses* 2012；28：1089-1094.

Capelli E, Zola R, Lorusso L, et al. Chronic fatigue syndrome/myalgic encephalomyelitis：an update. *Int J Immunopathol Pharmacol* 2010；23：981-989.

De Marinis M and Welch KM. Headache associated with non-cephalic infections：classification and mechanisms. *Cephalalgia* 1992；12：197-201.

Hou CC, Lin H, Chang CP, et al. Oxidative stress and pyrogenic fever pathogenesis. *Eur J Pharmacol* 2011；667：6-12.

Leligdowicz A, Fischer WA 2nd, Uyeki TM, et al. Ebola virus disease and critical illness. *Crit Care* 2016；20：217.

Saiz JC, Vázquez-Calvo Á, Blázquez AB, et al. Zika virus：the latest newcomer. *Front Microbiol* 2016；7：496.

第2部 二次性頭痛

# 10. ホメオスターシス障害による頭痛
## Headache attributed to disorder of homoeostasis

10.1 低酸素血症あるいは高炭酸ガス血症による頭痛（Headache attributed to hypoxia and/or hypercapnia）
　10.1.1 高山性頭痛（High-altitude headache）
　10.1.2 飛行機頭痛（Headache attributed to aeroplane travel）
　10.1.3 潜水時頭痛（Diving headache）
　10.1.4 睡眠時無呼吸性頭痛（Sleep apnoea headache）
10.2 透析頭痛（Dialysis headache）
10.3 高血圧性頭痛（Headache attributed to arterial hypertension）
　10.3.1 褐色細胞腫による頭痛（Headache attributed to phaeochromocytoma）
　10.3.2 高血圧性脳症のない高血圧性クリーゼによる頭痛（Headache attributed to hypertensive crisis without hypertensive encephalopathy）
　10.3.3 高血圧性脳症による頭痛（Headache attributed to hypertensive encephalopathy）
　10.3.4 子癇前症または子癇による頭痛（Headache attributed to pre-eclampsia or eclampsia）
　10.3.5 自律神経反射障害による頭痛（Headache attributed to autonomic dysreflexia）
10.4 甲状腺機能低下症による頭痛（Headache attributed to hypothyroidism）
10.5 絶食による頭痛（Headache attributed to fasting）
10.6 心臓性頭痛（Cardiac cephalalgia）
10.7 その他のホメオスターシス障害による頭痛（Headache attributed to other disorder of homoeostasis）

● **他疾患にコード化する**

7.1.2「代謝・中毒・内分泌に起因する頭蓋内圧亢進による頭痛」。

## 全般的なコメント

● **一次性頭痛か, 二次性頭痛か, あるいはその両方か？**

10.「ホメオスターシス障害による頭痛」においても, 他の疾患に起因する頭痛の一般的な規則が, 多少の補整を加えて適用される。

1．新規の頭痛が初発し, ホメオスターシス障害と時期的に一致する場合, ホメオスターシスの障害による二次性頭痛としてコード化する。新規の頭痛が, ICHD-3の第1部に分類されている一次性頭痛のいずれかの特徴を有する場合も, これに該当する。

2．ホメオスターシスの障害と時期的に一致して, 一次性頭痛の特徴をもった**以前から存在する頭痛**が慢性化するか, **有意に悪化**した場合（通常, 頻度や重症度が2倍かそれ以上になることを意味する）, その障害が頭痛の原因となる確証があれば, もともとある頭痛と10.「ホメオスターシスの障害による頭痛」（あるいはそのタイプまたはサブタイプの1つ）の両方として診断する。

## 緒言

10.「ホメオスターシスの障害による頭痛」の異なるタイプの原因になるメカニズムは多彩である。それでも, 次のように多くのケースであてはまる一般的な診断基準を提示することができる。

A．頭痛はCを満たす
B．頭痛の原因として明らかとなっているホメオスターシスの障害が, 診断されている
C．原因となる証拠として, 以下のうち少なくとも2項目が示されている
　①頭痛は, ホメオスターシスの障害の発現と時期的に一致して発現している
　②次のうち一方もしくは両方
　　a）頭痛はホメオスターシスの障害が悪化するのと並行して有意に悪化している
　　b）頭痛はホメオスターシスの障害が軽快したのちに有意に改善している
　③頭痛はホメオスターシスの障害の典型的な特徴を有している

D．ほかに最適なICHD-3の診断がない

## 10.1 低酸素血症あるいは高炭酸ガス血症による頭痛

◉解説

低酸素血症または高炭酸ガス血症（あるいはその両方）による頭痛で，一方または両方に曝露される状況で起こる。

◉診断基準

A．Cを満たすすべての頭痛
B．低酸素または高炭酸ガス（あるいはその両方）に曝露されている
C．原因となる証拠として，以下のうち一方もしくは両方
　①頭痛は曝露と時期的に一致して発現している
　②以下のうち一方もしくは両方
　　a）頭痛は低酸素または高炭酸ガス（あるいはその両方）による曝露が増加するのに並行して，有意に悪化している
　　b）頭痛は低酸素または高炭酸ガス（あるいはその両方）が改善するのと並行して，有意に改善している
D．ほかに最適なICHD-3の診断がない

### 10.1.1 高山性頭痛

◉解説

頭痛は，通常両側性で，海抜2,500 mを超えた地点への登山により悪化する。下山後24時間以内に自然に消失する。

◉診断基準

A．Cを満たす頭痛
B．海抜2,500 mを超える地点への登山
C．原因となる証拠として，以下のうち少なくとも2項目が示されている
　①頭痛は登山するのと時期的に一致して発現している
　②以下のうち一方もしくは両方
　　a）頭痛は登山を続けているのと並行して有意に悪化している
　　b）頭痛は海抜2,500 m未満の地点への下山後24時間以内に消失している
　③頭痛は以下の3項目のうち少なくとも2つを有する
　　a）両側性
　　b）軽度か中等度の痛み
　　c）運動負荷，体動，いきみ，咳あるいは前屈により増悪する
D．ほかに最適なICHD-3の診断がない

◉コメント

10.1.1「高山性頭痛」は，高地登山に伴い30％を超える登山者で起こる。1.「片頭痛」の既往，動脈血中の低酸素飽和度，運動負荷に対する易疲労性，24時間に2Lを下回る水分摂取，静脈還流の減少などが危険因子となる。

10.1.1「高山性頭痛」の多くのケースは，パラセタモール（アセトアミノフェン）やイブプロフェンのような単一成分の鎮痛薬で効果がある。しかし，急性高山病（acute mountain sickness：AMS）は，悪心，食欲不振，疲労，光過敏，めまい感，睡眠障害のうち1つ以上を伴う中等度以上の頭痛からなる。アセタゾラミド（125 mgを1日2〜3回服用）とステロイドによってAMSへの感受性が低下する場合がある。他の予防対策として，高地で激しい運動をする場合には，その前に2日間の馴化期間を置く，アルコール摂取を避け，十分に水分補給をすることなどが挙げられる。

海抜1,000 mを超える地点の居住者では，片頭痛の有病率が上昇し，片頭痛患者の重症度も悪化する。その機序は不明であるが10.1.1「高山性頭痛」の機序とは関連がないようである。

### 10.1.2 飛行機頭痛

◉解説

頭痛は，しばしば重症で，通常は片側性で眼窩周囲の自律神経症状を伴わない。飛行機搭乗中に起こりかつ飛行機搭乗が原因で起こる。着陸後は軽快する。

◉診断基準

A．Cを満たす頭痛が少なくとも2回ある
B．患者は飛行機に搭乗している

C．原因となる証拠として，以下のうち少なくとも2項目が示されている
　①頭痛は飛行機搭乗中に発現した
　②以下のうち一方もしくは両方
　　a）頭痛は，離陸後飛行機が上昇するとき，もしくは着陸する前の下降時に一致して悪化している
　　b）頭痛は飛行機が上昇または下降した後，30分以内に自然に改善した
　③頭痛は重症で，以下3項目のうち少なくとも2つを有する
　　a）片側性（注❶）
　　b）眼窩前頭部痛（注❷）
　　c）殴打するような痛み，もしくは刺すような痛み（注❸）
D．ほかに最適なICHD-3の診断がない（注❹）

●注
❶約10％の症例ではフライトにより頭痛側が対側にシフトする。
❷頭頂部へ拡大することもある。
❸拍動（鼓動）も起こる。
❹特に，副鼻腔疾患は除外されなければならない。

●コメント

　最近のスカンジナビア人の調査では，航空機利用旅行者の8.3％にまでこの頭痛を認める。10.1.2「飛行機頭痛」は，患者の90％を超える患者において着陸態勢中に起こる。随伴徴候は30％に認められる。最も多い随伴徴候は落ち着きのなさ（焦燥感）や一側性の流涙である。他の局所性の副交感神経症状や悪心，光過敏・音過敏などは5％未満に認める。この頭痛を認める一部の患者はシュノーケリングや急速な下山によっても頭痛を生じるため，副鼻腔の内外圧の不均衡で生じる可能性がある。

## 10.1.3 潜水時頭痛

●他疾患にコード化する

　1.「片頭痛」，2.「緊張型頭痛」，4.2「一次性運動時頭痛」，4.5「寒冷刺激による頭痛」，4.6.1「頭蓋外からの圧迫による頭痛」，11.2.1「頸原性頭痛」は潜水中に起こる可能性がある。これらの場合，潜水は原因よりも，誘発因子と考えられるので，これらの頭痛はそれぞれの疾患にコード化すべきである。
　潜水をしたときに頸動脈や椎骨動脈解離を起こした場合の頭痛は，6.5.1.1「頸部頸動脈または椎骨動脈の解離による急性頭痛，顔面痛または頸部痛」に分類すべきである。

●解説

　10mより深い潜水で起こる頭痛や，減圧病のない状況で再浮上する際に，しばしば増強される激しい頭痛が起こる。通常，二酸化炭素中毒の症状を伴っている。頭痛は酸素が与えられると即時に減弱する，あるいは，酸素が与えられなかったとしても，潜水終了時より3日以内に自然消失する。

●診断基準

A．Cを満たすすべての頭痛
B．次の両方の項目を満たす
　①水深10mを超えて潜水をしている
　②減圧病の証拠がない
C．原因となる証拠として，以下のうち少なくとも1項目が示されている
　①頭痛は潜水中に発現している
　②以下のうち一方もしくは両方
　　a）頭痛は，潜水している間，悪化している
　　b）以下のうちのいずれか
　　　i．頭痛は，潜水終了から3日以内に自然に消失している
　　　ii．頭痛は，100％酸素で治療後，1時間以内に寛解している
　③以下の二酸化炭素中毒症状のうち少なくとも1項目を伴う頭痛がある
　　a）精神錯乱
　　b）頭部ふらふら感
　　c）協調運動障害
　　d）呼吸困難
　　e）顔面のほてり感
D．ほかに最適なICHD-3の診断がない

●コメント

　低酸素状態を伴わない高炭酸ガス血症が，頭痛と関連するといういくつかの証拠がある。高炭酸

ガス血症（$PaCO_2$ が 50 mmHg 超）は，脳血管平滑筋を弛緩させ，血管拡張および頭蓋内圧の上昇を引き起こすことが知られている。高炭酸ガス血症に伴う頭痛の最もよい臨床例は，10.1.3「潜水時頭痛」である。ダイバーが空気を節約するための間違った方法として意識的に呼吸を止めたり（スキップ呼吸），難破船の狭い通路や洞窟中で浮力の変動を最小限にするため浅い呼吸をしたりすると，二酸化炭素（$CO_2$）が体内に溜まる場合がある。また，ぴったりしたウェットスーツや浮力調整ジャケットによって胸壁の拡張が制限される場合，または，身体運動量に比べて換気が不十分である場合などに，ダイバーの呼吸が意図せずに減ってしまうこともある。激しい運動により二酸化炭素の産生が 10 倍を超えて増加すると，$PaCO_2$ が一時的に 60 mmHg 超に上昇する。10.1.3「潜水時頭痛」は通常，潜水の減圧期または再浮上の際に増悪する。

## 10.1.4 睡眠時無呼吸性頭痛

● 解説

睡眠時無呼吸が原因で朝に発現する頭痛で，通常，両側性で，持続は 4 時間未満である。この疾患は，睡眠時無呼吸の治療が成功すると消失する。

● 診断基準

A．睡眠後の覚醒時に起こり，C を満たす頭痛
B．無呼吸–呼吸低下指数は 5 以上の睡眠時無呼吸が診断されている（注❶）
C．原因となる証拠として，以下のうち少なくとも 2 項目が示されている
　①頭痛は，睡眠時無呼吸発作の発症と一致して発現している
　②以下のうち一方もしくは両方
　　a）頭痛は，睡眠時無呼吸発作と並行して悪化した
　　b）頭痛は，睡眠時無呼吸発作が改善もしくは消失するのと並行して有意に改善したか消失している
　③頭痛は，以下の 3 項目のうち，少なくとも 1 つを有する
　　a）1 ヵ月に 15 日以上発現する
　　b）以下のすべて
　　　ⅰ．両側
　　　ⅱ．圧迫感
　　　ⅲ．悪心，光過敏，音過敏を伴わない
　　c）4 時間以内に消失
D．ほかに最適な ICHD-3 の診断がない（注❷）

● 注

❶ 無呼吸–呼吸低下指数は，無呼吸状態の回数を睡眠時間で割って計算する（軽症，5〜15/時間；中等症，15〜30/時間；重症，>30/時間）。
❷ 診断確定には終夜ポリソムノグラフィーが必要である。

● コメント

10.1.4「睡眠時無呼吸性頭痛」は，以前考えられていたより頻度は少なく，持続時間も長いようである。睡眠時無呼吸患者では，一般の人々に比べて，朝に発現する頭痛が有意に多いが，覚醒時の頭痛は，さまざまな一次性・二次性頭痛，睡眠時無呼吸以外の睡眠性呼吸障害（例えば，ピックウィック症候群，慢性閉塞性肺疾患），その他，睡眠時周期性下肢運動などの一次性睡眠障害でも生じる非特異的な症状である。

10.1.4「睡眠時無呼吸性頭痛」の機序が低酸素血症，高炭酸ガス血症または睡眠障害と関係しているかどうかは不明である。

## 10.2 透析頭痛

● 解説

頭痛は特定の特徴を有しないもので，透析中に起こりかつ透析が原因で起こる。透析終了後 72 時間以内に自然に頭痛は消失する。

● 診断基準

A．C を満たす急性頭痛が少なくとも 3 回以上ある
B．患者は血液透析を受けている
C．原因となる証拠として，以下のうち少なくとも次の 2 項目が示されている
　①頭痛は透析中に発現している
　②以下のうち一方もしくは両方
　　a）頭痛は透析中に悪化している

b）頭痛は透析終了後72時間以内に改善している
　③腎移植の成功後および透析終了後に頭痛が消失する
D．ほかに最適な ICHD-3 の診断がない(**注❶**)

◉注
❶透析によりカフェインが急速に除去されるので，大量にカフェインを摂取する患者では 8.3.1「カフェイン離脱頭痛」を考えるべきである．

◉コメント
10.2「透析頭痛」は通常，低血圧や透析不均衡症候群に伴って発現する．透析不均衡症候群はまず頭痛から始まることがあり，その後意識レベルが低下し，最終的には，痙攣を伴う場合と伴わない場合があるが，昏睡へと進行する．この症候群は比較的まれであり，透析パラメーターを変更することにより防止できる場合もある．

尿素，ナトリウム，マグネシウム，血圧，体重などの変動が 10.2「透析頭痛」の危険因子となりうる．

## 10.3　高血圧性頭痛

◉解説
頭痛はしばしば，両側性で拍動性であり，動脈性高血圧により起こる．通常は収縮期血圧（180 mmHg 以上）または拡張期血圧（120 mmHg）（あるいはその両方）が急激に上昇している間にみられる．血圧が正常化したあとは軽快する．

◉診断基準
A．C を満たすすべての頭痛
B．収縮期血圧が 180 mmHg 以上または拡張期血圧が 120 mmHg 以上（あるいはその両方）の高血圧が認められた
C．原因となる証拠として，以下のうちいずれかもしくは両方が示されている
　①頭痛は，高血圧の発症と時期的に一致して発現している
　②以下のうち一方もしくは両方
　　a）頭痛は，高血圧が悪化するのと並行して有意に悪化している
　　b）頭痛は，高血圧が改善するのと並行して有意に改善している
D．ほかに最適な ICHD-3 の診断がない

◉コメント
軽度（140〜159/90〜99 mmHg）ないし中等度（160〜179/100〜109 mmHg）の慢性高血圧は頭痛を引き起こす要因とはならないと考えられている．中等度の高血圧が頭痛の誘因かどうかについてはそれを裏づけるいくつかの証拠はあるものの，論議が多い．軽度ないし中等度の高血圧患者における携帯型血圧記録でも，24時間中の血圧変動と頭痛の有無の間に明らかな関係は認められていない．

### 10.3.1　褐色細胞腫による頭痛

◉他疾患にコード化する
高血圧性脳症が存在するときは，10.3.3「高血圧性脳症による頭痛」にコード化する．褐色細胞腫と診断されておらず，また，高血圧性脳症がない場合，患者は 10.3.2「高血圧性脳症のない高血圧性クリーゼによる頭痛」の診断基準に合致する場合がある．

◉解説
頭痛発作は，通常，重度で短時間（1時間未満）起こり，褐色細胞腫による発汗や動悸，顔面蒼白，不安症状を伴う．

◉診断基準
A．C を満たす再発する連続性のない短時間の頭痛がある
B．褐色細胞腫が診断されている
C．原因となる証拠として，以下のうち少なくとも2項目が示されている
　①頭痛は褐色細胞腫の発現に一致して発現した，または頭痛が褐色細胞腫の診断の契機となった
　②以下のうち一方もしくは両方
　　a）頭痛は，血圧の急激な上昇と同時に起きる
　　b）個々の頭痛のエピソードは，血圧の正常化とともに寛解する

③頭痛は少なくとも以下の1項目を伴う
  a）発汗
  b）動悸
  c）不安
  d）顔面蒼白
④頭痛は褐色細胞腫の切除後に完全に寛解する

D．ほかに最適なICHD-3の診断がない（注❶）

○注
❶ 褐色細胞腫の診断はカテコールアミンおよびカテコールアミン代謝産物の排泄増加が確認されれば，確定する。また通常，患者が高血圧または症状を呈している際に，24時間蓄尿したサンプルを1回分析することによって，診断を確実にすることが可能である。

○コメント
10.3.1「褐色細胞腫による頭痛」が，患者の51〜80％に発作性頭痛として起こる。

この頭痛はしばしば重症であり，前頭部または後頭部にみられ，一般に拍動性または持続性の頭痛と表現される。この頭痛の重要な特徴は，患者の50％で15分未満，70％で1時間未満と，発作が短時間であることである。関連した特徴としては，恐怖感または不安（あるいはその両方），しばしば死の切迫感，振戦，視覚障害，腹痛または胸痛，悪心，嘔吐，そして時折，異常感覚などが挙げられる。発作中，顔面は蒼白になることも紅潮することもある。

### 10.3.2 高血圧性脳症のない高血圧性クリーゼによる頭痛

○他の疾患にコード化する
10.3.1「褐色細胞腫による頭痛」。

○解説
頭痛は，通常，両側性，拍動性であり，高血圧（収縮期血圧180 mmHg以上および・または拡張期血圧が120 mmHg以上）の発作的上昇による。血圧が正常化されると寛解する。

○診断基準
A．Cを満たす頭痛
B．次の両方を満たす

① 高血圧性クリーゼが起こる（注❶）
② 高血圧性脳症の臨床的特徴は認められない

C．原因となる証拠として，以下のうち少なくとも2項目が示されている
① 頭痛は，高血圧性クリーゼの経過中に発現している
② 以下のうち一方もしくは両方
  a）頭痛は，血圧が上昇するのと並行して有意に悪化している
  b）頭痛は高血圧性クリーゼが改善もしくは消失するのと並行して有意に改善もしくは消失している
③ 頭痛は，以下の3項目のうち少なくとも1つを有する
  a）両側性
  b）拍動性
  c）身体活動により増悪

D．ほかに最適なICHD-3の診断がない

○注
❶ 血圧性クリーゼは収縮期（180 mmHg以上）または拡張期（120 mmHg以上）（あるいはその両方）の発作性血圧上昇と定義される。

○コメント
発作性高血圧は圧受容器反射不全（頸動脈内膜除去後あるいは頸部放射線照射後）に伴って，あるいは腸クロム親和性細胞腫を有する患者でみられる。

### 10.3.3 高血圧性脳症による頭痛

○解説
頭痛は，通常，両側性，拍動性であり，血圧が持続的に180/120 mmHg以上に上昇することが原因であり，錯乱や昏睡，視覚障害，痙攣のような脳症の徴候を伴う。血圧が正常化したあとに症状は改善する。

○診断基準
A．Cを満たす頭痛
B．高血圧性脳症が診断されている
C．原因となる証拠として，以下のうち2項目が示されている

① 頭痛は高血圧性脳症の発現と時期的に一致して発現している
② 以下のうち一方もしくは両方
　a）頭痛は，高血圧性脳症が悪化するのと並行して有意に悪化している
　b）頭痛は，高血圧性脳症が改善もしくは消失するのと並行して有意に改善もしくは消失している
③ 頭痛は，以下の3項目のうち少なくとも2項目を有する
　a）頭部全体の痛み
　b）拍動性
　c）身体活動により増悪
D．ほかに最適なICHD-3の診断がない

● コメント

　高血圧性脳症は，180/120 mmHg以上の持続的な血圧上昇があり，錯乱，意識レベルの低下，全盲状態を含む視覚障害や痙攣のうち少なくとも2症状を示す。高血圧性脳症は，代償性脳血管収縮がもはや血圧上昇による脳の過灌流を防止できなくなった場合に発症すると考えられる。正常な脳循環自動調節能がなくなると，血管内皮の透過性が高まり，脳浮腫が生じる。MRI上でこれはしばしば頭頂-後頭葉白質において最も顕著に現れる。

　慢性高血圧を有する患者の高血圧性脳症では，通常拡張期血圧が120 mmHgを超え，Keith-Wagener-Barker分類のグレードⅢないしⅣの高血圧性網膜症を伴うが，従来正常血圧であった人では160/100 mmHgという低い血圧でも脳症の徴候を呈する場合がある。高血圧性網膜症は，発症時には存在していない場合もある。

　高血圧の要因はどのようなものでも高血圧性脳症の原因になりうる。高血圧性脳症による頭痛は，原因となる基礎疾患にかかわらず，10.3.3「高血圧性脳症による頭痛」にコード化する。

## 10.3.4 子癇前症または子癇による頭痛

● 解説

　頭痛は，通常，両側性，拍動性であり，妊娠中または産褥期に子癇前症，または子癇を伴い発症する。子癇前症または子癇の改善で寛解する。

● 診断基準

A．妊娠または産褥期（出産後4週間まで）の女性に起こり，Cを満たす頭痛
B．子癇前症または子癇が診断されている
C．原因となる証拠として，以下の3項目のうち少なくとも2項目を有する
① 頭痛は子癇前症または子癇が発症するのと時期的に一致して発現している
② 以下のうち一方もしくは両方
　a）頭痛は子癇前症または子癇が悪化するのと並行して有意に悪化している
　b）頭痛は子癇前症または子癇が改善もしくは消失するのに並行して改善または消失している
③ 頭痛は，以下の3項目のうち少なくとも2項目を有する
　a）両側性
　b）拍動性
　c）身体活動により増悪
D．ほかに最適なICHD-3の診断がない

● コメント

　子癇前症や子癇は，母体の広範な免疫活性を伴う強度の炎症反応と関連する。症例報告では子癇が妊娠中と同様に産褥期にも起こるとされているが，胎盤は子癇発症の病態生理学的に重要なものである。

　子癇前症や子癇はさまざまな形で現れる多臓器系障害である。診断には，4時間以上の間隔をおいた2回の血圧測定で高血圧（>140/90 mmHg）が記録されるか，拡張期血圧15 mmHg以上または収縮期血圧30 mmHg以上の血圧上昇があり，さらに24時間の尿中蛋白質排泄量が0.3 gを超えることが必要とされる。加えて，組織浮腫，血小板減少症や肝機能障害が起こる。

## 10.3.5 自律神経反射障害による頭痛

● 解説

　脊髄損傷や自律神経反射障害を有する患者に突然起こる拍動性の重度の頭痛。自律神経反射障害を有する患者では多くの症状のなかで発作性の血圧上昇を示すため生命を脅かす可能性を有してい

る．しばしば膀胱や腸管刺激（感染，膀胱拡張や宿便）が誘因となる．

● 診断基準

A．Cを満たす突発性頭痛がある
B．脊髄損傷や自律神経調節障害の存在があり，基礎値より収縮期血圧 30 mmHg 以上または拡張期血圧 20 mmHg 以上（あるいはその両方）の急激な上昇が記録される
C．原因となる証拠として，以下のうち少なくとも2項目が示されている
　①頭痛は，血圧上昇と時期的に一致して発現している
　②以下のうち一方もしくは両方
　　a）頭痛は，血圧の上昇と並行して有意に悪化している
　　b）頭痛は，血圧の降下と並行して有意に改善している
　③頭痛は，以下の4項目のうち少なくとも2つを有する
　　a）重症の頭痛
　　b）強打性，もしくは鼓動性（拍動性）
　　c）脊髄損傷のレベルより上（頭側）の部位の発汗を伴う
　　d）排尿や排便反射が誘因となる
D．ほかに最適な ICHD-3 の診断がない

● コメント

　脊髄損傷後の自律神経反射障害出現までの時間は，4日〜15年とさまざまである．
　自律神経反射障害が生命をおびやかしているよう場合には，迅速な診断と適切な治療が必須である．典型的には，10.3.5「自律神経反射障害による頭痛」は，突然発症で，いくつかの他の症候，すなわち血圧上昇，心拍数の変化，脊髄損傷レベルより頭側に発汗を伴う激しい頭痛である．これらは，通常は内臓起源の刺激（膀胱拡張，尿道感染，腸管拡張，閉塞や泌尿器外科手技や胃潰瘍など）だけでなく，時に身体起源の刺激（圧迫性潰瘍，巻爪，外傷，外科処置，侵襲的診断手技）など侵害性あるいは非侵害性刺激により誘発される．

## 10.4 甲状腺機能低下症による頭痛

● 他疾患にコード化する

　甲状腺機能低下症が存在する場合頭痛はまた下垂体腺腫の症状の可能性がある．7.4.3「視床下部あるいは下垂体の分泌過多または分泌不全による頭痛」にコード化する．

● 解説

　頭痛は，通常，両側性，非拍動性であり，甲状腺機能低下症を有しており，甲状腺ホルモンが正常化したあとに，症状は寛解する．

● 診断基準

A．Cを満たす頭痛
B．甲状腺機能低下症が診断されている
C．原因となる証拠として，以下のうち少なくとも2項目が示されている
　①頭痛は甲状腺機能低下症の発現と時期的に一致して発現した，または頭痛が甲状腺機能低下症の診断の契機となった
　②以下のうち一方もしくは両方
　　a）頭痛は，甲状腺機能低下症が悪化するのと並行して有意に悪化している
　　b）頭痛は，甲状腺機能低下症が，改善もしくは完治するのと並行して改善，もしくは消失している
　③頭痛は以下の項目の一方もしくは両方
　　a）両側性
　　b）持続性
D．ほかに最適な ICHD-3 の診断がない

● コメント

　甲状腺機能低下症を有する患者のうち約30％に 10.4「甲状腺機能低下症による頭痛」があると推定される．そのメカニズムは不明である．女性に多く，しばしば片頭痛の既往がある．
　10.4「甲状腺機能低下症による頭痛」は，悪心や嘔吐を伴わないと理解されている．一方で最近の研究では下垂体機能低下症の患者が悪心あるいは嘔吐（あるいはその両方）を伴う片側性反復性拍動性頭痛を伴うことが明らかにされた．患者の半数には 1.「片頭痛」の既往がみられたが，その結

果については不明な点があり，今後の研究が必要である。

## 10.5 絶食による頭痛

● 他疾患にコード化する

絶食による片頭痛は，1.「片頭痛」か，またはそのタイプの1つにコード化する。

● 解説

頭部全体の非拍動性の頭痛で，通常，軽度から中等度の痛みである。絶食中に起こりかつ8時間以上の絶食が原因で起こる。食後に消失する。

● 診断基準

A．1.「片頭痛」や片頭痛のどのタイプにも分類されない頭部全体の頭痛であるがCを満たす
B．患者は8時間以上絶食している
C．原因となる証拠として，以下の両方が示されている
　①頭痛は，絶食中に発現している
　②頭痛は，食事後に有意に改善している
D．ほかに最適な ICHD-3 の診断がない（注❶）

● 注

❶10.5「絶食による頭痛」は，典型的には頭部全体の痛みで，非拍動性で，軽度〜中等度の痛みで 1.「片頭痛」の既往を有しているが，頭痛は，1.1「前兆のない片頭痛」に類似している。もし，この疾患の診断基準が合致するならば，その頭痛は，1.1「前兆のない片頭痛」としてコード化すべきである（絶食が誘発因子になる）。

● コメント

10.5「絶食による頭痛」は，一次性頭痛疾患の既往を有する人に有意に多い。頭痛が絶食の結果として発現する確率は絶食の時間が長くなるにつれて高くなる。それにもかかわらず 10.5「絶食による頭痛」は，睡眠時間やカフェイン離脱あるいは低血糖症とは関係ないように思われる。低血糖誘発性脳機能障害の状態で頭痛が発現する場合もあるが，因果関係を裏づける決定的な証拠はない。10.5「絶食による頭痛」は低血糖がなくても発現し，インスリン誘発低血糖が片頭痛患者において頭痛を誘発することはなく，症候性低血糖症

で救急部を受診した患者が頭痛を訴えることはない。

## 10.6 心臓性頭痛

● 解説

片頭痛様の頭痛が，常時ではないが，しばしば運動で悪化したり，心筋虚血中に起こる。それはニトログリセリンにより軽快する。

● 診断基準

A．Cを満たすすべての頭痛
B．急性心筋虚血が診断されている
C．原因となる証拠として，以下のうち少なくとも2項目が示されている
　①頭痛は急性心筋虚血が発症するのと時期的に一致して発現している
　②次のうち一方もしくは両方
　　a）頭痛は心筋虚血が悪化するのと並行して有意に悪化している
　　b）頭痛は，心筋虚血が改善もしくは消失するのと並行して有意に改善，もしくは消失している
　③頭痛は，以下の4つの特徴のうち少なくとも2つを有する
　　a）中等度〜重度の頭痛
　　b）悪心を伴う
　　c）光過敏，音過敏を伴わない
　　d）労作により悪化する
　④頭痛は，ニトログリセリンやその誘導体により軽快する
D．ほかに最適な ICHD-3 の診断がない

● コメント

診断には，トレッドミルあるいは心臓核医学の負荷テストの際に頭痛と同時に発現する心筋虚血について詳細な記録が必要である。しかし，10.6「心臓性頭痛」は安静時に起こることも記載されている。10.6「心臓性頭痛」が見落とされたり，正確に診断されなければ，深刻な結果を招く場合がある。

したがって，この心臓性頭痛と 1.1「前兆のない片頭痛」とを見分けることがきわめて重要であ

る。特に，（トリプタン，エルゴタミン製剤などの）血管収縮薬は，片頭痛の治療に用いられるが，虚血性心疾患の患者には禁忌とされているからである。いずれの疾患も悪心を伴う重度の頭痛を引き起こし，またいずれも，労作が引き金となりうる。片頭痛様頭痛は，ニトログリセリンなどによる狭心症治療が引き金となる場合がある。

## 10.7 その他のホメオスターシス障害による頭痛

● 解説

これまで記載してきた以外のホメオスターシス障害により起こる頭痛。

● 診断基準

A．Cを満たすすべての頭痛
B．これまで記載してきた以外のホメオスターシス障害でかつ頭痛の原因となることが知られているホメオスターシス障害が診断されている
C．原因となる証拠として，以下のうち少なくとも1つが示されている
　①頭痛は，ホメオスターシス障害の出現と時期的に一致して発現している
　②頭痛は，ホメオスターシス障害が悪化するのと並行して有意に悪化している
　③頭痛は，ホメオスターシス障害が改善もしくは消失するのと並行して有意に改善または消失している
D．ほかに最適なICHD-3の診断がない

● コメント

さまざまな全身性疾患および代謝性疾患と頭痛との関係が示されているが，これらの関係について系統的な評価はされておらず，さらに実践的な診断基準を作成するための十分な証拠についても得られていない状況である。

### 文献

Bigal ME and Gladstone J. The metabolic headaches. *Current Pain Headache Rep* 2008；12：292-295.

### 10.1.1　高山性頭痛（High-altitude headache）

Appenzeller O. Altitude headache. *Headache* 1972；12：126-129.

Arngrim N, Schytz HW, Hauge MK, et al. Carbon monoxide may be an important molecule in migraine and other headaches. *Cephalalgia* 2014；34：1169-1180.

Burtscher M, Mairer K, Wille M, et al. Risk factors for high-altitude headache in mountaineers. *Cephalalgia* 2011；31：706-711.

Clarke C. Acute mountain sickness：medical problems associated with acute and subacute exposure to hypobaric hypoxia. *Postgrad Med J* 2006；82：748-753.

Ginsberg MD. Carbon monoxide intoxication：clinical features, neuropathology and mechanisms of injury. *J Toxicol Clin Toxicol* 1985；23：281-288.

Heckerling PS, Leikiin JB, Maturen A, et al. Predictors of occult carbon monoxide poisoning in patients with headache and dizziness. *Ann Intern Med* 1987；107：174-176.

Jafarian S, Gorouhi F and Lotfi J. Reverse association between high-altitude headache and nasal congestion. *Cephalalgia* 2007；27：899-903.

Linde M, Edvinsson L, Manandhar K, et al. Migraine associated with altitude：results from a population-based study in Nepal. *Eur J Neurol* 2017；24：1055-1061.

Lipton RB, Mazer C, Newman LC, et al. Sumatriptan relieves migraine-like headaches associated with carbon monoxide exposure. *Headache* 1997；37：392-395.

Porcelli J and Gugelchuk G. A trek to the top：a review of acute mountain sickness. *J Am Osteopath Assoc* 1995；95：718-720.

Schoonman GG, Sándor PS, Agosti RM, et al. Normobaric hypoxia and nitroglycerin as trigger factors for migraine. *Cephalalgia* 2006；26：816-819.

Serrano-Dueñas M. High-altitude headache. *Expert Rev Neurother* 2007；7：245-248.

Silber E, Sonnenberg P, Collier DJ, et al. Clinical features of headache at altitude：a prospective study. *Neurology* 2003；60：1167-1171.

Wilson MH, Davagnanam I, Holland G, et al. Cerebral venous system and anatomical predisposition to high-altitude headache. *Ann Neurol* 2013；73：381-389.

Wilson MH, Newman S and Imray CH. The cerebral effects of ascent to high altitudes. *Lancet Neurol* 2009；8：175-191.

### 10.1.2　飛行機頭痛（Headache attributed to aeroplane travel）

Berilgen MS and Mungen B. Headache associated with airplane travel：report of six cases. *Cephalalgia* 2006；26：707-711.

Berilgen MS and Mungen B. A new type of headache. Headache associated with airplane travel：preliminary diagnostic criteria and possible mechanisms of aetiopathogenesis. *Cephalalgia* 2011；31：1266-1273.

Bui SB, Petersen T, Poulsen JN, et al. Headaches attributed to airplane travel：a Danish survey. *J Headache Pain* 2016；17：33.

Mainardi F, Lissotto C, Maggioni F, et al. Headache attributed to airplane travel ("Airplane headache").
Clinical profile based on a large case series. *Cephalalgia* 2012；32：592-599.

Mainardi F, Maggioni F and Zanchin G. Aeroplane headache, mountain descent headache, diving ascent headache. Three subtypes of headache attributed to imbalance between intrasinusal and external air pressure? *Cephalalgia*. Epub ahead of print 8 August 2017. DOI：10.1177/0333102417724154.

### 10.1.3　潜水時頭痛（Diving headache）

Cheshire WP and Ott MC Jr. Headache in divers. *Headache* 2001；41：235-247.

Di Fabio R, Vanacore N, Davassi C, et al. Scuba diving is not associated with high prevalence of headache：a cross-sectional study in men. *Headache* 2012；52：385-392.

Edmonds RC, Greene ER, Schoene RB, et al. *Diving and subaquative Medicine, 3rd edition*. Oxford：Butterworth-Heinemann, 1992, 404-406.

Englund M and Risberg J. Self-reported headache during saturation diving. *Aviat Space Environ Med* 2003；74：236-241.

Sliwka U, Kransney JA, Simon SG, et al. Effects of sustained low-level elevations of carbon dioxide on cerebral blood flow and autoregulation of the intracerebral arteries in humans. *Aviat Space Environ Med* 1998；69：299-306.

### 10.1.4　睡眠時無呼吸性頭痛（Sleep apnoea headache）

Alberti A, Mazzotta G, Gallinella E, et al. Headache characteristics in obstructive sleep apnea syndrome and insomnia. *Acta Neurol Scand* 2005；111：309-316.

Aldrich MS and Chauncey JB. Are morning headaches part of obstructive sleep apnea syndrome? *Arch Intern Med* 1990；150：1265-1267.

Chen PK, Fuh JL, Lane HY, et al. Morning headache in habitual snorers：frequency, characteristics, predictors and impacts. *Cephalalgia* 2011；31：829-836.

Goksan B, Gunduz A, Karadeniz D, et al. Morning headache in sleep apnoea：clinical and polysomnographic evaluation and response to nasal continuous positive airway pressure. *Cephalalgia* 2009；29：635-641.

Greenough GP, Nowell PD and Sateia MJ. Headache complaints in relation to nocturnal oxygen saturation among patients with sleep apnea syndrome. *Sleep Med* 2002；3：361-364.

Kristiansen HA, Kvaerner KJ, Akre H, et al. Tension-type headache and sleep apnea in the general population. *J Headache Pain* 2011；12：63-69.

Kristiansen HA, Kvaerner KJ, Akre H, et al. Sleep apnea headache in the general population. *Cephalalgia* 2012；32：451-458.

Loh NK, Dinner DS, Foldvary DO, et al. Do patients with obstructive sleep apnea wake up with headaches? *Arch Intern Med* 1999；159：1765-1768.

Luchesi LM, Speciali JG, Santos-Silva R, et al. Nocturnal awakening with headache and its relationship with sleep disorders in a population sample of adult inhabitants of Sao Paulo City, Brazil. *Cephalalgia* 2010；30：1477-1485.

Mitsikostas DD, Vikelis M and Viskos A. Refractory chronic headache associated with obstructive sleep apnoea syndrome. *Cephalalgia* 2008；28：139-143.

Ozge A, Ozge C, Kaleagasi H, et al. Headache in patients with chronic obstructive pulmonary disease：effects of chronic hypoxemia. *J Headache Pain* 2006；7：37-43.

Poceta JS and Dalessio DJ. Identification and treatment of sleep apnea in patients with chronic headache. *Headache* 1995；35：586-589.

Russell MB, Kristiansen HA and Kvaerner KJ. Headache in sleep apnea syndrome：epidemiology and pathophysiology. *Cephalalgia* 2014；34：752-755.

Suzuki K, Miyamoto M, Miyamoto T, et al. Sleep apnoea headache in obstructive sleep apnoea syndrome patients presenting with morning headache：comparison of the ICHD-2 and ICHD-3 beta criteria. *J Headache Pain* 2015；16：56.

### 10.2　透析頭痛（Dialysis headache）

Antoniazzi AL and Corrado AP. Dialysis headache. *Curr Pain Headache Rep* 2007；11：297-303.

Antoniazzi AL, Bigal ME, Bordini CA, et al. Headache associated with dialysis. The IHS criteria revisited. *Cephalalgia* 2003；23：146-149.

Gksel BK, Torun D, Karaca S, et al. Is low blood magnesium level associated with hemodialysis headache? *Headache* 2006；46：40-45.

Jameson MD and Wiegmann TB. Principles, uses, and complications of hemodialysis. *Med Clin North Am* 1990；74：945-960.

### 10.3　高血圧性頭痛（Headache attributed to arterial hypertension）

Dodick DW. Recurrent short-lasting headache associated with paroxysmal hypertension：a clonidine-responsive syndrome. *Cephalalgia* 2000；20：509-514.

Furlan JC. Headache attributed to autonomic dysreflexia. *Neurology* 2011；77：792-798.

Gipponi S, Venturelli E, Rao R, et al. Hypertension is a factor associated with chronic daily headache. *Neurol Sci* 2010；31(Suppl 1)：171-173.

Gus M, Fuchs FD, Pimentel M, et al. Behavior of ambulatory blood pressure surrounding episodes of headache in mildly hypertensive patients. *Arch Intern Med* 2001；161：252-255.

Kruszewski P, Bieniaszewski L, Neubauer J, et al. Headache in patients with mild to moderate hypertension is generally not associated with simultaneous blood pressure elevation. *J Hypertens* 2000；18：437-444.

Lance JW and Hinterberger H. Symptoms of pheochromocytoma, with particular reference to headache, correlated with catecholamine production. *Arch Neurol* 1976；33：281-288.

Land SH and Donovan T. Pre-eclampsia and eclampsia headache：classification recommendation[letter]．*Cephalalgia* 1999；19：67-69.

Loh KC, Shlossberg AH, Abbott EC, et al. Phaeochromocytoma：a ten-year survey. *Q J Med* 1997；90：51-60.

Mannelli M, Ianni L, Cilotti A, et al. Pheochromocytoma in Italy：a multicentric retrospective study. *Eur J Endocrinol* 1999；141：619-624.

Sousa Melo E, Carrilho Aguiar F and Sampaio Rocha-Filho PA. Dialysis headache：a narrative review. *Headache* 2017；57：161-164.

Thomas JE, Rooke ED and Kvale WF. The neurologists experience with pheochromocytoma. *JAMA* 1966；197：754-758.

Vaughan CJ and Delanty N. Hypertensive emergencies. *Lancet* 2000；356：411-417.

Walker JJ. Pre-eclampsia. *Lancet* 2000；56：1260-1265.

Weiss NS. Relation of high blood pressure to headache, epistaxis, and selected other symptoms. The United States Health Examination Survey of Adults. *N Engl J Med* 1972；287：631-633.

Zampaglione B, Pascale C, Marchisio M, et al. Hypertensive urgencies and emergencies. Prevalence and clinical presentation. *Hypertension* 1996；27：144-147.

### 10.4　甲状腺機能低下症による頭痛（Headache attributed to hypothyroidism）

Amy JR. Tests of thyroid function in chronic headache patients. *Headache* 1987；27：351-353.

Arafah BM, Prunty D, Ybarra J, et al. The dominant role of increased intrasellar pressure in the pathogenesis of hypopituitarism, hyperprolactinemia, and headaches in patients with pituitary adenomas. *J Clin Endocrinol Metab* 2000；85：1789-1793.

Fenichel NM. Chronic headache due to masked hypothyroidism. *Ann Intern Med* 1948；29：456-460.

Levy MJ, Matharu MS, Meeran K, et al. The clinical characteristics of headache in patients with pituitary tumours. *Brain* 2005；128：1921-1930.

Lima Carvalho MF, de Medeiros JS and Valença MM. Headache in recent onset hypothyroidism：prevalence, characteristics and outcome after treatment with levothyroxine. *Cephalalgia* 2017；37：938-946.

Moreau T. Headache in hypothyroidism. Prevalence and outcome under thyroid hormone therapy. *Cephalalgia* 1988；18：687-689.

### 10.5　絶食による頭痛（Headache attributed to fasting）

Dalton K. Food intake prior to migraine attacks. Study of 2,313 spontaneous attacks. *Headache* 1975；15：188-193.

Dexter JD, Roberts J and Byer JA. The five hour glucose tolerance test and effect of low sucrose diet in migraine. *Headache* 1978；18：91-94.

Malouf R and Brust JCM. Hypoglycemia：causes, neurological manifestations, and outcome. *Ann Neurol* 1985；17：421-430.

Mosek AC and Korczyn AD. Yom Kippur headache. *Neurology* 1995；45：1953-1955.

Pearce J. Insulin induced hypoglycaemia in migraine. *J Neurol Neurosurg Psychiatry* 1971；34：154-156.

Service FJ. Hypoglycemic disorders. In：Wyngaarden JB, Smith LH and Bennett JC(eds) *Cecil textbook of medicine, 18th edition*. Philadelphia：WB Saunders, 1992, pp.1310-1317.

### 10.6　心臓性頭痛（Cardiac cephalalgia）

Blacky RA, Rittelmeyer JT and Wallace MR. Headache angina. *Am J Cardiol* 1987；60：730.

Bowen J and Oppenheimer G. Headache as a presentation of angina：reproduction of symptoms during angioplasty. *Headache* 1993；33：238-239.

Chen SP, Fuh JL, Yu WC, et al. Cardiac cephalalgia：case report and review of the literature with new ICHD-II criteria revisited. *Eur Neurol* 2004；51：221-226.

Fleetcroft R and Maddocks JL. Headache due to ischaemic heart disease. *J R Soc Med* 1985；78：676.

Grace A, Horgan J, Breathnach K, et al. Anginal headache and its basis. *Cephalalgia* 1997；17：195-196.

Gutiérrez-Morlote J and Pascual J. Cardiac cephalalgia is not necessarily an exertional headache：case report. *Cephalalgia* 2002；22：765-766.

Lefkowitz D and Biller J. Bregmatic headache as a manifestation of myocardial ischemia. *Arch Neurol* 1982；39：130.

Lipton RB, Lowenkopf T, Bajwa ZH, et al. Cardiac cephalgia：a treatable form of exertional headache. *Neurology* 1997；49：813-816.

Vernay D, Deffond D, Fraysse P, et al. Walk headache：an unusual manifestation of ischemic heart disease. *Headache* 1989；29：350-351.

Wei JH and Wang HF. Cardiac cephalalgia：case reports and review. *Cephalalgia* 2008；28：892-896.

# 第2部 二次性頭痛

## 11. 頭蓋骨，頸，眼，耳，鼻，副鼻腔，歯，口あるいはその他の顔面・頸部の構成組織の障害による頭痛または顔面痛

Headache or facial pain attributed to disorder of the cranium, neck, eyes, ears, nose, sinuses, teeth, mouth or other facial or cervical structure

---

11.1 頭蓋骨疾患による頭痛
　　（Headache attributed to disorder of cranial bone）
11.2 頸部疾患による頭痛
　　（Headache attributed to disorder of the neck）
　11.2.1 頸原性頭痛（Cervicogenic headache）
　11.2.2 後咽頭腱炎による頭痛（Headache attributed to retropharyngeal tendonitis）
　11.2.3 頭頸部ジストニアによる頭痛
　　　　（Headache attributed to craniocervical dystonia）
11.3 眼疾患による頭痛
　　（Headache attributed to disorder of the eyes）
　11.3.1 急性閉塞隅角緑内障による頭痛（Headache attributed to acute angle-closure glaucoma）
　11.3.2 屈折異常による頭痛
　　　　（Headache attributed to refractive error）
　11.3.3 眼球炎症性疾患による頭痛（Headache attributed to ocular inflammatory disorder）
　11.3.4 眼窩滑車部頭痛（Trochlear headache）
11.4 耳疾患による頭痛
　　（Headache attributed to disorder of the ears）
11.5 鼻・副鼻腔疾患による頭痛（Headache attributed to disorder of the nose or paranasal sinuses）
　11.5.1 急性鼻副鼻腔炎による頭痛
　　　　（Headache attributed to acute rhinosinusitis）
　11.5.2 慢性・再発性鼻副鼻腔炎による頭痛
　　　　（Headache attributed to chronic or recurring rhinosinusitis）
11.6 歯の障害による頭痛
　　（Headache attributed to disorder of the teeth）
11.7 顎関節症（TMD）に起因する頭痛（Headache attributed to temporomandibular disorder：TMD）
11.8 茎突舌骨靱帯炎による頭痛または顔面痛
　　（Head or facial pain attributed to inflammation of the stylohyoid ligament）
11.9 その他の頭蓋骨，頸，眼，耳，鼻，副鼻腔，歯，口あるいはその他の顔面・頸部の構成組織の障害による頭痛または顔面痛
　　（Headache or facial pain attributed to other disorder of cranium, neck, eyes, ears, nose, sinuses, teeth, mouth or other facial or cervical structure）

### ●他疾患にコード化する

　頭部または頸部外傷による頭痛は，5.「頭頸部外傷・傷害による頭痛」に分類される。このため，特にむち打ち症後の頭痛についても，頸部に起因する頭痛の可能性が考えられるが，これに該当するため，5.「頭頸部外傷・傷害による頭痛」に分類される。顔面，頸部や頭部の痛みを伴っている神経痛様の頭痛は，13.「脳神経の有痛性病変およびその他の顔面痛」に分類される。

## 全般的なコメント

### ●一次性頭痛か，二次性頭痛か，またはその両方か？

　11.「頭蓋骨，頸，眼，耳，鼻，副鼻腔，歯，口あるいはその他の顔面・頸部の構成組織の障害による頭痛または顔面痛」においても，他の疾患に起因する頭痛に対する一般的な規則が適用される

1. 新規の頭痛が初発し，頭痛の原因となることが知られている頭蓋，頸，顔面，眼，耳，鼻，副鼻腔，歯または口腔疾患と時期的に一致する場合，その疾患による二次性頭痛としてコード化する。新規の頭痛が，ICHD-3の第1部に分類されている一次性頭痛のいずれかの特徴を有する場合も，これに該当する。

2. 頭蓋，頸，顔面，眼，耳，鼻，副鼻腔，歯または口腔の障害と時期的に一致して，一次性頭痛の特徴をもった以前から存在する頭痛が，慢性化あるいは有意に悪化した場合（通常，頻度や重症度が2倍かそれ以上になることを意味する），その障害が頭痛の原因となる確証あれば，もともとある頭痛と11.「頭蓋骨，頸，眼，耳，鼻，副鼻腔，歯，口ある

いはその他の顔面・頸部の構成組織の障害による頭痛または顔面痛」(あるいはそのタイプまたはサブタイプの1つ)の両方として診断する。

## 緒言

頸椎およびその他の頭頸部構造組織における疾患は頭痛のよくある原因としてみなされてきた。これは，多くの頭痛が頸部，項部または後頭部領域に由来するようにみえるか，またはこれらの部位に限局しているためである。変形性頸椎症は，実際40歳を過ぎたすべての人に見出すことができる。しかし，大規模比較試験では，このような変化は頭痛の有無にかかわらずほぼ同程度にみられることが示された。このため，脊椎症(spondylosis)や骨軟骨症(osteochondrosis)は，頭痛の原因として確定的なものではない。慢性副鼻腔炎，顎関節症，眼の屈折異常などその他の多くの疾患についても頭痛との関係については同様のことがいえる。

特定の診断基準がなければ，実際いかなるタイプの頭痛も11.「頭蓋骨，頸，眼，耳，鼻，副鼻腔，歯，口あるいはその他の顔面・頸部の構成組織の障害による頭痛または顔面痛」に分類することが可能となってしまう。これらの疾患による頭痛の症状には特徴的なものがないので，これらの頭痛の定義をするために単に頭痛の症状を列記するだけでは十分でない。本章における診断基準の目的は，考えられるサブタイプおよびサブフォームすべての頭痛を記載することではなく，むしろ頭痛・顔面痛と頭蓋骨，頸，眼，耳，鼻，副鼻腔，歯，口あるいはその他の顔面・頸部の構成組織障害との間に存在する特有の因果関係を確立することにある。このため，本章で述べる頸原性頭痛およびその他の原因による頭痛について，厳密かつ特異的で実践的な診断基準を定めることが求められてきた。本章では，診断検査で妥当性が確認されていないものや，質的基準が検討されていないものについては，考慮に入れることはできない。むしろ，その目的は，頭痛と頭頸部疾患の間に特定の因果関係を確立するための信頼性が高く妥当で実践的な検査の開発を促進することにある。

これらの理由および本章で取り扱う原因疾患が多様であることから，頭頸部疾患に起因する頭痛・顔面痛の一般的な基準を記述することは困難である。しかし，ほとんどの場合，以下に準拠する。

A．Cを満たす頭痛または顔面痛
B．臨床所見，検査所見または画像所見のいずれか1つ以上で頭痛の原因となる可能性が知られている頭蓋，頸，眼，耳，鼻，副鼻腔，歯，口または他の顔面，頸部構造の疾患または病変の証拠がある
C．痛みが疾患または病変に起因している証拠がある
D．ほかに最適なICHD-3の診断がない

## 11.1 頭蓋骨疾患による頭痛

● **他疾患にコード化する**

頭蓋外傷によって引き起こされる頭痛は，5.「頭頸部外傷・傷害による頭痛」のなかのいずれかに分類される。

● **解説**

非外傷性頭蓋骨疾患または病変による頭痛。

● **診断基準**

A．Cを満たすすべての頭痛
B．臨床所見，検査所見または画像所見のいずれか1つ以上で頭痛の原因となる可能性が知られている頭蓋骨疾患または病変の証拠がある
C．原因となる証拠として，以下のうち少なくとも2項目が示されている
　①頭痛は頭蓋骨疾患の発症または病変の出現と時期的に一致して発現した
　②以下のうち一方または両方を満たす
　　a）頭痛は頭蓋骨疾患または病変の悪化するのと並行して有意に悪化した
　　b）頭痛は頭蓋骨疾患または病変の改善とともに並行して有意に改善した
　③頭痛は頭蓋骨病変への圧迫で増悪する
　④頭痛は頭蓋骨病変の部位に限局する
D．ほかに最適なICHD-3の診断がない

## 第2部 二次性頭痛

●コメント

大半の頭蓋疾患（先天性異常，骨折，腫瘍，転移病変など）は通常頭痛を伴わない。例外として重要なものは，骨髄炎，多発性骨髄腫，パジェット病（Paget's disease）である。乳様突起洞病変および錐体尖炎でも頭痛が起こりうる。

### 11.2 頸部疾患による頭痛

●他疾患にコード化する

頸部外傷による頭痛は 5.「頭頸部外傷・傷害による頭痛」またはそのタイプの1つに分類する。

●解説

骨，筋およびその他の軟部組織要素を含む，頸部のあらゆる構造異常の非外傷性疾患による頭痛。

#### 11.2.1 頸原性頭痛

●他疾患にコード化する

頭痛が頸部筋筋膜圧痛点（myofascial trigger points）に起因し，それが他の診断基準を満たす場合，2.1.1「頭蓋周囲の圧痛を伴う稀発反復性緊張型頭痛」，2.2.1「頭蓋周囲の圧痛を伴う頻発反復性緊張型頭痛」，または 2.3.1「頭蓋周囲の圧痛を伴う慢性緊張型頭痛」にコード化する。A11.2.5「頸部筋筋膜痛による頭痛」の診断基準は付録（Appendix）に追加し，頸部筋筋膜痛に起因する頭痛が 2.「緊張型頭痛」よりもむしろ他の頸原性頭痛に密接に関連するというエビデンスを待つのが妥当であると思われる。明らかに，これらの2つのカテゴリに重複する多くの症例がある。そのために，診断が困難なことがある。

●解説

頸椎とそれを構成する骨質，椎間板および軟部組織の疾患による頭痛で，いつもではないが通常は頸部痛を伴う。

●診断基準

A．Cを満たすすべての頭痛
B．臨床所見または画像所見（注❶）のいずれか1つ以上で頭痛（注❷）の原因となる可能性が知られている頸椎または頸部軟部組織の疾患または病変の証拠がある
C．原因となる証拠として，以下のうち少なくとも2項目が示されている
　①頭痛は頸部疾患の発症または病変の出現と時期的に一致して発現した
　②頭痛は頸部疾患または頸部病変の改善あるいは消失と並行して有意に改善または消失した
　③頸部関節可動域が制限され，頭痛は刺激運動によって有意に悪化する
　④頭痛は頸部構造またはその神経支配を診断的に遮断すると消失する
D．ほかに最適な ICHD-3 の診断がない（注❸～❺）

●注

❶頭痛を伴わない患者でも，上位頸椎の画像所見がよくみられる。それらの所見は頭痛の原因として示唆的ではあるが，確かな証拠とはならない。

❷上位頸椎の腫瘍，骨折，感染症および関節リウマチは，頭痛の原因として確定されているものではない。しかし個々の症例において，Bを満たす場合には，頭痛の原因として受け入れられている。頸部脊椎症および骨軟骨炎は，Bを満たす確かな原因となる可能性と，そうでない可能性があり，それは個々の症例により判断する。

❸頸部筋筋膜痛が原因である場合，その頭痛はおそらく 2.「緊張型頭痛」にコード化すべきである。しかし，新たなエビデンスが得られるまで，A11.2.5「頸部筋筋膜痛による頭痛」の代替診断基準は付録に含まれる。

❹上位頸髄の神経根障害に起因する頭痛が想定されている。上位頸髄と三叉神経の間において現在明らかにされている侵害受容に関する神経経路の収束を考慮すると上頸部の神経根障害が頭痛の原因として理にかなっている。さらなるエビデンスが得られるまで，この診断基準はA11.2.4「上位頸髄神経根症による頭痛」として付録に記載される。

❺1.「片頭痛」，2.「緊張型頭痛」と区別するための11.2.1「頸原性頭痛」の特徴として側頭部固定痛，頸筋への指圧や頭部を動かすことにより

発症する頭痛，後頭部から前頭部への放散痛がある。しかし，これらは11.2.1「頸原性頭痛」の特徴であるかもしれないが，固有のものではなく，因果関係を必ずしも明確にするものではない。11.2.1「頸原性頭痛」は1.「片頭痛」より一般に軽度であるが，悪心，嘔吐，光・音過敏などの片頭痛様症状を伴う場合があり，時に2.「緊張型頭痛」と鑑別が可能となる。

## 11.2.2 後咽頭腱炎による頭痛

### ●解説
後咽頭軟部組織における炎症または石灰化に起因した頭痛で，通常上部頸椎の脊椎前筋の伸展または圧迫により引き起こされる。

### ●診断基準
A．Cを満たすすべての頭痛
B．後咽頭腱炎は，上位頸椎レベルでの椎前の軟部組織の異常な腫脹の存在が画像上での証拠により証明された
C．原因となる証拠として，以下のうち少なくとも2項目が示されている
　①頭痛は後咽頭腱炎の発症と時期的に一致して発現した，またはその発見の契機となった
　②以下のうち一方または両方を満たす
　　a．頭痛は後咽頭腱炎の進行と並行して有意に悪化した
　　b．頭痛は後咽頭腱炎の改善あるいは消失と並行して有意に改善または消失した
　③頭痛は頸部の伸展，頭部の回転または嚥下のいずれか1つ以上によって有意に悪化している（注❶）
　④頸椎上位3椎体の棘突起上に圧痛がある（注❷）
D．ほかに最適なICHD-3の診断がない（注❸）

### ●注
❶頸部の後屈は，ほぼ毎回痛みを増悪させるが，通常，頭部の回転および嚥下でも痛みの悪化が起こる。
❷通常，上位頸椎3椎体の横突起上の組織は，触診により圧痛がみられる。
❸11.2.2「後咽頭腱炎による頭痛」の確定診断がされる前に，上部頸動脈解離（または頸動脈内や頸動脈周囲の他の病変）は除外されなければならない。

### ●コメント
後咽頭腱炎では通常，体温上昇および赤血球沈降速度（赤沈）亢進がみられる。

脊椎前組織の石灰化はCTまたはMRIによる確認が最善である。しかし，頸部の単純フィルムでも，明らかにすることができる。いくつかの症例では，腫大した椎前組織から非結晶性石灰化物が吸引されている。

## 11.2.3 頭頸部ジストニアによる頭痛

### ●解説
筋肉活動の亢進の結果，頸部または頭部（あるいはその両方）に異常な運動または異常な姿勢を伴う頸部筋群のジストニアに起因する頭痛。

### ●診断基準
A．Cを満たす頸部および後頭部の痛み
B．頭頸部ジストニアは，筋肉活動亢進の結果，頸部または頭部（あるいはその両方）の異常な運動もしくは異常な姿勢により診断されている
C．原因となる証拠として，以下のうち少なくとも2項目が示されている。
　①痛みは頭頸部ジストニアの発症と時期的に一致して発現した
　②痛みは頭頸部ジストニアの進行と並行して有意に悪化した
　③痛みは頭頸部ジストニアの改善または消失と並行して有意に改善あるいは消失した
　④痛みの部位はジストニアを認める筋群の部位と一致する
D．ほかに最適なICHD-3の診断がない

### ●コメント
11.2.3「頭頸部ジストニアによる頭痛」にみられる頭頸部の限局性ジストニアには咽頭ジストニア，痙性斜頸，下顎ジストニア，舌ジストニアおよび頭部と頸部におけるジストニアの合併（分節

性頭頸部ジストニア)がある。

痛みは局所性の筋収縮と感作の二次性変化により惹起されると考えられる。

## 11.3 眼疾患による頭痛

◉解説

片側または両側の眼疾患による頭痛。

### 11.3.1 急性閉塞隅角緑内障による頭痛

◉解説

通常は片側性で，急性閉塞隅角緑内障により生じ，緑内障のその他の臨床症候を伴う頭痛。

◉診断基準

A．Cを満たすすべての頭痛
B．急性閉塞隅角緑内障と診断され，眼圧の上昇が証明された。
C．原因となる証拠として，以下のうち少なくとも2項目が示されている
　①頭痛は緑内障発症と時期的に一致して発現した
　②頭痛は緑内障の悪化とともに有意に悪化した
　③頭痛は緑内障の改善または消失とともに有意に改善または消失した
　④痛みの部位は罹患側の眼を含む
D．ほかに最適なICHD-3の診断がない

◉コメント

急性閉塞隅角緑内障は一般的に眼または眼窩周囲(あるいはその両方)の痛み，視力喪失(かすみ)，結膜充血や浮腫，悪心や嘔吐を生じる。

眼圧が30 mmHgを超えると，永続的な視力喪失のリスクが著しく上昇するため，早期診断が不可欠である。

### 11.3.2 屈折異常による頭痛

◉解説

屈折異常による頭痛で，一般に，通常長時間の眼を使う作業の後に出現する。

◉診断基準

A．Cを満たすすべての頭痛
B．片眼または両眼において未矯正または矯正不良の屈折異常がある
C．原因となる証拠として，以下のうち少なくとも2項目が示されている
　①頭痛は屈折異常の発症または悪化と時期的に一致して発現または有意に悪化(あるいはその両方)した
　②頭痛は屈折異常の矯正後に有意に改善した
　③頭痛は視覚を損なう角度または距離で眼を使う作業を長時間行った後に増悪している
　④頭痛は眼を使う作業を中止すると有意に改善する
D．ほかに最適なICHD-3の診断がない

◉コメント

11.3.2「屈折異常による頭痛」をもつほとんどの患者は眼科医を受診する。

屈折異常は一般に思われているよりも頭痛の原因としては少ないが，成人で多くの症例が示すように，小児例も存在することを示す証拠がある。

### 11.3.3 眼球炎症性疾患による頭痛

◉解説

虹彩炎，ぶどう膜炎，強膜炎または結膜炎のような眼球炎症性疾患により生じ，それらの疾患の他の臨床症候を伴う頭痛。

◉診断基準

A．Cを満たす眼窩周囲痛および眼痛
B．臨床所見，検査所見または画像所見のいずれか1つ以上で，頭痛の原因となる可能性が知られている眼球炎症性疾患の証拠がある(注❶)
C．原因となる証拠として，以下のうち少なくとも2項目が示されている
　①頭痛は眼疾患の発症と時期的に一致して発現した
　②以下のうち一方または両方を満たす
　　a)頭痛は眼球炎症性疾患の悪化と並行し

て有意に悪化した
b）頭痛は眼球炎症性疾患の改善または消失と並行して有意に改善あるいは消失した
③以下のうち一方または両方を満たす
a）頭痛は眼への局所麻酔薬使用により有意に改善する
b）頭痛は眼の圧迫により増悪する
④片側性の眼球炎症性疾患の場合は，頭痛は同側に限局する（注❷）

D．ほかに最適な ICHD-3 の診断がない

○注
❶ 頭痛の原因として知られている眼球炎症性疾患には，虹彩炎，ぶどう膜炎，毛様体炎，強膜炎，脈絡膜炎，結膜炎および角膜炎が含まれる。
❷ 侵害受容野の重なりと疼痛経路における収束のため（複雑な関連痛を引き起こすため），あらゆる眼球起源の痛みはあらゆる部位の頭痛を起こしうる。それでもやはり，もし眼球炎症性疾患が一側性であれば，頭痛は同側に生じる傾向にある。

○コメント
眼の炎症には多くの型があり，解剖学的部位（虹彩炎，毛様体炎，脈絡膜炎），経過（急性，亜急性，慢性），推定される原因（例えば内因性または外因性病原菌，レンズに関連したもの，外傷性）あるいは炎症のタイプ（肉芽腫性，非肉芽腫性）によりさまざまに分類できる。

## 11.3.4 眼窩滑車部頭痛

○以前に使用された用語
眼窩滑車部炎による頭痛（headache attributed to trochleitis）。

原発性眼窩滑車部頭痛は，滑車部機能不全と関連する非炎症性疾患で，眼球上転により悪化する眼窩滑車部と側頭頭頂部の痛みを生じる。眼窩滑車部炎は同様に診断治療されるため，11.3.4「眼窩滑車部頭痛」に含まれる。

○解説
頭痛は，眼痛の有無にかかわらず，通常，前頭部または眼窩周囲（あるいはその両方）に限局し，滑車部周囲の炎症または機能不全により生じる。しばしば眼球運動により悪化する。

○診断基準
A．C を満たす眼窩周囲または前頭部痛（あるいはその両方）
B．臨床所見または画像所見（あるいはその両方）で，上内側眼窩滑車部の触診による圧痛を含む滑車部の炎症または機能不全の証拠がある。
C．原因となる証拠として，以下のうち少なくとも 2 項目が示されている
①片側の眼窩の痛み
②頭痛は眼球運動により悪化する（注❶）
③頭痛は眼窩滑車部周囲領域に局所麻酔薬あるいはステロイドを投与することにより有意に改善する
④頭痛は障害されている滑車部の同側に限局する

D．ほかに最適な ICHD-3 の診断がない

○注
❶ 特に垂直方向の動き。

○コメント
眼窩滑車部炎は，滑車または上斜筋鞘の炎症と定義され，上斜筋がかかわる眼球運動により増悪する眼痛または前頭部痛を起こしうる。頻度は高くないが，まれではなく，片側性の眼窩部痛の際には考慮すべきである。
眼窩滑車部炎は，1.「片頭痛」の誘因にもなり，片頭痛が生じた場合はタイプやサブタイプに応じてコード化する。
11.3.4「眼窩滑車部頭痛」は読書により生じる可能性がある。

## 11.4 耳疾患による頭痛

○解説
一側または両側耳の炎症，腫瘍性またはその他の疾患により生じ，疾患のその他の臨床症候を伴う頭痛。

○診断基準
A．C を満たすすべての頭痛
B．臨床所見，検査所見または画像所見のいずれ

か1つ以上で頭痛の原因となる可能性が知られている片側または両側の耳の感染症，腫瘍性または炎症性疾患または病変の証拠がある

C．原因となる証拠として，以下のうち少なくとも2項目が示されている
　①頭痛は耳症状の出現または耳疾患の発現と時期的に一致して発症した
　②以下のうち一方または両方を満たす
　　a）頭痛は耳疾患の悪化または進行に一致して有意に悪化した
　　b）頭痛は耳疾患あるいは耳病変の改善あるいは消失と並行して有意に改善あるいは消失した
　③頭痛は罹患側の耳あるいは耳介周囲構造にかかる圧により増悪する
　④一側性の耳疾患あるいは部位の場合には，頭痛は同側に限局する
D．ほかに最適なICHD-3の診断がない

○コメント

頭部および頸部の侵害受容野の重なりと疼痛経路における収束のため，痛みを伴う耳疾患は頭痛を生じうることが明らかとなっている。

このような解剖学的状態から頭痛は，耳科的病理に特有の徴候である耳痛のない状態で生じる可能性はほとんどない。

## 11.5　鼻・副鼻腔疾患による頭痛

○以前に使用された用語

「副鼻腔頭痛」という用語は適切な言葉ではない。なぜならば，この用語は一次性頭痛と鼻または副鼻腔構造を障害するさまざまな疾患で起因すると思われる頭痛の両者に使用されてきた経緯があるからである。

○解説

鼻または副鼻腔疾患により生じ，その疾患の他の症候を伴う頭痛。

### 11.5.1　急性鼻副鼻腔炎による頭痛

○解説

急性鼻副鼻腔炎により生じ，その疾患の他の症候を伴う頭痛。

○診断基準

A．Cを満たすすべての頭痛
B．臨床所見，鼻腔内視鏡所見または画像所見のいずれか1つ以上で急性鼻副鼻腔炎の証拠がある
C．原因となる証拠として，以下のうち少なくとも2項目が示されている
　①頭痛は急性副鼻腔炎の発症と時期的に一致して発現した
　②以下のうち一方または両方を満たす
　　a）頭痛は鼻副鼻腔炎の悪化と並行して有意に悪化した
　　b）頭痛は副鼻腔炎の改善または消失に並行して有意に改善または消失した
　③頭痛は副鼻腔に加わる圧によって増悪する
　④片側性の鼻副鼻腔炎の場合，頭痛は病変部に限局し，かつ同側性である
D．ほかに最適なICHD-3の診断がない(注❶)

○注

❶ 1.「片頭痛」および2.「緊張型頭痛」は，頭痛の部位が類似しているため，また片頭痛の場合には，鼻部自律神経症状を伴うことが一般的なため，11.5.1「急性鼻副鼻腔炎による頭痛」に間違えられる可能性がある。膿性鼻漏および・または急性鼻副鼻腔炎の診断根拠となる他の特徴の有無はこれらの疾患の鑑別に役立つ。

○コメント

鼻粘膜または関連する構造に起因する痛みは，通常は前頭部または顔面の痛みとして知覚されるが，より後方に関連痛を生じることもある。患者の痛みの表現に対応する急性鼻副鼻腔炎の画像上の病的な変化の所見だけでは11.5.1「急性鼻副鼻腔炎による頭痛」の診断を確実にするには十分ではない。局所麻酔薬に対する治療反応性は，説得力がある証拠ではあるが，診断確定的な特徴とは

いえない場合もある。

1.「片頭痛」の発作は，鼻または副鼻腔疾患により誘発または悪化することがある。

### 11.5.2 慢性・再発性鼻副鼻腔炎による頭痛

● 解説

副鼻腔の慢性感染または炎症疾患により生じ，その疾患の他の症候を伴う頭痛。

● 診断基準

A．Cを満たすすべての頭痛
B．臨床所見，鼻腔内視鏡所見または画像所見のいずれか1つ以上で副鼻腔内に，現在または過去の感染，またはその他の炎症過程の証拠がある
C．原因となる証拠として，以下のうち少なくとも2項目が示されている
　①頭痛は慢性副鼻腔炎の発症と時期的に一致して発現した
　②頭痛は鼻閉，鼻漏の程度や慢性副鼻腔炎の他の症状の程度と並行して，増悪および軽減する
　③頭痛は副鼻腔に加わる圧により増悪する
　④片側性の鼻副鼻腔炎の場合には，頭痛は鼻副鼻腔炎と同側に限局される
D．ほかに最適な ICHD-3 の診断がない

● コメント

慢性副鼻腔疾患が持続性頭痛を起こしうるかどうかは議論の余地がある。最近の研究ではこの因果関係を支持しているようである。しかしながら，患者の痛みの表現に対応する画像あるいは鼻内視鏡上の病的な変化の所見だけでは 11.5.2「慢性・再発性鼻副鼻腔炎による頭痛」の診断を確実にするには十分ではない。

### 11.6 歯の障害による頭痛

● 解説

歯の障害により引き起こされた頭痛。

● 診断基準

A．Cを満たすすべての頭痛
B．臨床所見または画像所見（あるいはその両方）で頭痛の原因となる可能性が知られている歯による疾患または病変の証拠がある
C．原因となる証拠として，以下のうち少なくとも2項目が示されている
　①頭痛はこの疾患の発症または病変の出現と時期的に一致して発現した
　②以下のうち一方または両方を満たす
　　a．頭痛はこの疾患あるいは病変の悪化または進行と並行して有意に増悪した
　　b．頭痛はこの疾患あるいは病変の消失または改善と並行して有意に改善あるいは消失した
　③頭痛は障害されている歯への触診，ポケット診査または加圧により増悪する
　④疾患または病変が片側性の場合，頭痛もそれと同側に局在する
D．ほかに最適な ICHD-3 の診断がない

● コメント

歯の疾患は通常，歯痛または顔面痛（あるいはその両方）を引き起こすが，頭部への関連痛を引き起こすこともある。11.6「歯の障害による頭痛」の最も多い原因は，歯内または歯周の感染や膿瘍，または下顎の半埋伏智歯周囲の智歯周囲炎のような外傷性刺激である。

### 11.7 顎関節症（TMD）に起因する頭痛

● 他疾患にコード化する

顎の悪性腫瘍，骨髄炎や骨折など顎関節症（temporomandibular disorder：TMD）以外の顎の疾患は，限局された痛みを生じる。それが顔面や頭部に放散することがあるが，頭痛のみ生じることはまれである。このような症例において頭痛が生じたときには，11.9「その他の頭蓋骨，頸，眼，耳，鼻，副鼻腔，歯，口あるいはその他の顔面・頸部の構成組織の障害による頭痛または顔面痛」にコード化する。

## 第2部 二次性頭痛

### ● 解説
顎関節領域の構造を含む障害により引き起こされた頭痛。

### ● 診断基準
A．Cを満たすすべての頭痛（注❶）
B．片側または両側における顎関節，咀嚼筋またはそれに関連する組織に疼痛を及ぼす病的な状況の臨床的証拠がある
C．原因となる証拠として，以下のうち少なくとも2項目が示されている
　① 頭痛は顎関節症（TMD）の発症と時間的に一致して発現した，またはTMD発見の契機となった
　② 頭痛は顎の運動，機能（咀嚼など）または異常機能活動（パラファンクション；歯ぎしりなど）のいずれか1つ以上により増悪する
　③ 頭痛は側頭筋触診または顎の受動的運動（あるいはその両方）による身体診察で誘発される
D．ほかに最適なICHD-3の診断がない（注❷）

### ● 注
❶ 通常，片側または両側の側頭部に局在する。
❷ 筋緊張の結果起こる11.7「顎関節症（TMD）に起因する頭痛」と2.「緊張型頭痛」にはある程度のオーバーラップが存在する。TMDの診断が不確実の場合，その頭痛は2.「緊張型頭痛」または緊張型頭痛のタイプあるいはサブタイプ（おそらく頭蓋周囲の筋圧痛を伴うもの）としてコード化すべきである。

### ● コメント
11.7「顎関節症（TMD）に起因する頭痛」は通常，側頭部，顔面の耳介前方部または咬筋部に最も顕著にみられる。片側性に生じやすいが，原因となる病態が両側の顎関節領域にある場合両側性に生じやすい。顔面への関連痛はよく認められる。歯痛に次いでTMDが顔面痛の最も頻度の高い原因である。

痛みの発生源には転位した関節円板，骨関節炎，変性疾患または関節の過剰可動性（あるいはその両方）および局所的な筋筋膜痛がある。

臨床所見や画像所見の相対的重要性についての議論があるためTMDの診断は難しい場合がある。国際疼痛学会の口腔顔面痛Special Interest GroupとRDC/TMDネットワーク協議会により作成された診断基準の使用が推奨される。

## 11.8 茎突舌骨靱帯炎による頭痛または顔面痛

### ● 以前に使用された用語
イーグル症候群（Eagle's syndrome）

### ● 解説
茎突舌骨靱帯の炎症によって引き起こされ，通常，頭部の回転によって誘発されるか増悪する，頸部痛，咽頭痛または顔面痛を伴う片側性の頭痛。

### ● 診断基準
A．Cを満たす頭部，頸部，咽頭または顔面のいずれかの痛み（注❶）
B．石灰化または過長な茎突舌骨靱帯の画像所見がある
C．原因となる証拠として，以下のうち少なくとも2項目が示されている
　① 痛みが茎突舌骨靱帯の手指触診により誘発されるまた増悪する
　② 痛みが頭部の回転により誘発されるまたは増悪する
　③ 痛みは茎突舌骨靱帯への局所麻酔薬の注射または茎状突起切除術により有意に改善される
　④ 痛みは炎症を生じた茎突舌骨靱帯と同側に存在する
D．ほかに最適なICHD-3診断がない

### ● 注
❶ 11.8「茎突舌骨靱帯炎による頭痛または顔面痛」は，中咽頭，頸部または顔面，のいずれか1つ以上の部位で一般に知覚される。しかし，より広範囲の頭痛を経験する患者もいる。

## 11.9 その他の頭蓋骨，頸，眼，耳，鼻，副鼻腔，歯，口あるいはその他の顔面・頸部の構成組織の障害による頭痛または顔面痛

### ● 解説
これまで述べてきた以外の頭蓋骨，頸，眼，耳，鼻，副鼻腔，歯，口あるいはその他の顔面・頸部構成組織の疾患によって生じる頭痛または顔面痛。

### ● 診断基準
A．Cを満たすすべての頭痛または顔面痛（あるいはその両方）
B．これまで述べてきた以外の頭蓋骨，頸，眼，耳，鼻，副鼻腔，歯，口あるいは他の顔面・頸部構成組織の疾患または病変で，頭痛の原因となる可能性が知られているものが診断されている
C．原因となる証拠として，以下のうち少なくとも2項目が示されている
　①頭痛または顔面痛（あるいはその両方）は，この疾患または病変の出現と時期的に一致して発現した
　②以下のうち一方または両方を満たす
　　a．頭痛または顔面痛（あるいはその両方）は，上記の疾患または病変，進行と並行して有意に増悪した
　　b．頭痛または顔面痛（あるいはその両方）は，この疾患または病変の改善，消失と並行して有意に改善または消失した
　③頭痛または顔面痛（あるいはその両方）は，病変部の圧迫により増悪する
　④頭痛または顔面痛（あるいはその両方）は，病変部位に一致して局在する
D．ほかに最適なICHD-3診断がない

### 文献

#### 11.1 頭蓋骨疾患による頭痛（Headache attributed to disorder of cranial bone）

Bhatoe HS and Deshpande GU. Primary cranial Ewing's sarcoma. *Br J Neurosurg* 1998；12：165-169.

Hayashi T, Kuroshima Y, Yoshida K, et al. Primary osteosarcoma of the sphenoid bone with extensive periosteal extension - case report. *Neurol Med Chir (Tokyo)* 2000；40：419-422.

Scherer A, Engelbrecht V, Nawatny J, et al. MRI of the cerebellopontine angle in patients with cleidocranial dysostosis. *Rofo* 2001；173：315-318.

#### 11.2.1 頸原性頭痛（Cervicogenic headache）

Antonaci F, Fredriksen TA and Sjaastad O. Cervicogenic headache：clinical presentation, diagnostic criteria, and differential diagnosis. *Curr Pain Headache Rep* 2001；5：387-392.

Antonaci F, Ghirmai S, Bono G, et al. Cervicogenic headache：evaluation of the original diagnostic criteria. *Cephalalgia* 2001；21：573-583.

Bogduk N. Headache and the neck. In：Goadsby PJ and Silberstein SD (eds) *Headache*. Boston：Butterworth-Heinemann, 1997, pp.369-381.

Bogduk N. Cervicogenic headache：anatomic basis and pathophysiologic mechanisms. *Curr Pain Headache Rep* 2001；5：382-386.

Bogduk N, Corrigan B, Kelly P, et al. Cervical headache. *Med J Aust* 1985；143：202-207.

Fredriksen TA and Sjaastad O. Cervicogenic headache：current concepts of pathogenesis related to anatomical structure. *Clin Exp Rheumatol* 2000；18 (2 Suppl 19)：S16-S18.

Göbel H and Edmeads JG. Disorders of the skull and cervical spine. In：Olesen J, Tfelt-Hansen P and Welch KMA (eds) *The headaches, 2nd edition*. Philadelphia：Lippincott Williams & Wilkins, 2000, pp.891-898.

Knackstedt H, Bansevicius D and Aaseth K, et al. Cervicogenic headache in the general population：the Akershus study of chronic headache. *Cephalalgia* 2010；30：1468-1476.

Lance JW and Anthony M. Neck-tongue syndrome on sudden turning of the head. *J Neurol Neurosurg Psychiatry* 1980；43：97-101.

Leone M, D'Amico D, Grazzi L, et al. Cervicogenic headache：a critical review of the current diagnostic criteria. *Pain* 1998；78：1-5.

Leone M, D'Amico D, Moschiano F, et al. Possible identification of cervicogenic headache among patients with migraine：an analysis of 374 headaches. *Headache* 1995；35：461-464.

Lord SM and Bogduk N. The cervical synovial joints as sources of post-traumatic headache. *J Musculoskelet Pain* 1996；4：81-94.

Lord S, Barnsley L, Wallis B, et al. Third occipital headache：a prevalence study. *J Neurol Neurosurg Psychiatry* 1994；57：1187-1190.

Poughias L, Kruszewski P and Inan L. Cervicogenic headache：a clinical review with special emphasis on therapy. *Funct Neurol* 1997；12：305-317.

Sjaastad O and Bakketeig LS. Prevalence of cervicogenic headache：Vågå study of headache epidemiology. *Acta Neurol Scand* 2008；117：173-180.

Sjaastad O, Fredriksen TA, Stolt-Nielsen A, et al. Cervicogenic headache : the importance of sticking to the criteria. *Funct Neurol* 2002 ; 17 : 35-36.

### 11.2.2 後咽頭腱炎による頭痛 (Headache attributed to retropharyngeal tendonitis)

Eastwood JD, Hudgins PA and Malone D. Retropharyngeal effusion in acute calcific prevertebral tendonitis : diagnosis with CT and MR imaging. *Am J Neuroradiol* 1998 ; 19 : 1789-1792.

Ekbom K, Torhall J, Annell K, et al. Magnetic resonance imaging in retropharyngeal tendonitis. *Cephalalgia* 1994 ; 14 : 266-269.

Pearce JM. Longus cervicis colli "myositis" (syn : retropharyngeal tendonitis). *J Neurol Neurosurg Psychiatry* 1996 ; 61 : 324-329.

Sarkozi J and Fam AG. Acute calcific retropharyngeal tendonitis : an unusual cause of neck pain. *Arthritis Rheum* 1984 ; 27 : 708-710.

### 11.2.3 頭頸部ジストニアによる頭痛 (Headache attributed to craniocervical dystonia)

Csala B and Deuschl G. Craniocervical dystonia. Pragmatic general concept or nosologic entity? *Nervenarzt* 1994 ; 65 : 75-94.

Friedman J and Standaert DG. Dystonia and its disorders. *Neurol Clin* 2001 ; 19 : 681-705.

Göbel H and Deuschl G. Dauerkontraktionen kranialer oder zervikaler Muskeln. *MMW Munch Med Wochenschr* 1997 ; 139 : 456-458.

Göbel H, Heinze A, Heinze-Kuhn K, et al. Botulinum toxin A in the treatment of headache syndromes and pericranial pain syndromes. *Pain* 2001 ; 91 : 195-199.

### 11.3 眼疾患による頭痛 (Headache attributed to disorder of the eyes)

Akinci A, Güven A, Degerliyurt A, et al. The correlation between headache and refractive errors. *J AAPOS* 2008 ; 12 : 290-293.

Daroff RB. Ocular causes of headache. *Headache* 1998 ; 38 : 661-667.

Daum KM, Good G and Tijerina L. Symptoms in video display terminal operators and the presence of small refractive errors. *J Am Optom Assoc* 1988 ; 59 : 691-697.

Gerling J, Janknecht P and Kommerell G. Orbital pain in optic neuritis and anterior ischemic optic neuropathy. *Neuroophthalmology* 1998 ; 19 : 93-99.

Göbel H and Martin TJ. Ocular disorders. In : Olesen J, Tfelt-Hansen P and Welch KMA (eds) *The headaches, 2nd edition*. Philadelphia : Lippincott Williams & Wilkins, 2000, pp.899-904.

Gordon GE, Chronicle EP and Rolan P. Why do we still not know whether refractive error causes headaches? Towards a framework for evidence based practice. *Ophthalmic Physiol Opt* 2001 ; 21 : 45-50.

Lewis J and Fourman S. Subacute angle-closure glaucoma as a cause of headache in the presence of a white eye. *Headache* 1998 ; 38 : 684-686.

McCluskey PJ, Lightman S, Watson PG, et al. Posterior scleritis. Clinical features, systemic associations, and outcome in a large series of patients. *Ophthalmology* 1999 ; 106 : 2380-2386.

Nesher R, Mimouni MD, Khoury S, et al. Delayed diagnosis of subacute angle closure glaucoma in patients presenting with headaches. *Acta Neurol Belg* 2014 ; 114 : 269-272.

Shindler KS, Sankar PS, Volpe NJ, et al. Intermittent headaches as the presenting sign of subacute angle-closure glaucoma. *Neurology* 2005 ; 65 : 757-758.

Smith JH, Garrity JA and Boes CJ. Clinical features and long-term prognosis of trochlear headaches. *Eur J Neurol* 2014 ; 21 : 577-585.

Tychsen L, Tse DT, Ossoinig K, et al. Trochleitis with superior oblique myositis. *Ophthalmology* 1984 ; 91 : 1075-1079.

Yangüela J, Pareja JA, Lopez N, et al. Trochleitis and migraine headache. *Neurology* 2002 ; 58 : 802-805.

Yangüela J, Sánchez del Rio M, Bueno A, et al. Primary trochlear headache. A new cephalgia generated and modulated on the trochlear region. *Neurology* 2004 ; 62 : 1134-1140.

Zaragoza-Casares P, Gómez-Fernández T, Gómez de Liaño MA, et al. Bilateral idiopathic trochleitis as a cause of frontal cephalgia. *Headache* 2009 ; 49 : 476-477.

### 11.5 鼻・副鼻腔疾患による頭痛 (Headache attributed to disorder of the nose or paranasal sinuses)

Aaseth K, Grande RB, Kvaerner K, et al. Chronic rhinosinusitis gives a ninefold increased risk of chronic headache. The Akershus study of chronic headache. *Cephalalgia* 2010 ; 30 : 152-160.

Abu-Bakra M and Jones NS. Prevalence of nasal mucosal contact points in patients with facial pain compared with patients without facial pain. *J Laryngol Otol* 2001 ; 115 : 629-632.

Blumenthal HJ. Headache and sinus disease. *Headache* 2001 ; 41 : 883-888.

Cady RK, Dodick DW, Levine HL, et al. Sinus headache : a neurology, otolaryngology, allergy and primary care consensus on diagnosis and treatment. *Mayo Clin Proc* 2005 ; 80 : 908-916.

Close LG and Aviv J. Headaches and disease of the nose and paranasal sinuses. *Semin Neurol* 1997 ; 17 : 351-354.

Göbel H and Baloh RW. Disorders of ear, nose, and sinus. In : Olesen J, Tfelt-Hansen P and Welch KMA (eds) *The headaches, 2nd edition*. Philadelphia : Lippincott Williams & Wilkins, 2000, pp.905-912.

Kenny TJ, Duncavage J, Bracikowski J, et al. Prospective analysis of sinus symptoms and correlation with paranasal computed tomography scan. *Otolaryngol Head Neck Surg* 2001 ; 125 : 40-43.

Lam DK, Lawrence HP and Tenenbaum HC. Aural symptoms in temporomandibular disorder patients attending a craniofacial pain unit. *J Orofac Pain* 2001；15：146-157.

Lanza DC and Kennedy DW. Adult rhinosinusitis defined. Report of the Rhinosinusitis Task Force Committee of the American Academy of Otolaryngology Head and Neck Surgery. *Otolaryngol Head Neck Surg* 1997；117：S1-S7.

Levine HL. Patients with headache and visual disturbance：a differentiation between migraine and sinus headache. *Arch Otolaryngol Head Neck Surg* 2000：126：234-235.

Pinto A, De Rossi SS, McQuone S, et al. Nasal mucosal headache presenting as orofacial pain：a review of the literature and a case report. *Oral Surg Oral Med Oral Pathol Oral Radiol Endod* 2001；92：180-183.

Seiden AM and Martin VT. Headache and the frontal sinus. Otolaryngol Clin North Am 2001；34：227-241.

Tosun F, Gerek M and Ozkaptan Y. Nasal surgery for contact point headaches. *Headache* 2000；40：237-240.

West B and Jones NS. Endoscopy-negative, computed tomography-negative facial pain in a nasal clinic. *Laryngoscope* 2001；111(4 Pt 1)：581-586.

Yoon MS, Mueller D, Hansen N, et al. Prevalence of facial pain in migraine：a population-based study. *Cephalalgia* 2009；30：92-96.

### 11.6　歯の障害による頭痛（Headache attributed to disorder of the teeth）

Alonso AA and Nixdorf DR. Case series of four different headache types presenting as tooth pain. *J Endod* 2006；32：1110-1113.

Fabri GM, Siqueira SR, Simione C, et al. Refractory craniofacial pain：is there a role of periodontal disease as a comorbidity? *Arq Neuropsiquiatr* 2009；67(2B)：474-479.

Murphy E and Merrill RL. Non-odontogenic toothache. *J Ir Dent Assoc* 2001；47：46-58.

### 11.7　顎関節症（TMD）に起因する頭痛〔Headache attributed to temporomandibular disorder (TMD)〕

Ballegaard V, Thede-Schmidt-Hansen P, Svensson P, et al. Are headache and temporomandibular disorders related? A blinded study. *Cephalalgia* 2008；28：832-841.

Egermark I, Carlsson GE and Magnusson T. A 20-year longitudinal study of subjective symptoms of temporomandibular disorders from childhood to adulthood. *Acta Odontol Scand* 2001；59：40-48.

Franco AL, Goncalves DA, Castanharo SM, et al. Migraine is the most prevalent primary headache in individuals with temporomandibular disorders. *J Orofac Pain* 2010；24：287-292.

Glaros AG, Urban D and Locke J. Headache and temporomandibular disorders：evidence for diagnostic and behavioural overlap. *Cephalalgia* 2007；27：542-549.

List T, Wahlund K and Larsson B. Psychosocial functioning and dental factors in adolescents with temporomandibular disorders：a case-control study. *J Orofac Pain* 2001；15：218-227.

Magnusson T, Egermark I and Carlsson GE. A longitudinal epidemiologic study of signs and symptoms of temporomandibular disorders from 15 to 35 years of age. *J Orofac Pain* 2000；14：310-319.

Molina OF, dos Santos Júnior J, Nelson SJ, et al. Profile of TMD and Bruxer compared to TMD and nonbruxer patients regarding chief complaint, previous consultations, modes of therapy, and chronicity. *Cranio* 2000；18：205-219.

Ogus H. Degenerative disease of the temporomandibular joint and pain-dysfunction syndrome. *J R Soc Med* 1978；71：748-754.

Schiffman ES, Ohrbach R, List T, et al. Diagnostic criteria for headache attributed to temporomandibular disorders（TMD）. *Cephalalgia* 2012；32：683-692.

Schiffman E, Ohrbach R, Truelove E, et al. Diagnostic criteria for temporomandibular disorders（DC/TMD）for clinical and research applications. Recommendations of the International RDC/TMD Consortium Network and Orofacial Pain Special Interest Group. *J Orofac Pain* 2014；28：6-27.

### 11.8　茎突舌骨靱帯炎による頭痛または顔面痛（Head or facial pain attributed to inflammation of the stylohyoid ligament）

Colby CC and Del Gaudio JM. Stylohyoid complex syndrome：a new diagnostic classification. *Arch Otolaryngol Head Neck Surg* 2011；137：248-252.

第2部 二次性頭痛

# 12. 精神疾患による頭痛
## Headache attributed to psychiatric disorder

> 12.1 身体化障害による頭痛(Headache attributed to somatization disorder)
> 12.2 精神病性障害による頭痛(Headache attributed to psychotic disorder)

● **他疾患にコード化する**

物質使用（例えば，物質依存）による頭痛，物質からの離脱による頭痛，急性中毒による頭痛，薬剤の使用過多による頭痛はすべて8.「物質またはその離脱による頭痛」のタイプまたはサブタイプにコード化する。

## 全般的なコメント

● **一次性頭痛か，二次性頭痛か，またはその両方か？**

頭痛は一般的な疾患であり，精神疾患も同様である。そのため，しばしば両者が単に偶発的に併存してしまうことが予想される。

しかし，新規に発症する，または明らかに増悪する頭痛と精神疾患の間には，因果関係が存在する可能性がある。他の疾患による頭痛を診断する一般的な規則は，12.「精神疾患による頭痛」においても多少の補整を加えて適用される。

1．新規の頭痛が精神疾患と時期的に一致して初めて出現し因果関係が確認できる場合には，その精神疾患による二次性頭痛としてコード化する。新規の頭痛が，ICHD-3の第1部に分類されている一次性頭痛のいずれかの特徴を有する場合にも，これに該当する。
2．精神疾患と時期的に一致して，一次性頭痛の特徴をもった以前から存在する頭痛が有意に悪化した場合（通常，頻度や重症度が2倍かそれ以上になること意味する），その精神疾患が頭痛の原因となる確証があれば，もともとある頭痛と12.「精神疾患による頭痛」（あるいはそのうちのタイプの1つ）の両方として診断する。
3．いずれの場合においても，因果関係がはっきりしない場合には，以前から存在する一次性頭痛と精神疾患はそれぞれ分けて診断される。

精神疾患に起因し，精神疾患消失後にも持続する慢性頭痛については，これまで記載されたことがない。

## 緒言

頭痛の精神的原因を支持する証拠は非常に限られている。したがって，本分類におけるこのセクションの診断カテゴリーは，頭痛が症状として発現することが知られている精神疾患に関連し，かつその直接的な結果として頭痛が生じているような少数のケースに限定される。

診断基準は，偽陽性のケースを含まないために十分厳格にしなくてはならないが，大多数の患者を受け入れるために十分に閾値を低くしなければならない。12.「精神疾患による頭痛」の大多数のケースで，診断は客観的な診断的バイオマーカーよりもむしろ病歴と身体診察所見に対する（医師による）個人的な評価に基づいている。

頭痛性疾患は，当然ながら，いかなる因果関係もなく精神疾患に合併して起こる場合がある。頭痛性疾患は，抑うつ障害群〔うつ病（大うつ病性障害），単一エピソードまたは反復性；持続性抑うつ障害（気分変調症）〕，不安症群／分離不安症／分離不安障害，パニック症／パニック障害，社交不安症／社交不安障害，全般性不安症／全般性不安障害〕と心的外傷ストレス因障害群（反応性アタッチメント障害／急性ストレス障害，心的外傷後ストレス障害，適応障害）を含むいくつかの精神疾患

## 12. 精神疾患による頭痛

と同時に起きるとされている。そのような場合，因果関係が証明できなければ，一次性頭痛の診断と別の精神医学的な診断の両方をつけなければならない。

それにもかかわらず，疫学的データは頭痛と精神疾患が偶然に同時に起こると予想されるよりも高い頻度で，共存することを示している。共通の要素が両疾患を引き起こす，あるいは起こりやすくしている可能性もある。あるいは，複数の交絡因子が共存を過大評価させているかもしれない（例えば，1つの診断を受けている患者は，単により医学的な検査を受けているがゆえにその他の症状の診断を受けやすい）。頭痛が精神疾患の原因となる，精神疾患が頭痛の原因となる，または頭痛および精神疾患が双方向性に影響を及ぼしているといった形で真の因果関係が存在している可能性もある。

このような意味において抑うつ障害群，不安症群，心的外傷およびストレス因関連障害群のような高頻度に認められる精神疾患に関連してのみ起こる頭痛はこれらの障害に起因していることが示唆されるが，因果関係についてのエビデンスが相対的に不十分であるためいまだに不確実性が存在しているといえる。そのため，これらの精神障害による頭痛の診断基準は2つの精神疾患を除いて付録（Appendix）にとどめた。十分な結論を得るためには，これらの因果関係の基盤となるメカニズムのさらなる解明が必要である。

共存する精神疾患の存在が，頭痛の頻度や強さを増加させること，または頭痛の治療への反応性を低下させること，あるいはその両方によって，1.「片頭痛」および2.「緊張型頭痛」の経過を悪化させる傾向がみられるという証拠が示されている。そのため，いかなる共存する精神疾患をも同定し，治療することは，頭痛の適切な管理のために重要である。小児および思春期において，一次性頭痛（片頭痛，頻発反復性緊張型頭痛および特に慢性緊張型頭痛）は精神疾患としばしば，共存している。睡眠障害，心的外傷後ストレス障害（PTSD），社交不安症（学校恐怖症），注意欠陥/多動症（ADHD），素行症/学習症，遺尿症，遺糞症とチック症は小児頭痛の支障度と予後への負の影響を考慮して注意深く見つけ出し，それらが見つかった場合は治療されなくてはならない。

頭痛が精神疾患によるものか否かを確定するために，まずは，頭痛と同時に精神疾患が存在するかどうかを決定することが必要である。抑うつ障害群や不安症群のような高頻度に共存する精神疾患の症状について，すべての頭痛患者に問診することが推奨される。精神疾患が頭痛症状の原因と疑われる場合，経験豊富な精神科医，心療内科医または臨床心理士による評価が推奨される。

## 12.1 身体化障害による頭痛

● 解説

頭痛が身体化障害の症状の1つとして出現している。

● 診断基準

A．Cを満たすすべての頭痛
B．以下の2つの身体化障害の特徴から診断されている（注❶）
　①30歳以前に始まった多数の身体的愁訴の病歴で，既知の内科的疾患によって完全には説明できない，あるいは関連した内科的疾患があったとしても病歴，身体診察所見，または臨床検査所見で予想されるレベルをはるかに超えている
　②障害の経過中に，以下のすべてが存在する
　　a）4つの異なった部位または機能に関連した少なくとも4つの疼痛症状（例：頭部，胸部，背部，腹部，関節，四肢または直腸，月経時，性交時または排尿時）
　　b）疼痛以外の少なくとも2つの胃腸症状（例：悪心，鼓腸，妊娠時以外の嘔吐，下痢または数種類の食物への不耐性）
　　c）疼痛以外の少なくとも1つの性的な症状（例：性的無関心，勃起または射精機能不全，月経不順，月経過多または妊娠中を通じての嘔吐）
　　d）疼痛に限らない少なくとも1つの偽神経症状（例：協調運動障害または平衡

障害，麻痺または局所的な筋力低下，嚥下困難または喉に塊がある感じ，失声，尿閉，幻覚，触覚または痛覚の消失，複視，失明，聴覚障害，痙攣などの転換性症状，健忘のような解離性症状または失神以外の意識消失）

C．原因となる証拠として以下のうち少なくとも1項目が示されている
　①頭痛は，身体化障害に起因している他の身体症状の経過と並行して発展または有意に強さが悪化した
　②頭痛は身体化障害による他の身体症状の変動と時間的に並行して一定の強さを示すか寛解した
　③頭痛は身体化障害による他の身体症状の寛解と並行して寛解した

D．ほかに最適な ICHD-3 の診断がない

○注

❶身体化障害自体は，2013年5月に発行された米国精神医学会の診断用マニュアルの最新版，『DSM-5 精神疾患の診断・統計マニュアル』に含まれない点に留意する必要がある。それらの症状の深刻さに対する不相応で固執した考え，健康状態または症状に対する持続する高レベルの不安，これらの症状や身体健康への不安につぎこまれる過度の時間や労力を伴う1つ以上の身体症状によって特徴づけられる身体症状症というカテゴリーに置き換えられた。このカテゴリーはきわめて異質なものが混在しているため（すなわち，生涯にわたって頭痛を含む複数の身体症状を有する古典的な身体化障害のみならず，頭痛の重症度を不釣り合いに強く懸念する頭痛患者も含まれる），頭痛が多彩な身体愁訴のなかの1症状であるときのみ，頭痛が身体化障害に起因すると主張することが可能であると定めた。このため，ICHD-3 は，身体化障害の DSM-Ⅳ の定義を参考にしていく。

○コメント

身体化障害では，多くの苦痛的な症状の組み合わせと，それらの症状または随伴する健康への懸念に対しての過度または不適切な反応によって特徴づけられる。症状は胃またはその他の腸管（あるいはその両方）の問題または機能障害，背部痛，腕・足・関節の痛み，頭痛，胸痛または呼吸困難（あるいはその両方），めまい，易疲労感または気力の減退（あるいはその両方），睡眠問題を含む。それが医学的に説明されるか否かにかかわらず，患者の苦しみは本物である。患者は典型的には苦痛と高レベルの機能障害を経験する。症状は診断された一般的な内科疾患または精神を随伴することもあれば，しないこともある。高水準の医療を利用したとしても，患者の懸念が軽減されることはめったにない。臨床医の見解からは，これらの患者の多くは治療法に反応せず，新しい治療介入や治療法は主症状を悪化させるだけであったり，または，新しい副作用と合併症につながるだけかもしれない。一部の患者は，彼らに対する医学的アセスメントおよび治療が不十分であったと感じている。

## 12.2　精神病性障害による頭痛

○解説

頭痛は，患者が頭痛を説明すると確信しているメカニズムを含んだ内容の妄想の症状である（例：宇宙人に装置を頭に埋め込まれた結果としての頭痛）。

○診断基準

A．C を満たすすべての頭痛

B．頭痛を説明するであろうメカニズムを含む内容の妄想が存在する（注❶）

C．原因となる証拠として以下のうち一方もしくは両方が示されている
　①頭痛は妄想が起こったときまたは起こった後に発現した。または頭痛が妄想の診断の契機となった。
　②頭痛は妄想が鎮静したときに寛解した

D．ほかに最適な ICHD-3 の診断がない（注❷）

○注

❶例えば，装置を頭に埋め込まれ，それが頭痛を引き起こしている，または，絶対にそうではないという証拠があるにもかかわらず自身に脳

腫瘍があり，頭痛を引き起こしていると信じている。

❷ 患者がまず頭痛（例：ICHD-3 の第 1 部に分類されるような一次性頭痛の 1 つ）を発症し，その後，その頭痛への妄想的な説明，例えばそれを支持する医学的なエビデンスもなしに脳腫瘍が頭痛を引き起こしている，などを展開した場合は，精神病性障害による頭痛ではない可能性がある。代わりに頭痛は一次性頭痛としてコード化し，患者に対しては精神病性障害の**妄想性障害身体型**と追加診断されるべきである。

● コメント

妄想とは，現実に対する不正確な推測に基づく誤った訂正不能な信念である。この信念は，そうでない明白な証拠があるにもかかわらず本人はそれを強く信じる。妄想はそのような医学的状態がないということに関して再三示された証拠や適切かつ権威ある保証にもかかわらず，重大な医学的状態（例えば脳腫瘍や脳動脈瘤）があり，それが頭痛の原因であるという間違った確信に基づいている。妄想の内容は，例えば，外科手術により送信機が頭の中に埋め込まれ，その送信機が頭痛を起こしているというに，より奇抜な内容のこともある。

## 文 献

Allet JL and Allet RE. Somatoform disorders in neurological practice. *Curr Opin Psychiatry* 2006；19：413-420.

Borkum JM. Chronic headaches and the neurobiology of somatization. *Curr Pain Headache Rep* 2010；14：55-61.

Canestri P, Galli F, Guidetti V, et al. Chronic daily headache in children and adolescents：a two years follow-up. *Cephalalgia* 2001；21：288.

Curioso EP, Young WB, Shecter AL, et al. Psychiatric comorbidity predicts outcome in chronic daily headache patients. *Neurology* 1999；52（Suppl 2）：A471.

Gambini O, Islam L, Demartini B, et al. Psychiatric issues in patients with headaches. *Neurol Sci* 2010；31（Suppl 1）：S111-S113.

Guidetti V, Galli F, Fabrizi P, et al. Headache and psychiatric comorbidity：clinical aspects and outcome in an 8-year follow-up study. *Cephalalgia* 1998；18：455-462.

Hung CI, Liu CY, Cheng YT, et al. Migraine：a missing link between somatic symptoms and major depressive disorder. *J Affect Disord* 2009；117：108-115.

Lake A. Behavioral and nonpharmacologic treatments of headache. *Med Clin North Am* 2001；85：1055-1075.

Lake AE 3rd, Rains JC, Penzien DB, et al. Headache and psychiatric comorbidity：historical context, research relevance, and clinical implications. *Headache* 2005；45：493-506.

Maizels M and Burchette R. Somatic symptoms in headache patients：the influence of headache diagnosis, frequency, and comorbidity. *Headache* 2004；44：983-993.

Marazziti D, Toni C, Pedri S, et al. Prevalence of headache syndromes in panic disorder. *Int Clin Psychopharmacol* 1999；14：247-251.

Mitsikostas DD and Thomas AM. Comorbidity of headache and depressive disorders. *Cephalalgia* 1999；19：211-217.

Nicholson RA. Chronic headache：the role of the psychologist. *Curr Pain Headache Rep* 2010；14：47-54.

Pakalnis A, Greenberg G, Drake ME, et al. Pediatric migraine prophylaxis with divalproex. *J Child Neurol* 2001；16：731-734.

Radat F.[Psychopathology and headache]. *Rev Neurol (Paris)* 2000；156（Suppl 4）：4S62-67.

Radat F and Swendsen J. Psychiatric comorbidity in migraine：a review. *Cephalalgia* 2005；25：165-178.

Radat F, Milowska D and Valade D. Headaches secondary to psychiatric disorders（HSPD）：a retrospective study of 87 patients. *Headache* 2011；51：789-795.

Radat F, Sakh D, Lutz G, et al. Psychiatric comorbidity is related to headache induced by chronic substance use in migraineurs. *Headache* 1999；39：477-480.

Smitherman TA and Baskin SM. Headache secondary to psychiatric disorders. *Curr Pain Headache Rep* 2008；12：305-310.

Voigt K, Nagel A, Meyer B, et al. Towards positive diagnostic criteria：a systematic review of somatoform disorder diagnoses and suggestions for future classification. *J Psychosom Res* 2010；68：403-414.

Yutzy S. Somatoform disorders. In：Tasman A, Kay J and Lieberman JA（eds）*Psychiatry, 2nd edition*. Chichester：John Wiley and Sons, 2003, pp.1419-1420.

# Part three

## 第3部

## 有痛性脳神経ニューロパチー，他の顔面痛およびその他の頭痛
### Painful cranial neuropathies, other facial pain and other headaches

13. 脳神経の有痛性病変およびその他の顔面痛
    (Painful lesions of the cranial nerves and other facial pain)

14. その他の頭痛性疾患
    (Other headache disorders)

第3部　有痛性脳神経ニューロパチー，他の顔面痛およびその他の頭痛

# 13. 脳神経の有痛性病変および
　　 その他の顔面痛

Painful lesions of the cranial nerves and other facial pain

- 13.1　三叉神経の病変または疾患による疼痛
  （Pain attributed to a lesion or disease of the trigeminal nerve）
  - 13.1.1　三叉神経痛（Trigeminal neuralgia）
    - 13.1.1.1　典型的三叉神経痛
      （Classical trigeminal neuralgia）
      - 13.1.1.1.1　典型的三叉神経痛，純粋発作性
        （Classical trigeminal neuralgia, purely paroxysmal）
      - 13.1.1.1.2　持続痛を伴う典型的三叉神経痛
        （Classical trigeminal neuralgia with concomitant continuous pain）
    - 13.1.1.2　二次性三叉神経痛
      （Secondary trigeminal neuralgia）
      - 13.1.1.2.1　多発性硬化症による三叉神経痛
        （Trigeminal neuralgia attributed to multiple sclerosis）
      - 13.1.1.2.2　占拠性病変による三叉神経痛
        （Trigeminal neuralgia attributed to space-occupying lesion）
      - 13.1.1.2.3　その他の原因による三叉神経痛
        （Trigeminal neuralgia attributed to other cause）
    - 13.1.1.3　特発性三叉神経痛
      （Idiopathic trigeminal neuralgia）
      - 13.1.1.3.1　特発性三叉神経痛，純粋発作性
        （Idiopathic trigeminal neuralgia, purely paroxysmal）
      - 13.1.1.3.2　持続痛を伴う特発性三叉神経痛
        （Idiopathic trigeminal neuralgia with concomitant continuous pain）
  - 13.1.2　有痛性三叉神経ニューロパチー
    （Painful trigeminal neuropathy）
    - 13.1.2.1　帯状疱疹による有痛性三叉神経ニューロパチー（Painful trigeminal neuropathy attributed to herpes zoster）
    - 13.1.2.2　帯状疱疹後三叉神経痛
      （Trigeminal post-herpetic neuralgia）
    - 13.1.2.3　外傷後有痛性三叉神経ニューロパチー（Painful post-traumatic trigeminal neuropathy）
    - 13.1.2.4　その他の疾患による有痛性三叉神経ニューロパチー（Painful trigeminal neuropathy attributed to other disorder）
    - 13.1.2.5　特発性有痛性三叉神経ニューロパチー
      （Idiopathic painful trigeminal neuropathy）
- 13.2　舌咽神経の病変または疾患による疼痛
  （Pain attributed to a lesion or disease of the glossopharyngeal nerve）
  - 13.2.1　舌咽神経痛（Glossopharyngeal neuralgia）
    - 13.2.1.1　典型的舌咽神経痛
      （Classical glossopharyngeal neuralgia）
    - 13.2.1.2　二次性舌咽神経痛
      （Secondary glossopharyngeal neuralgia）
    - 13.2.1.3　特発性舌咽神経痛
      （Idiopathic glossopharyngeal neuralgia）
  - 13.2.2　有痛性舌咽神経ニューロパチー
    （Painful glossopharyngeal neuropathy）
    - 13.2.2.1　既知の原因による有痛性舌咽神経ニューロパチー（Painful glossopharyngeal neuropathy attributed to a known cause）
    - 13.2.2.2　特発性有痛性舌咽神経ニューロパチー（Idiopathic glossopharyngeal trigeminal neuropathy）
- 13.3　中間神経の病変または疾患による疼痛（Pain attributed to a lesion or disease of nervus intermedius）
  - 13.3.1　中間神経痛（Nervus intermedius neuralgia）
    - 13.3.1.1　典型的中間神経痛
      （Classical nervus intermedius neuralgia）
    - 13.3.1.2　二次性中間神経痛
      （Secondary nervus intermedius neuralgia）
    - 13.3.1.3　特発性中間神経痛
      （Idiopathic nervus intermedius neuralgia）
  - 13.3.2　有痛性中間神経ニューロパチー
    （Painful nervus intermedius neuropathy）
    - 13.3.2.1　帯状疱疹による有痛性中間神経ニューロパチー（Painful nervus intermedius neuropathy attributed to herpes zoster）
    - 13.3.2.2　帯状疱疹後中間神経痛（Post-herpetic neuralgia of nervus intermedius）
    - 13.3.2.3　その他の疾患による有痛性中間神経ニューロパチー（Painful nervus intermedius neuropathy attributed to other disorder）
    - 13.3.2.4　特発性有痛性中間神経ニューロパチー（Idiopathic painful nervus intermedius neuropathy）
- 13.4　後頭神経痛（Occipital neuralgia）
- 13.5　頸部-舌症候群（Neck-tongue syndrome）
- 13.6　有痛性視神経炎（Painful optic neuritis）
- 13.7　虚血性眼球運動神経麻痺による頭痛（Headache attributed to ischaemic ocular motor nerve palsy）
- 13.8　トロサ・ハント症候群（Tolosa-Hunt syndrome）
- 13.9　傍三叉神経性眼交感神経症候群（レーダー症候群）〔Paratrigeminal oculosympathetic（Raeder's）syndrome〕

- 13.10 再発性有痛性眼筋麻痺性ニューロパチー（Recurrent painful ophthalmoplegic neuropathy）
- 13.11 口腔内灼熱症候群(BMS)（Burning mouth syndrome：BMS）
- 13.12 持続性特発性顔面痛(PIFP)（Persistent idiopathic facial pain：PIFP）
- 13.13 中枢性神経障害性疼痛（Central neuropathic pain）
  - 13.13.1 多発性硬化症(MS)による中枢性神経障害性疼痛〔Central neuropathic pain attributed to multiple sclerosis(MS)〕
  - 13.13.2 中枢性脳卒中後疼痛(CPSP)（Central post-stroke pain：CPSP）

# 緒言

　この章では，国際頭痛学会と国際疼痛学会の合意に基づいて，脳神経の有痛性病変とその他の顔面痛の分類体系を提示する。

　現在の脳神経の痛みに関する疾患分類は，さまざまな病態の微妙な差異を完全には表現できていない。しかし，これまでに用いられてきた多くの診断的用語を放棄するのではなく，この分類では，これまでの診断的用語を維持したうえで，鑑別診断とそれぞれの疾患のタイプ，サブタイプ，サブフォームの詳細な定義を提供する。

　三叉神経，中間神経，舌咽・迷走神経および後頭神経を経由する上位頸髄神経根の求心性線維は，頭頸部の侵害刺激と痛みの情報を処理する脳幹および脳内にある中枢経路へと侵害入力を伝達する。脳はその支配領域の痛みを感知する。

　その痛みは，それぞれ異なる特徴をもつことがあり，詳細は不明ながら，それらの差異は異なった神経病態生理を反映していると考えられている。神経障害性の顔面痛は，個々の臨床的特徴と病因に基づいて分類できることが知られている。この概念の中心をなすのは，まず最初に患者の痛みに最も合致する主要な診断群を臨床的に決定し，続いて診断名のタイプとサブタイプを決定するための病因検査と治療方針決定を行うという考え方である。

　分類のためにはいくつかの基軸がある。

### a）症候群学：神経痛またはニューロパチー

　例えば三叉神経痛と三叉神経ニューロパチーを分離することは，現在の知見では病理学的または病態学的には不可能であるが，臨床症状と治療法が異なる病態を区別する実用的分類とみなすべきである。同様のことは，舌咽神経と中間神経に関連した有痛性疾患についても該当する。

　脳神経の痛みを起こす重要な原因に帯状疱疹がある。帯状疱疹による痛みは三叉神経伝導路に異なるタイプの病的な変化（例：侵害受容器過敏型に対して求心路遮断型）によるものであろうが，これらに基づいて神経痛とニューロパチーという用語を分類するには，知見が未だ十分ではない。したがって，既に確立している**帯状疱疹後神経痛**という用語を使用する。

### b）部位：中枢性または末梢性神経障害性疼痛

　病変や過剰な興奮は脳神経自体（末梢性神経障害性疼痛）にあっても，その中枢での経路（中枢性神経障害性疼痛）にあっても顔面の神経障害性疼痛を引き起こす。

### c）病因学：典型的，特発性または二次性

　神経障害性疼痛の原因は，帯状疱疹ウイルスの感染または画像診断で明らかにできる構造的な異常（例：多発性硬化症プラーク）のように明確なことがある。このような痛みに対しては**二次性**と言う用語が用いられ，原因を特定できる。これら以外の場合には原因が明らかでないため，**特発性**という用語を用いる。

　三叉神経痛，舌咽神経痛および中間神経痛に対しては，**典型的**という用語を引き続き使用することとした。この用語は，画像診断や手術によってこれらの神経に対して血管による圧迫が明らかな場合に使用する。厳密に言えば，典型的神経痛は神経に対する血管の圧迫に由来するため**二次性**である。しかし，より幅の広い治療選択と異なる病態を有している可能性を鑑みると，これらの神経痛をその他の原因による痛みから区別することは有益である。

## 13.1 三叉神経の病変または疾患による疼痛

### 13.1.1 三叉神経痛

●解説

　再発性，片側性の短時間の電撃痛で，突然始ま

り終了する。三叉神経枝の支配領域に限定しており，非侵害刺激によって誘発される（2枝領域以上に及ぶこともある）。明らかな原因がなく発症するか，他疾患の結果として生じることもある。さらに，障害されている神経の支配領域に一致する中等度の持続痛を伴うこともある。

### ◉ 以前に使用された用語

疼痛［性］チック（tic douloureux），一次性三叉神経痛（primary trigeminal neuralgia）

### ◉ 診断基準

A．三叉神経枝の1つ以上の支配領域に生じ，三叉神経領域を越えて広がらない一側性の発作性顔面痛を繰り返し（注❶），BとCを満たす。

B．痛みは以下のすべての特徴をもつ
　①数分の1秒～2分間持続する（注❷）
　②激痛（注❸）
　③電気ショックのような，ズキンとするような，突き刺すような，または，鋭いと表現される痛みの性質

C．障害されている神経支配領域への非侵害刺激により誘発される（注❹）

D．ほかに最適なICHD-3の診断がない

### ◉ 注

❶少数例では障害されている神経の支配領域を越えて痛みが広がることもある。その場合でも痛みは三叉神経の皮膚分節内に留まる。

❷発作痛の持続時間は経過中に変化し，徐々に延長することがある。発作痛が主として2分を超えて持続すると訴える患者は少数である。

❸痛みは経過中に重症化していくこともある。

❹痛みの発作は自発痛として，または，自発痛のように感じられることがある。ただし，この診断に分類するためには，非侵害刺激によって痛みが誘発された既往や所見がなければならない。理想的には，診察医は痛みを誘発する現象が再現することを確定するべきである。しかし，患者が拒否したり，トリガーの解剖学的位置が刺激困難であったり，他の要因によって必ずしも確定できないこともある。

### ◉ コメント

13.1.1「三叉神経痛」は臨床的に診断される。検査は三叉神経痛の原因を特定するために行われる。

痛みを誘発するトリガー以外には，13.1.1「三叉神経痛」の患者は，定量的体性感覚評価（quantitative sensory testing：QST）のような詳細な評価法を使用しない限り，異常を示さないことが多い。しかし，臨床神経診察によって感覚障害の所見が得られることがあり，この場合は速やかに原因検索を行うべきである。13.1.1.1「典型的三叉神経痛」，13.1.1.2「二次性三叉神経痛」または13.1.1.3「特発性三叉神経痛」のようなサブフォームの診断は，このような評価が行われることにより可能になる。

痛みが非常に強い場合には，痛みのために患側の表情筋の収縮をしばしば引き起こす（疼痛性チック）。

流涙や眼球の発赤のような軽度の自律神経症状を伴うこともある。

痛みの発作が起こったあとには，通常，痛みが誘発されない不応期がある。

### 13.1.1.1　典型的三叉神経痛

### ◉ 解説

神経血管圧迫以外に明らかな原因がなく生じる三叉神経痛。

### ◉ 診断基準

A．13.1.1「三叉神経痛」の診断基準を満たす片側顔面痛の繰り返す発作

B．MRI上または手術中に三叉神経根の形態学的な変化（注❶）を伴う神経血管圧迫所見（単なる接触所見ではない）が実証されている

### ◉ 注

❶典型的には萎縮か位置の異常。

### ◉ コメント

神経血管圧迫による三叉神経根の萎縮や位置異常（あるいはその両方）は，13.1.1「三叉神経痛」の他覚所見や自覚症状とは独立して合併することがある。これらの解剖学的な変化が観察された場合に，三叉神経痛を13.1.1.1「典型的三叉神経痛」と診断する。

神経血管圧迫は，三叉神経根入口部（root entry zone：REZ）で生じることが多く，静脈よりも動脈

## 13. 脳神経の有痛性病変およびその他の顔面痛

による圧迫で症状が顕在化する。MRI 検査では，三叉神経根の体積や断面積を計測することが可能である。萎縮性変化とは，脱髄，神経脱失，微小血管系の変化およびその他の形態学的変化を指す。三叉神経の萎縮性変化がどのような機序で痛みを引き起こすかは正確には解明されていない。ただし，術前に萎縮性変化が観察される症例では，微小血管減圧術の治療成績がよいことが示されている。

13.1.1.1「典型的三叉神経痛」と診断される患者の多くは，痛みの初発症状を記憶していることが多い。

13.1.1.1「典型的三叉神経痛」の多くは，三叉神経第 2 枝または 3 枝に発症する。まれに痛みが両側に生じることもある（同時というよりも連続的な発症）。

13.1.1.1「典型的三叉神経痛」は，文献的には**前三叉神経痛**と呼ばれる非典型的な持続痛の発作が先行することがある。

痛み発作の間は，ほとんどの患者で無症状である。しかしサブフォームの 13.1.1.1.2「持続痛を伴う典型的三叉神経痛」では，障害されている領域に持続的な背景痛が存在する。

### 13.1.1.1.1　典型的三叉神経痛，純粋発作性

● 解説

持続的背景痛的顔面痛を伴わない典型的三叉神経痛。

● 診断基準

A. 13.1.1.1「典型的三叉神経痛」の診断基準を満たす片側顔面痛の繰り返す発作
B. 痛み発作の間は，障害されている三叉神経領域に痛みがない

● コメント

13.1.1.1.1「典型的三叉神経痛，純粋発作性」は薬物療法（特にカルバマゼピンかオクスカルバゼピン）に対して，少なくとも発症初期は反応性がよいことが多い。

### 13.1.1.1.2　持続痛を伴う典型的三叉神経痛

● 以前に使用された用語

非典型的三叉神経痛（atypical trigeminal neuralgia），三叉神経痛タイプ 2（trigeminal neuralgia type 2）

● 解説

持続性顔面痛が付随した典型的三叉神経痛。

● 診断基準

A. 13.1.1.1「典型的三叉神経痛」の診断基準を満たす片側顔面痛の繰り返す発作
B. 痛み発作の間に障害されている三叉神経領域に持続性，または，ほぼ持続性の痛みを伴う

● コメント

末梢性あるいは中枢性感作が持続痛の原因の可能性がある。

### 13.1.1.2　二次性三叉神経痛

● 解説

原因となる疾患に伴い生じる三叉神経痛。臨床的な評価では，多くの患者において感覚障害が示されている。

● 診断基準

A. 13.1.1「三叉神経痛」の診断基準を満たす片側顔面痛の繰り返す発作があり，純粋発作性または持続性あるいはほぼ持続性の痛みを合併する
B. 神経痛を起こす原因となることが知られている疾患があり，それにより神経痛の説明が可能である（**注❶**）
C. ほかに最適な ICHD-3 の診断がない（**注❷**）

● 注

❶ 小脳橋角部腫瘍，動静脈奇形，および多発性硬化症が原因疾患として認識されている。
❷ 13.1.1.2「二次性三叉神経痛」を引き起こす疾患を検索するためには MRI が最適である。他の検査方法として，三叉神経反射および三叉神経誘発電位のような神経生理検査がある。これらは MRI 検査が施行できない患者に適している。

### 13.1.1.2.1　多発性硬化症による三叉神経痛

● 他疾患にコード化する

13.13.1「多発性硬化症（MS）による中枢性神経障害性疼痛」。

# 第3部　有痛性脳神経ニューロパチー，他の顔面痛およびその他の頭痛

## ●解説

多発性硬化症プラーク（脱髄巣）による，または，橋やREZのプラークによる三叉神経痛で，多発性硬化症による痛み以外の自覚症状や臨床徴候，検査結果を伴う。

## ●診断基準

A．13.1.1「三叉神経痛」の診断基準を満たす片側顔面痛の繰り返す発作
B．以下の両方を満たす
　①多発性硬化症が診断されている
　②REZまたは橋内の一次求心路を障害する橋のプラークがMRIで示されている。または，その存在がルーチンの電気生理学的検査（注❶）が示す三叉神経伝導路障害により示唆されている
C．ほかに最適なICHD-3の診断がない

## ●注

❶瞬目反射または三叉神経誘発電位

## ●コメント

13.1.1.2.1「多発性硬化症による三叉神経痛」は多発性硬化症患者の2～5％に発症するとされ，時に両側性である。逆に，13.1.1「三叉神経痛」の患者の中では，2～4％だけが多発性硬化症によるものである。三叉神経痛の症状は，まれに多発性硬化症の初発症状となる。

橋病変は，三叉神経の脳幹内の三叉神経核への橋内中枢伝導路を障害する。橋病変は三叉神経視床路の二次ニューロンを障害し，非発作性の痛みや異常感覚（dysesthesia）を引き起こすことが多い。したがって，橋病変による痛みは，13.13.1「多発性硬化症（MS）による中枢性神経障害性疼痛」に分類される。

多発性硬化症の患者のなかにも三叉神経根の神経血管圧迫が観察されることがある。このような場合には，神経への圧迫によって有痛性発作がより起こりやすい状態を多発性硬化症が誘導していると考えられている。

13.1.1.2.1「多発性硬化症による三叉神経痛」は，13.1.1.1「典型的三叉神経痛」に比べて，薬理学的および外科的介入に対して抵抗性である。

### 13.1.1.2.2　占拠性病変による三叉神経痛

## ●解説

障害されている三叉神経および占拠性病変の接触が原因となる三叉神経痛。

## ●診断基準

A．13.1.1「三叉神経痛」の診断基準を満たす片側顔面痛の繰り返す発作
B．以下の両方を満たす
　①障害されている三叉神経に接触する占拠性病変が診断されている
　②痛みは，その占拠性病変の発見後から起こっている。または，痛みが占拠性病変発見の契機となった
C．ほかに最適なICHD-3の診断がない

## ●コメント

13.1.1.2.2「占拠性病変による三叉神経痛」の患者では，臨床的に検出可能な感覚障害の他覚的徴候を伴うことも伴わないこともあるが，三叉神経脳幹反射のような電気生理学的検査ではほぼ全ての患者で異常を示す。

### 13.1.1.2.3　その他の原因による三叉神経痛

## ●解説

これまでに述べてきた以外の原因疾患によって引き起こされる三叉神経痛。

## ●診断基準

A．13.1.1「三叉神経痛」の診断基準を満たす片側顔面痛の繰り返す発作があり，純粋発作性または持続性あるいは，ほぼ持続性の痛みを合併する。しかし，必ずしも片側性ではない
B．以下の両方を満たす
　①これまでに示されてきた以外の疾患で，三叉神経痛の原因となる疾患が診断されている（注❶）
　②痛みは，その原因疾患の発症後発現した。または，痛みが原因疾患の診断の契機となった
C．ほかに最適なICHD-3の診断がない

## ●注

❶頭蓋底の骨変形，結合組織病，動静脈奇形，硬膜動静脈瘻およびニューロパチーまたは神経

過興奮を引き起こす遺伝性疾患が原因疾患として認識されている。

### 13.1.1.3 特発性三叉神経痛

◉解説

電気生理学的検査またはMRI検査により明らかな異常が示されない三叉神経痛。

◉診断基準

A. 13.1.1「三叉神経痛」の診断基準を満たす片側顔面痛の繰り返す発作があり，純粋発作性または持続性あるいは，ほぼ持続性の痛みを合併する
B. 13.1.1.1「典型的三叉神経痛」または13.1.1.2「二次性三叉神経痛」が電気生理学的検査およびMRIを含む適切な検査により否定されている（注❶）
C. ほかに最適なICHD-3の診断がない

◉注

❶ 血管および三叉神経または三叉神経根（あるいはその両方）との接触所見は，健常人においても神経画像検査により得られる一般的所見である。このような接触所見が13.1.1「三叉神経痛」の患者で発見され，三叉神経根の形態学的な変化（例：萎縮または位置の異常）が認められない場合，13.1.1.1「典型的三叉神経痛」の診断基準が満たされず，特発性三叉神経痛と考えられる。

#### 13.1.1.3.1 特発性三叉神経痛，純粋発作性

◉診断基準

A. 13.1.1.3「特発性三叉神経痛」の診断基準を満たす片側顔面痛の繰り返す発作
B. 痛み発作の間は，障害されている三叉神経領域に痛みがない

#### 13.1.1.3.2 持続痛を伴う特発性三叉神経痛

◉診断基準

A. 13.1.1.3「特発性三叉神経痛」の診断基準を満たす片側顔面痛の繰り返す発作
B. 痛み発作の間も患部の三叉神経領域に持続性または，ほぼ持続性の痛みを伴う

### 13.1.2 有痛性三叉神経ニューロパチー

◉解説

三叉神経の1枝以上の神経領域に生じる顔面痛で，他の疾患が原因となり神経損傷の存在が示唆されている。主な痛みの訴えは，通常，持続性またはほぼ持続性で，一般的に焼け付くようなあるいは絞られるようなと表現され，ピンや針で突かれるような感覚と類似する。短時間の痛みの発作が重なって出現することがあるが，これらは主たる疼痛症状とは異なる。このような痛みの組み合わせがあることから，有痛性三叉神経ニューロパチーは三叉神経痛のサブタイプとは区別される。三叉神経の支配領域に臨床的に検知可能な感覚脱失や機械的アロディニア，冷痛覚過敏を伴い，IASPの神経障害性疼痛の診断基準を満たす。一般に，アロディニアを示す範囲は，三叉神経痛で観察されるようなトリガーゾーンよりもかなり広範である。

#### 13.1.2.1 帯状疱疹による有痛性三叉神経ニューロパチー

◉解説

持続3ヵ月未満で，片側性の顔面痛。三叉神経枝の1枝以上の支配領域に分布し，帯状疱疹によって生じ，急性帯状疱疹の他の自覚症状と徴候を随伴する。

◉診断基準

A. 発症から3ヵ月未満の片側顔面痛で三叉神経の1枝以上の支配領域に分布する
B. 以下のいずれか1つ以上を満たす
  ① 帯状疱疹による皮疹が痛みと同じ三叉神経の支配領域に発現している
  ② 帯状疱疹ウイルスがポリメラーゼ連鎖反応（PCR）法により髄液中から検出されている
  ③ 病変の基部から得られた細胞において，帯状疱疹ウイルス抗原に対する直接的免疫蛍光アッセイあるいは帯状疱疹ウイルスDNAに対するPCRアッセイが陽性である
C. ほかに最適なICHD-3の診断がない

### ● コメント

　帯状疱疹で三叉神経節が障害されるのは10～15%であり，そのうち約80%は三叉神経第1枝領域に発症する。まれに帯状疱疹の皮疹やその集簇を伴わない（無疱疹性帯状疱疹）で痛みが起こることがある。このような症例では，診断は脳脊髄液中の帯状疱疹ウイルスDNAをポリメラーゼ連鎖反応法で確定する。

　13.1.2.1「帯状疱疹による有痛性三叉神経ニューロパチー」は焼けつくような，突き刺すような，またはズキンとするような，ビリビリするような，あるいは疼くような痛みで，皮膚アロディニアを伴うことが多い。

　三叉神経第1枝の帯状疱疹は第Ⅲ，Ⅳ，Ⅵ脳神経麻痺を合併することもある。帯状疱疹は免疫不全患者に多く起こり，リンパ腫患者の約10%，ホジキン病患者の約25%に起こる。

### 13.1.2.2　帯状疱疹後三叉神経痛

#### ● 以前に使用された用語

　帯状疱疹後三叉神経ニューロパチー（post-herpetic trigeminal neuropathy）

#### ● 解説

　帯状疱疹によって引き起こされた片側顔面の痛みが3ヵ月以上持続または繰り返し起こる。その疼痛部位は三叉神経枝の1枝以上の支配領域と一致し，さまざまな感覚障害を随伴する。

#### ● 診断基準

A．三叉神経枝の1枝または2枝以上の支配領域に起こる片側顔面痛で，3ヵ月を超えて持続または繰り返し，Cを満たす
B．痛みと同じ三叉神経の支配領域に帯状疱疹の既往がある
C．痛みは帯状疱疹感染と時期的に一致して発現した（注❶）
D．ほかに最適なICHD-3の診断がない

#### ● 注

❶痛みは帯状疱疹の皮疹がまだ活動期にある時期から生じることが多いが，皮疹が治癒してから痛みが起きることもある。このような症例では，帯状疱疹による皮疹の後遺症として，蒼白色または明紫色の瘢痕が見られることもある。

### ● コメント

　これまで長い期間用いられてきた呼称ではあるが，帯状疱疹後神経痛は基本的にニューロパチーあるいはニューロノパチー（neuronopathy）である。神経，神経節および神経根に明らかな解剖学的病変がある。13.1.2.2「帯状疱疹後三叉神経痛」では，三叉神経脳幹複合体に炎症が広がっていることもある。

　急性帯状疱疹の発症後，高齢者では帯状疱疹後神経痛に移行することが多い。

　三叉神経第1枝は13.1.2.2「帯状疱疹後三叉神経痛」のなかで最も罹患頻度が高いが，第2および第3枝に起こることもある。典型的には，帯状疱疹後神経痛の症状は焼けつくような痛みと痒みである。罹患部位の痒みは時に顕著であり，患者を極端に苦しめることがある。明確な感覚障害とブラシにより引き起こされる機械的アロディニアが罹患部位に起こることも一般的である。しかし，多くの患者でほとんど感覚消失を示さず，代わりに熱刺激または圧刺激（あるいはその両方）に対して過敏な反応を示す。

### 13.1.2.3　外傷後有痛性三叉神経ニューロパチー

#### ● 以前に使用された用語

　三叉神経の有痛性感覚脱失（anaesthesia dolorosa）

#### ● 解説

　片側または両側顔面，または口部の痛みが三叉神経の外傷により起こり，三叉神経機能不全の臨床症状またはその他の症候（あるいはその両方）を伴う。

#### ● 診断基準

A．三叉神経枝の1枝以上の支配領域に起こる顔面または口部（あるいはその両方）の痛みで，Cを満たす
B．三叉神経に対する明確な外傷（注❶）の既往があり，三叉神経機能不全を示す臨床的に明らかな陽性徴候（痛覚過敏，アロディニア）または陰性徴候（感覚低下，痛覚鈍麻）（あるいはその両方）を伴う
C．原因となる証拠として，以下の両方が示され

ている
- ① 痛みは外傷を受けた三叉神経支配領域に局在している
- ② 痛みは三叉神経の外傷から6ヵ月未満で発現している

D．ほかに最適な ICHD-3 の診断がない

○注

❶ 三叉神経に対する外傷は，機械的，化学的，温度的，または放射線による障害を含む。三叉神経節または神経根に対する神経焼灼術後に1枝以上の三叉神経領域に神経障害性疼痛が生じることがある。このような痛みは，外傷後ニューロパチーとみなし，ここにコード化する。

○コメント

痛みの持続期間は発作性から持続性までと幅広く，場合によっては発作痛と持続痛が混在する。

特に，放射線による神経節後性の障害では，ニューロパチーは照射3ヵ月を超えた時期に発症することもある。

三叉神経節または神経根を標的にした神経焼灼術後の 13.1.2.3「外傷後有痛性三叉神経ニューロパチー」では，13.1.1「三叉神経痛」の再発により，両疾患が併存することもある。

### 13.1.2.4 その他の疾患による有痛性三叉神経ニューロパチー

○解説

片側または両側顔面または口部の痛みが，これまで述べてきた以外の疾患が原因となり，三叉神経枝の1枝以上の支配領域に起こり，三叉神経機能不全を示す症状や臨床症候を伴う。

○診断基準

A．三叉神経枝の1枝以上の支配領域に起こる顔面または口部（あるいはその両方）の痛みで，Cを満たす

B．これまで述べてきた以外の三叉神経ニューロパチーの原因となることが知られている疾患が診断されており，三叉神経枝の1枝以上の三叉神経機能不全を示す臨床的に明らかな陽性徴候（痛覚過敏，アロディニア）または陰性徴候（感覚低下，痛覚鈍麻）（あるいはその両方）を伴う

C．原因となる証拠として，以下の両方が示されている
- ① 痛みは原因となる疾患の三叉神経支配領域と同じ領域にある
- ② 痛みは，その疾患の発症の後に発現した。または，痛みがその疾患の診断の契機となった

D．ほかに最適な ICHD-3 の診断がない

○コメント

有痛性三叉神経ニューロパチーは多発性硬化症や占拠性病変，他の全身疾患に続発して起こり，13.1.1.2「二次性三叉神経痛」と 13.1.2「有痛性三叉神経ニューロパチー」は，臨床的な特徴（自発痛の性質，誘発痛，感覚障害の有無）によってのみ区別される。

膠原病や遺伝性疾患によって引き起こされる 13.1.2「有痛性三叉神経ニューロパチー」は，通常，両側性である。ただし，発症時には左右非対称であったり，背景痛に発作痛が重複するような場合もある。最終的に両側性の感覚障害と持続痛を発症し，診断が確定することもある。MRIでは異常所見がないが，三叉神経反射は必ず遅延または脱失している。

### 13.1.2.5 特発性有痛性三叉神経ニューロパチー

○解説

片側または両側の三叉神経枝の1枝以上の支配領域の痛みで，三叉神経の傷害が示唆されるが明確な病因が不明なもの。

○診断基準

A．片側または両側の三叉神経枝の1枝以上の支配領域の顔面痛で，Bを満たす

B．三叉神経機能不全を示す臨床的に明らかな陽性徴候（痛覚過敏，アロディニア）または陰性徴候（感覚低下，痛覚鈍麻）（あるいはその両方）を伴う

C．原因となる疾患は特定されていない

D．ほかに最適な ICHD-3 の診断がない

## 13.2 舌咽神経の病変または疾患による疼痛

### 13.2.1 舌咽神経痛

● 以前に使用された用語
迷走舌咽神経痛

● 解説
舌咽神経痛は舌咽神経のみならず迷走神経の耳枝および咽頭枝の支配領域に，片側性，短時間で，激烈な，刺すような痛みが起こる。痛みは突然発症し，突然終了する。痛みは，耳，舌基部，扁桃窩または下顎角直下に生じる。嚥下，会話または咳嗽によって誘発されるのが一般的であり，典型的三叉神経痛のように寛解と再発を繰り返すことがある。

● 診断基準
A．舌咽神経の支配領域（注❶）に生じる片側の繰り返す発作性の痛みで，Bを満たす
B．痛みは以下の全ての特徴をもつ
　①数秒〜2分持続する
　②激痛
　③電気ショックのような，ズキンとするような，刺すような，または鋭いと表現される痛みの性質
　④嚥下，咳嗽，会話またはあくびで誘発される
C．ほかに最適なICHD-3の診断がない

● 注
❶舌の後部，扁桃窩，咽頭または下顎角または耳のいずれか1つ以上。

● コメント
13.2.1「舌咽神経痛」は13.1.1「三叉神経痛」と一緒に起こることがある。

上喉頭神経は迷走神経の枝である。上喉頭神経痛は13.2.1「舌咽神経痛」と同様の場所に生じるため，臨床的には区別することが困難である。

画像検査では，舌咽神経の血管による圧迫が明らかになることもある。

発症前に，数週間から数ヵ月にわたって障害部位において不快な感覚を経験することがある。

13.2.1「舌咽神経痛」の痛みは，目，鼻，顎，肩に放散することもある。症状が重度であるため体重減少をきたすことがある。まれに，痛み発作に咳嗽，嗄声，失神，または徐脈などの迷走神経刺激症状が伴うことがある。舌咽神経痛を咽頭舌咽神経痛，耳舌咽神経痛，迷走舌咽神経痛の3つのサブフォームに分類することが提唱されており，心停止，痙攣あるいは失神を伴う痛みの場合には，迷走舌咽神経痛という用語を用いることが提案されている。

臨床的な評価では，障害されている神経領域の感覚障害が通常示されることはない。しかし，軽度の感覚障害が発見されたとしても，舌咽神経痛を否定する根拠にはならない。重度の感覚障害または咽頭反射の減弱や消失があれば，速やかに病因検索を行うべきである。

13.2.1「舌咽神経痛」は，少なくとも初期には薬物療法（特にカルバマゼピンないしはオクスカルバゼピン）に対して通常，反応性である。

13.2.1「舌咽神経痛」は少なくとも初期には，薬物療法（特にカルバマゼピンやオクスカルバゼピン）に反応することが通常である。扁桃および咽頭壁への局所麻酔薬注入が数時間発作を予防することが示唆されている。

#### 13.2.1.1 典型的舌咽神経痛

● 解説
神経血管圧迫以外に明らかな原因がなく生じる舌咽神経痛。

● 診断基準
A．13.2.1「舌咽神経痛」の診断基準を満たす片側の痛みの繰り返す発作
B．MRI上または手術中に神経血管圧迫所見が実証されている

#### 13.2.1.2 二次性舌咽神経痛

● 解説
原因疾患により生じる舌咽神経痛。

● 診断基準
A．13.2.1「舌咽神経痛」の診断基準を満たす片側の痛みで繰り返す発作がある

B. 神経痛を起こす原因となることが知られている疾患があり，それにより神経痛の説明が可能である(**注❶**)

○注

❶ 頸部外傷，多発性硬化症，扁桃腺またはその周囲の腫瘍，小脳橋角部腫瘍およびアーノルド・キアリ奇形による13.2.1.2「二次性舌咽神経痛」の症例報告がある。

### 13.2.1.3　特発性舌咽神経痛

○解説

神経血管圧迫所見またはその他原因となる疾患の証拠が得られていない舌咽神経痛。

○診断基準

A. 13.2.1「舌咽神経痛」の診断基準を満たす片側の痛みで繰り返す発作がある
B. 神経血管圧迫所見または13.2.1.2「二次性舌咽神経痛」の原因となる疾患が検査により発見されていない
C. ほかに最適なICHD-3の診断がない

### 13.2.2　有痛性舌咽神経ニューロパチー

○解説

舌咽神経の支配領域(舌の後部，扁桃窩，咽頭または下顎角のいずれか1つ以上)内に起こる痛みである。加えて，痛みは同側の耳に感じられることも多い。主な痛みの訴えは，通常，持続性またはほぼ持続性で，一般的に焼けつくようなとか絞られるようなと表現され，ピンや針で突かれるような痛みに類似する。短時間の痛みの発作が重なって出現することがあるが，これらは主たる疼痛症状とは異なる。このような痛みの組み合わせがある場合は，有痛性舌咽神経ニューロパチーは13.2.1「舌咽神経痛」のサブフォームとは区別される。同側の舌後部および扁桃窩の感覚障害が存在することがあり，咽頭反射が減弱または消失することもある。

### 13.2.2.1　既知の原因による有痛性舌咽神経ニューロパチー

○解説

舌咽神経の支配領域に起こる片側の持続性またはほぼ持続性の痛みで，短時間の痛み発作が重なって出現することもしないこともある。痛みの原因となる疾患が明らかに存在する。

○診断基準

A. 舌咽神経の支配領域に起こる片側の持続性またはほぼ持続性の痛みで(**注❶**)，Cを満たす
B. 有痛性舌咽神経ニューロパチーを引き起こす可能性が知られている疾患が診断されている(**注❷**)
C. 原因となる証拠として，以下の両方が示されている
　① 原因疾患により障害されている舌咽神経と同側に痛みがある
　② 痛みは，原因疾患の発症の後に発現した。または痛みがその疾患の診断の契機となった
D. ほかに最適なICHD-3の診断がない

○注

❶ 短時間の痛みの発作が重なって出現することがあるが，これらは中心となる疼痛症状とは異なるものである。
❷ 小脳橋角部腫瘍および手術中の医原性舌咽神経損傷が有痛性舌咽神経ニューロパチーの原因として報告されている。

### 13.2.2.2　特発性有痛性舌咽神経ニューロパチー

○解説

舌咽神経の支配領域に起こる片側の持続性またはほぼ持続性の痛みで，短時間の痛み発作が重なって出現することもしないこともあるが，病因が不明なもの。

○診断基準

A. 舌咽神経の支配領域に起こる片側の持続性またはほぼ持続性の痛み(**注❶**)
B. 原因となる疾患は特定されていない
C. ほかに最適なICHD-3の診断がない

## 注

❶ 短時間の痛みの発作が重なって出現することがあるが、これらは中心となる疼痛症状とは異なるものである。

## 13.3 中間神経の病変または疾患による疼痛

### 13.3.1 中間神経痛

### 解説

まれな疾患であり、短時間の発作痛が外耳道の深くに感じられ、時には頭頂後頭領域に放散する。大多数の症例で手術時に血管性圧迫所見が発見され、くも膜の肥厚を伴う。ただし、明らかな原因がなく起こることもあれば、帯状疱疹の合併症や非常に稀であるが多発性硬化症または腫瘍の合併症として起こることもある。外耳道後壁または耳介周囲(あるいはその両方)の誘発部位への刺激によって引き起こされる。

### 診断基準

A. 中間神経の支配領域(注❶)に生じる片側の繰り返す発作痛で、Bを満たす
B. 痛みは以下のすべての特徴を持つ
  ① 数秒〜数分間持続する
  ② 激痛
  ③ ズキンとするような、突き刺すような、または、鋭いと表現される痛みの性質
  ④ 外耳道後壁または耳介周囲(あるいはその両方)の誘発部位の刺激で痛みが引き起こされる
C. ほかに最適な ICHD-3 の診断がない(注❷)

### 注

❶ 痛みは外耳道、耳介、乳様突起の領域、時に軟口蓋に局在し、時に側頭部または下顎部に痛みが放散することもある。
❷ 外耳の神経支配は複雑で重複もあり、痛みの原因となる候補神経は三叉神経(耳介側頭神経)、顔面神経(中間神経)、舌咽神経、迷走神経が場合により複数関与している可能性が考えられ、血管による神経圧迫が明確でなければ原因神経を1つに特定することは困難かもしれない。

### コメント

13.3.1「中間神経痛」では、時に流涙、唾液過多または味覚の異常を伴うことがある。

#### 13.3.1.1 典型的中間神経痛

### 解説

神経血管圧迫以外に明らかな原因がなく生じる中間神経痛。

### 診断基準

A. 13.3.1「中間神経痛」の診断基準を満たす片側の痛みの繰り返す発作
B. MRI 上または手術中に中間神経根の神経血管圧迫所見が実証されている。

#### 13.3.1.2 二次性中間神経痛

### 解説

原因疾患により生じる中間神経痛。

### 診断基準

A. 13.3.1「中間神経痛」の診断基準を満たす片側の痛みで繰り返す発作がある
B. 神経痛を起こす原因となることが知られている疾患があり、それにより神経痛の説明が可能である(注❶)

### 注

❶ 多発性硬化症または腫瘍が 13.3.1.2「二次性中間神経痛」の原因となることを示した症例報告がある。腫瘍による症例では、腫瘍に近接する他の神経の損傷を示す神経脱落症状がより明らかになることが多い。典型的には、帯状疱疹は通常、13.3.2.1「帯状疱疹による有痛性中間神経ニューロパチー」となり、13.3.1.2「二次性中間神経痛」は発症しない。

#### 13.3.1.3 特発性中間神経痛

### 解説

神経血管圧迫所見またはその他原因となる疾患の証拠がなく起こる中間神経痛。

### 診断基準

A. 13.3.1「中間神経痛」の診断基準を満たす片側の痛みの繰り返す発作
B. 神経血管圧迫所見または 13.3.1.2「二次性中

間神経痛」の原因となる疾患が示されていない

C．ほかに最適な ICHD-3 の診断がない

### 13.3.2 有痛性中間神経ニューロパチー

○解説

　中間神経の支配領域（外耳道，耳介または乳様突起領域のいずれか1つ以上）内に起こる痛み。痛みの訴えは，通常，持続性またはほぼ持続性で，耳の奥深くに鈍痛があると表現される。短時間の痛みの発作が重なって出現することがあるが，これらは主たる疼痛症状とは異なる。このような痛みの組み合わせがあることから，有痛性中間神経ニューロパチーは 13.3.1「中間神経痛」のサブフォームとは区別される。外耳道や耳介，乳様突起の皮膚の感覚障害が観察されることがあり，その程度は通常，軽微である。

#### 13.3.2.1 帯状疱疹による有痛性中間神経ニューロパチー

○以前に使用された用語

　顔面麻痺を伴う 13.3.2.1「帯状疱疹による有痛性中間神経ニューロパチー」はラムゼイ・ハント症候群として知られる。

○解説

　中間神経の神経領域に起こる片側の持続性ないしはほぼ持続性の痛みで，短時間の痛み発作が重なって出現することもしないこともある。中間神経の帯状疱疹ウイルス感染によって生じ，外耳道の奥に感じられる痛みで，顔面神経麻痺を伴うことが多く，帯状疱疹感染とその後遺症の症状や徴候を伴う。

○診断基準

A．片側の持続性またはほぼ持続性の痛み（注❶）が中間神経の支配領域（注❷）に起こり，Cを満たす

B．以下のいずれか1つ以上を満たす
　①帯状疱疹による皮疹が中間神経の支配領域に発現している（注❸）
　②帯状疱疹ウイルスがポリメラーゼ連鎖反応（PCR）法により髄液中から検出される

　③病変部の細胞において，帯状疱疹ウイルス抗原に対する直接的免疫蛍光アッセイまたは帯状疱疹ウイルスDNAに対するPCRアッセイで陽性となる

C．痛みは帯状疱疹の感染と時期的に一致して発現した（注❹）

D．ほかに最適な ICHD-3 の診断がない（注❺）

○注

❶ 短時間の痛みの発作が重なって出現することがあるが，これらは中心となる疼痛症状とは異なる。

❷ 外耳道，耳介または乳様突起の領域のいずれか1つ以上に痛みが生じる。

❸ ウイルス感染の広がりにより，他の脳神経も障害されることがある。

❹ 痛みが皮疹の発現よりも先行することがある。

❺ 急性期の臨床診断は，鼓膜，外耳道または乳様突起のいずれか1つ以上の領域の皮膚に水疱が発現していることで確定する。鼓索神経を通じてウイルスが舌の前1/3に至り水疱が出現することがある。また顔面神経の vestigial remnant branch の支配を受ける硬口蓋に発現することもある。

○コメント

　他の脳神経（Ⅷ，Ⅸ，Ⅹ，Ⅺ）も障害されることがあり，耳鳴り，聴覚障害，前庭性めまい，悪心，嗄声，嚥下障害が起こる。

　13.3.2.1「帯状疱疹による有痛性中間神経ニューロパチー」の自然経過についてはほとんど知られていないが，3ヵ月を超えて痛みが持続することもある。このような痛みは，13.3.2.2「帯状疱疹後中間神経痛」に分類されるべきである。

#### 13.3.2.2 帯状疱疹後中間神経痛

○解説

　中間神経の支配領域の片側の痛みが3ヵ月以上，持続または繰り返し起こる。痛みは外耳道の奥に自覚され，中間神経の帯状疱疹感染により起こる。

○診断基準

A．片側の痛みが3ヵ月を超えて持続または繰り返し，中間神経の支配領域（注❶）に起こり，

Cを満たす
B．中間神経における帯状疱疹の既往がある
C．痛みは帯状疱疹の感染と時期的に一致して発現した（注❷）
D．ほかに最適なICHD-3の診断がない

◉注

❶ 外耳道，耳介，乳様突起の領域のいずれか1つ以上。
❷ 通常，痛みは帯状疱疹の感染がまだ活動的な時期から生じることが多いが，時に遅れて生じることもある。

### 13.3.2.3 その他の疾患による有痛性中間神経ニューロパチー

◉解説

　中間神経の支配領域に起こる片側の持続性またはほぼ持続性の痛みで，短時間の痛み発作が重なって出現することもしないこともある。帯状疱疹以外に，痛みの原因となる疾患が明らかにあり，その疾患による痛み以外の自覚症状または徴候（あるいはその両方）があることもある。

◉診断基準

A．片側の持続性またはほぼ持続性の痛み（注❶）で，中間神経の支配領域（注❷）に起こり，Cを満たす
B．帯状疱疹以外に，有痛性中間神経ニューロパチーを引き起こす可能性が知られている疾患が診断されている（注❸）
C．痛みは，その疾患の発症後に発現した。または，痛みがその疾患の診断の契機となった
D．ほかに最適なICHD-3の診断がない

◉注

❶ 短時間の痛みの発作が重なって出現することがあるが，これらは中心となる疼痛症状とは異なる。
❷ 外耳道，耳介または乳様突起の領域のいずれか1つ以上に痛みが生じる。
❸ 13.3.2「有痛性中間神経ニューロパチー」はまれに，顔面の腫瘍または顔面神経膝神経節の損傷により生じることが報告されている。

### 13.3.2.4 特発性有痛性中間神経ニューロパチー

◉解説

　中間神経の支配領域に起こる片側の持続性またはほぼ持続性の痛みで，短時間の痛みの発作が重なって出現することもしないこともあるが，原因が不明なもの。

◉診断基準

A．片側または両側の痛みで中間神経の支配領域（注❶）に起こる
B．原因となる疾患は特定されていない
C．ほかに最適なICHD-3の診断がない

◉注

❶ 外耳道，耳介または乳様突起の領域のいずれか1つ以上に痛みが生じる。

## 13.4　後頭神経痛

◉解説

　頭皮の後部に生じる，片側性あるいは両側性の，ズキンとするまたは刺すような痛みであり，大後頭神経，小後頭神経または第3後頭神経の支配領域に分布する。時に障害部位の感覚低下あるいは異常感覚を伴い，通常は罹患神経の圧痛を合併する。

◉診断基準

A．大後頭神経，小後頭神経または第3後頭神経のいずれか1つ以上の支配領域の片側性または両側性の痛みで，B〜Dを満たす
B．痛みは以下の3つの特徴のうち少なくとも2項目を満たす
　① 数秒〜数分間持続する疼痛発作を繰り返す
　② 激痛
　③ ズキンとするような，刺すような，または鋭いと表現される痛みの性質
C．痛みは以下の両方を伴う
　① 頭皮または頭髪（あるいはその両方）への非侵害刺激により，異常感覚またはアロディニア（あるいはその両方）が出現する。

② 以下のいずれかまたは両方
  a）障害神経枝上の圧痛
  b）大後頭神経の出口部または頸髄神経根C2領域にトリガーポイントがある
D．痛みは障害されている神経の局所麻酔薬によるブロックで一時的に改善する
E．ほかに最適な ICHD-3 の診断がない

○コメント

三叉神経脊髄路核における三叉神経−頸髄神経の神経間連絡により，13.4「後頭神経痛」の痛みが前頭-後頭領域に及ぶことがある。

13.4「後頭神経痛」は，環椎軸椎関節，上関節突起間関節に由来する後頭関連痛や，頸部筋群とその付着部位の圧痛トリガーポイントと区別しなくてはならない．

## 13.5 頸部−舌症候群

○解説

後頭部または頸部（あるいはその両方）に突然発症する，片側の鋭い，突き刺すような痛みで，頸部を突然回旋したときに生じ，同側の舌の異常感覚や位置異常を伴うことが多い。

○診断基準

A．以下の B～D のうち少なくとも 2 項目を満たす
B．鋭い，突き刺すような片側の痛み（注❶）が上位頸部または後頭部（あるいはその両方）に生じ，同側の舌の異常感覚または位置異常（あるいはその両方）を同時に伴う
C．頸部の突然の回旋により誘発される
D．数秒〜数分持続する
E．ほかに最適な ICHD-3 の診断がない

○注

❶ 同時に異常感覚（dysesthesia）を伴うこともあるし，伴わないこともある。

○コメント

最近になってこの病態についての詳細が報告され，ICHD-3β では付録（Appendix）に記載されていたが診断分類に加えることが認可された。

## 13.6 有痛性視神経炎

○以前に使用された用語

球後視神経炎（retrobulbar neuritis）

○解説

視神経の脱髄による一眼または両眼の背後の痛みで中心視覚障害を伴う。

○診断基準

A．片側性または両側性の眼窩後部，眼窩，前頭部または側頭部のいずれか 1 つ以上の領域の痛みで C を満たす
B．臨床所見，電気生理学的所見，画像所見または血液検査所見のいずれか 1 つ以上が視神経炎の存在を示す（注❶）
C．原因となる証拠として，以下の両方が示されている
  ① 痛みは視神経炎と時期的に一致して発現した
  ② 痛みは眼球運動によって増悪する
D．ほかに最適な ICHD-3 の診断がない

○注

❶ 13.6「有痛性視神経炎」の 90％でガドリニウム造影 MRI で視神経の造影所見が認められる。

○コメント

視神経炎の約 90％で痛みを伴うことが報告されている。痛みは視力障害に先行することがある。

13.6「有痛性視神経炎」は多発性硬化症でしばしば観察される所見である。

## 13.7 虚血性眼球運動神経麻痺による頭痛

○解説

片側性の前頭部または眼周囲の痛みで，痛みと同側の第Ⅲ，第Ⅳまたは第Ⅵ脳神経の虚血性不全麻痺により起こり，同側の第Ⅲ，第Ⅳまたは第Ⅵ脳神経の虚血性不全麻痺によるその他の臨床症候を伴う。

○診断基準

A．片側性の前頭部または眼窩周囲（あるいはそ

の両方）の頭痛でCを満たす
B．虚血性眼球運動神経麻痺を確定する臨床所見および画像所見がある（注❶）
C．原因となる証拠として，以下の両方が示されている
　①頭痛は眼球運動麻痺と同側に認められる
　②頭痛は眼球運動神経麻痺と時期的に一致して発現した
D．ほかに最適なICHD-3の診断がない

○注
❶ 13.7「虚血性眼球運動神経麻痺による頭痛」は複視と同時に，または，先行して発症することがある。

○コメント
　糖尿病の存在の如何にかかわらず，大多数の眼球運動神経麻痺は痛みを伴う。痛みは第Ⅲ脳神経麻痺の患者において最も頻度が高く，次いで第Ⅵ脳神経麻痺，第Ⅳ脳神経麻痺の順番にみられる。

## 13.8　トロサ・ハント症候群

○解説
　第Ⅲ，第Ⅳまたは第Ⅵ脳神経のいずれか1つ以上の麻痺を伴う片側の眼窩または眼窩周囲の痛みで，海綿静脈洞，上眼窩裂あるいは眼窩内の肉芽腫性炎症による。

○診断基準
A．片側性の眼窩または眼窩周囲の頭痛でCを満たす
B．以下の両方を満たす
　①海綿静脈洞，上眼窩裂または眼窩内に肉芽腫性炎症がMRIまたは生検により確認される
　②第Ⅲ，第Ⅳまたは第Ⅵ脳神経のいずれか1つ以上の麻痺
C．原因となる証拠として，以下の両方が示されている
　①頭痛は肉芽腫性炎症と同側に認められる
　②頭痛と第Ⅲ，第Ⅳまたは第Ⅵ脳神経のいずれか1つ以上の麻痺が出現する間隔は2週間前以内か，または麻痺と同時に出現している
D．ほかに最適なICHD-3の診断がない

○コメント
　13.8「トロサ・ハント症候群」では第Ⅴ脳神経（一般的には第1枝），視神経，第Ⅶ脳神経あるいは第Ⅷ脳神経の障害を合併することが報告されている。瞳孔を支配する交感神経が障害されることも時々ある。
　腫瘍や血管炎，頭蓋底髄膜炎，サルコイドーシスや糖尿病のような有痛性眼筋麻痺を引き起こすその他の疾患を除外するために注意深い経過観察が必要である。
　13.8「トロサ・ハント症候群」による痛みと麻痺はコルチコステロイドによって適切に治療されれば寛解する。

## 13.9　傍三叉神経性眼交感神経症候群（レーダー症候群）

○解説
　三叉神経の眼枝支配領域に分布する持続性，片側性の痛みで，時に三叉神経の上顎枝に広がる。同側のホルネル症候群を伴い，中頭蓋窩または内頸動脈の疾患による。

○診断基準
A．持続性，片側性の頭痛でCを満たす
B．同側のホルネル症候群があり，中頭蓋窩または同側の内頸動脈のいずれか一方に頭痛の原因疾患の証拠を示す画像所見を伴う
C．原因となる証拠として，以下の両方が示されている
　①頭痛はその疾患の出現と時期的に一致して発現している。またはその疾患の診断の契機となった。
　②頭痛は以下のいずれかまたは両方の特徴を有する
　　a）三叉神経眼枝の支配領域に限局し，上顎枝の領域に広がることも広がらないこともある
　　b）眼球運動で増悪する
D．ほかに最適なICHD-3の診断がない

## コメント

13.9「傍三叉神経性眼交感神経症候群（レーダー症候群）」の原著は20世紀初頭において臨床と解剖を対応させる方法の古典的な例と見なすことができ，有用であった。なぜなら眼瞳孔交感神経線維の障害は中頭蓋窩の病変を示したからである。今日レーダー症候群の用語を用いるべきかについては非常に議論が分かれる。しかし，現在でも有痛性ホルネル症候群は中頭蓋窩病変または内頸動脈解離の診断に有用な所見であると一部の学者は考えている。

## 13.10 再発性有痛性眼筋麻痺性ニューロパチー

### 以前に使用された用語

眼筋麻痺性片頭痛（opthalmoplegic migrane，この症候群は片頭痛様ではなく，むしろ再発性有痛性ニューロパチーであることから古典的かつ不適切な眼筋麻痺性片頭痛という診断名は，棄却された）

### 解説

1本以上の眼球運動に関係する脳神経（第Ⅲ脳神経が多い）麻痺の繰り返す発作で，同側の頭痛を伴う。

### 診断基準

A．Bを満たす発作が2回以上ある
B．以下の両方を満たす
　①片側性の頭痛
　②頭痛と同側の3本の眼球運動神経のうち1本以上に運動麻痺がある（注❶）
C．適切な検査により眼窩内，傍トルコ鞍または後頭蓋窩の病変が除外されている
D．ほかに最適な ICHD-3 の診断がない

### 注

❶ いくつかのデータでは，頭痛が眼筋運動麻痺に最長で14日間先行して起きることを示している。

### コメント

MRI では罹患脳神経でガドリニウム造影効果または神経肥厚が認められることがある。コルチコステロイドを用いた治療が一部の患者に有効である。

## 13.11 口腔内灼熱症候群（BMS）

### 以前に使用された用語

口腔痛（stomatodynia），または舌に限局している場合には舌痛（glossodynia）。

### 解説

3ヵ月を超えて，かつ1日2時間を超えて連日再発を繰り返す，口腔内の灼熱感または異常感覚で，臨床的に明らかな原因病変を認めないもの。

### 診断基準

A．BおよびCを満たす口腔痛がある（注❶）
B．1日2時間を超える痛みを連日繰り返し，3ヵ月を超えて継続する
C．痛みは以下の特徴の両方を有する
　①灼熱感（注❷）
　②口腔粘膜の表層に感じる
D．口腔粘膜は外見上正常であり，感覚検査を含めた臨床的診察は正常である
E．ほかに最適な ICHD-3 の診断がない

### 注

❶ 痛みは通常，両側性で，好発部位は舌の先端である。
❷ 痛みの強さは変動する。

### コメント

自覚的な口腔内乾燥感，異常感覚，および味覚変化が存在することがある。

閉経後の女性の有症率が高く，心理的社会的な問題および精神疾患の合併が多いという研究成果もある。近年得られた検査所見と脳画像により，中枢および末梢神経系の変化が示唆されている。

**局所疾患**（カンジダ症，扁平苔癬，唾液量減少）あるいは**全身疾患**（薬剤誘発性，貧血，ビタミン$B_{12}$および葉酸欠乏，シェーグレン症候群，糖尿病）による**二次性の口腔内灼熱症候群**を独立した疾患概念とするかどうかは議論が分かれている。現在のところ，付録に含めることでさえ正当化する知見はない。

## 13.12 持続性特発性顔面痛（PIFP）

### ● 以前に使用された用語
非定型顔面痛（atypical facial pain）

### ● 解説
神経学的脱落症候を伴わないが，3ヵ月間を超え，1日2時間を超えて持続し毎日繰り返す，さまざまな症状を伴う顔面または口腔（あるいはその両方）の持続性の痛み．

### ● 診断基準
A．BおよびCを満たす顔面または口腔（あるいはその両方）の痛みがある
B．1日2時間を超える痛みを連日繰り返し，3ヵ月を超えて継続する
C．痛みは以下の両方の特徴を有する
　①局在が不明瞭で，末梢神経の支配に一致しない
　②鈍い，疼くような，あるいは，しつこいと表現される痛みの性質
D．神経学的診察所見は正常である
E．適切な検査によって歯による原因が否定されている
F．ほかに最適なICHD-3の診断がない

### ● コメント
13.12「持続性特発性顔面痛（PIFP）」の性質を表現するには患者によりさまざまな言葉が使われるが，最も頻繁に表現されるのが「鈍い」，「しつこい」，あるいは「疼く」である．鋭い痛みとして増悪することもあり，ストレスによって増悪する．痛みは顔面の深部にあると表現されることも，表面にあると表現されることもある．経過とともに，痛みが頭頸部の広い領域に拡大することがある．

13.12「持続性特発性顔面痛（PIFP）」に罹患する患者は主として女性である．

13.12「持続性特発性顔面痛（PIFP）」は，慢性広範痛症や過敏性腸症候群のようなほかの疼痛疾患の併発疾患であることもある．さらに，持続性特発性顔面痛には精神疾患や心理社会的問題の合併頻度が高い．

13.12「持続性特発性顔面痛（PIFP）」は顔面，上顎洞，歯，歯茎の小手術や外傷を契機に発症することもあるが，創傷治癒後に，明らかな局所の原因を認めない状態で遷延することがある．しかし，心理物理的検査や神経生理学的検査では感覚障害を示すこともある．

些細な外傷によって生じた13.12「持続性特発性顔面痛（PIFP）」と末梢神経に対する有意な傷害によって引き起こされたことが明白な13.1.2.3「外傷後有痛性三叉神経ニューロパチー」は一連の疾患群のように考えられる．

非定型歯痛という用語は，1本以上の歯あるいは抜歯後の歯槽の持続痛で，通常の歯科的原因が全く存在しない場合に適用されている．非定型歯痛は13.12「持続性特発性顔面痛（PIFP）」の亜型と考えられているが，局在が明瞭で，発症年齢は比較的低く，性差が小さい．外傷の既往によって，非定型歯痛は13.1.2.3「外傷後有痛性三叉神経ニューロパチー」のサブフォームと考えられることがある．これらのサブタイプ/サブフォームがあるとしても，診断基準を提案するに足るほど十分に研究されていない．

## 13.13 中枢性神経障害性疼痛

### ● 解説
片側性または両側性の頭頸部の痛みで，さまざまな症状を呈し，中枢神経由来の感覚変化を伴うことも伴わないこともある．原因に応じて，症状は一定の場合もあるし寛解・再発することもある．

### 13.13.1 多発性硬化症（MS）による中枢性神経障害性疼痛

### ● 解説
多発性硬化症の患者における，片側性または両側性の頭頸部痛であり，さまざまな症状を呈し，感覚変化を伴う場合も伴わない場合もある．三叉神経の中枢上行経路の脱髄性病変に起因する．通常寛解増悪する．

○診断基準
A. 顔面または頭部（あるいはその両方）の痛み（注❶）で，Cを満たす
B. 多発性硬化症（MS）が診断されており，MRI上，脳幹または三叉神経核の上行性投射路に脱髄病変を認める
C. 痛みは脱髄病変の出現と時期的に一致して発現した。または痛みがその病変の発見の契機となった
D. ほかに最適なICHD-3の診断がない

○注
❶ 痛みは発作性または持続性である。

○コメント
痛みを伴わない感覚障害（通常は異常感覚のことであるが，感覚低下，感覚脱失，痛覚低下，錯感覚なども含む）が，13.13.1「多発性硬化症（MS）による中枢性神経障害性疼痛」の痛みと共存することがある。

## 13.13.2 中枢性脳卒中後疼痛（CPSP）

○解説
通常は片側性の顔面または頭部の疼痛であり，さまざまな症状を呈する。頭頸部の一部分または全体に及び，感覚障害を伴う。脳卒中によって引き起こされ，その発症後6ヵ月以内に生じている。三叉神経，その他の脳神経または頸部神経の末梢病変では説明できない。

○診断基準
A. 顔面または頭部（あるいはその両方）の痛みで，Cを満たす
B. 虚血性または出血性脳卒中の発症
C. 原因となる証拠として以下の両方が示されている
  ①脳卒中発症後6ヵ月以内に痛みが発現している
  ②画像検査（注❶）により，適切な部位に血管障害の病変が示されている
D. ほかに最適なICHD-3の診断がない

○注
❶ 通常はMRI。

○コメント
13.13.2「中枢性脳卒中後疼痛（CPSP）」は三叉神経核の上行性投射経路の病変による。頸髄レベルの脊髄視床路と皮質性の情報処理も重要な役割を果たしている可能性がある。したがって，症状は障害側の体幹や上下肢も含むことがある。視床病変発生後の頭頸部痛は半側症候群の部分症状である可能性がある。延髄外側病変では，片側性顔面痛が単独で生じることもあるが，対側の片側性異常感覚を合併することのほうが多い。

## 文 献

### 13.1.1 三叉神経痛（Trigeminal neuralgia）

Benoliel R, Eliav E and Sharav Y. Self-reports of pain-related awakenings in persistent orofacial pain patients. *J Orofac Pain* 2009；23：330-338.

Cruccu G, Finnerup NB, Jensen TS, et al. Trigeminal neuralgia：new classification and diagnostic grading for clinical practice and research. *Neurology* 2016；87：220-228.

Di Stefano G, Maarbjerg S, Nurmikko T, et al. Triggering trigeminal neuralgia. *Cephalalgia*. Epub ahead of print 14 July 2017. DOI：10.1177/0333102417721677.

Drangsholt M and Truelove E. Trigeminal neuralgia mistaken as temporomandibular disorder. *J Evid Base Dent Pract* 2001；1：41-50.

Fromm GH, Graff-Radford SB, Terrence CF, et al. Pre-trigeminal neuralgia. *Neurology* 1990；40：1493-1495.

Haviv Y, Khan J, Zini A, et al. Trigeminal neuralgia（part Ⅰ）. Revisiting the clinical phenotype. *Cephalalgia* 2016；36：730-746.

Koopman JSHA, Dieleman JP, Huygen FJ, et al. Incidence of facial pain in the general population. *Pain* 2009；147：122-127.

Mueller D, Obermann M, Yoon MS, et al. Prevalence of trigeminal neuralgia and persistent idiopathic facial pain：a population-based study. *Cephalalgia* 2011；31：1542-1548.

Obermann M, Yoon MS, Ese D, et al. Impaired trigeminal nociceptive processing in patients with trigeminal neuralgia. *Neurology* 2007；69：835-841.

Pareja JA, Cuadrado ML, Caminero AB, et al. Duration of attacks of first division trigeminal neuralgia. *Cephalalgia* 2005；25：305-308.

Rasmussen P. Facial pain．Ⅱ. A prospective survey of 1052 patients with a view of：character of the attacks, onset, course, and character of pain. *Acta Neurochir*（*Wien*）1990；107：121-128.

Rasmussen P. Facial pain．Ⅲ. A prospective study of the localization of facial pain in 1052 patients. *Acta Neurochir*（*Wien*）1991；108：53-63.

Rasmussen P. Facial pain．Ⅳ. A prospective study of 1052

patients with a view of: precipitating factors, associated symptoms, objective psychiatric and neurological symptoms. *Acta Neurochir*(*Wien*)1991;108:100-109.

### 13.1.1.1 典型的三叉神経痛(Classical trigeminal neuralgia)

Antonini G, Di Pasquale A, Cruccu G, et al. Magnetic resonance imaging contribution for diagnosing symptomatic neurovascular contact in classical trigeminal neuralgia: a blinded case-control study and meta-analysis. *Pain* 2014;155:1464-1471.

Bowsher D, Miles JB, Haggett CE, et al. Trigeminal neuralgia: a quantitative sensory perception threshold study in patients who had not undergone previous invasive procedures. *J Neurosurg* 1997;86:190-192.

Leal PR, Barbier C, Hermier M, et al. Atrophic changes in the trigeminal nerves of patients with trigeminal neuralgia due to neurovascular compression and their association with the severity of compression and clinical outcomes. *J Neurosurg* 2014;120:1484-1495.

Maarbjerg S, Wolfram F, Gozalov A, et al. Significance of neurovascular contact in classical trigeminal neuralgia. *Brain* 2015;138:311-319.

### 13.1.1.2 二次性三叉神経痛(Secondary trigeminal neuralgia)

Cheng TM, Cascino TL and Onofrio BM. Comprehensive study of diagnosis and treatment of trigeminal neuralgia secondary to tumors. *Neurology* 1993;43:2298-2302.

Coffey RJ and Fromm GH. Familial trigeminal neuralgia and Charcot-Marie-Tooth neuropathy. Report of two families and review. *Surg Neurol* 1991;35:49-53.

Cruccu G, Biasiotta A, Di RS, et al. Trigeminal neuralgia and pain related to multiple sclerosis. *Pain* 2009;143:186-191.

De Paula Lucas C and Zabramski JM. Dural arteriovenous fistula of the transverse-sigmoid sinus causing trigeminal neuralgia. *Acta Neurochir* 2007;149:1249-1253.

O'Connor AB, Schwid SR, Herrmann DN, et al. Pain associated with multiple sclerosis: systematic review and proposed classification. *Pain* 2008;137:96-111.

Tanaka BS, Zhao P, Dib-Hajj FB, et al. A gain-of-function mutation in Nav1.6 in a case of trigeminal neuralgia. *Mol Med* 2016;22:338-348.

Truini A, Prosperini L, Calistri V, et al. A dual concurrent mechanism explains trigeminal neuralgia in patients with multiple sclerosis. *Neurology* 2016;86:2094-2099.

Wei Y, Zhao W, Pu C, et al. Clinical features and long-term surgical outcomes in 39 patients with tumor-related trigeminal neuralgia compared with 360 patients with idiopathic trigeminal neuralgia. *Br J Neurosurg* 2017;31:101-106.

Yip V, Michael BD, Nahser HC, et al. Arteriovenous malformation: a rare cause of trigeminal neuralgia identified by magnetic resonance imaging with constructive interference in steady state sequences. *QJM* 2012;105:895-898.

### 13.1.1.3 特発性三叉神経痛(Idiopathic trigeminal neuralgia)

Lee A, McCartney S, Burbidge C, et al. Trigeminal neuralgia occurs and recurs in the absence of neurovascular compression. *J Neurosurg* 2014;120:1048-1054.

### 13.1.2.1 帯状疱疹による有痛性三叉神経ニューロパチー(Painful trigeminal neuropathy attributed to herpes zoster)

Dworkin RH and Portenoy RK. Pain and its persistence in herpes zoster. *Pain* 1996;67:241-252.

Haanpää M, Dastidar P, Weinberg A, et al. Characteristics of cerebrospinal fluid and magnetic resonance imaging findings in patients with acute herpes zoster. *Neurology* 1998;51:1405-1411.

Liesegang TJ. Herpes zoster ophthalmicus. Natural history, risk factors, clinical presentation, and morbidity. *Ophthalmology* 2008;115(2 Suppl):S3-12.

### 13.1.2.2 帯状疱疹後三叉神経痛(Trigeminal post-herpetic neuralgia)

Alvarez FK, de Siqueira SR, Okada M, et al. Evaluation of the sensation in patients with trigeminal post-herpetic neuralgia. *J Oral Pathol Med* 2007;36:347-350.

Truini A, Galeotti F, Haanpää M, et al. Pathophysiology of pain in postherpetic neuralgia: a clinical and neurophysiological study. *Pain* 2008;140:405-410.

Truini A, Haanpää M, Provitera V, et al. Differential myelinated and unmyelinated sensory and autonomic skin nerve fiber involvement in patients with ophthalmic postherpetic neuralgia. *Front Neuroanat* 2015;9:105.

### 13.1.2.3 外傷後有痛性三叉神経ニューロパチー(Painful post-traumatic trigeminal neuropathy)

Benoliel R, Birenboim R, Regev E, et al. Neurosensory changes in the infraorbital nerve following zygomatic fractures. *Oral Surg* 2005;99:657-665.

Benoliel R, Zadik Y, Eliav E, et al. Peripheral painful traumatic trigeminal neuropathy: clinical features in 91 cases and proposal of novel diagnostic criteria. *J Orofac Pain* 2012;26:49-58.

Jääskeläinen SK, Teerijoki-Oksa T and Forssell H. Neurophysiologic and quantitative sensory testing in the diagnosis of trigeminal neuropathy and neuropathic pain. *Pain* 2005;117:349-357.

Polycarpou N, Ng YL, Canavan D, et al. Prevalence of persistent pain after endodontic treatment and factors affecting its occurrence in cases with complete radiographic healing. *Int Endod J* 2005;38:169-178.

Queral-Godoy E, Figueiredo R, Valmaseda-Castellon E, et al. Frequency and evolution of lingual nerve lesions following lower third molar extraction. *J Oral Maxillofac Surg* 2006;64:402-407.

Renton T and Yilmaz Z. Profiling of patients presenting with posttraumatic neuropathy of the trigeminal nerve. *J Orofac Pain* 2011；25：333-344.

### 13.1.2.4　その他の疾患による有痛性三叉神経ニューロパチー（Painful trigeminal neuropathy attributed to other disorder）

Cruccu G, Penisi EM, Antonini G, et al. Trigeminal isolated sensory neuropathy（TISN）and FOSMN syndrome：despite a dissimilar disease course do they share common pathophysiological mechanisms? *BMC Neurol* 2014；14：248.

Klasser GD, Balasubramaniam R and Epstein J. Topical review-connective tissue diseases：orofacial manifestations including pain. *J Orofac Pain* 2007；21：171-184

### 13.2.1　舌咽神経痛（Glossopharyngeal neuralgia）

Blumenfeld A and Nikolskaya G. Glossopharyngeal neuralgia. *Curr Pain Headache Rep* 2013；17：343.

Huynh-Le P, Matsushima T, Hisada K, et al. Glossopharyngeal neuralgia due to an epidermoid tumour in the cerebellopontine angle. *J Clin Neurosci* 2004；11：758-760.

Kandan SR, Khan S, Jeyaretna DS, et al. Neuralgia of the glossopharyngeal and vagal nerves：long-term outcome following surgical treatment and literature review. *Br J Neurosurg* 2010；24：441-446.

Minagar A and Sheremata WA. Glossopharyngeal neuralgia and MS. *Neurology* 2000；54：1368-1370.

Patel A, Kassam A, Horowitz M, et al. Microvascular decompression in the management of glossopharyngeal neuralgia：analysis of 217 cases. *Neurosurgery* 2002；50：705-710.

Peet MM. Glossopharyngeal neuralgia. *Ann Surg* 1935；101：256-258.

Saman Y, Whitehead D and Gleeson M. Jugular foramen schwannoma presenting with glossopharyngeal neuralgia syncope syndrome. *J Laryngol Otol* 2010；124：1305-1308.

Tanrikulu L, Hastreiter P, Dorfler A, et al. Classification of neurovascular compression in glossopharyngeal neuralgia：three-dimensional visualization of the glossopharyngeal nerve. *Surg Neurol Int* 2015；6：189.

### 13.2.2　有痛性舌咽神経ニューロパチー（Painful glossopharyngeal neuropathy）

Bakar B. The jugular foramen schwannomas：review of the large surgical series. *J Korean Neurosurg Soc* 2008；44：285-294.

Kalladka M, Nasri-Heir C, Eliav E, et al. Continuous neuropathic pain secondary to endoscopic procedures：report of two cases and review of the literature. *Oral Surg Oral Med Oral Pathol Oral Radiol* 2016；122：e55-e59.

Shin HY, Park HJ, Choi YC, et al. Clinical and electromyographic features of radiation-induced lower cranial neuropathy. *Clin Neurophysiol* 2013；124：598-602.

### 13.3.1　中間神経痛（Nervus intermedius neuralgia）

Pulec JL. Geniculate neuralgia：long-term results of surgical treatment. *Ear Nose Throat J* 2002；81：30-33.

Riederer F, Sándor PS, Linnebank M, et al. Familial occipital and nervus intermedius neuralgia in a Swiss family. *J Headache Pain* 2010；11：335-338.

Saers SJF, Han KS and de Rue JA. Microvascular decompression may be an effective treatment for nervus intermedius neuralgia. *J Laryngol Otol* 2011；125：520-522.

Tubbs RS, Steck DT, Mortazavi MM, et al. The nervus intermedius：a review of its anatomy, function, pathology, and role in neurosurgery. *World Neurosurg* 2013；79：763-767.

### 13.3.2　有痛性中間神経ニューロパチー（Painful nervus intermedius neuropathy）

Günther M, Danckwardt-Lilliestöm, Gudjonsson O, et al. Surgical treatment of patients with facial neuromas. Report of 26 consecutive operations. *Otol Neurotol* 2010；31：1493-1497.

Oldenburg MS, Carlson ML, Van Abel KM, et al. Management of geniculate ganglion hemangiomas. Case series and systematic review of the literature. *Otol Neurotol* 2015；36：1735-1740.

Sweeney CJ and Gilden DH. Ramsay Hunt syndrome. *J Neurol Neurosurg Psychiatry* 2001；71：149-154.

### 13.4　後頭神経痛（Occipital neuralgia）

Bartsch T and Goadsby P. Anatomy and physiology of pain referral in primary and cervicogenic headache disorders. *Headache Curr* 2005；2：42-48.

Boes CJ. C2 myelitis presenting with neuralgiform occipital pain. *Neurology* 2005；64：1093-1094.

Bogduk N. The anatomy and pathophysiology of neck pain. *Phys Med Rehabil Clin N Am* 2005；14：455-472.

Ehni G and Benner B. Occipital neuralgia and the C1-2 arthrosis syndrome. *J Neurosurg* 1984；61：961-965.

### 13.5　頸部-舌症候群（Neck-tongue syndrome）

Bogduk N. An anatomical basis for the neck-tongue syndrome. *J Neurol Neurosurg Psychiatry* 1981；44：202-208.

Elisevich K, Stratford J, Bray G, et al. Neck tongue syndrome：operative management. *J Neurol Neurosurg Psychiatry* 1984；47：407-409.

Evans RW and Lance JW. Expert opinion：transient headache with numbness of half of the tongue. *Headache* 2000；40：692-693.

Fortin CJ and Biller J. Neck tongue syndrome. *Headache* 1985；25：255-258.

Gelfand AA, Johnson H, Lenaerts ME, et al. Necktongue syndrome：a systematic review. *Cephalalgia*. Epub ahead of print 18 January 2017. DOI：10.1177/0333102416681570.

Lance JW and Anthony M. Neck-tongue syndrome on sudden turning of the head. *J Neurol Neurosurg Psychiatry*

1980；43：97-101.

Lenaerts M and Poblete R. Neck-tongue syndrome and its presentations. *Cephalalgia* 2015；35：143.

Lewis DW, Frank LM and Toor S. Familial necktongue syndrome. *Headache* 2003；43：132-134.

Orrell RW and Marsden CD. The neck-tongue syndrome. *J Neurol Neurosurg Psychiatry* 1994；57：348-352.

Sjaastad O and Bakketeig LS. Neck-tongue syndrome and related（?）conditions. *Cephalalgia* 2006；26：233-240.

Webb J, March L and Tyndall A. The neck-tongue syndrome：occurrence with cervical arthritis as well as normals. *J Rheumatol* 1984；11：530-533.

Wig S, Romanowski C and Akil M. An unusual cause of the neck-tongue syndrome. *J Rheumatol* 2009；36：857-858.

Wong SL, Paviour DC and Clifford-Jones RE. Chiari-1 malformation and the neck-tongue syndrome：cause or coincidence? *Cephalalgia* 2008；28：994-995.

## 13.6　有痛性視神経炎（**Painful optic neuritis**）

Du Y, Yang J, Li JJ, et al. Unilateral optic neuritis in a Chinese population in three centers. *J Clin Neurosci* 2011；18：902-904.

Fazzone HE, Lefton DR and Kupersmith MJ. Optic neuritis：correlation of pain and magnetic resonance imaging. *Ophthalmology* 2003；110：1646-1649.

Optic Neuritis Study Group. The clinical profile of optic neuritis. Experience of the Optic Neuritis Treatment Trial. *Arch Ophthalmol* 1991；109：1673-1678.

## 13.7　虚血性眼球運動神経麻痺による頭痛（**Headache attributed to ischaemic ocular motor nerve palsy**）

Kennard C. Disorders of eye movements I . In：Swash M and Oxbury J（eds）*Clinical neurology*. Edinburgh：Churchill Livingstone, 1991, pp.446-447.

Waind APB. Ocular nerve palsy associated with severe headache. *BMJ* 1956；2：901-902.

Wilker S, Rucker J, Newman N, et al. Pain in ischemic ocular motor nerve palsies. *Br J Ophthalmol* 2009；93：1657-1659.

## 13.8　トロサ・ハント症候群（**Tolosa-Hunt syndrome**）

Cakirer S. MRI findings in Tolosa-Hunt syndrome before and after systemic corticosteroid therapy. *Eur J Radiol* 2003；45：83-90.

Cohn DF, Carasso R and Streifler M. Painful ophthalmoplegia：the Tolosa-Hunt syndrome. *Eur Neurol* 1979；18：373-381.

De Arcaya AA, Cerezal L, Canga A, et al. Neuroimaging diagnosis of Tolosa-Hunt syndrome：MRI contribution. *Headache* 1999；39：321-325.

Goto Y, Goto I and Hosokawa S. Neurological and radiological studies in painful ophthalmoplegia：Tolosa-Hunt syndrome and orbital pseudotumour. *J Neurol* 1989；236：448-451.

La Mantia L, Curone M, Rapoport AM, et al. Tolosa-Hunt syndrome：critical literature review based on IHS 2004 criteria. *Cephalalgia* 2006；26：772-781.

Odabasi Z, Gokcil Z, Atilla S, et al. The value of MRI in a case of Tolosa-Hunt syndrome. *Clin Neurol Neurosurg* 1997；99：151-154.

Straube A, Bandmann O, Buttner U, et al. A contrast enhanced lesion of the Ⅲ nerve on MR of a patient with ophthalmoplegic migraine as evidence for a Tolosa-Hunt syndrome. *Headache* 1993；33：446-448.

## 13.9　傍三叉神経性眼交感神経症候群（レーダー症候群）〔**Paratrigeminal oculosympathetic（Raeder's） syndrome**〕

Goadsby PJ. Raeder's syndrome：paratrigeminal paralysis of the oculopupillary sympathetic system. *J Neurol Neurosurg Psychiatry* 2002；72：297-299.

Shoja MM, Tubbs RS, Ghabili K, et al. Johan Georg Raeder and paratrigeminal sympathetic paresis. *Childs Nerv Syst* 2010；26：373-376.

Solomon S. Raeder syndrome. *Arch Neurol* 2001；58：661-662.

## 13.10　再発性有痛性眼筋麻痺性ニューロパチー（**Recurrent painful ophthalmoplegic neuropathy**）

Bharucha DX, Campbell TB, Valencia I, et al. MRI findings in pediatric ophthalmoplegic migraine：a case report and literature review. *Pediatric Neurol* 2007；37：59-63.

Doran M and Larner AJ. MRI findings in ophthalmoplegic migraine：nosological implications. *J Neurol* 2004；251：100-101.

Gelfand AA, Gelfand JM, Prabakhar P, et al. Ophthalmoplegic "migraine" or recurrent ophthalmoplegic cranial neuropathy：new cases and a systematic review. *J Child Neurol* 2012；27：759-766.

Lance JW and Zagami AS. Ophthalmoplegic migraine：a recurrent demyelinating neuropathy? *Cephalalgia* 2001；21：84-89.

Weiss AH and Phillips JO. Ophthalmoplegic migraine. *Pediatric Neurol* 2004；30：64-66.

## 13.11　口腔内灼熱症候群（BMS）〔**Burning mouth syndrome（BMS）**〕

Bergdahl M and Bergdahl J. Burning mouth syndrome：prevalence and associated factors. *J Oral Pathol Med* 1999；28：350-354.

Eliav E, Kamran B, Schaham R, et al. Evidence of chorda tympani dysfunction in patients with burning mouth syndrome. *J Am Dent Assoc* 2007；138：628-633.

Forssell H, Jaaskelainen S, Tenovuo O, et al. Sensory dysfunction in burning mouth syndrome. *Pain* 2002；99：41-47.

Jaaskelainen SK, Forssell H and Tenovuo O. Abnormalities of the blink reflex in burning mouth syndrome. *Pain* 1997；73：455-460.

Lauria G, Majorana A, Borgna M, et al. Trigeminal small-fiber sensory neuropathy causes burning mouth syndrome. *Pain* 2005；115：332-337.

Patton LL, Siegel MA, Benoliel R, et al. Management of burning mouth syndrome：systematic review and management recommendations. *Oral Surg Oral Med Oral Pathol Oral Radiol Endod* 2007；103(Suppl 39)：1-13.

Sardella A, Gualerzi A, Lodi G, et al. Morphological evaluation of tongue mucosa in burning mouth syndrome. *Arch Oral Biol* 2012；57：94-101.

Scala A, Checchi L, Montevecchi M, et al. Update on burning mouth syndrome：overview and patient management. *Crit Rev Oral Biol Med* 2003；14：275-291.

Woda A and Pionchon P. A unified concept of idiopathic orofacial pain：clinical features. *J Orofac Pain* 1999；13：172-184.

## 13.12　持続性特発性顔面痛(PIFP)〔Persistent idiopathic facial pain(PIFP)〕

Aggarwal VR, McBeth J, Lunt M, et al. Epidemiology of chronic symptoms that are frequently unexplained：do they share common associated factors? *Int J Epidemiol* 2006；35：468-476.

Aggarwal VR, McBeth J, Lunt M, et al. Development and validation of classification criteria for idiopathic orofacial pain for use in population-based studies. *J Orofac Pain* 2007；21：203-215.

Forssell H, Tenovuo O, Silvoniemi P, et al. Differences and similarities between atypical facial pain and trigeminal neuropathic pain. *Neurology* 2007；69：1451-1459.

List T, Leijon G and Svensson P. Somatosensory abnormalities in atypical odontalgia：a case-control study. *Pain* 2008；139：333-341.

Pfaffenrath V, Rath M, Pollmann W, et al. Atypical facial pain-application of the IHS criteria in a clinical sample. *Cephalalgia* 1993；13(Suppl 12)：84-88.

Sardella A, Demarosi F, Barbieri C, et al. An up-to-date view on persistent idiopathic facial pain. *Minerva Stomatol* 2009；58：289-299.

## 13.13　中枢性神経障害性疼痛(Central neuropathic pain)

Abhinav K, Love S, Kalantzis G, et al. Clinicopathological review of patients with and without multiple sclerosis treated by partial sensory rhizotomy for medically refractory trigeminal neuralgia：a 12-year retrospective study. *Clin Neurol Neurosurg* 2012；114：361-365.

Cruccu G, Biasiotta A, Di Rezze S, et al. Trigeminal neuralgia and pain related to multiple sclerosis. *Pain* 2009；143：186-191.

Jensen TS, Rasmussen P and Reske-Nielsen E. Association of trigeminal neuralgia with multiple sclerosis：clinical pathological features. *Acta Neurol Scand* 1982；65：182-189.

Putzki N, Pfriem A, Limmroth V, et al. Prevalence of migraine, tension-type headache and trigeminal neuralgia in multiple sclerosis. *Eur J Neurol* 2009；16：262-267.

### 13.13.1　多発性硬化症(MS)による中枢性神経障害性疼痛〔Central neuropathic pain attributed to multiple sclerosis(MS)〕

Mills RJ, Young CA and Smith ET. Central trigeminal involvement in multiple sclerosis using high-resolution MRI at 3 T. *Br J Radiol* 2010；83：493-498.

Osterberg A and Boivie J. Central pain in multiple sclerosis-sensory abnormalities. *Eur J Pain* 2010；14：104-110.

Osterberg A, Boivie J and Thuomas KA. Central pain in multiple sclerosis-prevalence and clinical characteristics. *Eur J Pain* 2005；9：531-542.

### 13.13.2　中枢性脳卒中後疼痛(CPSP)〔Central post-stroke pain(CPSP)〕

Bowsher D, Leijon G and Thuomas KA. Central post-stroke pain. Correlation of MRI with clinical pain characteristics and sensory abnormalities. *Neurology* 1998；51：1352-1358.

Fitzek S, Baumgartner U, Fitzek C, et al. Mechanisms and predictors of chronic facial pain in lateral medullary infarction. *Ann Neurol* 2001；49：493-500.

Hong JH, Bai DS, Jeong JY, et al. Injury of the spino-thalamo-cortical pathway is necessary for central post-stroke pain. *Eur Neurol* 2010；64：163-168.

Kalita J, Kumar B, Misra UK, et al. Central post stroke pain：clinical, MRI, and SPECT correlation. *Pain Med* 2011；12：282-288.

Klit H, Finnerup NB and Jensen TS. Central post-stroke pain：clinical characteristics, pathophysiology, and management. *Lancet Neurol* 2009；8：857-868.

MacGowan DJ, Janal MN, Clark WC, et al. Central post-stroke pain and Wallenberg's lateral medullary infarction：frequency, character, and determinants in 63 patients. *Neurology* 1997；49：120-125.

Tuveson B, Leffler AS and Hansson P. Influence of heterotopic noxious conditioning stimulation on spontaneous pain and dynamic mechanical allodynia in central post-stroke pain patients. *Pain* 2009；143：84-91.

第3部 有痛性脳神経ニューロパチー，他の顔面痛およびその他の頭痛

# 14. その他の頭痛性疾患
## Other headache disorders

---

14.1 分類不能の頭痛（Headache not elsewhere classified）
14.2 詳細不明の頭痛（Headache unspecified）

## 緒言

ICHD-3ですべての頭痛を網羅するために，適切な症例が存在するが，診断基準の1つを満たさない疾患のためのサブカテゴリーを設ける。初めて記載された，あるいは単に十分な情報が揃っていないという理由で，現時点ではいずれの章にも分類しきれない頭痛がなおも存在する可能性がある。そのようなタイプまたはサブタイプの頭痛のために本章を設ける。

## 14.1 分類不能の頭痛

### ◉以前に使用された用語
分類不能の頭痛（headache not classifiable）

### ◉診断基準
A．独立した診断概念を示唆する特徴的な所見を有する頭痛
B．これまで記載された頭痛性疾患のどの診断基準にも当てはまらない

### ◉コメント
ICHDの初版からICHD-3が作成されるまでの間，いくつかの新たな頭痛の疾患概念が記載されている。これまで記載されていないさらに多くの疾患概念の存在が予想される。それらの頭痛は，新たに分類されるまでは，14.1「分類不能の頭痛」としてコード化する。

## 14.2 詳細不明の頭痛

### ◉以前に使用された用語
分類不能の頭痛（headache not classifiable）

### ◉診断基準
A．頭痛があるか，またはあった
B．頭痛を本分類集のいずれかに分類するに足りる十分な情報がない

### ◉コメント
情報がほとんどない患者は多く，そのような患者にも診断名が必要なことは明らかである。その場合は頭痛のタイプを特定できなくとも，頭痛がある，または頭痛があったことのみを記述するだけでよい。そのような患者は14.2「詳細不明の頭痛」としてコード化する。しかし，頭痛の詳細情報が入手できる場合に，情報収集を怠ってこのコードを用いることは決してあってはならない。このコードを用いるのは，患者の死亡，意思疎通不能，または連絡不能といった理由で情報入手できない場合に限るべきである。

# 付録
# Appendix

- A1. 片頭痛（Migraine）
  - A1.1 前兆のない片頭痛（Migraine without aura）
    - A1.1.1 前兆のない純粋月経時片頭痛（Pure menstrual migraine without aura）
    - A1.1.2 前兆のない月経関連片頭痛（Menstrually related migraine without aura）
    - A1.1.3 前兆のない非月経時片頭痛（Non-menstrual migraine without aura）
  - A1.2 前兆のある片頭痛（Migraine with aura）
    - A1.2.0.1 前兆のある純粋月経時片頭痛（Pure menstrual migraine with aura）
    - A1.2.0.2 前兆のある月経関連片頭痛（Menstrually related migraine with aura）
    - A1.2.0.3 前兆のある非月経時片頭痛（Non-menstrual migraine with aura）
  - A1.3 慢性片頭痛（代替診断基準）〔Chronic migraine（alternative criteria）〕
    - A1.3.1 無痛期のある慢性片頭痛（Chronic migraine with pain-free periods）
    - A1.3.2 持続性疼痛を伴う慢性片頭痛（Chronic migraine with continuous pain）
  - A1.4 片頭痛の合併症（Complications of migraine）
    - A1.4.5 片頭痛前兆重積（Migraine aura status）
    - A1.4.6 降雪視（Visual snow）
  - A1.6 片頭痛に関連する周期症候群（Episodic syndromes that may be associated with migraine）
    - A1.6.4 乳児疝痛（Infantile colic）
    - A1.6.5 小児交互性片麻痺（Alternating hemiplegia of childhood）
    - A1.6.6 前庭性片頭痛（Vestibular migraine）
- A2. 緊張型頭痛（代替診断基準）〔Tension-type headache（alternative criteria）〕
  - A2.1 稀発反復性緊張型頭痛（代替診断基準）〔Infrequent episodic tension-type headache（alternative criteria）〕
  - A2.2 頻発反復性緊張型頭痛（代替診断基準）〔Frequent episodic tension-type headache（alternative criteria）〕
  - A2.3 慢性緊張型頭痛（代替診断基準）〔Chronic tension-type headache（alternative criteria）〕
- A3. 三叉神経・自律神経性頭痛（**TACs**）（Trigeminal-autonomic cephalalgias：**TACs**）
  - A3.1 群発頭痛（代替診断基準）〔Cluster headache（alternative criteria）〕
  - A3.2 発作性片側頭痛（代替診断基準）〔Paroxysmal hemicrania（alternative criteria）〕
  - A3.3 短時間持続性片側神経痛様頭痛発作（代替診断基準）〔Short-lasting unilateral neuralgiform headache attacks（alternative criteria）〕
  - A3.4 持続性片側頭痛（代替診断基準）〔Hemicrania continua（alternative criteria）〕
  - A3.6 鑑別不能の三叉神経・自律神経性頭痛（Undifferentiated trigeminal autonomic cephalalgia）
- A4. その他の一次性頭痛疾患（Other primary headache disorders）
  - A4.11 一過性表在頭痛（Epicrania fugax）
- A5. 頭頸部外傷・傷害による頭痛（Headache attributed to trauma or injury to the head and/or neck）
  - A5.1 頭部外傷による急性頭痛（Acute headache attributed to traumatic injury to the head）
    - A5.1.1.1 中等症または重症頭部外傷による遅発性急性頭痛（Delayed-onset acute headache attributed to moderate or severe traumatic injury to the head）
    - A5.1.2.1 軽症頭部外傷による遅発性急性頭痛（Delayed-onset acute headache attributed to mild traumatic injury to the head）
  - A5.2 頭部外傷による持続性頭痛（Persistent headache attributed to traumatic injury to the head）
    - A5.2.1.1. 中等症または重症頭部外傷による遅発性持続性頭痛（Delayed-onset persistent headache attributed to moderate or severe traumatic injury to the head）
    - A5.2.2.1 軽症頭部外傷による遅発性持続性頭痛（Delayed-onset persistent headache attributed to mild traumatic injury to the head）
  - A5.7 脳の放射線手術による頭痛（Headache attributed to radiosurgery of the brain）
  - A5.8 その他の頭頸部外傷による急性頭痛（Acute headache attributed to other trauma or injury to the head and/or neck）
  - A5.9 その他の頭頸部外傷による持続性頭痛（Persistent headache attributed to other trauma or injury to the head and/or neck）
- A6. 頭頸部血管障害による頭痛（Headache attributed to cranial and/or cervical vascular disorder）
  - A6.10 頭頸部血管障害の既往による持続性頭痛（Persistent headache attributed to past cranial and/or cervical vascular disorder）
- A7. 非血管性頭蓋内疾患による頭痛（Headache attributed to non-vascular intracranial disorder）
  - A7.6 てんかん発作による頭痛（Headache attributed to epileptic seizure）

- A7.6.3 電気痙攣療法(ECT)後頭痛(Post-electro-convulsive therapy(ECT)headache)
- A7.9 非血管性頭蓋内疾患の既往による持続性頭痛(Persistent headache attributed to past non-vascular intracranial disorder)
- A8. 物質またはその離脱による頭痛（Headache attributed to a substance or its withdrawal)
  - A8.4 物質の過去の使用または曝露による持続性頭痛(Persistent headache attributed to past use of or exposure to a substance)
- A9. 感染症による頭痛(Headache attributed to infection)
  - A9.1 頭蓋内感染症による頭痛(Headache attributed to intracranial infection)
    - A9.1.3.3 頭蓋内真菌または他の寄生虫感染の既往による持続性頭痛(Persistent headache attributed to past intracranial fungal or other parasitic infection)
  - A9.3 ヒト免疫不全ウイルス(HIV)による頭痛〔Headache attributed to human immunodeficiency virus(HIV)infection〕
- A10. ホメオスターシス障害による頭痛（Headache attributed to disorder of homoeostasis)
  - A10.7 起立性(体立性)低血圧による頭頸部痛〔Head and/or neck pain attributed to orthostatic (postural) hypotension〕
  - A10.8 その他のホメオスターシス障害による頭痛(Headache attributed to other disorder of homoeostasis)
    - A10.8.1 宇宙飛行による頭痛（Headache attributed to travel in space)
    - A10.8.2 その他の代謝性または全身性疾患による頭痛(Headache attributed to other metabolic or systemic disorder)
  - A10.9 ホメオスターシス障害の既往による持続性頭痛(Persistent headache attributed to past disorder of homoeostasis)
- A11. 頭蓋骨、頸、眼、耳、鼻、副鼻腔、歯、口あるいはその他の顔面・頸部の構成組織の障害による頭痛または顔面痛(Headache or facial pain attributed to disorder of the cranium, neck, eyes, ears, nose, sinuses, teeth, mouth or other facial or cervical structure)
  - A11.2 頸部疾患による頭痛（Headache attributed to disorder of the neck)
    - A11.2.4 上位頸髄神経根症による頭痛(Headache attributed to upper cervical radiculopathy)
    - A11.2.5 頸部筋筋膜痛による頭痛(Headache attributed to cervical myofascial pain)
  - A11.3 眼疾患による頭痛（Headache attributed to disorder of the eyes)
    - A11.3.5 眼球斜位あるいは斜視による頭痛（Headache attributed to heterophoria or heterotropia)
  - A11.5 鼻・副鼻腔疾患による頭痛(Headache attributed to disorder of the nose or paranasal sinuses)
    - A11.5.3 鼻粘膜、鼻甲介、鼻中隔の障害による頭痛(Headache attributed to disorder of the nasal mucosa, turbinates or septum)
- A12. 精神疾患による頭痛(Headache attributed to psychiatric disorder)
  - A12.3 うつ病による頭痛(Headache attributed to depressive disorder)
  - A12.4 分離不安症/分離不安障害による頭痛（Headache attributed to separation anxiety disorder)
  - A12.5 パニック症/パニック障害による頭痛（Headache attributed to panic disorder)
  - A12.6 限局性恐怖症による頭痛(Headache attributed to specific phobia)
  - A12.7 社交不安症/社交不安障害(社交恐怖)による頭痛〔Headache attributed to social anxiety disorder(social phobia)〕
  - A12.8 全般不安症/全般性不安障害による頭痛（Headache attributed to generalized anxiety disorder)
  - A12.9 心的外傷後ストレス障害(PTSD)による頭痛〔Headache attributed to post-traumatic stress disorder(PTSD)〕

# 緒言

　付録(Appendix)は国際頭痛分類第2版(ICHD-2)に初めて加えられた。付録にはいくつかの目的があり，それはICHD-3にも継続されている。付録の主要な目的は，これまで行われてきた研究ではまだ十分な確証が得られていない多くの新しい疾患概念について研究のための診断基準を示すことである。頭痛分類委員会(Headache Classification Subcommittee)の専門家の経験および質にばらつきのある文献によれば，多くの診断名(疾患単位)については実在すると考えられるものの，これらの疾患の存在を公式に認めるためには，より良質の科学的エビデンスが示されることが必要であると考えられる。現在ICHD-2，ICHD-3βからICHD-3に改訂された際にみられたのと同様に，今回付録に記載されているいくつかの疾患は次の改訂版では付録から本体へ組み込まれることが予想される。

　付録の数ヵ所で分類本体の診断基準に対する代替診断基準を示した。これは前述のように臨床経験およびある一定量の文献によるエビデンスから代替診断基準がより適切である可能性が示唆されるものの，分類委員会は本体における診断基準を変更できるほど十分なエビデンスが揃ったとはまだ考えていないためである。

最後に，付録は，以前の ICHD において疾患単位として含まれていたが，いまだ十分なエビデンスが公表されていない疾患を除外する第一段階として使用される。

# A1. 片頭痛

## A1.1 前兆のない片頭痛

### A1.1.1 前兆のない純粋月経時片頭痛

◯ 診断基準
A．月経のある女性（注❶）にみられる発作で，1.1「前兆のない片頭痛」の診断基準と B を満たす
B．発作は月経3周期中2周期以上で月経（注❶）開始日（Day 1）± 2 日（すなわち月経開始2日前から3日目まで）（注❷）にのみ生じその他の時期には発作を認めないことが確認されている（注❸）

◯ 注
❶ ICHD-3 の目的上，正常な月経周期，あるいは混合ホルモン経口避妊薬または周期的ホルモン補充療法における外因性プロゲストゲン使用中止により生じる子宮内膜出血を月経とする。
❷ 月経初日を Day 1 とし，その前日を Day −1 とする。Day 0 はない。
❸ A1.1.1「前兆のない純粋月経時片頭痛」の臨床診断に必須ではないが，研究目的として，前向きの頭痛日誌の使用が勧められる。

### A1.1.2 前兆のない月経関連片頭痛

◯ 診断基準
A．月経のある女性（注❶）にみられる発作で，1.1「前兆のない片頭痛」の診断基準と B を満たす
B．発作は月経3周期中2周期以上で月経（注❶）開始日（Day 1）± 2 日（すなわち月経開始2日前から3日目まで）（注❷）に生じ，その他の時期にも発作を認めることが確認されている（注❸）

◯ 注
❶ ICHD-3 の目的上，正常は月経周期，あるいは混合ホルモン経口避妊薬または周期的ホルモン補充療法における外因性プロゲストゲン使用中止により生じる子宮内膜出血を月経とする。
❷ 月経初日を Day 1 とし，その前日を Day −1 とする。Day 0 はない。
❸ A1.1.2「前兆のない月経関連片頭痛」の臨床診断に必須ではないが，研究目的として，前向きの頭痛日誌の使用が勧められる。

### A1.1.3 前兆のない非月経時片頭痛

◯ 診断基準
A．月経のある女性（注❶）にみられる発作で，1.1「前兆のない片頭痛」の診断基準と B を満たす
B．発作は A1.1.1「前兆のない純粋月経時片頭痛」または A1.1.2「前兆のない月経関連片頭痛」の診断基準 B を満たさない

◯ 注
❶ ICHD-3 の目的上，正常な月経周期，あるいは混合ホルモン経口避妊薬または周期的ホルモン補充療法における外因性プロゲストゲン使用中止により生じる子宮内膜出血を月経とする。

◯ コメント
本項は 1.1「前兆のない片頭痛」の下位分類であり，上記の診断基準で定義されたように月経中の女性にのみ該当する。

月経時片頭痛発作は大半が前兆のない片頭痛である。A1.1.1「前兆のない純粋月経時片頭痛」と A1.1.2「前兆のない月経関連片頭痛」との重要な違いは，純粋月経時片頭痛のほうが予防的ホルモン投与の効果がある可能性が高いことである。

多くの女性が片頭痛発作と月経との関連を過大に報告するため，研究の目的で，診断を確認するには，エビデンスとして最低3周期継続して前向

きに記録をとった資料が必要である。

片頭痛のメカニズムは，正常月経周期による子宮内膜出血と，外因性プロゲストゲン使用中止（混合ホルモン経口避妊薬および周期的ホルモン補充療法の場合など）による子宮内膜出血では，異なる可能性がある。例えば，内因性月経周期は，排卵を起こす視床下部・下垂体・卵巣系の複合的なホルモン変化によって生じ，混合ホルモン経口避妊薬の使用によって抑制される。したがって研究を行う際には，同一の診断基準が用いられているものの，これらを異なる集団を分けるべきである。これらの別個の集団では治療法も異なる可能性がある。

月経時片頭痛発作がエストロゲン消退により生じることを示す科学的根拠が，少なくとも一部の女性で示されている。しかし，月経周期中のその時期におけるその他のホルモンおよび生化学的変化が関連している可能性もある。純粋月経時片頭痛または月経関連片頭痛が外因性エストロゲン中止と関連していると考えられる場合，A1.1.1「前兆のない純粋月経時片頭痛」，またはA1.1.2「前兆のない月経関連片頭痛」と8.3.3「エストロゲン離脱頭痛」の両方にコード化するべきである。

月経との関連性は女性の生殖可能期間において変化する可能性がある。

## A1.2　前兆のある片頭痛

### A1.2.0.1　前兆のある純粋月経時片頭痛

○診断基準
A．月経のある女性（注❶）にみられる発作で，1.2「前兆のある片頭痛」の診断基準とBを満たす
B．発作は月経3周期中2周期以上で月経（注❶）開始日（Day 1）±2日（すなわち月経開始2日前から3日目まで）（注❷）にのみ生じその他の時期には発作を認めないことが確認されている（注❸）

○注
❶ICHD-3の目的上，正常な月経周期，あるいは混合ホルモン経口避妊薬または周期的ホルモン補充療法における外因性プロゲストゲン使用中止により生じる子宮内膜出血を月経とする。
❷月経初日をDay 1とし，その前日はDay −1とする。Day 0はない。
❸A1.2.0.1「前兆のある純粋月経時片頭痛」の臨床診断に必須ではないが，研究目的として，前向きの頭痛日誌の使用が勧められる。

### A1.2.0.2　前兆のある月経関連片頭痛

○診断基準
A．月経のある女性（注❶）にみられる発作で，1.2「前兆のある片頭痛」の診断基準とBを満たす（訳注：原文では「1.2 Migraine without aura」と記載されているが，コード番号から考えても「1.2 Migraine with aura」の誤植と推測される）
B．発作は月経3周期中2周期以上で月経（注❶）開始日（Day 1）±2日（すなわち月経開始2日前から3日目まで）（注❷）に生じ，その他の時期にも発作を認めることが確認されている（注❸）

○注
❶ICHD-3の目的上，正常な月経周期，あるいは混合ホルモン経口避妊薬または周期的ホルモン補充療法における外因性プロゲストゲン使用中止により生じる子宮内膜出血を月経とする。
❷月経初日をDay 1とし，その前日はDay −1とする。Day 0はない。
❸A1.2.0.2「前兆のある月経関連片頭痛」の臨床診断に必須ではないが，研究目的として，前向きの頭痛日誌の使用が勧められる。

### A1.2.0.3　前兆のある非月経時片頭痛

○診断基準
A．月経のある女性（注❶）にみられる発作で，1.2「前兆のある片頭痛」の診断基準とBを満たす
B．発作はA1.2.0.1「前兆のある純粋月経時片頭痛」と，A1.2.0.2「前兆のある月経関連片頭痛」の両方の診断基準Bを満たさない

### ●注

❶ ICHD-3の目的上，正常な月経周期，あるいは混合ホルモン経口避妊薬または周期的ホルモン補充療法における外因性プロゲストゲン使用中止により生じる子宮内膜出血を月経とする。

### ●コメント

本項は1.2「前兆のある片頭痛」の下位分類であり，上記の診断基準で定義されたように月経中の女性にのみ適用することができる。

月経時片頭痛発作は大半が前兆のない片頭痛である。A1.2.0.1「前兆のある純粋月経時片頭痛」およびA1.2.0.2「前兆のある月経関連片頭痛」の診断基準は，これら前兆のある片頭痛の一般的ではないサブフォームの特徴がより正確に記載されることを考慮して算入されたものである。A1.2.0.3「前兆のある非月経時片頭痛」の診断基準については，完全なものとするためここに含めた。

多くの女性が片頭痛発作と月経との関連を過大に報告するため，研究の目的で，診断を確認するには，エビデンスとして最低3周期継続して前向きに記録をとった資料が必要である。

片頭痛のメカニズムは，正常な月経周期による子宮内膜出血と，外因性プロゲストゲン使用中止（混合ホルモン経口避妊薬および周期的ホルモン補充療法の場合など）による子宮内膜出血では，異なる可能性がある。例えば，内因性月経周期は，排卵を起こす視床下部・下垂体・卵巣系の複合的なホルモン変化によって生じ，混合ホルモン経口避妊薬の使用によって抑制される。したがって研究を行う際には，同一の診断基準が用いられているものの，これらを異なる集団として分けるべきである。

## A1.3　慢性片頭痛（代替診断基準）

### ●代替診断基準

A. 頭痛〔片頭痛様または緊張型頭痛様（あるいはその両方）〕が月に15日以上の頻度で3ヵ月を超えて発現し，BとCを満たす
B. 1.1「前兆のない片頭痛」の診断基準B～Dを満たすか，1.2「前兆のある片頭痛」の診断基準BおよびCを満たす発作が，合わせて5回以上あった患者に起こる
C. 3ヵ月を超えて月8日以上で以下のいずれかを満たす
　1. 1.1「前兆のない片頭痛」の診断基準CとDを満たす
　2. 1.2「前兆のある片頭痛」の診断基準BとCを満たす
　3. 1.5「片頭痛の疑い」の診断基準AとBを満たす
D. ほかに最適なICHD-3の診断がない

## A1.3.1　無痛期のある慢性片頭痛

### ●診断基準

A. 1.3「慢性片頭痛」の診断基準とBを満たす
B. 薬物治療によらない3時間を超える無痛期が月に5日以上存在する

## A1.3.2　持続性疼痛を伴う慢性片頭痛

### ●診断基準

A. 1.3「慢性片頭痛」の診断基準とBを満たす
B. 薬物治療をしているにもかかわらず，3時間を超える無痛期が月に5日以上存在することがない

## A1.4　片頭痛の合併症

## A1.4.5　片頭痛前兆重積

### ●診断基準

A. 1.2「前兆のある片頭痛」またはそのサブタイプの1つの診断基準を満たす片頭痛
B. 連続3日以上にわたり1日に3つ以上前兆を認める

### ●コメント

適切な検査により可逆性脳血管攣縮症候群や可逆性後頭葉白質脳症および動脈解離を含む他の神経疾患が除外されるべきである。

## A1.4.6 降雪視

### ○診断基準

A．連なった小さな点が視野全体（**注❶**）を動き，3ヵ月を超えて続く
B．以下の4つの視覚症状のうち少なくとも2項目を伴う
　①視覚保続（palinopsia）（**注❷**）
　②増強された内視現象（**注❸**）
　③光過敏
　④夜間の視力障害（夜盲）
C．症状は，片頭痛の典型的な視覚性前兆と一致しない（**注❹**）
D．ほかに最適なICHD-3の診断がない（**注❺**）

### ○注

❶患者は降雪視（visual snow）を，テレビの静止画像（テレビの砂嵐）に例える。白い背景に黒か灰色の点が見えたり，黒い背景に灰色か白い点が見えるのが通常だが，透明な点，点滅する白い点，色のついた点も報告されている。
❷視覚保続は，視覚性の残像や対象物の軌跡であろう。視覚性残像とは異なり，網膜性の残像は，コントラストの強い像を凝視した後だけに見え，元の像の補色を呈する。
❸これらの現象は視覚系の構造から生じる。例えば，両眼の過剰な浮遊物，過剰なブルーフィールド内視現象（青空など均一で明るい表面を見たときに，両眼視野に無数の小さな灰色や白色や黒色の点や輪が見える），眼の自己光覚（self-lighting；暗所で目をつぶると色のついた波や雲が感じられる），自発的な光視症（明るい閃光）である。
❹1.2.1「典型的前兆を伴う片頭痛」に記載した通り
❺眼科的検査は正常（視力は矯正され，散瞳下での眼底検査，視野検査，網膜電図は正常）で，向精神薬の内服はない

### ○コメント

A1.4.6「降雪視」は，新たにICHD-3付録に含まれた。それ自身のみでは片頭痛スペクトラムに含まれないかもしれないが，疫学的には1.2「前兆のある片頭痛」と関連がみられる。これらの疾患が，視覚症状をきたす共通の病態生理学的機序を有するかはさらなる研究が必要であるが，今のところ両者ともに皮質の過剰興奮性が関与しているという仮説が提唱されている。1.「片頭痛」の患者では，視覚保続の有病率が高く，非発作時に光感受性が高まっている。またA1.4.6「降雪視」は，視覚保続と光過敏を特徴とする。A1.4.6「降雪視」と1.「片頭痛」が共存する患者は，共存しない患者に比べ，視覚保続，自発的な光視症，光過敏，夜盲および耳鳴りが多い。

さらに2つの理由から，A1.4.6「降雪視」をICHD-3に含めることにした。1つは，この状態を広く知らしめることで，医師の認識を促した。つまり，降雪視を呈する患者は1.「片頭痛」もしばしば併存するが，A1.4.6「降雪視」を知らない医師は，誤って遷延性の視覚性前兆と診断するかもしれない。2つめに，上記の議論を研究にも適用した。遷延性の視覚症状に対する将来の研究において対象患者群の均質性が必要であるため，A1.4.6「降雪視」の診断基準を含めることで，現在の定義を研究者に対して明確にした。

## A1.6 片頭痛に関連する周期性症候群

### A1.6.4 乳児疝痛

### ○解説

他の点では健康で栄養状態も良好に見える乳児が過度に頻回に泣く。

### ○診断基準

A．出生から4ヵ月までの乳児の易刺激性，ぐずりまたは泣くなどの反復性の発作があり，Bを満たす
B．以下の両方
　①発作は1日に3時間以上持続する
　②発作は3週間以上にわたり，週に3日以上起こる
C．他の疾患（**注❶**）によらない

### ○注

❶特に，発育障害（failure to thrive）は除外しなけ

ればならない

● コメント

乳児疝痛は5人に1人の乳児に認められる。疝痛をもつ乳児は将来的に1.1「前兆のない片頭痛」や1.2「前兆のある片頭痛」を発症する可能性が高い。1.「片頭痛」をもつ母親は片頭痛のない母親に比べて疝痛をもつ乳児をもつ確率が2.5倍高いということが，明らかにされた。1.「片頭痛」をもつ父親では疝痛をもつ可能性は2倍増加していた。

### A1.6.5 小児交互性片麻痺

● 解説

左右交代性にみられる小児片麻痺発作で，進行性脳症その他の発作性現象および精神的機能障害を伴う。

● 診断基準

A．身体の左右いずれかの側に交代性にみられる再発性片麻痺発作で，BおよびCを満たす
B．生後18ヵ月までに発症
C．片麻痺発作と関連して，または独立して，発作性現象（注❶）が少なくとも1つ起こる
D．精神障害または神経学的欠損（あるいはその両方）の証拠がある
E．その他の疾患によらない

● 注

❶ 緊張性発作，ジストニア姿勢，舞踏病アテトーゼ様運動，眼振，その他の眼球運動異常，自律神経障害など。

● コメント

小児交互性片麻痺は，不均一な神経変性疾患である。片頭痛との関連は，臨床的根拠によって示唆される。この疾患はてんかんのまれな型である可能性も除外できない。$ATP1\ A3$ 遺伝子（$Na^+/K^+$-ATPase $\alpha3$ サブユニットをコードする）の変異が本症の少なくとも70%の原因と思われている。

### A1.6.6 前庭性片頭痛

（日本語版 作成にあたって，前付13頁参照のこと）

● 以前に使用された用語

片頭痛関連めまい（migraine-associated vertigo/dizziness），片頭痛関連前庭障害（migraine-related vestibulopathy），片頭痛性めまい（migrainous vertigo）

● 診断基準

A．CとDを満たす発作が5回以上ある
B．現在または過去に1.1「前兆のない片頭痛」または1.2「前兆のある片頭痛」の確かな病歴がある（注❶）
C．5分～72時間（注❹）の間で持続する中等度または重度（注❸）の前庭症状（注❷）がある
D．発作の少なくとも50%は以下の3つの片頭痛の特徴のうち少なくとも1つを伴う（注❺）
　① 頭痛は以下の4つの特徴のうち少なくとも2項目を満たす
　　a）片側性
　　b）拍動性
　　c）中等度または重度
　　d）日常的な動作により頭痛が増悪する
　② 光過敏と音過敏
　③ 視覚性前兆
E．ほかに最適なICHD-3の診断がない，または他の前庭疾患によらない（注❻）

● 注

❶ 基礎疾患としての片頭痛の診断もコード化すること。
❷ Bárány Society（国際平衡医学学会）の分類によって定義され，かつA1.6.6「前庭性片頭痛」の診断に適合する前庭症状で，以下を含む。
　a）自発性めまい
　　（ⅰ）内部性めまい（自分自身の内部が動いているように感じる）
　　（ⅱ）外部性めまい〔周囲（自分の外）が回ったり揺れたりしているように感じる〕
　b）頭位変換後に起こる頭位性めまい
　c）複雑または大きな動きの視覚刺激により誘発される視覚誘発性めまい
　d）頭位変換時に起こる頭位変換性めまい
　e）悪心を伴う頭位変換によって誘発されるめまい感（空間認知障害の感覚に特徴づけられるめまい感であり，その他のめまい感は一

般に前庭性片頭痛には含まない)
❸ 前庭症状は日常活動に支障はあるが，阻まれてしまうほどではないときは中等度，日常生活が続けられないときは重度と評価される。
❹ 発作持続期間はきわめて多様である。患者の約30％は数分程度，30％は数時間，30％は数日に及ぶ。残りの10％は持続はほんの数秒程度で，頭位変換中や視覚刺激時または頭位変換後に繰り返し起こる傾向がある。これらの患者では，短時間の発作が繰り返して認められる期間全体を発作期間とする。その範囲のもう一方では，完全回復するまで4週かかるかもしれない患者もいるが，中核となる発作はめったに72時間を超えない。
❺ 1回の発作中には1つの片頭痛の特徴があれば十分である。異なる症状が別の発作時に起こることがある。随伴症状は前庭症状が起こる前，発作中あるいは起こった後のいずれでも起こりうる。
❻ 病歴や身体診察で他の前庭疾患が疑われないこと，または他の前庭疾患が適切な検査で考えられたとしても除外されていること，あるいは前庭疾患を併存または別個に有していても発作は明らかにそれらの疾患とは区別できること。片頭痛発作が前庭刺激により誘発されることがある。そのため，片頭痛発作を誘発した可能性のある，合併している前庭疾患についても鑑別診断を行うべきである。

● コメント

　中国の脳神経内科において，片頭痛の10.3％に前庭性片頭痛がみられ，驚くほど高頻度であった。

### 他の症候について

　一過性の聴覚症状，悪心，嘔吐，衰弱，および乗り物酔いへの高い感受性はA1.6.6「前庭性片頭痛」に随伴することがある。しかしこれらの症状はその他のさまざまな前庭疾患でもみられるので，診断基準には含めない。

### 片頭痛前兆および脳幹性前兆を伴う片頭痛との関連について

　片頭痛前兆および脳幹性前兆を伴う片頭痛(脳底型片頭痛と以前は呼称)という名称がICHD-3に定義されている。A1.6.6「前庭性片頭痛」の患者の少数のみが前兆症状の定義とされる5～60分の時間枠内に回転性めまいを経験している。1.2.1.1「典型的前兆に頭痛を伴うもの」に要求されるように頭痛開始直前に回転性めまいがみられる患者はさらに少ないので，A1.6.6「前庭性片頭痛」のエピソードは片頭痛前兆とはみなすことができない。

　1.2.2「脳幹性前兆を伴う片頭痛」患者の60％以上に回転性めまいを認めるが，ICHD-3ではこの診断を下すためには視覚，感覚または言語性(訳注：原文ではdysphasicであるが，本文ではspeech/language symptomsのため，言語性とした)前兆症状に加えて少なくとも2つの脳幹症状を求めている。A1.6.6「前庭性片頭痛」の10％以下の患者だけがこの診断基準を満たす。したがって，A1.6.6「前庭性片頭痛」と1.2.2「脳幹性前兆を伴う片頭痛」の両方の診断基準を満たす患者もいるかもしれないが，これらの疾患名は同義ではない。

### 良性発作性めまいとの関連について

　A1.6.6「前庭性片頭痛」はどの年齢においても発症する可能性があるが，ICHD-3では特に1.6.2「良性発作性めまい」を小児期疾患としている。この診断には前触れなく起こり，数分～数時間で自然消失する回転性めまいの5回の発作が必要である。発作間欠期には神経学的検査や聴覚前庭機能，脳波は正常でなければならない。片側性拍動性頭痛がめまい発作中に起こることがあるが，診断に必須ではない。1.6.2「良性発作性めまい」は将来片頭痛となりうる病態の1つとして認識されているので，診断には並行する片頭痛の頭痛症状の有無は問わない。A1.6.6「前庭性片頭痛」の診断基準には発症年齢の規定はないので，診断基準に合致すれば小児期でもA1.6.6「前庭性片頭痛」と診断される。例えば5分より短いめまいと5分より長いめまいというような異なるタイプの回転性めまい発作を呈する子どもにだけ，両疾患名が同時に適用されるべきである。

### メニエール病の重複について

　片頭痛は健常者よりもメニエール病患者によく認められる。メニエール病とA1.6.6「前庭性片頭痛」の両方の特徴をもった多くの患者が報告されている。実際，片頭痛とメニエール病は一緒に遺伝しうる。変動する聴覚障害，耳鳴と耳閉感は

A1.6.6「前庭性片頭痛」で認められことがあるが，聴覚障害は重症化しない。同様に片頭痛の痛みと光過敏および片頭痛前兆ですらメニエール病の発作中にも認められる。A1.6.6「前庭性片頭痛」とメニエール病の病態の関連性については未解決である。メニエール病は初期には前庭症状が単一の症候である場合があるので，発症初年では前庭性片頭痛とメニエール病を区別するのは困難である。聴覚検査で明らかに聴覚障害があり，メニエール病の診断基準に合致する場合には，前庭症状が起きている最中に片頭痛が起きたとしてもメニエール病と診断されるべきである。異なる2つのタイプの発作を伴った患者にのみA1.6.6「前庭性片頭痛」とメニエール病の両方の診断が下される。国際頭痛分類の将来の改訂において，前庭性片頭痛／メニエール病重複症候群という疾患名が組み入れられる可能性がある。

## 文献

Belcastro V, Cupini LM, Corbelli I, et al. Palinopsia in patients with migraine：a case-control study. *Cephalalgia* 2011；31：999-1004.

Bisdorff A, von Brevern M, Lempert T, et al.；on behalf of the Committee for the Classification of Vestibular Disorders of the Bárány Society. Classification of vestibular symptoms：towards an international classification of vestibular disorders. *J Vestib Res* 2009；19：1-13.

Brantberg K and Baloh RW. Similarity of vertigo attacks due to Ménière's disease and benign recurrent vertigo both with and without migraine. *Acta Otolaryngol* 2011；131：722-727.

Cass SP, Ankerstjerne JKP, Yetiser S, et al. Migraine-related vestibulopathy. *Ann Otol Rhinol Laryngol* 1997；106：182-189.

Cho SJ, Kim BK, Kim BS, et al. Vestibular migraine in multicenter neurology clinics according to the appendix criteria in the third beta edition of the International Classification of Headache Disorders. *Cephalalgia* 2016；36：454-462.

Cutrer FM and Baloh RW. Migraine-associated dizziness. *Headache* 1992；32：300-304.

Dieterich M and Brandt T. Episodic vertigo related to migraine（90 cases）：vestibular migraine？ *J Neurol* 1999；246：883-892.

Heinzen EL, Swoboda KJ, Hitomi Y, et al. De novo mutations in *ATP1A3* cause alternating hemiplegia of childhood. *Nat Genet* 2012；44：1030-1034.

Jäger HR, Giffin NJ and Goadsby PJ. Diffusion- and perfusion-weighted MR imaging in persistent migrainous visual disturbances. *Cephalalgia* 2005；25：323-332.

Lempert T, Olesen J, Furman J, et al. Vestibular migraine：diagnostic criteria. Consensus document of the Bárány Society and the International Headache Society. *J Vestib Res* 2012；22：167-172.

Li D, Christensen AF and Olesen J. Field-testing of the ICHD-3 beta/proposed ICD-11 diagnostic criteria for migraine with aura. *Cephalalgia* 2015；35：748-756.

Liu GT, Schatz NJ, Galetta SL, et al. Persistent positive visual phenomena in migraine. *Neurology* 1995；45：664-668.

Neff BA, Staab JP, Eggers SD, et al. Auditory and vestibular symptoms and chronic subjective dizziness in patients with Ménière's disease, vestibular migraine and Ménière's disease with concomitant vestibular migraine. *Otol Neurotol* 2012；33：1235-1244.

Neuhauser H, Leopold M, von Brevern M, et al. The interrelations of migraine, vertigo, and migrainous vertigo. *Neurology* 2001；56：436-441.

Neuhauser H, Radtke A, von Brevern M, et al. Migrainous vertigo：prevalence and impact on quality of life. *Neurology* 2006；67：1028-1033.

Oh AK, Lee H, Jen JC, et al. Familial benign recurrent vertigo. *Am J Med Genet* 2001；100：287-291.

Perenboom M, Zamanipoor Najafabadi A, Zielman R, et al. Visual sensitivity is more enhanced in migraineurs with aura than in migraineurs without aura. *Cephalalgia* 2015；35（Suppl）：1224-1226.

Radtke A, Neuhauser H, von Brevern M, et al. Vestibular migraine－validity of clinical diagnostic criteria. *Cephalalgia* 2011；31：906-913.

Schankin CJ, Maniyar FH, Digre KB, et al.'Visual snow'－a disorder distinct from persistent migraine aura. *Brain* 2014；137：1419-1428.

Schankin CJ, Maniyar FH, Springer T, et al. The relation between migraine, typical migraine aura and"visual snow". *Headache* 2014；54：957-966.

Versino M and Sances G. Dizziness and migraine：a causal relationship？ *Funct Neurol* 2003；18：97-101.

Vetvik KG, Benth JŠ, MacGregor EA, et al. Menstrual versus non-menstrual attacks of migraine without aura in women with and without menstrual migraine. *Cephalalgia* 2015；35：1261-1268.

Vetvik KG, Macgregor EA, Lundqvist C, et al. Prevalence of menstrual migraine：a population-based study. *Cephalalgia* 2014；34：280-288.

Vetvik KG, MacGregor EA, Lundqvist C, et al. A clinical interview versus prospective headache diaries in the diagnosis of menstrual migraine without aura. *Cephalalgia* 2015；35：410-416.

Zhang Y, Kong Q, Chen J, et al. International Classification of Headache Disorders 3rd edition beta-based testing of vestibular migraine in China：demographic, clinical characteristics, audiometric findings and diagnosis statues. *Cephalalgia* 2016；36：240-248.

## A2. 緊張型頭痛（代替診断基準）

下記の代替基準は，2.1「稀発反復性緊張型頭痛」，2.2「頻発反復性緊張型頭痛」，および 2.3「慢性緊張型頭痛」に適用できる。これらは緊張型頭痛の核をなす症候群を定義するものである。換言すれば，この基準はきわめて特異的であるが，感度は低い。

### ● 代替診断基準

A．反復発作症状または頭痛が，2.1「稀発反復性緊張型頭痛」，2.2「頻発反復性緊張型頭痛」，または 2.3「慢性緊張型頭痛」の診断基準 A を満たし，かつ B〜D を満たす
B．反復発作症状または頭痛が，2.1「稀発反復性緊張型頭痛」，2.2「頻発反復性緊張型頭痛」，または 2.3「慢性緊張型頭痛」の診断基準 B を満たす
C．頭痛は以下の 4 つの特徴のうち少なくとも 3 項目を満たす
　①両側性
　②性状は圧迫感または締めつけ感（非拍動性）
　③強さは軽度〜中等度
　④歩行や階段の昇降などの日常的な動作により増悪しない
D．悪心，嘔吐，光過敏，音過敏がない
E．ほかに最適な ICHD-3 の診断がない

### 文献

Chu MK, Cho SJ, Kim JM, et al. Field testing the alternative criteria for tension-type headache proposed in the third beta edition of the international classification of headache disorders：results from the Korean headache-sleep study. *J Headache Pain* 2014；15：28.

## A3. 三叉神経・自律神経性頭痛（TACs）

### A3.1 群発頭痛（代替診断基準）

### ● 診断基準

A．B〜D を満たす発作が 5 回以上ある
B．未治療の場合，重度〜きわめて重度の一側の痛みが眼窩部，眼窩上部または側頭部のいずれか 1 つ以上の部位に 15〜180 分間持続する（注❶）
C．以下の 1 項目以上を認める
　①頭痛と同側に少なくとも以下の症状あるいは徴候の 1 項目を伴う
　　a）結膜充血または流涙（あるいはその両方）
　　b）鼻閉または鼻漏（あるいはその両方）
　　c）眼瞼浮腫
　　d）前額部および顔面の発汗
　　e）前額部および顔面の紅潮
　　f）耳閉感
　　g）縮瞳または眼瞼下垂（あるいはその両方）
　②落ち着きのない，あるいは興奮した様子
D．発作の頻度は 1 回/2 日〜8 回/日である（注❷）
E．ほかに最適な ICHD-3 の診断がない

### ● 注

❶ A3.1「群発頭痛」の活動期，発作時期の半分未満において，発作の重症度が軽減または持続時間（短縮または延長）の変化（あるいはその両方）がみられることがある。
❷ A3.1「群発頭痛」の活動期の半分未満において，発作頻度はこれより少なくてもよい。

### ● コメント

診断基準 C①の「e）前額部および顔面の紅潮」，「f）耳閉感」を診断基準に含めるにあたり，意見が分かれた。上記変更により，感度が上がり特異度は有意に下がらないとワーキンググループの専門家は考えた。ただしこの考えは，正式な実地試

験では確認されていない。

## A3.2 発作性片側頭痛（代替診断基準）

○ 診断基準

A．B～Eを満たす発作が20回以上ある
B．重度の一側性の痛みが，眼窩部，眼窩上部または側頭部のいずれか1つ以上の部位に2～30分間持続する
C．痛みと同側に少なくとも以下の症状あるいは徴候の1項目を伴う
　①以下の1項目以上を認める
　　a）結膜充血または流涙（あるいはその両方）
　　b）鼻閉または鼻漏（あるいはその両方）
　　c）眼瞼浮腫
　　d）前額部および顔面の発汗
　　e）前額部および顔面の紅潮
　　f）耳閉感
　　g）縮瞳または眼瞼下垂（あるいはその両方）
　②落ち着きのない，あるいは興奮した様子
D．発作の頻度は5回/日を超える（注❶）
E．発作は治療量のインドメタシンで完全寛解する（注❷）
F．ほかに最適なICHD-3の診断がない

○ 注

❶ A3.2「発作性片側頭痛」の活動期，発作時期の半分未満において，発作頻度はこれより少なくてもよい
❷ 成人では経口インドメタシンは最低用量150 mg/日を初期投与として使用し必要があれば225 mg/日を上限に増量する。経静脈投与の用量は100～200 mgである。維持用量はこれより低用量がしばしば用いられる（日本語版 作成にあたって，前付15頁参照のこと）。

○ コメント

診断基準C①の「e）前額部および顔面の紅潮」，「f）耳閉感」を診断基準に含めるにあたり，意見が分かれた。上記変更により，感度が上がり特異度は有意に下がらないとワーキンググループの専門家は考えた。ただしこの診断基準の変更を支持する正式な実地試験の確認はない。

## A3.3 短時間持続性片側神経痛様頭痛発作（代替診断基準）

○ 診断基準

A．B～Dを満たす発作が20回以上ある
B．中等度～重度の一側性の頭痛が，眼窩部，眼窩上部，側頭部またはその他の三叉神経支配領域に，単発性あるいは多発性の刺痛，鋸歯状パターン（saw-tooth pattern）として1～600秒間持続する（日本語版 作成にあたって，前付16頁参照のこと）
C．頭痛と同側に少なくとも以下の頭部自律神経症状あるいは徴候の1項目を伴う
　①結膜充血または流涙（あるいはその両方）
　②鼻閉または鼻漏（あるいはその両方）
　③眼瞼浮腫
　④前額部および顔面の発汗
　⑤前額部および顔面の紅潮
　⑥耳閉感
　⑦縮瞳または眼瞼下垂（あるいはその両方）
D．発作の頻度が1日に1回以上である（注❶）
E．ほかに最適なICHD-3の診断がない

○ 注

❶ A3.3「短時間持続性片側神経痛様頭痛発作」の活動期，発作時期の半分未満において，発作頻度はこれより少なくてもよい。

○ コメント

Cの「⑤前額部および顔面の紅潮」，「⑥耳閉感」を診断基準に含めるにあたり，意見が分かれた。上記変更により，感度が上がり特異度は有意に下がらないとワーキンググループの専門家は考えた。ただしこの診断基準の変更を支持する正式な実地試験の確認はない。

## A3.4 持続性片側頭痛（代替診断基準）

○ 診断基準

A．B～Dを満たす一側性の頭痛がある

B. 3ヵ月を超えて存在し，中等度～重度の強さの増悪を伴う
C. 以下の1項目以上を認める
　① 頭痛と同側に少なくとも以下の症状あるいは徴候の1項目を伴う
　　a）結膜充血または流涙（あるいはその両方）
　　b）鼻閉または鼻漏（あるいはその両方）
　　c）眼瞼浮腫
　　d）前額部および顔面の発汗
　　e）前額部および顔面の紅潮
　　f）耳閉感
　　g）縮瞳または眼瞼下垂（あるいはその両方）
　② 落ち着きのない，あるいは興奮した様子，あるいは動作による痛みの増悪を認める
D. 治療量のインドメタシンに絶対的な効果を示す（注❶）
E. ほかに最適なICHD-3の診断がない

○注

❶ 成人では経口インドメタシンは最低用量150 mg/日を初期投与として使用し，必要があれば225 mg/日を上限に増量する。経静脈投与の用量は100～200 mgである。維持用量はこれより低用量で十分な場合が多い（日本語版 作成にあたって，前付15頁参照のこと）。

○コメント

診断基準C①の「e）前額部および顔面の紅潮」，「f）耳閉感」を診断基準に含めるにあたり，意見が分かれた。上記変更により，感度が上がり特異度は有意に下がらないとワーキンググループの専門家は考えた。ただしこの診断基準の変更を支持する正式な実地試験の確認はない。

## A3.6　鑑別不能の三叉神経・自律神経性頭痛

○解説

三叉神経・自律神経性頭痛様の症状を小児および思春期に認めることがあるが，典型的な臨床的特徴を示していない。

○コメント

不完全な脳の発達段階においては，三叉神経・自律神経性頭痛の症状が変容する可能性がある。A3.6「鑑別不能の三叉神経・自律神経性頭痛」の典型例は小児期または思春期にみられる。その頭痛は三叉神経・自律神経性頭痛の特徴を有しているが，例えば，自律神経症状を伴う30分程度しか持続しない片側性の頭痛でインドメタシン，酸素投与またはトリプタンが無効というように，3.「三叉神経・自律神経性頭痛（TACs）」の症状が混在して認められ，かつ診断基準に完全には合致しない。

診断基準を提起するために病態を把握するための縦断研究が必要である。

### 文献

De Coo IF, Wilbrink LA, Haan J, et al. Evaluation of the new ICHD-Ⅲ beta cluster headache criteria. *Cephalalgia* 2016；36：547-551.

# A4.　その他の一次性頭痛疾患

## A4.11　一過性表在頭痛

○解説

片側の頭部表面を直線状またはジグザグ状に横切るように，刺すように感じる短時間の発作性の頭部の痛み。

○診断基準

A. 再発性の頭部表面の刺すような痛みであり，発作持続時間は1～10秒でBを満たす
B. 痛みは片側の頭部表面を直線状またはジグザグ状に異なる神経の分布に起始して終止する
C. ほかに最適なICHD-3の診断がない（注❶）

○注

❶ 器質性病変は病歴，身体診察および適切な検査により除外しなければならない。

○コメント

A4.11「一過性表在頭痛」の患者は頭部表面の離れた発痛点と終息点の間に痛みを感じる。痛みは発痛点から終息点にかけて数秒で動く。このよ

うな動的な痛みの分布は他の表在頭痛や神経痛からA4.11「一過性表在頭痛」を鑑別する特徴となる。患者ごとに発痛点と終息点は一定している。痛みは通常前方へ動くものが多いが、後方に移動するものもある。前方に移動するものは、後頭部から痛みを生じ、同側の眼または鼻に終息する。後方に移動するものは、前頭部または眼窩周囲から生じ、後頭部で終息する。罹患側が対側に変わる患者も存在するが、必ず一側性である。

発作終了時に同側の流涙、結膜充血、鼻汁などの自律神経症状を認めることがある。

大部分の発作は自発的に起こるが、発痛点を触ることで発作が誘発されたり、発作間欠期でも発痛点に痛みが残存することがある。

### 文献

- Cuadrado ML, Gómez-Vicente L, Porta-Etessam J, et al. Paroxysmal head pain with backward radiation. Will epicrania fugax go in the opposite direction? *J Headache Pain* 2010；11：75-78.
- Cuadrado ML, Guerrero AL and Pareja JA. Epicrania fugax. *Curr Pain Headache Rep* 2016；20：21.
- Guerrero AL, Cuadrado ML, Porta-Etessam J, et al. Epicrania fugax：ten new cases and therapeutic results. *Headache* 2010；50：451-458.
- Herrero-Velázquez S, Guerrero-Peral ÁL, Mulero P, et al. Epicrania fugax：the clinical characteristics of a series of 18 patients. *Rev Neurol* 2011；53：531-537.
- Mulero P, Guerrero AL, Herrero-Velázquez S, et al. Epicrania fugax with backward radiation：clinical characteristics of nine new cases. *J Headache Pain* 2011；12：535-539.
- Pareja JA, Álvarez M and Montojo T. Epicrania fugax with backward radiation. *J Headache Pain* 2012；13：175.
- Pareja JA, Cuadrado ML, Fernández-de-las-Peñas C, et al. Epicrania fugax：an ultrabrief paroxysmal epicranial pain. *Cephalalgia* 2008；28：257-263.

## A5. 頭頸部外傷・傷害による頭痛

### A5.1 頭部外傷による急性頭痛

● コメント

頭部外傷後(あるいは外傷の自覚後)7日以内に頭痛が始まる(あるいは始まったと記録されている)という現在の規定であるが、やや恣意的である。外傷後もっと長い期間を経てから、頭痛が発症する場合もあることが報告されている。以下の診断基準では、頭部外傷から頭痛発症までの期間を最大3ヵ月としたが、外傷から頭痛までの期間がより短いほうが、外傷による関与をより正確に診断しやすいであろう。外傷から7日を超えて3ヵ月以内に発症した頭痛も認めるA5.1「頭部外傷による急性頭痛」のこれらの代替診断基準の有用性について、今後も調査を続けるべきである。

#### A5.1.1.1　中等症または重症頭部外傷による遅発性急性頭痛

● 診断基準

A．CおよびDを満たす頭痛
B．頭部外傷は、少なくとも以下の1項目を満たす
　①30分を超える意識消失
　②グラスゴー昏睡尺度(Glasgow Coma Scale：GCS)が13点未満
　③24時間を超える外傷後健忘
　④24時間を超える意識レベルの変化
　⑤頭蓋骨骨折、頭蓋内血腫または脳挫傷などの頭部外傷を示す画像所見
C．頭痛は以下の全項目が起こった後、7日を超えて3ヵ月以内に発現したと報告されている
　①頭部外傷
　②頭部外傷後の意識回復(該当症例のみ)
　③頭部外傷後の頭痛の自覚もしくは訴えを抑制する薬剤の中止(該当症例のみ)
D．以下のいずれかを満たす
　①頭痛は頭部外傷後、3ヵ月以内に消失している
　②頭痛は消失していないが、頭部外傷から3ヵ月は経過していない
E．ほかに最適なICHD-3の診断がない

#### A5.1.2.1　軽症頭部外傷による遅発性急性頭痛

● 診断基準

A．CおよびDを満たす頭痛
B．頭部外傷は、以下の両方を満たす

① 以下のいずれの項目にも該当しない
　a）30分を超える意識消失
　b）グラスゴー昏睡尺度（GCS）が13点未満
　c）24時間を超える外傷後健忘
　d）24時間を超える意識レベルの変化
　e）頭蓋骨骨折，頭蓋内血腫または脳挫傷などの頭部外傷を示す画像所見
② 頭部外傷直後，以下の症候または徴候のうち1つ以上に関係する
　a）一過性の意識不鮮明，見当識障害または意識障害
　b）頭部外傷直前または直後の出来事の記憶喪失
　c）軽症頭部外傷を示唆する以下の症状のうち2つ以上を認める
　　（ⅰ）悪心
　　（ⅱ）嘔吐
　　（ⅲ）視覚障害
　　（ⅳ）浮動性めまいまたは回転性めまい（あるいはその両方）
　　（ⅴ）歩行または姿勢の不安定（あるいはその両方）
　　（ⅵ）記銘力または集中力（あるいはその両方）の障害
C．頭痛は以下の全項目が起こった後，7日を超えて3ヵ月以内に発現したと報告されている
　① 頭部外傷
　② 頭部外傷後の意識回復（該当症例のみ）
　③ 頭部外傷後の頭痛の自覚もしくは訴えを抑制する薬剤の中止（該当症例のみ）
D．以下のいずれかを満たす
　① 頭痛は頭部外傷後，3か月以内に消失している
　② 頭痛はまだ消失していないが，頭部外傷発生から3ヵ月は経過していない
E．ほかに最適なICHD-3の診断がない

## A5.2　頭部外傷による持続性頭痛

● コメント

頭痛は頭部外傷（もしくは外傷に気づいて）から7日以内に始まる（あるいは始まったと報告される）という，現在の規定はやや恣意的である。外傷後もっと長い期間を経てから，頭痛が発症する場合もあることが報告されている。以下の診断基準では，頭部外傷から頭痛発症までの期間を最大3ヵ月としたが，外傷から頭痛までの期間がより短いほうが，外傷による関与をより正確に診断しやすいであろう。外傷から7日を超えて3ヵ月以内に発症した頭痛も認めるA5.2「頭部外傷による持続性頭痛」のこれらの代替診断基準の有用性について，今後も調査を続けるべきである。

### A5.2.1.1　中等症または重症頭部外傷による遅発性持続性頭痛

● 診断基準

A．CおよびDを満たす頭痛
B．頭部外傷は，少なくとも以下の1項目を満たす
　① 30分を超える意識消失
　② グラスゴー昏睡尺度（GCS）が13点未満
　③ 24時間を超える外傷後健忘
　④ 24時間を超える意識レベルの変化
　⑤ 頭蓋骨骨折，頭蓋内血腫または脳挫傷などの頭部外傷を示す画像所見
C．頭痛は以下の全項目が起こった後，7日を超えて3ヵ月以内に発現したと報告されている
　① 頭部外傷
　② 頭部外傷後，意識回復（該当症例のみ）
　③ 頭部外傷後の頭痛の自覚もしくは訴えを抑制する薬剤の中止（該当症例のみ）
D．頭痛は頭部外傷後，3ヵ月を超えて持続する
E．ほかに最適なICHD-3の診断がない

### A5.2.2.1　軽症頭部外傷による遅発性持続性頭痛

● 診断基準

A．CおよびDを満たす頭痛
B．頭部外傷があり，以下の両方を満たす
　① 以下のいずれの項目にも該当しない
　　a）30分を超える意識消失
　　b）グラスゴー昏睡尺度（GCS）が13点未満
　　c）24時間を超える外傷後健忘

d) 24時間を超える意識レベルの変化
e) 頭蓋骨骨折，頭蓋内血腫または脳挫傷などの頭部外傷を示す画像所見
② 頭部外傷直後，以下の症候または徴候のうち1つ以上に関係する
　a) 一過性の意識不鮮明，見当識障害または意識障害
　b) 頭部外傷直前または直後の出来事の記憶喪失
　c) 軽症頭部外傷を示唆する以下の症状のうち2つ以上を認める
　　（ⅰ）悪心
　　（ⅱ）嘔吐
　　（ⅲ）視覚障害
　　（ⅳ）浮動性めまいまたは回転性めまい（あるいはその両方）
　　（ⅴ）歩行または姿勢の不安定（あるいはその両方）
　　（ⅵ）記銘力または集中力（あるいはその両方）の障害
C. 頭痛は以下の全項目が起こった後，7日を超えて3ヵ月以内に発現したと報告されている
　① 頭部外傷
　② 頭部外傷後の意識回復（該当症例のみ）
　③ 頭部外傷後の頭痛の自覚もしくは訴えを抑制する薬剤の中止（該当症例のみ）
D. 頭痛は頭部外傷後，3ヵ月を超えて持続する
E. ほかに最適なICHD-3の診断がない

## A5.7　脳の放射線手術による頭痛

◯診断基準
A. Cを満たす新規の頭痛
B. 脳の放射線手術が施行されている
C. 原因となる証拠として，以下の両方が示されている
　① 頭痛は放射線手術後，7日以内に発現している
　② 放射線手術後，3ヵ月以内に頭痛が消失している
D. ほかに最適なICHD-3の診断がない

◯コメント

放射線手術後，新規の頭痛が報告されているが，ほとんどの研究でその頭痛の臨床的特徴の詳細が説明されていない。そのうえ，放射線手術後に起こった頭痛が，基礎にあった頭痛の増悪なのか，新たに発現した頭痛なのか，多くの場合明確でない。頭痛の既往がない症例では，頭痛症候群は，持続は短時間で，術後1年以上経ってから起こっており，片頭痛または雷鳴頭痛に類似していた。したがって，放射線手術とその後に生じたこれら頭痛との因果関係はきわめて疑わしい。A5.7「脳の放射線手術による頭痛」が1つの疾患概念として存在するか，そうであるなら，照射病変のタイプと位置または照射線量・照射野とどう関連するか判断するために，注意深く計画された前向き研究が必要である。

## A5.8　その他の頭頸部外傷による急性頭痛

◯診断基準
A. CおよびDを満たす頭痛
B. これまで述べてきた以外（A5.1～A5.7）のタイプの頭頸部外傷が起こっている
C. 原因となる証拠として，以下のいずれかまたはその両方が示されている
　① 頭痛は頭頸部外傷と時期的に一致して発現している
　② 外傷・傷害が原因であるとする他の証拠が存在する
D. 以下のうちいずれかを満たす
　① 頭痛は頭頸部外傷後，3ヵ月以内に消失している
　② 頭痛は持続しているが，頭頸部外傷から3ヵ月は経過していない
E. ほかに最適なICHD-3の診断がない

## A5.9　その他の頭頸部外傷による持続性頭痛

◯診断基準
A. CおよびDを満たす頭痛

B. これまで述べてきた以外（A5.1〜A5.8）のタイプの頭頸部外傷が起こっている
C. 原因となる証拠として以下のいずれかまたはその両方が示されている
    ① 頭痛は頭頸部外傷と時期的に一致して発現している
    ② 外傷が原因であるとする他の証拠が存在する
D. 頭痛は頭頸部外傷後，3ヵ月以上持続する
E. ほかに最適なICHD-3の診断がない

### 文献

Lucas S, Hoffman JM, Bell KR, et al. Characterization of headache after traumatic brain injury. *Cephalalgia* 2012；32：600-606.

Lucas S, Hoffman JM, Bell KR, et al. A prospective study of prevalence and characterization of headache following mild traumatic brain injury. *Cephalalgia* 2014；34：93-102.

Olesen J. Problem areas in the International Classification of Headache Disorders, 3rd edition（beta）. *Cephalalgia* 2014；34：1193-1199.

Theeler BJ and Erickson JC. Post-traumatic headaches：time for a revised classification? *Cephalalgia* 2012；32：589-591.

Theeler BJ, Flynn FG and Erickson JC. Headaches after concussion in US soldiers returning from Iraq or Afghanistan. *Headache* 2010；50：1262-1272.

Theeler B, Lucas S, Riechers RG, et al. Post-traumatic headaches in civilians and military personnel：a comparative, clinical review. *Headache* 2013；53：881-900.

## A6. 頭頸部血管障害による頭痛

### A6.10 頭頸部血管障害の既往による持続性頭痛

● 診断基準

A. 以前に6.「頭頸部血管障害による頭痛」または，そのタイプ，サブタイプまたはサブフォームの1つと診断されていて，Cを満たす
B. 頭痛を起こす頭頸部血管障害があったが治療により改善した，または自然寛解した
C. 頭痛は頭頸部血管障害の治療による改善後または自然寛解後も3ヵ月を超えて持続している
D. ほかに最適なICHD-3の診断がない

● コメント

A6.10「頭頸部血管障害の既往による持続性頭痛」を満たす頭痛は，もしあるとしても，ほとんど記載されていない。因果関係についてよりよい診断基準を確立するために，研究が必要である。

## A7. 非血管性頭蓋内疾患による頭痛

### A7.6 てんかん発作による頭痛

### A7.6.3 電気痙攣療法（ECT）後頭痛

● 診断基準

A. Cを満たす反復性の頭痛
B. 電気痙攣療法（electroconvulsive therapy：ECT）が施行された
C. 原因となる証拠として，以下のうち全項目が示されている
    ① 頭痛は，50％以上のECTセッション後に発現した
    ② 頭痛は，ECT後4時間以内に発現した
    ③ 頭痛はECT後，72時間以内に頭痛が寛解した
D. ほかに最適なICHD-3の診断がない

● コメント

ECTに伴う頭痛を明確に記述したものはほとんどない。エレトリプタンおよびパラセタモールの単盲検比較試験では，72人中20人（28％）が頭痛を訴えた。頭痛の部位と性質以外の記載は乏しかった。

公表されたデータは，A.7.6.3「電気痙攣療法（ECT）後頭痛」を実践的に定義づけるのに十分とは言い切れない。ICHD-3βから含まれた，この診断基準はまだ検証されていない。

## A7.9　非血管性頭蓋内疾患の既往による持続性頭痛

### ●診断基準

A．以前に 7.「非血管性頭蓋内疾患による頭痛」かそのタイプ，サブタイプまたはサブフォームのいずれかの 1 つと診断されており，C を満たす頭痛

B．頭痛を起こす非血管性頭蓋内疾患は治療により改善した，または自然寛解した

C．頭痛は非血管性頭蓋内疾患の治療による改善後または自然寛解後も 3 ヵ月を超えて持続している

D．ほかに最適な ICHD-3 の診断がない

### ●コメント

非血管性頭蓋内疾患の既往がありいったん消失した後に持続性頭痛が起きる可能性のあることは臨床的に経験され，7.1.1「特発性頭蓋内圧亢進（IIH）による頭痛」，および 7.2.3「特発性低頭蓋内圧性頭痛」については，ある程度その存在が明らかにされてきた。しかし，A7.9「非血管性頭蓋内疾患の既往による持続性頭痛」の診断基準を満たす頭痛は，ほとんど記載されていない。因果関係についてよりすぐれた診断基準を確立するために，研究が必要である。

### 文献

Belcastro V, Striano P, Kasteleijn-Nolst Trenité DGA, et al. Migralepsy, hemicrania epileptica, post-ictal headache and "ictal epileptic headache": a proposal for terminology and classification revision. *J Headache Pain* 2011；12：289-294.

Canuet L, Ishii R, Iwase M, et al. Cephalic auras of supplementary motor area origin: an ictal MEG and SAM($g_2$) study. *Epilepsy Behav* 2008；13：570-574.

Dinwiddie SH, Huo D and Gottlieb O. The course of myalgia and headache after electroconvulsive therapy. *J ECT* 2010；26：116-120.

Kertesz DP, Trabekin O and Vanetik MS. Headache treatment after electroconvulsive treatment: a single-blinded trial comparator between eletriptan and paracetamol. *J ECT* 2015；31：105-109.

Mendez MF, Doss RC, Taylor JL, et al. Relationship of seizure variables to personality disorders in epilepsy. *J Neuropsychiatry Clin Neurosci* 1993；5：283-286.

Parisi P, Striano P, Kasteleijn-Nolst Trenité DGA, et al. 'Ictal epileptic headache': recent concepts for new classification criteria. *Cephalalgia* 2012；32：723-724.

Schweder LJ, Wahlund B, Bergsholm P, et al. Questionnaire study about the practice of electroconvulsive therapy in Norway. *J ECT* 2011；27：296-299.

Siegel AM, Williamson PD, Roberts DW, et al. Localized pain associated with seizures originating in the parietal lobe. *Epilepsia* 1999；40：845-855.

Young GB and Blume WT. Painful epileptic seizures. *Brain* 1983；106：537-554.

## A8.　物質またはその離脱による頭痛

## A8.4　物質の過去の使用または曝露による持続性頭痛

### ●他疾患にコード化する

A8.4「物質の過去の使用または曝露による持続性頭痛」は，8.2「薬剤の使用過多による頭痛（薬物乱用頭痛，MOH）」にコード化する。

### ●診断基準

A．以前に 8.1「物質の使用または曝露による頭痛」またはそのサブタイプと診断されており，C を満たす頭痛

B．物質の使用または曝露は中止している

C．頭痛は曝露の中止後 3 ヵ月を超えて持続している

D．ほかに最適な ICHD-3 の診断がない

## A9.　感染症による頭痛

## A9.1　頭蓋内感染症による頭痛

### A9.1.3.3　頭蓋内真菌または他の寄生虫感染の既往による持続性頭痛

### ●診断基準

A．以前に 9.1.3「頭蓋内真菌または他の寄生虫感染による頭痛」と診断されており，C を満たす頭痛

B．頭蓋内真菌または他の寄生虫感染は消失して

C. 頭痛は頭蓋内真菌または他の寄生虫感染の消失後，3ヵ月を超えて持続している
D. ほかに最適な ICHD-3 の診断がなく，画像上水頭症が除外される

## A9.3　ヒト免疫不全ウイルス（HIV）による頭痛

● 他疾患にコード化する

ヒト免疫不全ウイルス（human immunodeficiency virus：HIV）感染者における頭痛のなかで特定の日和見感染による頭痛は，その感染にコード化する。抗レトロウイルス薬の使用による頭痛は，8.1.10「頭痛治療薬以外の薬剤の長期使用による頭痛」にコード化する。

● 診断基準

A. Cを満たす頭痛
B. 以下の両方を満たす
　① 全身性ヒト免疫不全ウイルス感染が実証されている
　② その他の活動性の全身性または頭蓋内感染症（あるいはその両方）が除外されている
C. 原因となる証拠として，以下のうち少なくとも 2 項目が示されている
　① 頭痛はHIV感染と時期的に一致して発現している
　② 頭痛は CD4 細胞数またはウイルス量（あるいはその両方）で示される HIV 感染の悪化と並行して有意に悪化している
　③ 頭痛は CD4 細胞数またはウイルス量（あるいはその両方）で示される HIV 感染の改善と並行して有意に改善した
D. ほかに最適な ICHD-3 の診断がない

● コメント

A9.3「ヒト免疫不全ウイルス（HIV）による頭痛」を，その他の感染症による頭痛から分ける論理的根拠は以下の 3 つである。

　a）HIV 感染症はいつも，全身性でかつ中枢神経系内に起こる
　b）中枢神経系の感染は全身の感染と独立して進行することがある
　c）HIV 感染症はいまだ不治である

ヒト免疫不全ウイルス（HIV）による感染や後天性免疫不全症候群（acquired immunodeficiency syndrome：AIDS）患者の半数以上で頭痛は報告されており，（無菌性髄膜炎や同様の機序による）急性および慢性 HIV 感染の症候の一部と考えられる。にもかかわらず A9.3「ヒト免疫不全ウイルス（HIV）による頭痛」は付録に位置づけるにとどめた。なぜなら HIV 患者のほとんどにみられる一次性様頭痛と純粋に HIV 感染症からくる頭痛を区別することはきわめて困難であるからである。この診断基準を前向き研究に用いることでさらに決定的なエビデンスが得られるであろう。

ほとんどの例で頭痛は，鈍い両側性の痛みか，一次性頭痛疾患（1.「片頭痛」や 2.「緊張型頭痛」）の特徴をもつ。頭痛の重症度，頻度と生活支障度は，CD4 細胞数またはウイルス量で示される HIV 感染の重症度と関連しているようだが，HIV 感染の期間や処方された抗レトロウイルス薬の数とは関連しない。

日和見感染による頭痛は少数の HIV 患者にしかみられず，それは HAART 療法（highly active anti-retroviral therapy）が用いられてきた影響であろう。

HIV 感染症では，日和見感染や腫瘍に関連した二次性の髄膜炎または脳炎が起こる可能性がある。HIV 感染症に関連して頭痛をきたす最も一般的な頭蓋内感染症はトキソプラズマ症およびクリプトコッカス髄膜炎である。HIV 感染患者において，特定の日和見感染症により起こる頭痛は，その感染症にコード化すべきである。

抗レトロウイルス薬も頭痛を起こしうる。これらの場合は，8.1.10「頭痛治療薬以外の薬剤の長期使用による頭痛」にコード化すべきである。

### 文献

Berger JR. Pearls：neurologic complications of HIV/AIDS. *Semin Neurol* 2010；30：66-70.
Brew BJ and Miller J. Human immunodeficiency virus-related headache. *Neurology* 1993；43：1098-1100.
Denning DW. The neurological features of HIV infection. *Biomed Pharmacother* 1988；42：11-14.

Evers S, Wibbeke B, Reichelt D, et al. The impact of HIV infection on primary headache. Unexpected findings from retrospective, cross-sectional, and prospective analyses. *Pain* 2000；85：191-200.

Hollander H and Strimgari S. Human immunodeficiency virus-associated meningitis. Clinical course and correlations. *Am J Med* 1987；83：813-816.

Kirkland KE, Kirkland K, Many WJ Jr, et al. Headache among patients with HIV disease：prevalence, characteristics, and associations. *Headache* 2011；52：455-466.

Mirsattari SM, Power C and Nath A. Primary headaches in HIV-infected patients. *Headache* 1999；39：3-10.

Norval DA. Symptoms and sites of pain experienced by AIDS patients. *S Afr Med J* 2004；94：450-454.

Rinaldi R, Manfredi R, Azzimondi G, et al. Recurrent "migraine-like" episodes in patients with HIV disease. *Headache* 2007；37：443-448.

Valcour V, Chalermchai T, Sailasuta N, et al.；on behalf of the RV254/SEARCH 010 Study Group. Central nervous system viral invasion and inflammation during acute HIV infection. *J Infect Dis* 2012；206：275-282.

Weinke T, Rogler G, Sixt C, et al. Cryptococcosis in AIDS patients：observations concerning CNS involvement. *J Neurol* 1989；236：38-42.

## A10. ホメオスターシス障害による頭痛

### A10.7 起立性（体位性）低血圧による頭頸部痛

● 解説

主に後頸部に生じるが時に後頭部にまで（コートハンガー分布），広がる痛みで，起立性（体位性）低血圧に起因し，立位でのみ発現する。

● 診断基準

A．Cを満たす頭痛
B．起立性（体位性）低血圧が証明されている
C．原因となる証拠として，以下のうち少なくとも2項目が示されている
　①立位の間のみ頭痛が発現する
　②頭痛は水平な姿勢で自然に改善する
　③頭痛はおもに後頸部に起こるが時に後頭部にまで（コートハンガー分布），広がる
D．ほかに最適なICHD-3の診断がない

● コメント

特別に聴取すると，起立性（体位性）低血圧の75％の患者が頸部痛を報告した。

### A10.8 その他のホメオスターシス障害による頭痛

### A10.8.1 宇宙飛行による頭痛

● 解説

宇宙飛行による非特異的な頭痛。頭痛発作の大半は宇宙酔いの症状を伴わない。

● 診断基準

A．Cを満たす頭痛
B．患者は宇宙飛行をしてきた
C．原因となる証拠として，以下の両方が示されている
　①頭痛は宇宙飛行の期間のみに起こった
　②頭痛は，地球上への帰還時に自然改善した
D．ほかに最適なICHD-3の診断がない

● コメント

調査に参加した16人の男性飛行士と1人の女性飛行士のうち12人（71％）が，宇宙滞在中に1回以上の頭痛を報告したが，地球上ではそれまで頭痛に悩まされたことはなかった。

### A10.8.2 その他の代謝性または全身性疾患による頭痛

以下の疾患による頭痛はあるかもしれないが，十分に検証されていない。貧血，副腎皮質機能不全，鉱質コルチコイド欠乏，高アルドステロン症，多血症，過粘稠度症候群，血栓性血小板減少性紫斑病，血漿交換，抗カルジオリピン抗体症候群，クッシング症候群，低ナトリウム血症，甲状腺機能亢進症，高血糖，高カルシウム血症，全身性エリテマトーデス，慢性疲労症候群，線維筋痛症。

これらの疾患と関連して生じる頭痛の発生率と特徴をより明らかにするには，適切な対照群を用いた前向き研究が必要である。いずれの場合においても，該当する疾患について十分確立された診断基準を満たす患者のみを評価すべきである。

## A10.9 ホメオスターシス障害の既往による持続性頭痛

○ 診断基準

A. 以前に 10.「ホメオスターシス障害による頭痛」と診断されており，C を満たす頭痛
B. 頭痛を起こしたホメオスターシス障害は有効に治療されている，または自然寛解した
C. ホメオスターシス障害の治療による改善後または自然寛解後も 3 ヵ月を超えて頭痛が持続する
D. ほかに最適な ICHD-3 の診断がない

### 文献

Cariga P, Ahmed S, Mathias CJ, et al. The prevalence and association of neck（coat-hanger）pain and orthostatic（postural）hypotension in human spinal cord injury. *Spinal Cord* 2002；40：77-82.

Mathias CJ, Mallipeddi R and Bleasdale-Barr K. Symptoms associated with orthostatic hypotension in pure autonomic failure and multiple system atrophy. *J Neurol* 1999；246：893-898.

Vein AA, Koppen H, Haan J, et al. Space headache：a new secondary headache. *Cephalalgia* 2009；29：683-686.

## A11. 頭蓋骨，頸，眼，耳，鼻，副鼻腔，歯，口あるいはその他の顔面・頸部の構成組織の障害による頭痛または顔面痛

## A11.2 頸部疾患による頭痛

### A11.2.4 上位頸髄神経根症による頭痛

○ 診断基準

A. C を満たす頭頸部の痛み
B. 臨床的，電気診断学的，または放射線学的に，C2 または C3 神経根症の証拠がある
C. 原因となる証拠として，以下の両方が示されている
   ① 以下の少なくとも 2 項目を満たす
     a）痛みは神経根症と時期的に一致して発現した。または痛みが神経根症の発見の契機となった
     b）神経根症の改善もしくは悪化と並行して，痛みは有意に改善もしくは悪化した
     c）関連した神経根の局所麻酔により痛みは一時的に消失する
   ② 頭痛は神経根症と同側である
D. ほかに最適な ICHD-3 の診断がない

○ コメント

痛みは通常後側にあるが，より前側に放散することもある。しばしば電撃痛は，一側または両側上位頸髄神経根の 1 つの支配域に起こり，通常，後頭部，耳介後部または後頸部領域にみられる。

### A11.2.5 頸部筋筋膜痛による頭痛

○ 診断基準

A. 頭頸部の痛みで，C を満たす
B. 再現性のあるトリガーポイントを含め，頸部筋に筋筋膜痛の原因が証明される
C. 原因となる証拠として，以下のうち少なくとも 2 項目が示されている
   ① 以下のいずれかまたはその両方
     a）痛みは頸部筋筋膜痛障害と時期的に一致して発現する
     b）頸部筋筋膜痛障害の改善と並行して，痛みは有意に改善する
   ② 関係する頸部筋を押さえると，圧痛が誘発される
   ③ トリガーポイントに局所麻酔薬を注射するまたはトリガーポイントをマッサージすることで一時的に痛みが消失する
D. ほかに最適な ICHD-3 の診断がない

○ コメント

筋筋膜痛といわゆるトリガーポイントの関係は議論が多い。想定されるトリガーポイントを証明することは一貫して難しく，治療への反応はさまざまである。

## A11.3 眼疾患による頭痛

### A11.3.5 眼球斜位あるいは斜視による頭痛

● 解説

通常長時間眼を使う作業後に生じる潜伏性または持続性斜視による頭痛。

● 診断基準

A．Cを満たす頭痛がある
B．斜視があり，少なくとも以下の1項目を伴う
　① 霧視
　② 複視
　③ 遠近または近遠の焦点調節が困難である
C．原因となる証拠として，以下のうち少なくとも2項目が示されている
　① 頭痛は，斜視の発症と時期的に一致して発現しているか，または頭痛が斜視の診断の契機となった
　② 頭痛は斜視の矯正により有意に改善している
　③ 頭痛は眼を使う作業を続けることで増悪している
　④ 頭痛は片側閉眼または眼を使う作業を中断すること（あるいはその両方）により緩和される
D．ほかに最適なICHD-3の診断がない

● コメント

A11.3.5「眼球斜位あるいは斜視による頭痛」を支持するいくつかの報告症例はあるが，頭痛の原因を裏づける証拠はほとんどない。そのため，もう少しきちんとした研究が出るまで，付録に移すこととした。

A11.3.5「眼球斜位あるいは斜視による頭痛」をもつ患者は，もしいるとすれば，眼科医を受診するであろう。

## A11.5 鼻・副鼻腔疾患による頭痛

### A11.5.3 鼻粘膜，鼻甲介，鼻中隔の障害による頭痛

● 診断基準

A．Cを満たす頭痛
B．臨床的に，鼻の内視鏡的にまたは画像的に鼻腔内に肥厚性か炎症性の病変が示される（注❶）
C．原因となる証拠として，以下の少なくとも2項目が示されている
　① 頭痛は鼻内病変の発症と時期的に一致して発現したか，頭痛により鼻内病変が発見される契機となった
　② 鼻病変の改善（治療の有無にかかわらず）もしくは悪化と並行して，頭痛は有意に改善もしくは悪化した
　③ 病変部位粘膜の局所麻酔後に頭痛が有意に改善した
　④ 病変部位は頭痛と同側である
D．ほかに最適なICHD-3の診断がない

● 注

❶ 例として水疱性甲介や鼻中隔棘がある。

## A12. 精神疾患による頭痛

## 緒言

頭痛があらゆる精神疾患に伴って起こることは多いが，そのほとんどは因果関係に関するエビデンスが不十分である。大多数の症例で，これらの疾患と頭痛に因果関係はなく，基盤となる危険因子や病因が共通であることを反映している可能性が高い。しかし，この付録に挙げられている診断名をつける場合，頭痛と当該精神疾患との間の因果関係を確立しなければならない。したがって，頭痛は精神疾患と同時に発現するか，あるいはその精神疾患が顕在化した後に明らかに増悪する。

確実なバイオマーカーや頭痛の原因になってい

ることを示す臨床的証拠を得るのは困難であるため，診断はその他の可能性が除外された場合にされるものである。例えば分離不安症/分離不安障害を有する小児で，分離不安症/分離不安障害による頭痛であるとするのは，実際の分離の状況でのみあるいは分離が起こりそうな状況でのみ頭痛が発生し，他により適切な説明がない場合に限るべきである。同様に，パニック症/パニック障害を有する成人で，パニック症/パニック障害による頭痛であるとするのは，パニック発作の一症状としてのみ頭痛が生じる症例に限るべきである。

　この付録に示した診断基準は，精神疾患と頭痛との因果関係の可能性についての研究を促進するように設定された案として提起されているものである。共存する精神疾患と頭痛との関連性を述べる目的でこの診断基準案を臨床現場で日常使用することは推奨されない。

## A12.3 うつ病による頭痛

◯診断基準
A．Cを満たす頭痛
B．DSM-5診断基準により，大うつ病性障害（単一エピソードまたは反復性エピソード）または持続性抑うつ障害（気分変調症）が診断されている
C．頭痛はうつのエピソード時にのみ起こる
D．ほかに最適なICHD-3の診断がない

◯コメント
　多くの抗うつ薬，特に三環系抗うつ薬は，うつ病がないときでも頭痛に有効である。このため，三環系抗うつ薬でうつ病に関連した頭痛が寛解または改善することが，因果関係の証明となっていると判断するのは困難である。頭痛にはあまり効果的でない他の抗うつ薬でうつ病（大うつ病性障害）が改善したとき，頭痛の寛解も認められた場合には，精神疾患が頭痛の原因であることをより強く示唆する。

## A12.4 分離不安症/分離不安障害による頭痛

◯診断基準
A．Cを満たす頭痛
B．DSM-5診断基準により，分離不安症/分離不安障害と診断されている
C．家庭や強い愛着を感じている対象からの，分離またはそのおそれがある場合にのみ頭痛が起こる
D．ほかに最適なICHD-3の診断がない

◯コメント
　分離不安症/分離不安障害は持続的であり，典型的には6ヵ月以上続く。ただし，急性発症や重篤な症状（例えば，登校拒否や，家庭や愛着を感じている対象からの分離が全くできない）の悪化時には，もっと短期間であっても診断基準を満たすことがある。この疾患は，社会的機能，学業，職能または他の重要な機能領域において，臨床上有意な苦痛および，または障害をもたらす。

## A12.5 パニック症/パニック障害による頭痛

◯診断基準
A．Cを満たす頭痛
B．DSM-5診断基準のパニック症/パニック障害を満たす，反復性の予期しないパニック発作がある
C．パニック発作時にのみ頭痛が起こる
D．ほかに最適なICHD-3の診断がない

## A12.6 限局性恐怖症による頭痛

◯診断基準
A．Cを満たす頭痛
B．DSM-5診断基準により，限局性恐怖症が診断されている
C．恐怖刺激への曝露や曝露が予期されるときのみ頭痛が起こる

D．ほかに最適な ICHD-3 の診断がない

● コメント

限局性恐怖症は典型的には6ヵ月以上続き，社会的機能，職能または他の重要な機能領域において，臨床上有意な苦痛および，または障害をもたらす。

## A12.7 社交不安症/社交不安障害（社交恐怖）による頭痛

● 診断基準

A．C を満たす頭痛
B．DSM-5 診断基準により，社交不安症/社交不安障害（社交恐怖）と診断されている
C．患者が社交的状況に曝露されたり，曝露が予期されるときにのみ，頭痛が起こる
D．ほかに最適な ICHD-3 の診断がない

● コメント

社交不安症/社交不安障害（社交恐怖）では，他人の注視を浴びうる1つ以上の社交的状況についての顕著な恐怖や不安がみられる。例えば，社会的交流（例：会話をする），人にみられる（例：食べることや飲むこと），そして他者の前で何かをする（例：スピーチをする）が含まれる。自分が否定的に評価をされる（例：恥をかかされたり，恥ずかしい思いをしたり，拒絶されたりする）あるいは他人を怒らせてしまうように，行動したり不安症状をみせてしまったりすることを，怖れる。子どもでは，恐怖や不安は，泣く，かんしゃくを起こす，立ちすくむ，しがみつく，縮こまる，または社交的状況で話せなくなることで表現されることがある。その恐怖や不安は，その社交的状況によって置かれた実際の脅威に不釣り合いなものである。本疾患は典型的には6ヵ月以上続く持続的なものである。

## A12.8 全般不安症/全般性不安障害による頭痛

● 診断基準

A．C を満たす頭痛
B．DSM-5 診断基準により，全般不安症/全般性不安障害が診断されている
C．不安の期間にのみ，頭痛が起こる
D．ほかに最適な ICHD-3 の診断がない

● コメント

全般不安症/全般性不安障害の患者では，2つ以上の活動や出来事（例：家族，健康，経済活動，学業/仕事）についての過剰な不安と心配（予期不安）を，3ヵ月以上示し，起こる日のほうが起こらない日より多い。症状は，落ち着きのなさ，高揚感または緊張感，筋緊張を含む。本疾患に関連した行動には，否定的な結果の可能性がある活動や出来事を避ける，否定的な結果の可能性がある活動やできごとの準備に著しい時間や労力をかける，心配のために行動や決断を著しく先送りする，心配のために繰り返し周囲から安堵を求める，などが含まれる。

## A12.9 心的外傷後ストレス障害（PTSD）による頭痛

● 診断基準

A．C を満たす頭痛
B．DSM-5 診断基準により，心的外傷後ストレス障害が診断されている
C．頭痛は心的外傷性ストレスに曝露された後に始まり，心的外傷後ストレス障害の他の症状が起きているときにのみ起こる（注❶）
D．ほかに最適な ICHD-3 の診断がない（注❷）

● 注

❶ 例えば，心的外傷を思い出させるものへの曝露で頭痛が起こる。
❷ 特に A12.3「うつ病による頭痛」によらない。

● コメント

実際の死，瀕死の状況，重度の傷害または性的暴力への曝露は，直接その出来事を体験するほか間接的にも生じることがある。それらには，出来事を目撃する，親しい親族や友人に起こった出来事について知る，嫌悪するような出来事に詳細に繰り返しまたは非常に強く曝露される（例：遺体を集める作業の最初の対応者，児童虐待の詳細に繰り返し曝露される警察官）などがある。仕事に関連するものでなければ，電子媒体，テレビ，映

画,絵画を通じた曝露はこれに当てはまらない。

　心的外傷後ストレス障害ではうつ病が高率に共存することを考えると,A12.9「心的外傷後ストレス障害(PTSD)による頭痛」の診断は,共存するうつ病では説明できない頭痛を呈する患者に残すべきである(つまり,共存するうつ病がない心的外傷後ストレス障害による頭痛症例)。

# 用語の定義
## Definitions of terms

**Accompanying symptoms（随伴症状）**：頭痛の前後ではなく，いつも決まって随伴する症状。例として片頭痛では，悪心・嘔吐，光過敏および音過敏が最も多い。

**Allodynia（アロディニア，異痛症）**：通常は痛みを起こさない刺激による不快感あるいは痛み（Pain参照）。痛覚過敏（Hyperalgia参照）とは区別される。

**Anorexia（食欲不振）**：食欲の欠如および食物に対する軽度の嫌悪感。

**Attack of headache（or pain）〔頭痛（または痛み）発作〕**：頭痛(痛み)（Pain参照）が発現増強し，一定の強さで数分，数時間，あるいは数日持続し，その後完全に消失するまで徐々に減弱していく。

**Attributed to（起因する）**：ICHD-3のなかでこの用語は，二次性頭痛（Secondary headache参照）とそれを引き起こすと信じられている疾患とが関連することを述べている。そのためには，頭痛の原因であることを示す十分なレベルの根拠に基づいた診断基準を満たす必要がある。

**Aura（前兆）**：前兆のある片頭痛発作の初期症状で，局在性脳機能障害に基づいて発現すると信じられている。前兆は典型的には20～30分持続し，頭痛（Headache参照）に先行する。Focal neurological symptom, Premonitory Symptoms, Prodrome, Warning Symptomsも参照のこと。

**Central neuropathic pain（中枢性神経障害性疼痛）**：中枢系の体性感覚神経系の病変あるいは疾患による痛み（Pain参照，Neuropathic painも参照のこと）。

**Chronic（慢性）**：痛みの用語では，慢性は3ヵ月を超える期間にわたり痛みが継続することを意味する。頭痛の用語では，原因となる障害自体が慢性である二次性頭痛（特に感染に起因するもの）においては同様の意味をもっている。この使用法では，慢性は持続性（persistent参照）と区別される。通常は反復性（Episodic参照）に生じる一次性頭痛においては，頭痛（発作）〔Attack of headache（or pain）参照〕が数日以上続くが3ヵ月には達していない場合であっても，慢性の用語が使用される。ただし，三叉神経・自律神経性頭痛は例外で，これらの頭痛では1年以上寛解することなく持続するまでは，慢性とはいわない。

**Close temporal relation（時期的に一致する）**：この用語は器質性疾患と頭痛との相互関連を言及している。因果関係がありそうな急性発症の疾患では明確な時間的関連がわかることもあるが，これについては今までに十分には研究されたわけではない。慢性疾患については，時間的関係と同様に因果関係を確定するのはしばしば非常に困難である。

**Cluster headache attack（群発頭痛発作）**：1回あたり持続性の痛みが15～180分続く発作。

**Cluster period（群発期）**：群発頭痛発作が規則的に出現し，2日に1回以上出現する期間（cluster boutとも言われる）。

**Cluster remission period（群発寛解期）**：発作の発生が自然休止し，アルコールやニトログリセリンによって誘発されない期間。寛解とみなされるには，非発作時期が3ヵ月を超えなければならない。

**Duration of attack（発作の持続時間）**：特定の頭痛タイプあるいはサブタイプの診断基準に応じた頭痛（痛み）発作〔Attack of headache（or pain）参照〕の発現から消失までの時間。片頭痛や群発頭痛の後に，随伴症状を伴わず軽度の非拍動性頭痛が持続することがあるが，これは発

## 用語の定義

作の一部ではなく持続時間に含めない。もし患者が発作中に入眠し，覚醒時に回復していた場合には，持続時間は覚醒時までとする。もし片頭痛発作が薬剤によって奏効しても，48時間以内に症状が再発した場合には，これらは同じ発作の再燃のことも，あるいは新発作の発現のこともある。これを鑑別するためには判断を要する(Frequency of attacks 参照)。

**Enhanced entoptic phenomena**(増強性眼球内現象)：視覚系構造に由来する視覚障害のことで，両眼に見える過度の浮遊物，青い視野に見える過度の眼球内現象(青い空のような均質な明るいところを見た際に，両目の視野上に投影された無数の灰色/白/黒色のドットまたはリング)，目の自己照明(暗いところで目を閉じたときに知覚される色のついた波や雲)，自然光視(明るい光の閃光)が含まれる。

**Episodic**(反復性)：一定もしくはさまざまな持続時間の頭痛(痛み)発作〔Attack of headache(or pain)参照〕が規則的あるいは不規則的なパターンで再発し消失すること。この用語は反復性群発頭痛に使われる場合には，特殊な意味合いをもって長らく使われてきた。すなわち個々の発作に対してではなく，群発寛解期(Cluster remission period 参照)によって分断された群発期の発来を示している。同様の使用法が発作性片側頭痛と短時間持続性片側神経痛様頭痛発作でも採用されている。

**Facial pain**(顔面痛)：眼窩外耳孔線以下，耳介前方，頸部より上方の痛み。

**Focal neurological symptoms**(局在神経症状)：片頭痛前兆で現れるような局在性脳(通常は大脳)症状。

**Fortification spectrum**〔閃輝暗点(ギザギザの要塞像)〕：片頭痛の視覚性前兆に代表される角形・弓形で，色がついていたり白黒のこともある，徐々に拡大する視覚性障害。

**Frequency of attacks**(発作頻度)：ある期間(普通は1ヵ月)あたりの頭痛(痛み)発作〔Attack of headache(or Pain)参照〕の発生率。薬剤が片頭痛発作に奏効しても48時間以内に再燃することがある。国際頭痛学会の『片頭痛における薬物対照試験のガイドライン第3版』では，現実的な解決策として，前月にまたがる日記内容に記録された発作を鑑別する際に，48時間以上の頭痛を認めない時期によって分断された明瞭な発作のみを数えることを推奨している。

**Headache**(頭痛)：眼窩外耳孔線および・または頸部上縁より上部にある頭部の痛み(Pain 参照)。

**Headache days**(頭痛日数)：観察時期(通常は1ヵ月)の間に，1日の一部あるいは全部が頭痛に冒された日数。

**Heterophoria**(眼球斜位)：潜在斜視。

**Heterotropia**(斜視)：顕在斜視。

**Hypalgesia**(痛覚鈍麻)：通常痛みを起こす刺激に対して痛みが低下した状態。

**Hyperalgesia**(痛覚過敏)：通常痛みを起こす刺激に対して痛みが増強した状態。痛覚過敏は，通常は痛みを起こさない刺激によって生じる異痛症(Allodynia 参照)とは区別される。

**Intensity of pain**(痛みの強度)：痛み(Pain 参照)の度合いは通常，なし，軽度，中等度および重度の痛みに相当する4点の数値評価尺度(0~3)か，あるいは視覚的アナログスケール(visual analogue scale：VAS)(通常10 cm)でスコアづけされる。また，機能的な結果に対する用語として表現され，口頭4段階尺度(verbal 4-point scale)で点数化される(0. 痛みなし，1. 軽度の痛み，通常の活動への支障なし，2. 中等度の痛み，通常の活動への支障はあるが全面的ではない，3. 重度の痛み，すべての活動が支障される)。

**Lancinating**(乱刺痛)：根あるいは神経支配領域に沿った短時間で電撃ショックのような特徴を有する痛み(Pain 参照)。

**Neuralgia**(神経痛)：1本あるいは複数の神経支配領域の痛み(Pain 参照)であり，それらの神経構造の機能不全または損傷に起因するものと推定される。一般的な用法は，しばしば発作性または乱刺痛(Lancinating 参照)の性質を意味するが，神経痛という用語は発作性の痛みにのみ限定するべきではない。

**Neuritis**(末梢神経炎)：末梢神経障害(Neuropathy 参照)の特殊型。この用語は現在，末梢神経に対

する炎症機転の意を有する。

**Neuroimaging**(神経画像検査):CT,MRI,陽電子放出断層撮影(positron emission tomography:PET),単一光子放射断層撮影(single photon emission computed tomography:SPECT)あるいは適用可能な場合,機能的解析を含む脳シンチグラム。

**Neuropathic pain**(神経障害性疼痛):末梢性あるいは中枢性の体性感覚神経系の病変あるいは疾患による痛み(Pain 参照)。

**Neuropathy**(末梢神経障害):1本あるいは複数の神経の機能的あるいは病理学的変化による障害(1本の神経の場合:単神経障害,数本の神経の場合:多発単神経障害,両側びまん性の場合:多発神経障害)。末梢神経障害という用語は,一過性神経伝導障害,神経断裂,軸索断裂,神経切開や,衝撃,伸展,てんかん発作波のような一過性の負荷による神経障害は意味していない〔そのような一過性の負荷による神経障害の場合には,**神経原性**(neurogenic)という用語が,適している〕。

**New headache**(新規の頭痛):患者が以前に罹病したことのないあらゆるタイプ,サブタイプ,サブフォームの頭痛(Headache 参照)。

**Not sufficiently validated**(正当性が不十分):国際頭痛分類作成委員会の経験,文献上の論議のいずれかあるいは両方から,疾患概念に関して正当性に疑いがあると判断されたもの。

**Nuchal region**(項部):上頸部の背側(後部)で頸部筋群の頭蓋骨への付着部を含む。

**Pain**(痛み):国際疼痛学会の定義によれば,実際の組織損傷や潜在的な組織損傷に伴う,あるいはそのような損傷の際の言葉として表現される,不快な感覚かつ感情体験(Neuropathic pain,Central neuropathic pain,Peripheral neuropathic pain も参照)。

**Palinopsia**(反復視):動いている物体の残像および/または後続する画像を呈する視覚障害(高コントラスト画像を見つめた後,補色で現れる網膜後画像と区別される)。

**Pericranial muscles**(頭蓋周囲筋):頸部および後頭筋,咀嚼筋,表情および発話の顔面筋,内耳筋(鼓膜張筋,アブミ骨筋)。

**Peripheral neuropathic pain**(末梢性神経障害性疼痛):末梢系の体性感覚神経系の病変あるいは疾患による痛み(Pain 参照,Neuropathic pain も参照)。

**Persistent**(持続性):この用語は,二次性頭痛の説明として使用され,最初は別の障害によって引き起こされた急性の頭痛が,その障害が完治した後一定期間(通常3カ月)以内に寛解しない際に用いる。多くの場合,頭痛は,急性頭痛の原因として診断基準を満たした二次性頭痛そのものとは明確に区別された,サブタイプまたはサブフォームとして診断される。

**Phonophobia**(音過敏症):たとえ通常の程度の音であっても,その音に対する過感受性で,通常は回避の動機となる。

**Photophobia**(光過敏症):たとえ通常の程度の光であっても,その光に対する過感受性で,通常は回避の動機となる。

**Postdrome**(後発症状):前兆のある,あるいは前兆のない片頭痛発作で頭痛の消失後に,最大48時間持続する症状。一般的な後発症状は,疲労感や倦怠感,集中困難や首筋の凝りである。

**Premonitory symptoms**(予兆/前駆症状):この用語は異なった意味で使用されてきており,しばしば prodrome(prodrome 参照)の同義語とされている。しかし,片頭痛発作の前もった予告(しかし,実際には発作の初期段階の可能性がある)と考えられる一連の症状に関して,あまり具体的でなく,多少曖昧である。この用語は今後,回避すべきである。

**Pressing/tightening**(圧迫感・締めつけ感):持続的性状の痛み(Pain 参照)で,しばしば頭の周りをきつく縛った帯に例えられる。

**Previously used term**(以前に使用された用語):過去に類似あるいは同一の意味の分類用語として用いられたり,その範疇に含められていた診断的用語。以前に使用された用語はしばしば曖昧であったり,国によって違う意味に用いられたり,その両方のこともある。

**Primary headache(disorder)**(一次性頭痛):他の障害を原因としない,あるいは起因したもの

## 用語の定義

ではない頭痛，または頭痛性疾患。二次性頭痛（Secondary headache 参照）と区別される。

**Prodrome**（前駆症状/予兆）：前兆のない片頭痛では痛みの出現前に，前兆のある片頭痛では前兆の前に，最大48時間続く症状。一般的な前駆症状は，倦怠感，意気高揚，うつ，異常な空腹感，一定の食物への渇望である。

**Pulsating**（拍動性）：心拍動に合わせて律動的に強くなる特徴のこと。ズキンズキンする。

**Punctate stimuli**（点状刺激）：皮膚上の点状の刺激。

**Referred pain**（関連痛）：侵害知覚が発生する部位とは異なる部位で感知する痛み（Pain 参照）。

**Refraction**（or refractory）**error**（屈折異常）：近視，遠視，乱視。

**Refractory period**（不応期）：さらなる誘発刺激に対して痛み（Pain 参照）発作が惹起されない時期。

**Resolution**（消失）：すべての症状や疾患の臨床的根拠や過程が完全寛解した状態。例えば頭痛（Headache 参照）発作など。

**Scintillation**（閃輝）：明るく，強さがおおむね8〜10 Hzで変動する視覚性幻覚。片頭痛前兆（Aura 参照）に典型的。

**Scotoma**（暗点）：単眼あるいは両眼の視野の部分欠損。暗点は絶対的（完全視力脱失）なこともあり，相対的（霧視，視力低下）なこともある。片頭痛においては，scotomata は同名性である。

**Secondary headache**（disorder）（二次性頭痛）：他の根本的な障害を原因とした頭痛，または頭痛性疾患。ICHD-3 では二次性頭痛は原因となる障害に起因する。二次性頭痛は一次性頭痛（Primary headache 参照）と区別される。二次性頭痛は，一次性頭痛の特徴を有するかもしれないが，その原因となる障害の基準をも満たしている。

**Stab of pain**（刺痛）：持続が1分以内（通常は1秒以内）の突然の痛み（Pain 参照）。

**Strabismus**（斜視）：片眼または両眼の眼位の異常（squint 斜視）。

**Substance**（物質）：以下に示すいずれか，すなわち，有機または無機化学物質，食品または添加物，アルコール飲料，ガスまたは蒸気，薬物または薬物療法，医薬品などとして認可されていないが薬用目的で与えられた薬草あるいは動物性または他の物質。

**Tenderness**（圧痛）：触診の際などの直接的な圧力によって引き起こされる増大した不快感あるいは痛み。

**Throbbing**（拍動性ないしズキンズキンする）：拍動性と同義語（Pulsating 参照）。

**Unilateral**（片側性，一側性）：正中線を越えない右側あるいは左側。一側性頭痛は必ずしも右側あるいは左側全体を含むとは限らず，前頭部，側頭部または後頭部のみのこともある。片頭痛前兆の感覚異常あるいは運動障害に対して用いられる場合には，完全あるいは部分的片側分布を含む。

**Vasospasm**（血管攣縮）：組織灌流が低下する程度の動脈あるいは細動脈の収縮。

**Warning symptoms**（警告症状）：前兆（Aura 参照）または予兆/前駆症状（premonitory symptoms 参照）に対して以前に使用された用語で，曖昧である。この用語は使用すべきではない。

**Withdrawal**（離脱）：数週間または数ヵ月継続していた薬剤またはその他の物質の使用を中止すること。この用語は，薬剤の使用過多による頭痛（薬物乱用頭痛，MOH）の状況における治療目的での離脱（中断）を包含するが，これに限定されない。

**Zigzag line**〔ジグザグ形（稲妻線条）〕：閃輝暗点（Fortification spectrum 参照）と同義語。

# 索引 Index

## 和文索引

### あ

アイスクリーム頭痛　40
アセチルサリチル酸乱用頭痛　120
アセトアミノフェン　120
アルコール誘発頭痛　113
　——，即時型　113
　——，遅延型　113
アルノルド・キアリ奇形Ⅰ型　37
アロディニア　213
圧痛　216
圧迫感・締めつけ感　215
暗点　216

### い

以前に使用された用語　215
異痛症　213
遺伝性乳児片麻痺，網脈動脈蛇行白質脳症　84
痛み　215
　——の強度　214
一次性運動時頭痛　38
　——の疑い　38
一次性咳嗽性頭痛　37
　——の疑い　37
一次性三叉神経痛　168
一次性頭蓋内圧低下症　97
一次性頭痛　215
一次性穿刺様頭痛　42
　——の疑い　43
一次性雷鳴頭痛　40
一過性局所神経エピソード　83
一過性脳虚血発作（TIA）による頭痛　66
一過性表在頭痛　200
一酸化炭素（CO）誘発頭痛　112
一酸化窒素（NO）供与体誘発頭痛　111
一側性　216

### う

ウイルス性髄膜炎による頭痛　129
ウイルス性髄膜炎または脳炎による頭痛　129
ウイルス性脳炎による頭痛　129
ヴァルサルヴァ手技頭痛　37
ヴィディアン神経痛　29
うつ病による頭痛　210
宇宙飛行による頭痛　207

### え

エストロゲン離脱頭痛　122
エルゴタミン乱用頭痛　119

### お

オスミウム好性顆粒状物質　82
オピオイド乱用頭痛　120
オピオイド離脱頭痛　122
音過敏症　215

### か

カクテル頭痛　113
カフェイン離脱頭痛　121
カルシトニン遺伝子関連ペプチド（CGRP）　4
カルシトニン遺伝子関連ペプチド（CGRP）誘発頭痛　115
　——，即時型　115
　——，遅延型　115
（ガードナーの）錐体神経痛　29
下垂体卒中による頭痛　84
可逆性脳血管攣縮症候群（RCVS）による急性頭痛　79
　——による急性頭痛の疑い　80
　——による頭痛　79
　——の既往による持続性頭痛　81
家族性片麻痺性片頭痛（FHM）　8
　——，1型　9
　——，2型　9
　——，3型　9
　——，他の遺伝子座位　9
貨幣状頭痛　43
　——の疑い　43
過敏性腸症候群　13

217

# 索引

海綿状血管腫による頭痛　71
開頭術
　── による急性頭痛　58
　── による持続性頭痛　59
外因性急性昇圧物質による頭痛　115
外的寒冷刺激による頭痛　40
　── の疑い　41
顎関節症（TMD）に起因する頭痛　155
褐色細胞腫による頭痛　140
寒冷刺激による頭痛　40
　── の疑い　41
感染症による頭痛　126
　──，付録　205
関連痛　216
鑑別不能の三叉神経・自律神経性頭痛　200
眼窩滑車部頭痛　153
眼球炎症性疾患による頭痛　152
眼球斜位　214
　── あるいは斜視による頭痛　209
眼筋麻痺性片頭痛　181
眼疾患による頭痛　152
　──，付録　209
眼性片頭痛　5
癌性髄膜炎による頭痛　101
顔面痛　214
顔面片頭痛　4

## き

キアリ奇形Ⅰ型（CMⅠ）による頭痛　104
起因する　213
起立性（体位性）低血圧による頭頸部痛　207
稀発反復性緊張型頭痛，代替診断基準　198
機能性消化不良　13
機能性腹痛　13
機能性腹痛症候群　13
偽性脳腫瘍　94
急性高山病　137
急性頭痛，細菌性髄膜炎または髄膜脳炎による　128
急性鼻副鼻腔炎による頭痛　154
急性閉塞隅角緑内障による頭痛　152
球後視神経炎　179
巨細胞性動脈炎（GCA）による頭痛　72
虚血性眼球運動神経麻痺による頭痛　179
虚血性脳卒中（脳梗塞）
　── による急性頭痛　65
　── による頭痛　65

── の既往による持続性頭痛　65
局在神経症状　214
筋収縮性頭痛　21
緊張型頭痛　21
　──，稀発反復性　22
　──，──，頭蓋周囲の圧痛を伴う　23
　──，──，頭蓋周囲の圧痛を伴わない　23
　──，──，の疑い　25
　──，代替診断基準　198
　──，頻発反復性　23
　──，──，頭蓋周囲の圧痛を伴う　24
　──，──，頭蓋周囲の圧痛を伴わない　24
　──，──，の疑い　25
　──，慢性　24
　──，──，頭蓋周囲の圧痛を伴う　25
　──，──，頭蓋周囲の圧痛を伴わない　25
　──，──，の疑い　25
　── の疑い　25

## く

屈折異常　216
　── による頭痛　152
群発寛解期　213
群発期　213
群発頭痛　29
　──，代替診断基準　198
　──，反復性　30
　──，慢性　30
　── の疑い　34
群発頭痛発作　213

## け

茎突舌骨靭帯炎による頭痛または顔面痛　156
頸原性頭痛　150
頸動脈または椎骨動脈の血管形成術またはステント留置術による頭痛　76
頸部-舌症候群　179
頸部筋筋膜圧痛点　150
頸部筋筋膜痛による頭痛　208
頸部頸動脈または椎骨動脈の解離
　── による急性頭痛，顔面痛または頸部痛　74
　── による頭痛，顔面痛または頸部痛　74
　── の既往による持続性頭痛，顔面痛または頸部痛　75
頸部頸動脈または椎骨動脈の障害による頭痛　74
頸部疾患による頭痛　150
　──，付録　208

警告症状　216
警告頭痛　70
警告リーク　70
血管運動麻痺性片頭痛　29
血管造影性頭痛　78
血管攣縮　216
結膜充血および流涙を伴う短時間持続性片側神経痛
　　　様頭痛発作（SUNCT）　32
限局性恐怖症による頭痛　211
限局性脳感染による頭痛　131
原発性眼窩滑車部頭痛　153

## こ

コカイン誘発頭痛　114
孤発性片麻痺性片頭痛　9
孤立性中枢神経系血管炎　73
口腔内灼熱症候群（BMS）　181
甲状腺機能低下症による頭痛　143
後咽頭腱炎による頭痛　151
後天性免疫不全症候群　206
後頭神経痛　178
後発症状　215
後部可逆性脳症症候群　80
降雪視　194
高血圧性頭痛　140
高血圧性脳症
　――による頭痛　141
　――のない高血圧性クリーゼによる頭痛　141
高山性頭痛　137
硬膜穿刺後頭痛　96
硬膜動静脈瘻（DAVF）による頭痛　71
項部　215

## さ

再発性消化管障害　13
再発性有痛性眼筋麻痺性ニューロパチー　181
細菌性髄膜炎
　――または髄膜脳炎後の持続性頭痛　128
　――または髄膜脳炎による頭痛　127
三叉神経
　――の病変または疾患による疼痛　167
　――の有痛性感覚脱失　172
三叉神経・自律神経性頭痛（TACs）　28, 198
　――の疑い　34
三叉神経痛　167
　――,占拠性病変による　170
　――,その他の原因による　170

――,多発性硬化症による　169

## し

ジグザグ形（稲妻線条）　216
子癇前症または子癇による頭痛　142
刺痛　216
視覚性前兆　5
視床下部あるいは下垂体の分泌過多または分泌不全
　　　による頭痛　102
耳疾患による頭痛　153
自家血腰椎硬膜外注入療法　97
自律神経反射障害による頭痛　142
持続性　215
持続性特発性顔面痛（PIFP）　182
持続性脳脊髄液漏出　97
持続性片側頭痛　33
　――,寛解型　33
　――,代替診断基準　199
　――,非寛解型　34
　――の疑い　34
時期的に一致する　213
失語性片頭痛　5
社交不安症/社交不安障害（社交恐怖）による頭痛
　　　　　　　　　　　　　　　　　　　　　　211
斜視　214, 216
数珠状外観　80
周期性嘔吐症候群　13
小児期周期性症候群　13
小児交互性片麻痺　195
小児周期性症候群　13
消失　216
詳細不明の頭痛　188
漿液性髄膜炎　94
上位頸髄神経根症による頭痛　208
食欲不振　213
心因性頭痛　21
心臓性頭痛　144
心的外傷後ストレス障害（PTSD）による頭痛　211
身体化障害による頭痛　161
神経画像検査　215
神経原性　215
神経サルコイドーシスによる頭痛　98
神経障害性疼痛　215
神経痛　214
新規の頭痛　215
新規発症持続性連日性頭痛（NDPH）　44
　――の疑い　45

# 索引

## す

スタージ・ウェーバー症候群　72
ストレス頭痛　21
スラダー神経痛　29
頭蓋外からの圧迫による頭痛の疑い　42
頭蓋外からの圧力による頭痛　41
　── の疑い　42
頭蓋外からの牽引による頭痛　41
　── の疑い　42
頭蓋骨，頸，眼，耳，鼻，副鼻腔，歯，口あるいはその他の顔面・頸部の構成組織の障害による頭痛または顔面痛　148
　──，付録　208
頭蓋骨疾患による頭痛　149
頭蓋周囲筋　215
頭蓋静脈障害による頭痛　77
頭蓋静脈洞ステント留置術による頭痛　77
頭蓋内圧亢進性頭痛　93
頭蓋内圧亢進による頭痛
　──，水頭症に起因する　95
　──，染色体障害に起因する　95
　──，代謝・中毒・内分泌に起因する　95
頭蓋内感染症による頭痛　127
　──，付録　205
頭蓋内真菌または他の寄生虫感染
　── による急性頭痛　131
　── による頭痛　130
　── による慢性頭痛　131
　── の既往による持続性頭痛　205
頭蓋内動脈解離による頭痛　81
頭蓋内動脈内手技による頭痛　78
頭痛　214
頭痛（または痛み）発作　213
頭痛治療薬以外の薬剤
　── の一時的使用による頭痛　116
　── の長期使用による頭痛　116
頭痛日数　214
睡眠時頭痛　43
　── の疑い　44
睡眠時無呼吸性頭痛　139
随伴症状　213
髄注による頭痛　102
髄膜水腫　94

## せ

正当性が不十分　215

性行為に伴う一次性頭痛　38
　── の疑い　39
精神筋原性頭痛　21
精神疾患による頭痛　160
　──，付録　209
精神病性障害による頭痛　162
舌咽神経痛　174
　──，典型的　174
　──，特発性　175
　──，二次性　174
舌咽神経の病変または疾患による疼痛　174
絶食による頭痛　144
閃輝　216
閃輝暗点　5, 214
遷延性前兆で脳梗塞を伴わないもの　11
潜水時頭痛　138
全身性ウイルス感染
　── による急性頭痛　133
　── による頭痛　132
　── による慢性頭痛　133
全身性感染症による頭痛　131
全身性細菌感染
　── による急性頭痛　132
　── による頭痛　132
　── による慢性頭痛　132
全般性不安症/全般性不安障害による頭痛　211
前駆症状/予兆　216
前兆　5, 213
　── のある月経関連片頭痛　192
　── のある純粋月経時片頭痛　192
　── のある非月経時片頭痛　192
　── のある片頭痛　192
　── のない月経関連片頭痛　191
　── のない純粋月経時片頭痛　191
　── のない非月経時片頭痛　191
　── のない片頭痛　191
前兆遷延性片頭痛　6
前庭性片頭痛　195

## そ

ソーセージをつなげたような外観　80
その他の一次性頭痛疾患　36
　──，付録　200
その他の急性頭蓋内動脈障害による頭痛　78
その他の頭蓋骨，頸，眼，耳，鼻，副鼻腔，歯，口あるいはその他の顔面・頸部の構成組織の障害による頭痛または顔面痛　157

その他の全身性感染症
　── による急性頭痛　133
　── による頭痛　133
　── による慢性頭痛　133
その他の代謝性または全身性疾患による頭痛　207
その他の治療薬による薬物乱用頭痛　121
その他の頭頸部外傷
　── による急性頭痛　203
その他の頭頸部外傷による持続性頭痛　203
その他の非オピオイド系鎮痛薬乱用頭痛　120
その他の非感染性炎症性頭蓋内疾患による頭痛　99
その他の非血管性頭蓋内疾患による頭痛　105
その他の物質の使用または曝露による頭痛　117
その他の物質の慢性使用からの離脱による頭痛　122
その他のホメオスターシス障害による頭痛　145
　──，付録　207
その他の慢性頭蓋内血管症による頭痛　84
倉庫労働者の頭痛　112
増強性眼球内現象　214
即時型アルコール誘発頭痛　113
即時型一酸化窒素供与体誘発頭痛　112

## た

ダイナマイト頭痛　112
多発性硬化症(MS)による中枢性神経障害性疼痛　182
体位性頻脈症候群　97
帯状疱疹後三叉神経痛　172
帯状疱疹後三叉神経ニューロパチー　172
帯状疱疹後中間神経痛　177
第三脳室コロイド囊胞による頭痛　101
単純ヘルペスウイルス　129
単純片側頭痛　3
単独では乱用に該当しない複数医薬品による薬物乱用頭痛　121
短時間持続性片側神経痛様頭痛発作　31
　──，代替診断基準　199
　── の疑い　34

## ち

遅延型アルコール誘発頭痛　113
遅延型一酸化窒素供与体誘発頭痛　112
遅発性急性頭痛
　──，軽症頭部外傷による　201
　──，中等症または重症頭部外傷による　201

遅発性持続性頭痛
　──，軽症頭部外傷による　203
　──，中等症または重症頭部外傷による　202
中間神経痛　176
　──，典型的　176
　──，特発性　176
　──，二次性　176
中間神経の病変または疾患による疼痛　176
中枢神経系原発性血管炎(PACNS)による頭痛　73
中枢神経系続発性血管炎(SACNS)による頭痛　73
中枢性神経障害性疼痛　182, 213
中枢性脳卒中後疼痛(CPSP)　183

## つ

通常頭痛　21
痛覚過敏　214
痛覚鈍麻　214
冷たいものの摂取に伴う頭痛　40
冷たいものの摂取または冷気吸息による頭痛　40
　── の疑い　41

## て

てんかん発作後頭痛　103
てんかん発作時頭痛　103
てんかん発作による頭痛　102
　──，付録　204
低酸素血症あるいは高炭酸ガス血症による頭痛　137
低髄液圧による頭痛　96
低脳脊髄液漏性頭痛　97
典型的三叉神経痛　168
　──，持続痛を伴う　169
　──，純粋発作性　169
典型的または古典的片頭痛　5
点状刺激　216
電気痙攣療法(ECT)　204
電気痙攣療法(ECT)後頭痛　204

## と

トリプタン乱用頭痛　119
トロサ・ハント症候群　180
跳び越し病変　73
透析頭痛　139
疼痛経路の感作　4
疼痛[性]チック　168
頭頸部外傷・傷害による頭痛　54
　──，発症のリスク因子　55
　──，付録　201

# 索引

頭頸部の外傷・傷害による頭痛
 ── の原因　55
頭頸部血管障害による頭痛　63
 ──，付録　204
頭頸部血管障害の既往による持続性頭痛　204
頭頸部ジストニアによる頭痛　151
頭部外傷による急性頭痛　55
 ──，軽症　56
 ──，中等症または重症　56
 ──，付録　201
頭部外傷による持続性頭痛　56
 ──，軽症　57
 ──，中等症または重症　57
 ──，付録　202
頭部肢端紅痛症　29
頭部自律神経症状を伴う短時間持続性片側神経痛様頭痛発作（SUNA）　32
動静脈奇形（AVM）による頭痛　70
動脈炎による頭痛　72
動脈内膜切除術後頭痛　76
特定不能または乱用内容未確認の複数医薬品による薬物乱用頭痛　121
特発性三叉神経痛　171
 ──，持続痛を伴う　171
 ──，純粋発作性　171
特発性頭蓋内亢進（IIH）による頭痛　94
特発性頭痛　21
特発性低頭蓋内圧性頭痛　97
特発性低髄液圧性頭痛　97
突発性前兆を伴う片頭痛　6

## に

ニトログリセリン頭痛　112
二次性三叉神経痛　169
二次性頭痛　52，216
 ── の一般診断基準　52
肉芽腫性中枢神経系血管炎　73
乳児疝痛　194

## の

脳アミロイド血管症（CAA）による片頭痛様前兆　83
脳虚血イベントによる頭痛　65
脳三叉神経性または軟膜血管腫症（スタージ・ウェーバー症候群）による頭痛　71
脳腫瘍による頭痛　100
脳静脈血栓症（CVT）による頭痛　77
脳神経の有痛性病変およびその他の顔面痛　166

脳脊髄液細胞増多を伴う片頭痛　99
脳脊髄液ポリメラーゼ連鎖反応法　129
脳脊髄液量減少性頭痛　97
脳脊髄液リンパ球増加を伴う一過性頭痛および神経学的欠損症候群（HaNDL）　99
脳脊髄液瘻性頭痛　97
脳底型片頭痛　7
脳底動脈片頭痛　7，8
脳底片頭痛　7，8
脳の放射線手術による頭痛　203
脳白質脳症および全身症状を伴った網膜血管症（RVCLSM）症候群による頭痛　83

## は

ハリス・ホートン病　29
（ハリスの）片頭痛様神経痛　29
パニック症／パニック障害による頭痛　210
パラセタモール（アセトアミノフェン）乱用頭痛　120
破裂脳動脈瘤　68
歯の障害による頭痛　155
拍動性　216
 ── ないしズキンズキンする　216
反跳性頭痛　118
反復視　215
反復性　214

## ひ

ヒスタミン性頭痛　29
ヒスタミン誘発頭痛　114
 ──，即時型　114
 ──，遅延型　114
ヒトヘルペスウイルス
 ── 6型　129
 ── 7型　129
ヒト免疫不全ウイルス（HIV）　206
 ── による頭痛　206
ビング顔面紅痛症　29
皮質下梗塞および白質脳症を伴った常染色体優性脳動脈症（CADASIL）による頭痛　81
皮質拡延性抑制　4
非オピオイド系鎮痛薬乱用頭痛　119
非外傷性円蓋部くも膜下出血　67
非外傷性急性硬膜下出血（ASDH）
 ── による急性頭痛　68
 ── の既往による持続性頭痛　69

非外傷性くも膜下出血（SAH）
　――による急性頭痛　67
　――の既往による持続性頭痛　69
非外傷性頭蓋内出血
　――による頭痛　66
　――の既往による持続性頭痛　69
非外傷性脳内出血
　――による急性頭痛　66
　――の既往による持続性頭痛　69
非感染性炎症性頭蓋内疾患による頭痛　98
非機能性下垂体巨大腺腫　85
非血管性頭蓋内疾患
　――による頭痛　92
　――による頭痛，付録　204
　――の既往による持続性頭痛　205
非常に軽微な頭部外傷による頭痛　55
非ステロイド性抗炎症薬（NSAID）乱用頭痛　120
非定型顔面痛　182
非定型歯痛　182
飛行機頭痛　137
鼻・副鼻腔疾患による頭痛　154
　――，付録　209
鼻粘膜，鼻甲介，鼻中隔の障害による頭痛　209
光過敏症　215
頻発反復性緊張型頭痛，代替診断基準　198

## ふ

不応期　216
普通型片頭痛　3
副鼻腔頭痛　154
腹部片頭痛　14
複合鎮痛薬　120
複合鎮痛薬乱用頭痛　120
複雑片頭痛　5
二日酔い頭痛　113
物質　216
物質の過去の使用または曝露による持続性頭痛　205
物質の使用または曝露による頭痛　110
物質またはその離脱による頭痛　109
　――，付録　205
物質離脱による頭痛　121
分離不安症/分離不安障害による頭痛　210
分類不能の頭痛　188

## へ

片頭痛　2，191
　――，前兆のある　5，192
　――，――，の疑い　13
　――，前兆のない　3，191
　――，――，の疑い　13
　――，典型的前兆を伴う　7
　――，――，典型的前兆に頭痛を伴うもの　7
　――，――，典型的前兆のみで頭痛を伴わないもの　7
　――，脳幹性前兆を伴う　7
　――，慢性　10
　――に関連しうる周期性症候群　13
　――に関連する周期性症候群　195
　――の疑い　12
　――の合併症　11，193
片頭痛関連前庭障害　194
片頭痛関連めまい　195
片頭痛随伴症　5
片頭痛性脳梗塞　12
片頭痛性めまい　195
片頭痛前兆
　――および脳幹性前兆を伴う片頭痛との関連　196
　――により誘発される痙攣発作　12
片頭痛前兆重積　193
片頭痛発作重積　11
片頭痛様疾患　12
片側錯感覚性片頭痛　5
片側性　216
片麻痺性片頭痛　5，8

## ほ

ホートン頭痛　29
ホスホジエステラーゼ（PDE）阻害薬誘発頭痛　112
ホットドッグ頭痛　112
ホメオスターシス障害による頭痛　136
　――，付録　207
ホメオスターシス障害の既往による持続性頭痛　208
歩哨頭痛　70
傍三叉神経性眼交感症候群（レーダー症候群）　180
発作時頭痛　103
発作性片側頭痛　30
　――，代替診断基準　199
　――，反復性　31

# 索引

発作性片側頭痛
　──，慢性　31
　──の疑い　34
発作の持続時間　213
発作頻度　214
本態性頭痛　21

## ま

麻痺　8
末梢神経炎　214
末梢神経障害　215
末梢性神経障害性疼痛　215
慢性　213
慢性・再発性鼻副鼻腔炎による頭痛　155
慢性緊張型頭痛，代替診断基準　198
慢性神経痛様片側頭痛　29
慢性頭蓋内血管症による頭痛あるいは片頭痛様前兆　81
慢性頭痛，細菌性髄膜炎または髄膜脳炎による　128
慢性腹痛　13
慢性片頭痛
　──，持続性疼痛を伴う　193
　──，代替診断基準　193
　──，無痛期のある　193
慢性発作性片側頭痛（CPH）　31

## み

ミトコンドリア脳症・乳酸アシドーシス・脳卒中様発作症候群（MELAS）による頭痛　82
未破裂血管奇形による頭痛　69
未破裂嚢状動脈瘤による頭痛　69

## む

むち打ち　55
　──による急性頭痛　58
　──による持続性頭痛　58
無菌性（非感染性）髄膜炎による頭痛　98

## め

メニエール病の重複　196
迷走舌咽神経痛　174

## も

もやもや血管症（MMA）による頭痛　82

毛様体神経痛　29
網膜片頭痛　9

## や

薬剤の使用過多による頭痛（薬物乱用頭痛，MOH）　118
　──の疑い　119
薬物誤用頭痛　118
薬物誘発頭痛　118
薬物乱用頭痛　118

## ゆ

有痛性三叉神経ニューロパチー　171
　──，外傷後　172
　──，その他の疾患による　173
　──，帯状疱疹による　171
　──，特発性　173
有痛性視神経炎　179
有痛性舌咽神経ニューロパチー　175
　──，既知の原因による　175
　──，特発性　175
有痛性中間神経ニューロパチー　177
　──，その他の疾患による　178
　──，帯状疱疹による　177
　──，特発性　178

## よ

予兆　7
予兆／前駆症状　215
腰椎穿刺後頭痛　96
翼口蓋神経痛　29

## ら・り・れ

乱刺痛　214
リンパ球性下垂体炎による頭痛　99
リンパ球増多症を伴う偽片頭痛　99
離脱　216
良性咳嗽性頭痛　37
良性頭蓋内圧亢進症による頭痛　94
良性発作性斜頸　15
良性発作性めまい　14，196
良性雷鳴頭痛　40
レーダー症候群　180

## 英文索引

### A

abdominal migraine　14
accompanying symptoms　213
acetylsalicylic acid-overuse headache　120
acquired immunodeficiency syndrome　206
acute headache
　—— attributed to bacterial meningitis or meningoencephalitis　128
　—— attributed to craniotomy　58
　—— attributed to intracranial fungal or other parasitic infection　131
　—— attributed to ischaemic stroke (cerebral infarction)　65
　—— attributed to mild traumatic injury to the head　56
　—— attributed to moderate or severe traumatic injury to the head　56
　—— attributed to non-traumatic acute subdural haemorrhage (ASDH)　68
　—— attributed to non-traumatic intracerebral haemorrhage　66
　—— attributed to non-traumatic subarachnoid haemorrhage (SAH)　67
　—— attributed to other systemic infection　133
　—— attributed to other trauma or injury to the head and/or neck　203
　—— attributed to reversible cerebral vasoconstriction syndrome (RCVS)　79
　—— attributed to systemic bacterial infection　132
　—— attributed to systemic viral infection　133
　—— attributed to traumatic injury to the head　55
　—— attributed to traumatic injury to the head, appendix　201
　—— attributed to whiplash　58
　—— or facial or neck pain attributed to cervical carotid or vertebral artery dissection　74
　—— probably attributed to reversible cerebral vasoconstriction syndrome (RCVS)　80
acute mountain sickness　137
acute subdural haemorrhage　68
AIDS　206
alcohol-induced headache　113
allodynia　213
alternating hemiplegia of childhood　195
AMS　137

amyloid spells　83
anaesthesia dolorosa　172
angiography headache　78
anorexia　213
aphasic migraine　5
arteriovenous malformation　70
ASDH　68
*ATP1 A3*　195
*ATP1A2*　8
attack of headache (or pain)　213
attributed to　213
atypical facial pain　182
aura　213
autologous lumbar epidural blood patch　97
AVM　70

### B

basilar artery migraine　7, 8
basilar migraine　7, 8
basilar-type migraine　7
benign cough headache　37
benign paroxysmal torticollis　15
benign paroxysmal vertigo　14
benign thunderclap headache　40
BIH　94
BMS　181
brain-freeze headache　40
burning mouth syndrome　181

### C

CAA　83
*CACNA1A*　8
CADASIL　81
caffeine-withdrawal headache　121
calcitonin gene-related peptide (CGRP)　4, 115
calcitonin gene-related peptide (CGRP)-induced headache　115
carbon monoxide (CO)-induced headache　112
cardiac cephalalgia　144
central neuropathic pain　182, 213
　—— attributed to multiple sclerosis (MS)　182
central post-stroke pain (CPSP)　183
cereblal amyloid angiopathy　83
cerebral autosomal dominant arteriopathy with subcortical infarcts and leukoencephalopathy　81
cerebral venous thrombosis　77
cerebrospinal fluid (CSF) fistula headache　97

225

# 索引

cervicogenic headache　150
CGRP　4, 115
Chiari malformation type I　104
childhood periodic syndromes　13
chronic　213
chronic abdominal pain　13
chronic cluster headache　30
chronic headache
　── attributed to bacterial meningitis or meningoencephalitis　128
　── attributed to intracranial fungal or other parasitic infection　131
　── attributed to other systemic infection　133
　── attributed to systemic bacterial infection　132
　── attributed to systemic viral infection　133
chronic migraine　10
　──, alternative criteria　193
　── with continuous pain　193
　── with pain-free periods　193
chronic paroxysmal hemicrania　31
chronic SUNA　33
chronic SUNCT　32
chronic tension-type headache　24
　──, alternative criteria　198
　── associated with pericranial tenderness　25
　── not associated with pericranial tenderness　25
ciliary neuralgia　29
classic or classical migraine　5
classical glossopharyngeal neuralgia　174
classical nervus intermedius neuralgia　176
classical trigeminal neuralgia　168
　──, purely paroxysmal　169
　── with concomitant continuous facial pain　169
close temporal relation　213
cluster headache　29
　──, alternative criteria　198
cluster headache attack　213
cluster period　213
cluster remission period　213
cocaine-induced headache　114
cocktail headache　113
*COL4A1*　84
cold-stimulus headache　40
combination-analgesic-overuse headache　120
common migraine　3
complicated migraine　5
complications of migraine　11, 193

convexity SAH　67
cortical spreading depression　4
CPH　31
cSAH　67
CSD　4
CVT　77
cyclical vomiting syndrome　14

## D

DAVF　71
delayed alcohol-induced headache　113
delayed CGRP-induced headache　115
delayed histamine-induced headache　114
delayed NO donor-induced headache　112
delayed-onset acute headache
　── attributed to mild traumatic injury to the head　201
　── attributed to moderate or severe traumatic injury to the head　201
delayed-onset persistent headache
　── attributed to mild traumatic injury to the head　203
　── attributed to moderate or severe traumatic injury to the head　202
dialysis headache　139
diving headache　138
drug-induced headache　118
dural arteriovenous fistula　71
duration of attack　213
dynamite headache　112

## E

EBP　97
ECT　204
electroconvulsive therapy　204
enhanced entoptic phenomena　214
epicrania fugax　200
episodic　214
episodic cluster headache　30
episodic paroxysmal hemicrania　31
episodic SUNA　32
episodic SUNCT　32
episodic syndromes that may be associated with migraine　13, 194
ergotamine-overuse headache　119
erythromelalgia of the head　29
erythroprosopalgia of Bing　29

essential headache 21
external-compression headache 41
external-pressure headache 41
external-traction headache 41

## F

facial pain 214
familial hemiplegic migraine (FHM) 8
—, other loci 9
— type 1 9
— type 2 9
— type 3 9
focal neurological symptoms 214
fortification spectrum 214
frequency of attacks 214
frequent episodic tension-type headache 23
—, alternative criteria 198
— associated with pericranial tenderness 24
— not associated with pericranial tenderness 24
functional abdominal pain 13
functional abdominal pain syndrome 13
functional dyspepsia 13

## G

GCA 72
giant cell arteritis 72
Global Burden of Disease Survey 2010 (GBD2010) 3
glossopharyngeal neuralgia 174
*GNAQ* 72
GOM 82
granular osmiophilic material 82
granulomatous CNS angiitis 73

## H

HaNDL 99
hangover headache 113
Harris-Horton's disease 29
head and/or neck pain attributed to orthostatic (postural) hypotension 207
head or facial pain attributed to inflammation of the stylohyoid ligament 156
headache 214
— and/or migraine-like aura attributed to chronic intracranial vasculopathy 81
— attributed to a substance or its withdrawal 109
— attributed to a substance or its withdrawal, appendix 205
— attributed to acute angle-closure glaucoma 152
— attributed to acute rhinosinusitis 154
— attributed to aeroplane travel 137
— attributed to an intracranial endarterial procedure 78
— attributed to arterial hypertension 140
— attributed to arteriovenous malformation (AVM) 70
— attributed to arteritis 72
— attributed to aseptic (non-infectious) meningitis 98
— attributed to autonomic dysreflexia 142
— attributed to bacterial meningitis or meningoencephalitis 127
— attributed to benign intracranial hypertension 94
— attributed to carcinomatous meningitis 101
— attributed to carotid or vertebral angioplasty or stenting 76
— attributed to cavernous angioma 71
— attributed to Cerebral Autosomal Dominant Arteriopathy with Subcortical Infarcts and Leukoencephalopathy (CADASIL) 81
— attributed to cerebral ischaemic event 65
— attributed to cerebral venous thrombosis (CVT) 77
— attributed to cervical carotid or vertebral artery disorder 74
— attributed to cervical myofascial pain 208
— attributed to Chiari malformation type I (CM I) 104
— attributed to chronic or recurring rhinosinusitis 155
— attributed to colloid cyst of the third ventricle 101
— attributed to cranial and/or cervical vascular disorder 63
— —, appendix 204
— attributed to cranial venous disorder 77
— attributed to cranial venous sinus stenting 77
— attributed to craniocervical dystonia 151
— attributed to depressive disorder 210
— attributed to disorder of cranial bone 149
— attributed to disorder of homoeostasis 136
— —, appendix 207
— attributed to disorder of the ears 153
— attributed to disorder of the eyes 152

227

headache
— attributed to disorder of the eyes, appendix 209
— attributed to disorder of the nasal mucosa, turbinates or septum 209
— attributed to disorder of the neck 150
— ——, appendix 208
— attributed to disorder of the nose or paranasal sinuses 154
— ——, appendix 209
— attributed to disorder of the teeth 155
— attributed to dural arteriovenous fistula（DAVF） 71
— attributed to encephalotrigeminal or leptomeningeal angiomatosis（Sturge Weber syndrome） 71
— attributed to epileptic seizure 102
— ——, appendix 204
— attributed to exogenous acute pressor agent 115
— attributed to external application of a cold stimulus 40
— attributed to fasting 144
— attributed to generalized anxiety disorder 211
— attributed to giant cell arteritis（GCA） 72
— attributed to heterophoria or heterotropia 209
— attributed to human immunodeficiency virus（HIV）infection 206
— attributed to hypertensive crisis without hypertensive encephalopathy 141
— attributed to hypertensive encephalopathy 141
— attributed to hypothalamic or pituitary hyper- or hyposecretion 102
— attributed to hypothyroidism 143
— attributed to hypoxia and/or hypercapnia 137
— attributed to idiopathic intracranial hypertension（IIH） 94
— attributed to increased cerebrospinal fluid（CSF）pressure 93
— attributed to infection 126
— ——, appendix 205
— attributed to ingestion or inhalation of a cold stimulus 40
— attributed to intracranial arterial dissection 81
— attributed to intracranial fungal or other parasitic infection 130
— attributed to intracranial hypertension secondary to chromosomal disorder 95
— attributed to intracranial hypertension secondary to hydrocephalus 95
— attributed to intracranial hypertension secondary to metabolic, toxic or hormonal causes 95
— attributed to intracranial infection 127
— ——, appendix 205
— attributed to intracranial neoplasia 100
— attributed to intrathecal injection 102
— attributed to ischaemic ocular motor nerve palsy 179
— attributed to ischaemic stroke（cerebral infarction） 65
— attributed to localized brain infection 131
— attributed to long-term use of non-headache medication 116
— attributed to low cerebrospinal fluid（CSF）pressure 96
— attributed to lymphocytic hypophysitis 99
— attributed to mitochondrial encephalopathy, lactic acidosis and stroke-like episodes（MELAS） 82
— attributed to Moyamoya angiopathy（MMA） 82
— attributed to neurosarcoidosis 98
— attributed to non-infectious inflammatory intracranial disease 98
— attributed to non-traumatic intracranial haemorrhage 66
— attributed to non-vascular intracranial disorder 92
— ——, appendix 204
— attributed to occasional use of non-headache medication 116
— attributed to ocular inflammatory disorder 152
— attributed to other acute intracranial arterial disorder 78
— attributed to other chronic intracranial vasculopathy 84
— attributed to other disorder of homoeostasis 145
— ——, appendix 207
— attributed to other metabolic or systemic disorder 207
— attributed to other non-infectious inflammatory intracranial disease 99
— attributed to other non-vascular intracranial disorder 105
— attributed to other systemic infection 133

—— attributed to panic disorder   210
—— attributed to phaeochromocytoma   140
—— attributed to pituitary apoplexy   84
—— attributed to post-traumatic stress disorder (PTSD)   211
—— attributed to pre-eclampsia or eclampsia   142
—— attributed to primary angiitis of the central nervous system (PACNS)   73
—— attributed to psychiatric disorder   160
—— ——, appendix   209
—— attributed to psychotic disorder   162
—— attributed to radiosurgery of the brain   203
—— attributed to refractive error   152
—— attributed to retropharyngeal tendonitis   151
—— attributed to reversible cerebral vasoconstriction syndrome (RCVS)   79
—— attributed to secondary angiitis of the central nervous system (SACNS)   73
—— attributed to separation anxiety disorder   210
—— attributed to social anxiety disorder (social phobia)   211
—— attributed to somatization disorder   161
—— attributed to specific phobia   210
—— attributed to spontaneous intracranial hypotension   97
—— attributed to spontaneous low CSF pressure   97
—— attributed to substance withdrawal   121
—— attributed to syndrome of retinal vasculopathy with cerebral leukoencephalopathy and systemic manifestations (RVCLSM)   83
—— attributed to systemic bacterial infection   132
—— attributed to systemic infection   131
—— attributed to systemic viral infection   132
—— attributed to temporomandibular disorder (TMD)   155
—— attributed to transient ischaemic attack (TIA)   66
—— attributed to trauma or injury to the head and/or neck   54
—— ——, appendix   201
—— attributed to travel in space   207
—— attributed to unruptured saccular aneurysm   69
—— attributed to unruptured vascular malformation   69
—— attributed to upper cervical radiculopathy   208
—— attributed to use of or exposure to a substance   110
—— attributed to use of or exposure to other substance   117
—— attributed to viral encephalitis   129
—— attributed to viral meningitis   129
—— attributed to viral meningitis or encephalitis   129
—— attributed to withdrawal from chronic use of other substance   122
—— not classifiable   188
—— not elsewhere classified   188
—— or facial or neck pain attributed to cervical carotid or vertebral artery dissection   74
—— or facial pain attributed to disorder of the cranium, neck, eyes, ears, nose, sinuses, teeth, mouth or other facial or cervical structure   148, 208
—— or facial pain attributed to other disorder of cranium, neck, eyes, ears, nose, sinuses, teeth, mouth or other facial or cervical structure   157
—— probably attributed to external application of a cold stimulus   41
—— probably attributed to ingestion or inhalation of a cold stimulus   41
—— unspecified   188
headache days   214
hemicrania angioparalytica   29
hemicrania continua   33
——, alternative criteria   199
——, remitting subtype   33
——, unremitting subtype   34
hemicrania neuralgiformis chronica   29
hemicrania simplex   3
hemi-paraesthetic migraine   5
hemiplegic migraine   5, 8
hereditary infantile hemiparesis, retinal arterial tortuosity and leucoencephalopathy   84
herpes simplex virus   129
heterophoria   214
heterotropia   214
HHV   129
high-altitude headache   137
HIHRATL   84
histamine-induced headache   114
histaminic cephalalgia   29
HIV   206
Horton's headache   29
hot dog headache   112
HSV   129

human herpes virus　129
human immunodeficiency virus　206
hypalgesia　214
hyperalgesia　214
hypnic headache　43
hypoliquorrhoeic headache　97

## I

ice-cream headache　40
ictal epileptic headache　103
ictal headache　103
idiopathic glossopharyngeal neuralgia　175
idiopathic glossopharyngeal trigeminal neuropathy　175
idiopathic headache　21
idiopathic intracranial hypertension　94
idiopathic nervus intermedius neuralgia　176
idiopathic painful nervus intermedius neuropathy　178
idiopathic painful trigeminal neuropathy　173
idiopathic trigeminal neuralgia　171
　——, purely paroxysmal　171
　—— with concomitant continuous pain　171
IIH　94
immediate alcohol-induced headache　113
immediate CGRP-induced headache　115
immediate histamine-induced headache　114
immediate NO donor-induced headache　112
infantile colic　194
infrequent episodic tension-type headache　22
　——, alternative criteria　198
　—— associated with pericranial tenderness　23
　—— not associated with pericranial tenderness　23
intensity of pain　214
irritable bowel syndrome　13
isolated CNS angiitis　73

## K・L

*KRIT1*　71
lancinating　214
low CSF-volume headache　97

## M

macroadenoma　85
medication-misuse headache　118
medication-overuse headache　118
　—— attributed to multiple drug classes not individually overused　121
　—— attributed to other medication　121
　—— attributed to unspecified or unverified overuse of multiple drug classes　121
MELAS　82
meningeal hydrops　94
menstrually related migraine
　—— with aura　192
　—— without aura　191
migraine　2, 191
　—— with aura　5, 192
　—— with brainstem aura　7
　—— with cerebrospinal pleocytosis　99
　—— with typical aura　7
　—— without aura　3, 191
migraine accompagnee　5
migraine-associated vertigo/dizziness　195
migraine aura status　193
migraine aura-triggered seizure　12
migraine-like aura attributed to cerebral amyloid angiopathy（CAA）　83
migraine-related vestibulopathy　195
migrainous infarction　12
migrainous neuralgia［of Harris］　29
migrainous vertigo　195
mitochondrial encephalopathy, lactic acidosis and stroke-like episodes　82
MMA　82
MOH　118
Moyamoya angiopathy　82
muscle contraction headache　21
myofascial trigger points　150

## N

NDPH　44
neck-tongue syndrome　179
nervus intermedius neuralgia　176
neuralgia　214
neuritis　214
neurogenic　215
neuroimaging　215
neuropathic pain　215
neuropathy　215
new daily persistent headache　44
new headache　215
nitric oxide（NO）donor-induced headache　111
nitroglycerine headache　112

non-menstrual migraine
　—— with aura 192
　—— without aura 191
non-opioid analgesic-overuse headache 119
non-steroidal anti-inflammatory drug(NSAID)-overuse headache 120
not sufficiently validated 215
NOTCH3 82
nuchal region 215
nummular headache 43

## O

occipital neuralgia 178
oestrogen-withdrawal headache 122
ophthalmic migraine 5
ophthalmoplegic migraine 181
opioid-overuse headache 120
opioid-withdrawal headache 122
ordinary headache 21
other non-opioid analgesic-overuse headache 120
other primary headache disorders 36
　——, appendix 200

## P

PACNS 73
pain 215
　—— attributed to a lesion or disease of nervus intermedius 176
　—— attributed to a lesion or disease of the glossopharyngeal nerve 174
　—— attributed to a lesion or disease of the trigeminal nerve 167
painful glossopharyngeal neuropathy 175
　—— attributed to a known cause 175
painful lesions of the cranial nerves and other facial pain 166
painful nervus intermedius neuropathy 177
　—— attributed to herpes zoster 177
　—— attributed to other disorder 178
painful optic neuritis 179
painful post-traumatic trigeminal neuropathy 172
painful trigeminal neuropathy 171
　—— attributed to herpes zoster 171
　—— attributed to other disorder 173
palinopsia 215
paracetamol(acetaminophen)-overuse headache 120

paratrigeminal oculosympathetic(Raeder's)syndrome 180
paroxysmal hemicrania 30
　——, alternative criteria 199
PCR 129
PDE 112
pericranial muscles 215
periodic syndromes of childhood 13
peripheral neuropathic pain 215
persistent 215
persistent aura without infarction 11
persistent headache
　—— attributed to craniotomy 59
　—— attributed to mild traumatic injury to the head 57
　—— attributed to moderate or severe traumatic injury to the head 57
　—— attributed to other trauma or injury to the head and/or neck 203
　—— attributed to past bacterial meningitis or meningoencephalitis 128
　—— attributed to past cranial and/or cervical vascular disorder 204
　—— attributed to past disorder of homoeostasis 208
　—— attributed to past intracranial fungal or other parasitic infection 205
　—— attributed to past ischaemic stroke(cerebral infarction) 65
　—— attributed to past non-traumatic acute subdural haemorrhage 69
　—— attributed to past non-traumatic intracerebral haemorrhage 69
　—— attributed to past non-traumatic intracranial haemorrhage 69
　—— attributed to past non-traumatic subarachnoid haemorrhage 69
　—— attributed to past non-vascular intracranial disorder 205
　—— attributed to past reversible cerebral vasoconstriction syndrome(RCVS) 81
　—— attributed to past use of or exposure to a substance 205
　—— attributed to traumatic injury to the head 56
　—— ——, appendix 202
　—— attributed to whiplash 58
　—— or facial or neck pain attributed to past cervical carotid or vertebral artery dissection 75

## 索引

persistent idiopathic facial pain　182
petrosal neuralgia[of Gardner]　29
phonophobia　215
phosphodiesterase(PDE)　112
phosphodiesterase(PDE) inhibitor-induced headache
　　　　112
photophobia　215
PIFP　182
plegic　8
pMOH　119
polymerase chain reaction　129
post-dural puncture headache　96
post-electroconvulsive therapy(ECT) headache　204
post-endarterectomy headache　76
post-herpetic neuralgia of nervus intermedius　177
post-herpetic trigeminal neuropathy　172
post-ictal headache　103
post-lumbar puncture headache　96
postdrome　215
posterior reversible encephalopathy syndrome　80
postural orthostatic tachycardia syndrome　97
POTS　97
premonitory phase　7
premonitory symptoms　7, 215
pressing/tightening　215
previously used term　215
primary angiitis of the central nervous system　73
primary cough headache　37
primary exercise headache　38
primary headache(disorder)　215
primary headache associated with sexual activity　38
primary intracranial hypotension　97
primary stabbing headache　42
primary thunderclap headache　40
primary trigeminal neuralgia　168
probable chronic tension-type headache　25
probable cluster headache　34
probable cold-stimulus headache　41
probable external-compression headache　42
probable external-pressure headache　42
probable external-traction headache　42
probable frequent episodic tension-type headache　25
probable hemicrania continua　34
probable hypnic headache　44
probable infrequent episodic tension-type headache　25
probable migraine　15
　──── with aura　13
　──── without aura　13
probable MOH　119
probable new daily persistent headache　44
probable nummular headache　43
probable paroxysmal hemicrania　34
probable primary cough headache　37
probable primary exercise headache　38
probable primary headache associated with sexual activity
　　　　39
probable primary stabbing headache　43
probable short-lasting unilateral neuralgiform headache
　　attacks　34
probable tension-type headache　25
probable trigeminal autonomic cephalalgia　34
prodrome　7, 216
pseudomigraine with lymphocytic pleocytosis　99
pseudotumour cerebri　94
psychogenic headache　21
psychomyogenic headache　21
pulsating　216
punctate stimuli　216
pure menstrual migraine
　──── with aura　192
　──── without aura　191

### R

RCVS　79
rebound headache　118
recurrent gastrointestinal disturbance　13
recurrent painful ophthalmoplegic neuropathy　181
referred pain　216
refraction(or refractory) error　216
refractory period　216
resolution　216
retinal migraine　9
retinal vasculopathy with cerebral leukoencephalopathy
　　and systemic manifestations　83
retrobulbar neuritis　179
reversible cerebral vasoconstriction syndrome　79
RVCLSM　83

### S

SACNS　73
SAH　67
scintillation　216
*SCN1A*　9
scotoma　216

SDS　119
secondary angiitis of the central nervous system　73
secondary glossopharyngeal neuralgia　174
secondary headache(disorder)　216
secondary nervus intermedius neuralgia　176
secondary trigeminal neuralgia　169
sentinel headache　70
serous meningitis　94
Severity of Dependence Scale　119
SHM　9
short-lasting unilateral neuralgiform headache attacks　31
　──, alternative criteria　199
　── with conjunctival injection and tearing　32
　── with cranial autonomic symptoms　32
skip lesions　73
sleep apnoea headache　139
Sluder's neuralgia　29
spheno-palatine neuralgia　29
sporadic hemiplegic migraine　9
stab of pain　216
status migrainosus　11
strabismus　216
stress headache　21
subarachnoid haemorrhage　67
substance　216
SUNA　32
　──, 反復性　32
　──, 慢性　33
SUNCT　32
　──, 反復性　32
　──, 慢性　32
syndrome of transient headache and neurological deficits with cerebrospinal fluid lymphocytosis(HaNDL)　99

# T

TACs　28
tenderness　216
tension headache　21
tension-type headache　21
──, alternative criteria　198
TFNE　83
throbbing　216
TIA　66
tic douloureux　168
Tolosa-Hunt syndrome　180
transient focal neurologic epidodes　83
transient ischemic attack　66
*TREX1*　84
trigeminal autonomic cephalalgias(TACs)　28, 198
trigeminal neuralgia　167
　── attributed to multiple sclerosis　169
　── attributed to other cause　170
　── attributed to space-occupying lesion　170
trigeminal post-herpetic neuralgia　172
triptan-overuse headache　119
trochlear headache　152
TTH　21
typical aura
　── with headache　7
　── without headache　7

# U

undifferentiated trigeminal autonomic cephalalgia　200
unilateral　216

# V

vagoglossopharyngeal neuralgia　174
Valsalva-manœuvre headache　37
vasospasm　216
vestibular migraine　195
Vidian neuralgia　29
visual snow　194

# W・Z

warehouse workers' headache　112
warning leak　70
warning symptoms　216
withdrawal　216
zigzag line　216